《黄帝内经》

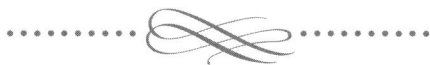

肺系统理论梳证

穆 静 韩金荣 成映霞 主 编

全国百佳图书出版单位

中国中医药出版社

·北京·

图书在版编目（CIP）数据

《黄帝内经》肺系统理论梳证 / 穆静，韩金荣，成映霞主编. -- 北京：中国中医药出版社，2025. 3.

ISBN 978-7-5132-9206-1

Ⅰ. R221；R256.1

中国国家版本馆 CIP 数据核字第 2025AV8266 号

中国中医药出版社出版

北京经济技术开发区科创十三街 31 号院二区 8 号楼

邮政编码　100176

传真　010-64405721

河北新华第二印刷有限责任公司印刷

各地新华书店经销

开本 787×1092　1/16　印张 23.25　字数 496 千字

2025 年 3 月第 1 版　2025 年 3 月第 1 次印刷

书号　ISBN 978 - 7 - 5132 - 9206 - 1

定价　88.00 元

网址　www.cptcm.com

服 务 热 线　010-64405510

购 书 热 线　010-89535836

维 权 打 假　010-64405753

微信服务号　zgzyycbs

微商城网址　https://kdt.im/LIdUGr

官 方 微 博　http://e.weibo.com/cptcm

天猫旗舰店网址　https://zgzyycbs.tmall.com

如有印装质量问题请与本社出版部联系（010-64405510）

《〈黄帝内经〉肺系统理论梳证》

编委会

主　审　　朱向东　　马惠昇

主　编　　穆　静　　韩金荣　　成映霞

副主编　　陈　宏　　孙　琪　　王　燕[1]　　张晓霞　　杨正飞

编　委　　陈　澈　　王　燕[2]　孙文静　　杨　楠　　魏晓歌
　　　　　　　宋　斐　　袁兰英　　李开颖

注：

[1] 王燕：宁夏医科大学中医学院，副教授，研究方向为方剂治法与配伍规律、方药量效基础与糖尿病临床应用研究。

[2] 王燕：宁夏医科大学中医学院，副研究员，研究方向为衰老及营养代谢疾病的方剂配伍研究。

项目支持

1. 2022 年宁夏医科大学支持学术著作项目（中地人才专项经费支出 00100181202）

2. 2023 年宁夏医科大学一流学科建设专项（ZY0019110305，中医学院"小荷计划"项目）

3. 2023 年宁夏自然科学基金项目（2023AAC03158）

序 言

　　中医药护佑了中华民族千年的繁衍生息，中医四大经典之一的《黄帝内经》，之所以被称为医家之宗，乃因其尊天人之道、法天地之象、析生命之理、诊病之因机、治困苦之疾，它不仅是一部治病的法书，更是探索生命奥秘的钥匙。《黄帝内经》奠定了中医学基本理论体系，其中倡导的整体观、未病观、恒动观，对现代医学有着重要的指导价值，而且深刻影响现代科技和社会的变革。据《中国疫病史鉴》记载，从西汉到现在，中国先后发生过 300 多次瘟疫，中医学抗疫积累了十分宝贵的经验。张仲景、吴鞠通等医家正是在《黄帝内经》理论指导下，结合治疗疫病实践，创作了《伤寒论》《温病条辨》等经典名著，系统总结了中医药防治传染病的基础理论、临床实践、方剂药物和技术方法。

　　研究中医，发展中医，首先要研究《黄帝内经》，这是古今医家的共识。那么，《黄帝内经》理论体系的核心到底是什么？是经络理论、藏象理论、气化理论，还是病机理论？这个问题困扰我很多年。展卷全面阅读《〈黄帝内经〉肺系统理论梳证》，使我有疑雾顿消之感。该书以中医藏象理论的肺系统为纲，以解剖、经络、生理、病理、病因、病机等 10 个部分为目，详列《黄帝内经》原文，并摘录代表性医家的注释，尤其精彩的部分是其结合现代研究之精华和临床效验之方法对条文的指导价值进行深度分析，摘其精、明其理、阐其义、彰其用，所论法度严谨，全面客观，该书不仅是对肺藏象学说的系统梳理，更是对肺藏象理论研究的汇海，此书的研究可以佐证"《黄帝内经》理论体系的核心是藏象学说"。

　　此外，该书还有 3 个显著特点。一是引用书目全面。全书引用《黄帝内经（梅花版）》《黄帝内经太素》《黄帝内经素问直解》等相关研究著作 20 本，从其中摘录了《黄帝内经》中与肺藏象系统相关的条文 194 个，是近年来专题研究肺藏象较为全面的专著之一，对运用肺藏象理论指导现代呼吸系统慢性疾病、呼吸道传染病等有重要的参考价值。二是述评紧扣临床运用。如对五劳所伤"久卧伤气"的述评，不仅对"久卧伤气"的文献进行了溯源，而且分析了病机，把"久卧伤气"与慢性阻塞性肺疾病并发坠积性肺炎的关系从中西医汇通的角度进行了深入探讨，对于拓展慢性阻塞性肺疾病并发坠积性肺炎的诊疗思路具有很好的启发意义。三是考据完整准确。如对"肺"的考据，引《说文解字》"市，上古衣蔽前而已，市以象之；肺字从月（肉）从市"。全书类似这样的详细考据不胜枚举，不仅体现了作者严谨求实的学术风格，而且为肺藏象研究者提供了极大方便。

《黄帝内经》是中国现存最早、影响最大的一部医书，古今医家于临床上取得大成者，无不从中汲取营养。在现代科技背景下，我们不仅要传承其精华，更要创新其临床运用。《〈黄帝内经〉肺系统理论梳证》一书正是新时代中医守正创新的一种有益尝试，由于该书的系统疏证不仅对明晰肺系统理论有重要参考价值，对运用肺系统理论指导临床有重要意义，还对"心、肝、脾、肾系统理论"的构建有很好的指导作用。

予喜作者利世济人之心挚，而善其章句字语之辨明，故乐为之序！

朱向东

2025 年 1 月

前　言

中医是中华民族优秀文化的代表，历经了千百年的考验和洗礼，历久弥新。如何善待生命，养护健康？如何让优秀中华文化中极富魅力的中医文化焕发更加充满时代特色的生机，走进更多白衣天使的心中，走进更多医学教育工作者的课堂中，走进更多百姓的日常养护中？几经思索与探求，编者本着回归传统、溯本求源的理念，将眼光聚焦到中医四大经典之一的《黄帝内经》。

《黄帝内经》(《黄帝内经素问》《灵枢经》) 是中国传统医学理论体系的奠基之作，也是我国现存最早的中医经典文献之一。虽流传至今的《黄帝内经素问》《灵枢经》几经编纂，不能完全反映《黄帝内经》之全貌，但其汇编内容所承载的中医生命科学观和以藏象为核心的医学理论仍然具有极高的理论价值和实用性。《黄帝内经》关于肺系统疾病病因、病机、病证、诊断、治疗等的文字记载至今仍有效指导着临床实践。如对咳嗽的认识为"以其两寒相感，中外皆伤，故气逆而上行"，其原因是肺居胸中，上通咽喉，直达鼻窍，与外界相通，手太阴肺经"起于中焦，下络大肠，还循胃口，上膈属肺"(《灵枢·经脉》)，加之"形寒寒饮则伤肺"(《灵枢·邪气脏腑病形》) 与"其寒饮食入胃，从肺脉上至于肺则肺寒，肺寒则外内合邪因而客之，此为肺咳"。肺系疾病的临床病证多见发热和（或）恶寒、咳、喘，《灵枢·五邪》云："邪在肺，则病皮肤痛，寒热，上气喘，汗出，咳动肩背。"治疗可用针刺、艾灸，如《灵枢·五邪》云："取之膺中外俞，背三节五脏之旁，以手疾按之，快然，乃刺之。取之缺盆中以越之。"且中医学认为"肺气通于鼻，肺和则鼻能知臭香矣"，故对通过戴口罩预防肺系传染病的方式，古今的态度是一致的。由此可见，作为"医家之宗"的《黄帝内经》，在其成书时代就构建了较为完善的脏腑、形体、官窍、情志、体液、经络相关联的系统结构，在人与天地相参、与四时相应的互动中诠释生、老、病、死。

《黄帝内经》字字珠玑，但因其内容浩繁，字句古义艰涩，使得今人的理解障碍颇多，难以发挥其应有的护佑体恤之用，为此编者以五大藏象之一的"肺藏象"为系统整理对象，通过仔细、认真地梳理，摘录了《黄帝内经》中与肺藏象系统有关的 194 个条文，结合现代医学系统研究的解读方式将其分类纂注，援引历代研习《黄帝内经》的名医名家注释条文对其进行梳证，借鉴现代研究成果进行文献述评。本书按章分为解剖、经络、生理、病理、病因、病机、病证、诊法、论治、养生 10 个部分，虽仅 10 类，但从脏腑经络的生理病理、病因病机，到临证施治的察色按脉、针刺药疗无所不包，扼要勾画了《黄帝内经》肺系统理论体系的概况。

本书在《黄帝内经》相关条文内容的选取上尽量避免断章取义，在保持其文理连贯性的基础上对条文的经义要旨进行斟酌提炼，放置于段首，加以明示。注疏释文浅近易懂又客观公允，其中不乏医家学者的独到发挥，进一步阐发了条文的理论精义。编者的文献述评亦是汲取现代理论研究成果和临床效验精华的综合阐释，希望给读者以启示，与同道相探讨。

本书的初衷是其能够作为中医经典爱好者或术有专攻者的口袋书籍，通过编者的汇编提要引导大家便利地找到自己的兴趣所在，在重温经典的同时，了解中医藏象学说中肺系统的基础理论与常见病证的预防及治疗，让传统经典的文化力量再次焕发生机。

本书的编写分工大致如下：第一章和第二章由王燕[1]负责，第三章由陈宏、张晓霞负责，第四章和第五章由孙琪、杨正飞负责，第六章和第十章由穆静、王燕[2]负责，第七章由韩金荣负责，第八章由陈澈负责，第九章由成映霞负责。原文摘录、文字及标点校对由孙文静、杨楠、魏晓歌、袁兰英、宋斐等人协作完成，李开颖负责后期的辅助修改。王燕[1]和穆静负责统稿。宁夏医科大学中医学院院长朱向东为本书审稿并欣然作序，在此一并表示衷心感谢！

每一次和经典的对话，都会带给我们无限的启思，但因编者能力所限，在解读过程中也必然会有疏漏存误之处，欢迎广大同仁提出宝贵的意见和建议，以便再版时修订完善。

注：

[1] 王燕：宁夏医科大学中医学院，副教授，研究方向为方剂治法与配伍规律、方药量效基础与糖尿病临床应用研究。

[2] 王燕：宁夏医科大学中医学院，副研究员，研究方向为衰老及营养代谢疾病的方剂配伍研究。

《〈黄帝内经〉肺系统理论梳证》编委会
2025 年 1 月

编写说明

1. 引用书目版本说明

（1）《黄帝内经素问（梅花版）》《灵枢经（梅花版）》，人民卫生出版社 2012 年重印该社 1963 年本。1963 年本《黄帝内经素问》，是以顾从德刻的《重广补注黄帝内经素问》为蓝本，参考清金山钱氏守山阁本和相关各书等进行校勘的。1963 年本《灵枢经》，是据明赵府居敬堂刊本进行校勘排印的。

（2）《黄帝内经太素》，作者隋代杨上善，中医古籍出版社 2016 年以兰陵堂刊肖延平校刊本为底本，从 1980 年中国中医研究院（今中国中医科学院）影印的《缺卷覆刻黄帝内经太素》中补入第十六卷、第二十一卷及第二十二卷部分内容影印出版。

（3）《黄帝内经素问》，作者唐代王冰，中国中医药出版社 2019 年以顾从德影印宋刻二十四卷本为底本影印出版。

（4）《重广补注黄帝内经素问》，作者唐代王冰，北京学苑出版社 2008 年以宋本为底本影印出版。

（5）《黄帝内经素问吴注》，作者明代吴崑，山东科学技术出版社 1984 年以明石室刻本为底本，清宏道堂及清程刻本为校对本，并参以王冰次注《黄帝内经素问》（简称《素问》王注本）影印出版。

（6）《黄帝内经素问注证发微》，作者明代马莳，科学技术文献出版社 1999 年以清古歙鲍氏慎余堂重刊本为底本影印出版，参校明万历丙戌刻本、明天宝堂刊本及清善成堂刊本、宣统二年上海扫叶山房刊刻的《黄帝内经素问合纂》及人民卫生出版社 1963 年出版的《黄帝内经素问》。

（7）《黄帝内经灵枢注证发微》，作者明代马莳，科学技术文献出版社 1998 年以清太医院藏本为底本影印出版，参校北京中医药大学各家学说教研室所藏清刻本及人民卫生出版社 1994 年点校本。

（8）《黄帝内经素问直解》，作者清代高士宗，科学技术文献出版社 1998 年以清侣山堂藏本为底本影印出版。

（9）《内经知要》，作者明代李中梓，中国医药科技出版社 2018 年以宛委别藏清抄本为底本，以日本浪华书林刻本为校本影印出版。

（10）《素问悬解》，作者清代黄元御，学苑出版社 2008 年以《黄氏遗书三种》中《素问悬解》为底本，旁参王冰、马莳、张志聪、高士宗诸家影印出版。

（11）《类经》，作者明代张景岳，中国中医药出版社 1997 年以明金阊童涌泉刻本和清金阊萃英堂刻本为主校本影印出版。

（12）《黄帝内经灵枢集注》，作者清代张志聪，学苑出版社 2006 年以家藏康熙原刻本为底本影印出版。

（13）《黄帝内经素问集注》，作者清代张志聪，中国医药科技出版社 2013 年以清太医院刻本为底本，清浙江书局刻本为主校本，以书中所引《黄帝内经》《伤寒论》等为参校本影印出版。

（14）《灵枢悬解》，作者清代黄元御，学苑出版社 2008 年以《黄氏遗书三种》中《灵枢悬解》和清张琦刻本《素灵微蕴》为底本，旁参王冰、马莳、张志聪、高士宗诸家影印出版。

（15）《黄帝内经灵枢校注语译》，作者当代郭霭春，贵州教育出版社以人民卫生出版社 1963 年排印本为底本影印出版。

（16）《温病条辨》，作者清代吴瑭，人民卫生出版社 2005 年以清嘉庆癸酉年（1813 年）的《温病条辨》问心堂本为蓝本，同时参考出版于道光乙未年的鹤叶氏重刻本和光绪乙未年的版本影印出版。

（17）《医经原旨》，作者清代薛雪，上海中医学院出版社 1992 年以清乾隆年间的宁郡简香斋本、光绪年间的扫叶庄本，以及民国年间的干堂本（石印本）为底本出版。其中宁郡简香斋本在前，故用其作为工作的底本出校，基本以对校为主，只是在对校无法解决的情况下，才酌情参以本校或理校，至于他校，除极少几处外，基本不予采用。此外，对于校本中一望而知的明显错字，凡各本中有一本正确的，便不再出校，以省篇幅。

（18）《灵素节注类编》，作者清代章楠，浙江科学技术出版社 1986 年出版。此稿本由绍兴世医杨森茂珍藏，杨氏得之于清末名医赵晴初，而赵氏得之于章氏后人。经鉴定，这是一部誊清后又作多处修改的原稿。

（19）《素问灵枢类纂约注》，作者清代汪昂，中国中医药出版社 2016 年以上海中医药大学图书馆所藏清康熙二十九年（1690 年）还读斋初刻本为底本，以上海图书馆藏清嘉庆二十三年刻本为主校本（简称嘉庆二十三年刻本），以浙江中医药大学所藏清刻本（具体年代不详）为参校本，以吴鹤皋《黄帝内经素问吴注》，马莳《黄帝内经素问注证发微》，王冰、林亿《重广补注黄帝内经素问》，张志聪《黄帝内经素问集注》为他校本进行校注。

（20）《针灸逢源》，作者清代李学川，中国医药科技出版社 2019 年以清道光刻本为底本，以清嘉庆始刻本为主校本（简称嘉庆本），以清同治递补重印本（简称同治本）为参校本，其他八十余种相关源文献悉数纳入参校影印出版，选本皆为该书最佳版本或通行版本。

2. 其他说明

（1）凡引用书目原文底本中有阙佚之文，均以"□"标示，每个"□"标示一个汉字。

（2）在注疏引文中用"……"表示省略的文句。

（3）古代通用字原则上不改动，以保持底本原貌。原书古字、异体字、俗写字、繁体字、药名等以今规范字径改。对书中医理不作注释。凡书名、人名、地名，一般不作注释。

《〈黄帝内经〉肺系统理论梳证》编委会

2025 年 1 月

目 录

第一章　解剖

第一节　灵枢·骨度第十四

经要·肺之大小

◎ **原文**

头之大骨围二尺六寸，胸围四尺五寸，腰围四尺二寸。发所覆者，颅至项尺二寸，发以下至颐长一尺，君子终折。

结喉以下至缺盆中长四寸，缺盆以下至𩩲骭长九寸，过则肺大，不满则肺小。

◎ **注疏**

（1）《黄帝内经太素》（杨上善）：缺盆以下𩩲骭以上为胸，当中围也。颐端，横当结喉端也。结喉端至缺盆中，不取上下量。心肺俱在胸中，心在肺间，故不言大小也。

（2）《类经》（张景岳）：胸围四尺五寸，此兼胸胁而言也。缺盆之下两乳之间为胸，胸前横骨三条，左右肋骨各十二条，八长四短，女人多𦟘夫骨两条，左右各十四条也……结喉以下至缺盆中长四寸，舌根之下，肺之上系，屈曲外凸者为结喉。膺上横骨为巨骨。巨骨上陷中为缺盆。缺盆以下至𩩲骭长九寸，过则肺大，不满则肺小。一名鸠尾，一名尾翳，蔽心骨也。缺盆之下，鸠尾之上，是为之胸、肺脏所居，故胸大则肺亦大，胸小则肺亦小也。𩩲骭音结于。

（3）《黄帝内经灵枢注证发微》（马莳）：巨骨上陷中为缺盆，亦穴名，即足阳明胃经穴也。结喉以下至缺盆中长四寸。𩩲骭，骨名，一名尾翳，一名鸠尾，蔽骨之端，在臆前蔽骨下五分，人无蔽骨者，从歧骨际下行一寸……缺盆以下至𩩲骭长九寸，若过于九寸而始至𩩲骭，则其肺必大；若不满九寸而即是𩩲骭，则其肺必小。

1

（4）《黄帝内经灵枢集注》（张志聪）：此胸骨腰骨围转一周之总数也。结喉下两旁巨骨陷中为缺盆，盖形如缺盆，因以为名。䯏骭，骨名，一名尾翳，即鸠尾骨也。自两旁缺盆而下至䯏骭计长九寸。过则肺大，不满则肺小，盖䯏骭之内，心肺之所居也。

（5）《黄帝内经灵枢校注语译》（郭霭春）：结喉，喉头之甲状软骨处。䯏骭指胸骨剑突部分。过则肺大，不满则肺小。

经要·肠之大小

◎ **原文**

天枢以下至横骨长六寸半，过则回肠广长，不满则狭短。

◎ **注疏**

（1）《黄帝内经太素》（杨上善）：天枢夹齐（脐），故量䯏骭下但八寸。天枢以下至横骨长六寸半，过则回肠广长，不满则短。横骨，在阴上横骨。回肠，大肠也。大肠当齐，小肠在后附脊齐上，故不言之也。**平按：《灵枢》《甲乙》则短作则狭短。**

（2）《类经》（张景岳）：天枢，在脐旁二寸，足阳明经穴。横骨，阴毛中曲骨也。自天枢下至横骨，是为下焦，回肠所居也。故小腹长大者回肠亦大，小腹短狭者回肠亦小也。

（3）《黄帝内经灵枢注证发微》（马莳）：天枢，在脐旁二寸，足阳明胃经穴也。（《素问·六微旨大论》云：天枢之上，天气主之。天枢之下，地气主之。气交之分，人气从之。）䯏骭以下至天枢长八寸，若过于八寸而始至天枢，则其胃必大；若不及八寸而即是天枢，则其胃必小。然天枢无形，以脐之高下为验也。横骨，即曲骨下，盖脐下四寸为中极，中极下一寸为曲骨，曲骨之分为毛际，毛际下乃横骨也。天枢以下至横骨长六寸半，若过于六寸半而始至横骨，则回肠广阔而长；若不满六寸而即是横骨，则回肠狭而且短。且横骨之横长当有六寸半耳。

（4）《黄帝内经灵枢集注》（张志聪）：天枢，在脐旁二寸，乃足阳明胃之穴也。横骨，在毛际横纹中，自天枢而下至于横骨，计长六寸半，过则回肠广大，不满则狭短，盖自脐以至少腹大肠之部分也。

（5）《黄帝内经灵枢校注语译》（郭霭春）：天枢，穴位，在脐旁开二寸，左右各一。惟此乃指平脐的部位。横骨即耻骨。回肠指大肠。

◎ **述评**

骭，通骭。䯏骭，《释骨》云："蔽心者曰䯏骭、曰鸠尾、曰心蔽骨、曰臆前蔽骨。"其具体所指位置是胸骨剑突。

　　缺盆，其部位有二，一指锁骨上窝，《灵枢·经脉》云："大肠手阳明之脉，起于大指次指之端……上出于柱骨之会上，下入缺盆，络肺，下膈，属大肠。""缺盆穴"位于锁骨上窝凹陷之中，其形缺陷如盆，故名缺盆。有人认为"缺盆"指天突穴，位于颈前区，胸骨上窝中央，前正中线上。《灵枢·本输》云："缺盆之中，任脉也，名曰天突。"

　　横骨，即耻骨联合，《释骨》云："髑骬直下横两股间者，曰横骨，曰股际骨。"

　　结喉、缺盆、髑骬、横骨等都有特定的位置。但在度量时，不能把这些部位简单地看成一个"点"，而应看成一条水平线。要说点，也应是水平线上的点，从"结喉以下至缺盆中""缺盆以下至髑骬""髑骬以下至天枢""天枢以下至横骨"分析，它不说"天突"，却要说"缺盆"，不说"脐"，而要说"天枢"，即明确指出肢体各段长度，是按各部位的水平线来度量的。天突的位置在缺盆部的水平线上，也就是说锁骨上窝和胸骨上窝都在"缺盆"的水平位置，都可作为度量的起止点。同理，"脐"与"天枢"也在同一水平线上，均可作为度量的起止点。

　　《灵枢·骨度》以"常人"为例，古人实测之后按等分折量计算，虽与现代医学的确切定量测量不完全符合（如肺尖位于锁骨内侧段上方 2 ~ 3cm 处，肺下界于锁骨中线与第六肋相交），但是骨度多以比例来表达，体现了从测量到折量的转换。《黄帝内经》通过骨度来确定脉度，骨度被用作针灸取穴定位的依据，同时古人已经观察到，"结喉以下至缺盆中长四寸，缺盆以下至髑骬长九寸，过则肺大，不满则肺小；髑骬以下至天枢长八寸，过则胃大，不及则胃小，天枢以下至横骨长六寸半，过则回肠广长，不满则狭短"，这几段体表距离在人体的差异很大。古人还发现，造成差异的原因是胸腹腔内脏器的大小不同，肺位于胸骨上切迹到剑突之间的胸腔内，胃位于剑突到脐之间的腹腔内，回肠位于脐到耻骨联合之间的腹腔内，如果其中某段体表距离偏大，说明其内部的脏器体积也偏大，反之则偏小。

第二节　灵枢·脉度第十七

经要·手太阴脉度与手阳明脉度

◎ 原文

　　黄帝曰：愿闻脉度。

　　岐伯答曰：手之六阳，从手至头，长五尺，五六三丈。手之六阴，从手至胸中，三尺五寸，三六一丈八尺，五六三尺，合二丈一尺。足之六阳，从足上至头，八尺，六八四丈八尺。足之六阴，从足至胸中，六尺五寸，六六三丈六尺，五六三尺，合三丈九尺。跷脉从足至目，七尺五寸，二七一丈四尺，二五一尺，合一丈五尺。督脉、任脉各四尺五寸，二四八尺，二五一尺，合九尺。凡都合一十六丈二尺，此气之大经隧也。经脉为里，支而横者为络，络之别者为孙，盛而血者疾诛之，盛者泻之，虚者饮药以补之。

◎ **注疏**

（1）《黄帝内经太素》（杨上善）：先言骨度及肠胃度大小长短于前，次当依□以论诸脉长短，故须问之也。**平按：注"依"下原缺一字，谨拟作"次"。**手阳明，大肠脉也。手大阳，小肠脉。手少阳，三焦脉也。三脉分在两手，故有六脉，余仿此。各依营行次第，手之三阴，足之三阳，皆从内起，向于手足；手之三阳，足之三阴，皆从外起，向于头□。此数手足之脉长短，故皆从手足向内数之，与手□□□脉十二经流注人身数亦同也。**平按：手足之六阳《灵枢》《甲乙》均无足字，疑衍。注"向于头"下原缺一字，左方剩月旁，依经文足之三阴从足走腹，拟作"腹"，袁刻作"项"，恐未安。"与手"下原缺三字，谨拟作"足外起"三字。**计手六阳从指端至目，循骨度直行，得有五尺，不取循绕并下入缺盆属肠胃者，循骨度为数，去其覆回行者及与支别，故有三丈也。手太阴，肺脉也。手少阴，心脉也。手心主，心包络脉也。手之三阴，皆亦直循骨度，从手至胸三尺五寸，不取下入属脏络腑之者，少阴从心系上系目系及支别者亦不取。凡二丈一尺……人之血脉，上下纵者为经，支而横者为纬。□□足左右各有十二，合二十四脉，阴跷、阳跷、任脉、□□□二十八脉，在肤肉之里，皆上下行，名曰经脉，十五络脉及□络见于皮表，横络如纬，名曰络脉，皆是血气所□□□称为隧也。凡大小络虚，皆须饮药补之，不可去血，去血虚虚，不可不禁也。**平按：注"为纬"下原缺二字，拟作"凡手"二字，袁刻空六格不合。"任脉"下原缺三字，拟作"督脉合"三字，袁刻空五格不合。"及"下原缺一字，拟作"别"，袁刻空四格不合。"所"下原缺三字，拟作"贯注故"三字，袁刻空五格不合。**

（2）《类经》（张景岳）：手有三阳，以左右言之，则为六阳。凡后六阴及足之六阴六阳皆仿此。手太阳起小指少泽，至头之听宫。手阳明起次指商阳，至头之迎香。手少阳起四指关冲，至头之丝竹空。六经各长五尺，五六共长三丈。手太阴起大指少商，至胸中中府。手少阴起小指少冲，至胸中极泉。手厥阴起中指中冲，至胸中天池。各长三尺五寸，六阴经共长二丈一尺……人身经脉之行，始于水下一刻，昼夜五十周于身，总计每日气候凡百刻，则二刻当行一周。故《卫气行》篇曰：日行一舍，人气行一周与十分身之八。《五十营》篇曰：二百七十息，气行十六丈二尺，一周于身。此经脉之常度也。而后世《子午流注》《针灸》等书，因水下一刻之纪，遂以寅时定为肺经，以十二时挨配十二经，而为之歌曰：肺寅大卯胃辰宫，脾巳心午小未中，膀申肾酉心包戌，亥三子胆丑肝通。继后张世贤、熊宗立复为分时注疏，遂致历代相传，用为模范。殊不知纪漏者以寅初一刻为始，而经脉运行之度起于肺经，亦以寅初一刻为纪，故首言水下一刻，而一刻之中，气脉凡半周于身矣，焉得有大肠属卯时、胃属辰时等次也？且如手三阴脉长三尺五寸，足三阳脉长八尺，手少阴、厥阴左右俱止十八穴，足太阳左右凡一百二十六穴，此其长短多寡，大相悬绝，安得以十二经均配十二时？其失经旨也远矣，观者须知辨察。

（3）《黄帝内经灵枢注证发微》（马莳）：经、络、孙络之义，及有用针、用药之法也。经脉为里者，如手太阴肺经，自中府至少商，乃直行之经在于里，里者，即上文之所谓经隧也。其支而横者，即如肺经有列缺穴，横行手阳明大肠经者为络也。其络之别者为孙，犹有子而又生孙，较之正络为尤盛也。但曰络曰孙而血脉盛者急责之，急责之者，正以邪气盛者当泻之也，若正气虚者则止饮药以补之耳。

（4）《黄帝内经灵枢集注》（张志聪）：此论脉之度数。故曰：此气之大经隧，谓营气宗气所容行之大隧，故维脉不与焉。手足六阳六阴者，经脉分循于两手两足，三阴三阳分而为六也。跷脉亦分循左右而上，故合一丈五尺。夫背为阳，腹为阴，督脉主阳，起于目内眦，上额交颠，入络脑，还出别下项，夹脊抵腰中，下循膂络肾。任脉主阴，起于中极之下，以上毛际，循腹里上关元，至咽喉上颐，循面入目，任脉从会阴之分，而上行至目，督脉从目绕头而下，至脊之十四椎，故各长四尺五寸，盖气行于任督二脉，阴阳通贯而行也。尚御公曰：督脉围绕于周身之前后上下，止言四尺五寸，与任脉相等者。二十八脉，皆分阴阳而行，故跷脉之阴阳，男子数其阳，女子数其阴。**眉批：上以在背，循于阳分者为数。**

此承上文而言脉度之十六丈二尺，止以经脉为数，支而横者络脉孙络也。夫经脉内营于脏腑，外络于形身，浮而见于皮部者皆络脉也。盛而血者，邪盛于外，血留于络脉，故当疾诛之。盛者邪客于外，故当泻之。虚者本虚于内，故当饮药以补之。盖言血气本于脏腑之所生也。**眉批：留而不去则入于经脉，不能循行流转矣。**

（5）《黄帝内经灵枢校注语译》（郭霭春）：从手至胸中，廖平《营卫运行考》云："按经言手之三阴，从心去手。此乃云'从手至胸中'者……以四肢为根，头胸为结，一为顺行，一为逆行，所以不同。"

◎ 述评

脉度，指经脉长短的度数，在《黄帝内经》中共出现五次。"度"本义是计算长短的标准和器具，一说是伸张两臂量的长短。《说文解字·又部》云："度，法制也。从又，庶省声。"段玉裁云："度，从又，周制、寸、尺、咫、寻、常、仞皆以人体为法……皆于手取发，故从又。"由其形旁可以推知，古代长度标准的制定与人体是密不可分的。《灵枢·骨度》云："脉度言经脉之长短，何以立之？伯高曰：先度其骨节之大小、广狭、长短而脉度定矣。"杨上善云："脉度，谓三阴三阳之脉所起之度，但不知长短也。"张志聪说："此言经脉之长短，从骨节之大小广狭长短，而定其度数，故曰骨为干，脉为营，如藤蔓之营附于木干也。"据此推知，经脉长短是根据骨节的大小、宽窄和长短确定的。

《难经》脉度研究源于《灵枢经》，将《灵枢·骨度》《灵枢·五十营》《灵枢·营气》《灵枢·脉度》《灵枢·营卫生会》等篇的脉度记载概括为："寸口者，脉之大会，手太阴之动脉也。呼吸气二百七十息，脉行一十六丈二尺为一周，五十度周身，计一万三千五百息，脉行八百一十丈，从寅复起。"进一步说明脉度："人一呼脉行三寸，一吸脉行三寸，呼吸定息，脉行六寸。人一日一夜，凡一万三千五百息，脉行五十度，周于身。漏水下百刻，营卫行阳二十五度，行阴亦二十五度为一周也。故五十度复会于手太阴寸口者，五脏六腑之所终始，故取法于寸口也。"

有人计算脉度总长十六丈二尺。按一息气行六寸计算，环运二十八脉一周，需要二百七十息。所以一昼夜中，气行在全身运转五十周，共运行八百一十丈，需要一万三千五百息。手太阴肺经左右各长三尺五寸，合七尺，运行于寅初初刻一分至初刻七分。

第三节　灵枢·师传第二十九

经要·肺为盖

◎ **原文**

黄帝曰：《本脏》以身形肢节䐃肉，候五脏六腑之小大焉。今夫王公大人、临朝即位之君而问焉，谁可扪循之而后答乎？

岐伯曰：身形肢节者，脏腑之盖也，非面部之阅也。

黄帝曰：五脏之气，阅于面者，余已知之矣，以肢节知而阅之奈何？

岐伯曰：五脏六腑者，肺为之盖，巨肩陷咽，候见其外。

◎ **注疏**

（1）《类经》（张景岳）：五脏之应天者肺，故肺为五脏六腑之盖。观巨肩陷咽者，即其外候，而肺之大小高下坚脆偏正可知矣。

（2）《黄帝内经灵枢注证发微》（马莳）：此言身形肢节可以候五脏也。《本脏》，本经篇名。帝问《本脏》以身形肢节䐃肉，候五脏六腑之小大，则王公大人，临朝即位之君，分至尊也，从而问之，谁敢扪循其肢节䐃肉而后答。扪之固难，答之无据。伯言肢节为脏腑之盖，非比面部易阅，故五脏之气阅于面，帝虽知之，然肢节亦有可阅而知，不必于扪循之也。肺为脏腑之盖，凡巨肩陷咽者，肺之小大、高下、坚脆、偏正可候矣。

（3）《黄帝内经灵枢集注》（张志聪）：此言望而知之者，斯可谓国士也。夫人生于地，悬命于天，天地合气，命之曰人。在天主气，在地成形，此天之生命，所以立形定气，而视寿夭者，必明乎此。是以五脏之气见于色，脏腑之体应乎形，既能阅于面而知五脏之气，又当阅其形以知脏腑之形。知气知形，斯可谓望知之神。

（4）《黄帝内经灵枢校注语译》（郭霭春）："巨"，疑是"上"之误字。"巨""上"篆形易误。《说文》："上，高也。"张景岳释"巨肩陷咽"为"肩高胸突，其喉必缩，是为陷"，其说极是。但"巨"字向无"高"义，如不指出"巨"为"上"字之误，仍使人认识模糊。

第四节　灵枢·九针论第七十八

经要·肺者五脏六腑之盖也

◎ **原文**

一者天也，天者阳也，五脏之应天者肺，肺者五脏六腑之盖也，皮者肺之合也，人之阳也。

◎ **注疏**

（1）《类经》（张景岳）：此下皆详明九针之义。一者法天，法于阳也。人之五脏，惟肺最高而复于脏腑之上，其象应天，其合皮毛，亦属乎阳。故治镵针，必大其头、锋其末，盖所用在浅，但欲出其阳邪耳。

（2）《黄帝内经灵枢注证发微》（马莳）：九针所以应天地之数，而详其大小长短之法也。夫九针者，应天地之大数，以针应数，故制之为九针耳。其针之曰第一者，所以应天也。天属阳，而五脏之应天者唯肺，肺为五脏之华盖，皮则为肺之合，乃人之阳也。故为之治针者，其头大，象天之阳也；其末锐，令无得深入，而使阳气出也。故下文一曰镵针者，取法于巾针，其头虽大，其近末约寸半许而渐锐之，计长一寸六分，主热在头身者用之，正以出阳气也。

（3）《黄帝内经灵枢集注》（张志聪）：九针之道，应天地之大数，而合之于人，人之身形，应天地阴阳，而合之于针。乃交相输应者也。天地人者，三才之道也，天地之大数，始于一而成于三，三而三之成九，九而九之，九九八十一，以起黄钟之数焉，以针应数也。肺属金而位居尊高，为脏腑之盖，故应天者肺。

第五节 素问·痿论第四十四

经要·肺者，脏之长也，为心之盖也

◎ 原文

肺者，脏之长也，为心之盖也，有所失亡，所求不得，则发肺鸣，鸣则肺热叶焦。

◎ 注疏

（1）《内经知要》（李中梓）：肺者，脏之长也，为心之盖也，肺位至高，故谓之长。覆于心上，故谓之盖。有所失亡，所求不得，则发肺鸣，鸣则肺热叶焦。有志不遂，则郁而生火。火来乘金，不得其平则自鸣。肺鸣者，其叶必焦。

（2）《黄帝内经素问注证发微》（马莳）：此言肺痿为诸痿之由，又详诸痿之所以成也。《素问·痿论》前述五脏各有所合，故五脏热则其所合者有皮毛焦而为痿躄，有脉痿，有筋痿，有骨痿也。正以五脏皆有合，肺主身之皮毛，心主身之血脉，肝主身之筋膜，脾主身之肌肉，肾主身之骨髓，然五脏之痿皆始于肺，故言皮、脉、肉、筋、骨为五脏之痿。此所重在诸痿之由，故较上节为更详也。言肺痿之所以得者，以肺为五脏之长，为心之盖，其病始于有所失亡，所求不得，则郁火炎极，发为肺鸣，金得火而有声也，时则肺热叶焦，发为痿躄。然五脏之痿皆成痿躄，实由于肺热叶焦而始。古语有之，特以皮毛之痿为肺经本脏之痿耳。脉痿之所以得者，《奇病论》云：胞脉者，系于肾。《评病热论》云：胞脉者，属心而络于胞中。盖妇人有胞络宫，乃受胎之所，惟胞络系于肾而属于心，故悲哀太甚则心系必急，胞之络脉阻绝，卫气不得外出而动于其内，所以心主血脉者，从下崩溃，数溲其血。

（3）《黄帝内经素问集注》（张志聪）：此申明五脏之热而成痿者，由肺热叶焦之所致也。脏真高于肺，朝百脉而行气于脏腑，故为脏之长。肺属乾金而主天，居心主之上，而为心之华盖。有所失亡，所求不得，则心志靡宁而火气炎上，肺乃心之盖，金受火刑，即发喘鸣，而肺热叶焦矣。肺热叶焦则津液无从输布，而五脏皆热矣。故曰，五脏因肺热叶焦而成痿躄者，此之谓也。躄者，足痿而不能任地，故曰，谓下经《本病》篇有此语也。眉批：**以上论肺热叶焦而成五脏之热，此下论五脏各有所因而自成脉肉筋骨之痿。**

（4）《黄帝内经素问直解》（高士宗）：长，上声，下同。肺朝百脉，故肺者脏之长也。肺位居高，故为心之盖也，有所失亡，所求不得，致心气内郁，火刑肺金，则发肺鸣，肺鸣如火熔金而有声也，故鸣则肺热叶焦。上文言肺热叶焦，著则生痿躄。此言肺为脏之长，故曰五脏因肺热叶焦，发为痿躄，即此肺为脏长之谓也。五脏因肺热叶焦而发为痿躄，是五脏皆受气于肺，而痿躄之证，不但由于肺热，且由五脏之热矣。此明上文肺热成痿之意。

◎ 述评

"肺"，《说文解字》云："金脏也，从肉市声。""市"，《说文解字》云："韠也。上古衣蔽前而已，市以象之。天子朱市，诸侯赤市，大夫葱衡。从巾，象连带之形。""肺"字从月（肉）从市，之所以右半部分从市，与其形象位置有关。肺位至高，在诸脏之上，其两叶下垂，覆盖诸脏。正如《说文解字》所说："上古衣蔽前而已，市以象之。"盖，本义指用茅草等编成的覆盖物，引申为能用于遮盖的东西，特指车盖，或专指伞。"华盖"，本指帝王车上专用的伞盖。《难经·三十二难》记载"肺在鬲（膈）上也"，对于其位置，认识与《黄帝内经》相一致，在横膈上的胸腔中。

由于肺布叶于胸中，为胸腔之脏器，其位最高，并覆盖在居于君主之尊的心上，故以"华盖"类比。这里用来形容肺的"盖"或"华盖"，均可认为是肺的象形或指称。而这一象形或指称的共同特点是其位置最高，就是说肺是五脏六腑之中位置最高者，这是肺有时被称为"天"的原因，故肺为"华盖"，为"心之盖"，为"五脏六腑之盖"，有保护其他脏腑免受外邪侵袭的作用。

对于肺的形态结构，《黄帝内经》中没有明确描述，而《难经·四十二难》言："肺重三斤二两，六叶两耳，凡八叶，主藏魄。"金元时期刘完素的《素问病机气宜保命集·病机论第七》云："肺之形象，有二布叶，一小叶，中有二十四空，行列以布，分诸脏清浊之气。"元代滑寿的《十四经发挥·卷四》云："肺之为脏，六叶两耳，四垂如盖，附着于脊之第三椎中，有二十四空行，列分布诸脏清浊之气，为五脏华盖云。"明代李梴的《医学入门·内集卷一》云："（肺）三斤三两，空空相通，六叶两耳，脉脉朝会。"明代翟良的《经络汇编·脏腑联络分合详说》（1628 年）也有"六叶两耳"的描述："气管九节，重十二两，长一尺二寸，广二寸，内有十二小孔，孔不外透，乃气息之路，谓之十二重楼，仙家谓之十二等级。下联肺本，以肺乃相传之官，又为华盖，居诸脏之上，以覆盖诸脏，统一身之气，六叶两耳，中有二十四空，虚如蜂巢，下无透窍，故吸之则满，呼之则虚，一呼一吸，消息自然，无有穷也。主藏魄，重三斤三两，附着于脊之第三椎。"此处所说的"六叶两耳"明显与肺脏的解剖形态不符。明代赵献可在《医贯·黄帝内经十二官论》言："喉下为肺，两叶百莹，谓之华盖，以覆诸脏，虚如蜂巢，下无透窍。"明代章潢的《图书编》曰："喉管下有肺两叶。"可见明代就认识到肺的"六叶两耳"之说是不正确的，并明确指出了肺有两叶，即左右两肺。清代王清任通过尸体解剖观察，不仅再次纠正了《难经》对肺脏的错误认识，并且对肺的形态，以及气管、支气管、细支气管的解剖分布作了较形象而准确的描述，如《医林改错》言："肺管至肺分两杈，入肺两叶，直贯到肺底皆有节。管内所存皆轻浮白沫，如豆腐沫有形无体。两大叶大面向背，小面向胸，上有四尖向胸，下一小片亦向胸……肺管下分为两杈，入肺两叶，每杈分为九中杈，每九中杈分九小杈，每小杈长数小枝，枝之尽头处，并无孔窍，其形仿佛麒麟菜……肺外皮实无透窍，亦无行气之二十四孔。膈膜以上仅止肺、心、左右气门，余无他物。其余皆膈膜以下物，人身膈膜是上下界物。"王清任对肺的解剖较《黄帝内经》《难经》时代进步了许多，虽然尚显粗糙，但和肺的实际解剖结构已颇为近似。

综上可知，虽然受历史条件的限制，中医对肺的形态的描述不算详尽，但对其大体的了解，与现代解剖所述的肺脏器官极其相近。从有关肺的解剖、形态、位置的文献中可以看出，中医的"肺"，既指现代解剖学的肺脏，又不等同于现代解剖学的肺脏，应该涵盖了整个呼吸系统。

《黄帝内经》认为肺位最高，肺为"华盖"，为"心之盖"，为"五脏六腑之盖"，这就为肺相关理论奠定了基础。中医"肺"的解剖位置与体系，与肺的生理功能如"肺主气，司呼吸""肺朝百脉""肺为水之上源""肺主治节""肺宣发肃降"等相关理论的建构有密切的联系。

"肺为华盖"，覆盖于脏腑之上，天然具有保护其余脏腑的功能，故邪气来袭，肺首当其冲。肺又为清虚之脏，轻清肃静，生理上外合皮毛，开窍于鼻，与外界相通，所以肺为诸邪易侵之脏，既有"外邪侵袭，首先犯肺"之论，又有"肺为娇脏"之称。《素问·阴阳应象大论》记载"天气通于肺"，肺主气，司呼吸，直接与外界空气接触，肺为五脏六腑之盖，为五脏之应天者。清代绮石的《理虚元鉴·虚火伏火论》云："肺居膈上，其气清，其位高。"明代赵献可的《医贯·黄帝内经十二官论》云："喉下为肺，两叶白莹，谓之华盖，以覆诸脏，虚如蜂巢，下无透窍，故吸之则满，呼之则虚，一吸一呼，本之有源，无有穷也。乃清浊之交运，人身之橐籥。"其论述了肺在体腔内的位置，并形象地说明了肺的生理功能，肺参与生理物质"宗气"的生成，并通过宣发肃降运动完成气体交换。

《灵枢·决气》曰："上焦开发，宣五谷味，熏肤，充身，泽毛，若雾露之溉，是谓气。"此论述主要指肺的宣发敷布功能，而这一功能与"肺位居上"的特殊解剖位置是分不开的。《素问·经脉别论》云："饮入于胃，游溢精气，上输于脾，脾气散精，上归于肺，通调水道，下输膀胱，水精四布，五经并行。"正是"肺为水之上源"理论的阐释，也与肺的解剖位置有关。

《素问·灵兰秘典论》曰："肺者，相傅之官，治节出焉。"肺位高非君，故官为相傅，主行荣卫，治节由之。将肺比喻为辅佐君主的宰相，这一形象的比喻除受古代传统思维影响以外，还与古人通过解剖观察的肺的位置密切相关。正因为肺与心同居胸中，同居膈上，位高近君，关系密切，而肺又如"华盖"一样覆盖于心之上，才有"肺为相傅之官"的理论，肺实现对心君的辅佐有其自然结构基础。同时，肺的特殊解剖位置，为"肺主治节""肺朝百脉"奠定了结构基础。《医学衷中参西录》言："按人之脏腑皆有血脉管与回血管。其回血管之血，由心至肺将碳气呼出，是诸脏之回血管至此而终也。迨吸进氧气，其血仍赤，归于心而散布于诸脏腑。是诸脏腑之血脉管自此而始也。故曰五脏六腑所终始也。为肺能终始诸脏腑，是以诸脏腑之病，可于肺之寸口动脉候之，而寸口之动脉遂可分其部位而应诸脏腑矣。"此处详细描述了肺的气体交换、大小循环与脏腑的关系，与西医学中对肺的解剖生理论述十分相似。肺为主气之脏，肺的呼吸调匀是气生成和气机调畅的根本条件，肺又"朝百脉"，通过宣发与肃降可推动、调节、参与血液的正常运行，治理和调节全身水液的输布与排泄。

《灵枢·师传》曰："五脏六腑者，肺为之盖，巨肩陷喉，候见其外。"言明了肺脏在五脏六腑中的解剖部位，并说明了可以通过外在体征揣测肺脏的状况，体现了中医"司外揣内"的思想。《素问·阴阳应象大论》中指出："在体为皮毛，在脏为肺，在色为白，在音为商，在声为哭，在变动为咳，在窍为鼻，在味为辛，在志为忧。忧伤肺，喜胜忧；热伤皮毛，寒胜热；辛伤皮毛，苦胜辛。"《素问·宣明五气》云："五脏化液……肺为涕。"《素问·六节藏象论》曰："肺者，气之本，魄之处也，其华在毛，其充在皮，为阳中之太阴，通于秋气。"《灵枢·脉度》曰："五脏常内阅于上七窍也，故肺气通于鼻，肺和则鼻能知臭香矣。"《灵枢·忧恚无言》曰："喉咙者，气之所以上下者也。会厌者，音声之户也。"肺经循咽喉而出，开窍于鼻，鼻连喉咙与气管，在体合皮毛，称为"肺系"。

以上《黄帝内经》中有关肺的论述，不仅明确了肺的功能，而且指出了中医的肺系是包括肺、鼻腔及喉咙的整个呼吸系统。同时，肺的功能正常，可化生和濡养肺魄，肺之形态位置的正常，为魄的发挥起一定作用。

综上可知，肺的解剖位置与形态特征影响和决定着肺的各种功能活动，在构建肺相关理论时发挥了重大作用。中医对"肺"的功能认识更广泛全面，中医对鼻、咽、喉、气管、肺的功能的描述，与西医学相关的论述有相似之处。由此可知，在古代科学技术条件极不发达的情况下，上述肺形态特征和肺功能的描述，虽与西医学有不尽相同之处，但其确是以解剖所见之呼吸器官为依据的，故奠定了中医肺生理和病理的基本理论。

第六节　灵枢·本脏第四十七

经要·肺之小大、高下、坚脆、端正偏倾

◎ **原文**

白色小理者肺小，粗理者肺大。巨肩反膺陷喉者肺高，合腋张胁者肺下。好肩背厚者肺坚，肩背薄者肺脆。背膺厚者肺端正，胁偏疏者肺偏倾也。

◎ 注疏

（1）《类经》（张景岳）：胸前两旁为膺，胸突而向外者是为反膺。肩高胸突，其喉必缩，是为陷喉。合腋张胁者，腋敛胁开也。胁偏疏者，胁骨欹斜而不密也。

（2）《黄帝内经灵枢集注》（张志聪）：小理者，肌肉之文（纹）理细密；粗理者，肉理粗疏。大肉䐃脂，五脏之所生也，故候肉理之粗细，即知脏形之大小。䯏骺，胸下蔽骨也。本经曰：膏人纵腹垂腴，肉人者上下客大。盖人之䐃肉本于脏腑募原之精液以资生。募原者，脏腑之膏肓也。五脏所藏之精液，溢于膏肓而外养于䐃肉，是以五脏病者，大肉陷下，破䐃脱肉……肺居肩膺之内，胁腋之上，故视其肩背膺腋，即知肺之高下、坚脆、偏倾。倪冲之曰：肺属天而华盖于上，背为阳而形身之上也，故肺俞出于肩背。朱永年曰：《脉要精微论》云尺内两旁则季胁也，尺外以候肾，尺里以候腹中，推而外之，内而不外，有心腹积也。推而内之，外而不内，身有热也。盖形身之上下，即脏腑所居之外候也。

（3）《黄帝内经灵枢注证发微》（马莳）：此言欲知肺之善恶吉凶，当验之色理、肩背、膺胁、喉胁之类也。

（4）《黄帝内经灵枢校注语译》（郭霭春）：胁偏疏，应据校文改作膺偏欹。盖膺欹斜而肺亦因之不正。于"胁"似无关也。

◎ 述评

形态结构是生命活动的基础，肺生理功能的发挥以肺之形为发生场所，脱离肺之形而谈肺的生理如同无根之木、无源之水。古人力求从人体的外形、外部体征来了解肺脏的形态变化，以方便肺脏疾病的诊断，这是思外揣内思想的体现。上述记载不仅肯定了肺藏于胸腔肩背中的论述，还提出了从皮肤颜色，纹理的致密与疏松，胸骨体外形，胸背肩部的形态，两腋胸胁的距离，肩背部肌肉的厚薄等来论肺之大小、高下、坚脆。肺脏形体各异的临床意义，古人云："肺小则少饮，不病喘喝；肺大则多饮，善病胸痹、喉痹、逆气。肺高则上气肩息咳，肺下则居贲迫肺，善胁下痛。肺坚则不病咳上气；肺脆则苦病消瘅易伤。肺端正则和利难伤；肺偏倾则胸偏痛也。"该说有利于疾病的诊断。目前临床发现，某些胸部异常，可对肺脏形态产生相应影响，如桶状胸、鸡胸、扁平胸、漏斗胸等。某些肺部病变也可反映在胸背部，如肺结核、肺气肿、结核性胸膜炎、肺纤维化等，这些病变可使胸廓形态发生改变。观察胸部形态的变化，是临床诊断肺脏病变的方法之一。

◎ 参考文献

［1］ 苏妆.《黄帝内经》腧穴理论发生学研究［D］.沈阳：辽宁中医药大学，2013.

［2］ 李程.《黄帝内经》脏腑身形系统研究［D］.广州：广州中医药大学，2018.

［3］　武晓东.骨度法与人体测量方法［J］.中国中医基础医学杂志，2011，17（1）：111-113.

［4］　刘山永."划线定点"是《灵枢·骨度》中的度量要领［J］.吉林中医药，1988（3）：45.

［5］　胡俊霞，郭静.《脉度运行考》的点评与体会［J］.北京中医药，2011，30（5）：356-357.

［6］　陈四清，刘旺根，游言文，等.从中医文献看古代的解剖学［J］.河南中医学院学报，2004，19（5）：76-77.

［7］　阴小爱，李翠娟.试论解剖学在肺理论建构中的意义［J］.中医药学刊，2006，24（9）：1694-1695.

［8］　胡剑北.中医肺脏实体研究［J］.中医文献杂志，2005，23（2）：26-28.

［9］　苏新民.肺藏象基本术语规范化基础研究［D］.济南：山东中医药大学，2009.

［10］李磊."肺合大肠"中的气机升降理论研究［D］.济南：山东中医药大学，2011.

［11］王稷.《黄帝内经》肺藏象理论发生学研究［D］.沈阳：辽宁中医药大学，2009.

［12］邓海林.从形气神三位一体探析《黄帝内经》的五脏功能［D］.南昌：江西中医药大学，2021.

［13］王清任.医林改错［M］.北京：人民卫生出版社，2005.

［14］刘完素.素问病机气宜保命集［M］.北京：人民卫生出版社，2005.

［15］胡剑北.浅议中医肺脏的临床形体基础［J］.中医杂志，2005，46（1）：9-10.

［16］鞠宝兆.《内经》藏象理论体系的发生学研究［D］.沈阳：辽宁中医药大学，2002.

［17］颜彦.心肺脏理论源流考［D］.上海：上海中医药大学，2019.

第二章 经络

第一节 灵枢·九针十二原第一

经要·肺也，其原出于太渊，太渊二

◎ **原文**

五脏有六腑，六腑有十二原，十二原出于四关，四关主治五脏。五脏有疾，当取之十二原，十二原者，五脏之所以禀三百六十五节气味也。五脏有疾也，应出十二原，十二原各有所出，明知其原，睹其应，而知五脏之害矣。阳中之少阴，肺也，其原出于太渊，太渊二。阳中之太阳，心也，其原出于大陵，大陵二。阴中之少阳，肝也，其原出于太冲，太冲二。阴中之至阴，脾也，其原出于太白，太白二。阴中之太阴，肾也，其原出于太溪，太溪二。膏之原，出于鸠尾，鸠尾一。肓之原，出于脖胦，脖胦一。凡此十二原者，主治五脏六腑之有疾者也。

◎ **注疏**

（1）《黄帝内经太素》（杨上善）：《八十一难》（《难经》）五脏皆以第三输为原，各二，以为十原也。又取手少阴经第三输二，为十二原；六腑皆取井、荥、输、经四穴之后别立一原，六腑各二，为十二原。然则五脏六腑合有二十四原，原者，脐下肾间动气，人之生命也，十二经之根本也，故名为原。三焦行原气，经营五脏六腑，故三焦者，原气之别使也，行气故五脏第一输，故第三输名原，六腑以第四穴为原。夫原气者，三焦之尊号，故三焦行原气，止第四穴输名为原也。今五脏六腑有十二原者，言五脏六腑各有十二原也，合而言之，亦有二十四原。四关，四肢也。此中唯言五脏有十二原，生病所由，不言六腑十二原也。五脏在内，原在于外，故五脏有腑，皆从外入，所以五脏皆禀十二原也。以其三百六十五节交会穴中，谷之气味皆在中会也。

原之脉气，皆出其第三输。明知十二原所出之处，又知内应五脏，则妙达五脏所生之害也。

（2）《类经》（张景岳）：脏腑之气，表里相通，故五脏之表有六腑，六腑之外有十二原，十二原出于四关。四关者，即两肘两膝，乃周身骨节之大关也。故凡井、荥、输、原、经、合穴，皆手不过肘，足不过膝。此十二原者，乃五脏之气所注，三百六十五节气味之所出也。故五脏有疾者，其气必应于十二原而各有所出。知其原，睹其应，则可知五脏之疾为害矣。心肺居于膈上，皆为阳脏，而肺则阳中之阴，故曰少阴。其原出于大渊二穴，即寸口也。

（3）《黄帝内经灵枢注证发微》（马莳）：此言五脏六腑之有疾者，当取之十二原穴也。内有五脏，外有六腑，以为之表里。脏腑有十二原穴，十二原穴出于四关，四关者，即手肘足膝之所，乃关节之所系也。故凡井、荥、输、经、合之穴，皆手不过肘而足不过膝也。此四关者，主治五脏，凡五脏有疾，当取之十二原，正以十二原者，五脏之所以禀三百六十五节之气味也。故五脏有疾，应出于十二原，十二原各有所出，必明知其原，睹其应，而知五脏之为害矣。故心肺居于膈上，皆为阳。阳中之少阴，肺也，其原出于太渊，左右各一。（掌后陷中，肺脉所注，为输土，针二分，留二呼，灸三壮。阴经无原，输穴代之，余仿此。）

（4）《黄帝内经灵枢集注》（张志聪）：此论气味所生之津液，从脏腑之膏肓，外渗于皮肤络脉，化赤为血，荣于经腧，注于脏腑，外内出入之相应也。津液者，水谷气味之所生也。中焦之气，蒸津液，化其精微，发泄于腠理，淖泽注于骨，补益脑髓，润泽皮肤，是津液注于三百六十五节，而渗灌于皮肤肌腠者也。溢于外则皮肉膏肥，余于内则膏肓丰满。盖膏者脏腑之膏膜，肓者，肠胃之募原也。气味所生之津液，从内之膏肓，而淖泽于外，是以膏肥之人，其肉淖而皮纵缓，故能纵腹垂腴，外内之相应也。《痈疽》章曰：中焦出气如露，上注溪谷，而渗孙脉。津液和调变化，而赤为血，血和则孙脉先满溢，乃注于络脉，皆盈乃注于经脉。阴阳已张，因息乃行，行有经纪，周有道理，与天合同，不得休止。夫溪谷者，皮肤之分肉，是津液外注于皮肤，从孙络化赤，而注于脏腑之原经，故曰：十二原者，五脏之所以禀三百六十五节气味也。

"四关"者，两肘、两腋、两髀、两腘，皆机关之室，真气之所过，血络之所游行者也。"十二原出于四关，四关主治五脏"者，谓脏合腑，而腑有原，原有关，而关应脏，脏腑阴阳相合，外内出入之相通也。故曰明知其原，睹其应，而知五脏之害矣。肝、心、脾、肺、肾，内之五脏也。阳中之少阴，阴中之少阳，五脏之气也。故脏腑有病，取之经脉之原。"胀取三阳，飧泄取三阴"，此病在三阴三阳之气，而取之气也。**眉批：本经凡取经脉，则曰太渊、大陵之类；凡取脉外之气，则曰少阳、太阳、少阴、太阴。**

此节论血气生始出入之原，故篇名《九针十二原》，谓九针之道，与阴阳血气之相合也。

（5）《灵枢悬解》（黄元御）：五脏之表有六腑，六腑之经有十二原，十二原出于四关。五脏有疾，当取之十二原，十二原者，五脏之所以禀三百六十五节之气味也。五脏有疾，其应出于十二原，十二原各有所出。明知其原，各睹其应，而知五脏之害矣。（"胗"，音勃。"胦"，音英。）"二"者，左右二穴也。"鸠尾"，蔽心骨上穴；"胗胦"，即气海，在脐下半寸，皆任脉穴。

（6）《黄帝内经灵枢校注语译》（郭霭春）：太渊，肺脉所注，输穴，阴经无原穴，以输穴代之。

◎ 述评

从原穴的沿革来看，十二原穴经历了从《黄帝内经》《难经》到《针灸甲乙经》的转变。五脏阴经左右各一原，加上膏、肓之原各一，共十二原。这是五脏六腑之气所发的"十二原"。《灵枢·九针十二原》中所提到的"十二原"的名称，所说的是五脏之原加上膏之原和肓之原，总共十二原。这十二原所"出于"的穴位，后来被称为"十二原穴"，并被认为是"十二原穴"的本来所指。十二原是五脏之气发出的重要部位，是五脏秉受水谷之气转注于三百六十五节的气化所在，五脏原穴为五脏原气（元气）所出、所达之处，脉气最为盛大，能直接反映五脏阴阳气血盛衰，因此原穴与五脏的关系是极为密切的，原穴具有诊断和治疗五脏病证的作用。虽此篇"十二原"不等于"十二原穴"，但明确了十二原的名称和重要生理功能。《灵枢·本输》详细记载了以"所过为原"为特征的六腑原穴。《难经》在《黄帝内经》的基础上以十二经脉为主体，提出五脏六腑均有一原穴，首次指出兑骨为少阴之原；其后，滑寿提出位于掌后锐骨之神门为手少阴心经之原。至此，十二经原穴补充完备，为后世传承，沿用至今。《灵枢·九针十二原》记述了原穴的主病，认为十二原能治五脏六腑之疾。从主治范围来看，十二原穴不仅可以治疗其所在腕踝关节局部及经脉循行所过部位的病证，而且有各自的主治特点。

许慎的《说文解字》云："出，进也，达也。"出，有达之意，五脏原穴，以五脏为主，是五脏原气（元气）直接输注的部位，包括肺之原穴太渊。"太渊"是"十二原"的肺之"原"，也是"手太阴"脉口诊的部位。太渊，又名大泉、太泉、鬼心，为五行土穴，手太阴肺经的原穴、输穴，八会穴的脉会。原穴为脏腑原气（元气）行、止的部位区域点，也是人体生命活动的原动力。《医经理解》曰："肉之大会为谷，小会为溪，谓经气会于孔穴，如水流之行而会于溪谷也。海，言其所归也。渊、泉，言其深也。狭者为沟、渎，浅者为池、渚也。"《说文解字·水部》曰："渊，回水也。"渊即回漩之水。太渊沟通地之天部、地之地部，肺部经水充盈，上通肺气，散化水湿，加之脉气深远，故穴位作用多为止咳化痰、通利水湿、扶正祛邪、通调血脉。

因为原穴特殊的穴性，其在经络疾病的诊断与治疗上发挥了重要作用，在现代研究中发现它与对应的经络状态有密切关系。原穴在反映人体脏腑组织状态、生理病理变化中具有特异性，再结合其概念、穴性，可以用原穴的检测指标判断机体经络平衡状态。有研究收集慢性阻塞性肺疾病（简称慢阻肺）患者的中医体质类型，同时采集其十二经原穴的电学特征数据，发现慢阻肺患者典型体质类型与十二经原穴电学特征存在相关性，慢阻肺典型体质类型患者的部分原穴阻抗值异常增高，部分原穴处于失衡状态，这为慢阻肺的中医诊断和预防提供了新的科学依据。有研究通过数据挖掘研究古文献中太渊穴的临床应用发现，太渊穴所治内科病证，可分为中医内科学中的肺系、心系、肢体经络、脾胃系等病证，尤善治肺系、心系及肢体经络等病证。太渊穴能够治疗 13 种肺系病证；太渊穴配伍其他腧穴能够治疗 89 种病证，总频次达 172 次。太渊穴与其他腧穴配伍能够治疗中医内科、头面五官科、妇产科、中医外科、中医儿科病证。

第二节　灵枢·本输第二

经要·肺出于少商，溜于鱼际，注于太渊，行于经渠，入于尺泽，手太阴经也

◎ **原文**

黄帝问于岐伯曰：凡刺之道，必通十二经络之所终始，络脉之所别处，五输之所留，六腑之所与合，四时之所出入，五脏之所溜处，阔数之度，浅深之状，高下所至。愿闻其解。

岐伯曰：请言其次也。肺出于少商，少商者，手大指端内侧也，为井木；溜于鱼际，鱼际者，手鱼也，为荥；注于太渊，太渊，鱼后一寸陷者中也，为输；行于经渠，经渠，寸口中也，动而不居，为经；入于尺泽，尺泽，肘中之动脉也，为合，手太阴经也。

◎ **注疏**

（1）《黄帝内经太素》（杨上善）：肺脉从脏而起，出至大指次指之端。今至大指之端，还入于脏，此依经脉顺行从手逆数之法也。井者，古者以泉源出水之处为井也，掘地得水之后，仍以本为名，故曰井也。人之血气出于四肢，故脉出处以为井也。手足三阴皆以木为井，相生至于水之合也；手足三阳皆以金为井，相生至于土之合也。所谓阴脉出阳，至阴而合，阳脉出阴，至土而合也。腕前大节之后，状若鱼形，故曰手鱼也。脉出少商，溢入鱼际，故为荥也。输，送致聚也。《八十一难》曰：五脏输者，三焦行气之所留止。故肺气与三焦之气送致聚于此处，故名为输也。寸口之中，

十二经脉历于渠流，故曰经渠。居，停也。太阴之脉动于寸口不息，故曰不居。经者，通也，肺气至此常通，故曰经也。如水出井，以至海为合，脉出指井，至此合于本脏之气，故名为合，解余十输，皆仿于此。诸输穴名义，已《明堂》具释也。

（2）《类经》（张景岳）：少商穴，乃肺经脉气所出为井也，其气属木。此下凡五脏之井，皆属阴木，故《六十四难》谓之阴井木也。溜于鱼际，鱼际者手鱼也，为荥。此肺之所溜为荥也，属阴火。手鱼，手腕之前，大指本节之间，其肥肉隆起形如鱼者，统谓之鱼。寸口之前，鱼之后，曰鱼际穴。按：本篇五脏止言井木，六腑止言井金，其他皆无五行之分。考之《六十四难》，分析阴阳十变，而滑氏详注谓阴井木生阴荥火，阴荥火生阴输土，阴输土生阴经金，阴经金生阴合水，此言五脏之输也。六腑则阳井属金，阳井金生阳荥水，阳荥水生阳输木，阳输木生阳经火，阳经火生阳合土，而五行始备矣。下仿此。注于太渊，太渊鱼后一寸陷者中也，为输。此肺经之所注，为输也，属阴土。行于经渠，经渠寸口中也，动而不居，为经。此肺经之所行，为经也，属阴金。经渠当寸口陷中，动而不止；故曰不居。居，止也。入于尺泽，尺泽肘中之动脉也，为合。此肺经所入，为合也，属阴水，手太阴经也。以上肺之五输，皆手太阴经也。

（3）《黄帝内经灵枢注证发微》（马莳）：此言肺经井、荥、输、经、合之穴也。十二经者，手足经各有三阴三阳也。十二络者，十二经各有一络穴，惟脾有公孙、大包二络，其督脉经之长强，任脉经之尾翳，共有十五络穴也。五输者，即每经之井、荥、输、经、合也。六腑者，胆、胃、大小肠、膀胱、三焦也。凡经脉之所出者为井，所流者为荥，所注者为输，所行者为经，所入者为合。如水之出于谷井，而流之注之经之，始有所合也。阳经则有原穴，遇输穴并过之，故治原即所以治输也。阴经止有输穴，遇输穴即代之，故治输即所以治原也。阳经之井属庚金，以阴经之井乙木为之合。阴经之井属乙木，以阳经之井庚金为之合。阳井金生阳荥水，阳荥水生阳输木，阳输木生阳经火，阳经火生阳合土。阴井木生阴荥火，阴荥火生阴输土，阴输土生阴经金，阴经金生阴合水。此五行相生之次也。试以肺经言之：肺出于少商，手大指端内侧也，为井木。（去爪甲如韭叶，针一分，留三呼，泻五吸，不宜灸。）溜者，流也。流于鱼际，即手之鱼肉也，为荥火。（大指本节后内侧陷中，针一分，留三呼，灸三壮。）注于太渊，鱼后一寸陷者中也，为输土。（掌后陷中，针一分，留二呼，灸三壮。）行于经渠，寸口中也，动而不居，为经金。（寸口陷中，针一分，留三呼，禁灸。）入于尺泽，肘中约纹之动脉也，为合水。（针三分，留三呼，灸三壮。）此皆手太阴肺经之穴也。

（4）《黄帝内经灵枢集注》（张志聪）：本篇论五脏六腑之脉，皆出于指井，流于荥，注于输，行于经，入于合，从四肢而通于脏腑，此经脉之终始也。眉批：**脏腑之血气，从大络而外注于皮肤，复从指井而内注于血脉。**故曰：**必通络脉之所别处。**络脉之所别处者，脏腑之经别大络，与经脉缪处，通血脉于孙络，渗出于皮肤者也。"五脏之所溜，六腑之所与合"，谓五脏之五输，六腑之六输也。四时之所出入，血气随四时之气，而生长收藏也。五脏之所流处，谓五脏之血气，流于脉中，变现于气口；五脏之气血，流于脉外，从五里而变见于尺肤。此五脏之血气，流于皮肤经脉之外内者也。"阔数"，宽窄也。夫经脉有三百六十五穴会，络脉有三百六十五穴会，孙络亦有三百六十五穴会，经脉宽大，孙络窄小，故有阔数之度也。"浅深"者，络浅而经深也。"高下所至"者，血气之上下循行也。

"次"，序也。井者木上有水，乃澹（淡）渗皮肤之血，从井木而流于脉中，注于输，行于经，动而不居，行至于肘膝，而与经脉中之血气相合者也。**眉批：十二脏腑之脉，出于井者，非经脉之贯通，是以十二经脉，只论至肘膝而止。**肺、心、肝、脾、肾，内之五脏也，胆、胃、大肠、小肠、三焦、膀胱，内之六腑也。手足太阴、少阴、太阳、少阳，外之经气也。

"肺出于少商"者，谓脏腑之血气，从大络而注于孙络皮肤之间。肺脏所出之血气，从少商而合于手太阴之经也。少商在手大指内侧，去爪甲如韭叶许，为井木。**眉批：太阴主秋，金之不及，故名少商。余命名之义，各有所取。上古如韭叶，今时如大米许。**鱼际在大指下，高起之白肉际，为荥火，有如鱼腹，因以名之；太渊在鱼后陷中，为输土；经渠寸口中动脉，为经金；尺泽在肘中，为合水。

（5）《灵枢悬解》（黄元御）："五输之所留"，井、荥、输、经、合五穴之所在也。"六腑之所与合"，六腑与五脏表里相配合也。"四时之所出入"，四时阴阳之出入也。"五脏之所流处"，五脏之荥穴，经气之所流也。此手太阴肺经之五输。"手鱼"，手大指根丰肉，其形如鱼。"际"，边也。"动而不居"，不止也。

◎ 述评

五输，指人体五类孔穴，这些孔穴都在四肢。井、荥、输、经、合，古人以流水警喻经脉气血在人体的流行，把经气在四肢肘膝以下五输穴中的运行比作水流由四肢末端发出，并由小到大，由浅入深，向心性运行。"所出为井"，是说经脉之气流行分支的起点，如泉水初出之处。"所溜为荥"，是说经脉之气开始四溢，如水已出泉源，势将分流四布。"所注为输"，是说经脉之气注此输彼，如细小水流渐入深处。"所行为经"，是说经脉之气流行的地方，如水流经过之处。"所入为合"，是说经脉之气汇合相接，如水流汇合入海。因此，杨上善说："脉出指井，至此合于本脏之气。"

脉气所出之处，五脏五输，五五二十五输；六腑六输，六六三十六输。五输，即各经井荥输经合穴，皆谓之输。六腑多一原穴，故各有六输。脏有五，腑有六，而复有手厥阴心主一经，是为十二经。十二经各有络脉，如手太阴别络在列缺之类。此外又有任脉之络曰鸠尾，督脉之络曰长强，脾之大络曰大包，共为十五络。十二、十五，总二十七气，以通周身上下也。所出为井，脉气由此而出，如井泉之发，其气正深也。所溜为荥，"急流曰溜，小水曰荥"。脉出于井而溜于荥，其气尚微也。溜，力救切。荥，盈、荣二音。所注为输，注，灌注也；输，输运也。脉注于此而输于彼，其气渐盛也。所行为经，脉气大行，经营于此，其气正盛也。所入为合，脉气至此，渐为收藏，而入合于内也。经络二十七脉之经气上下出入全身，各经经气都从四肢末端的井穴开始，流注于五输，经四肢的跖掌部、腕踝关节、前臂小腿、肘膝关节的向心性运行，从五输入内络于脏腑。如手太阴肺经起于拇指之端的少商，溜于大鱼际部鱼际……合于肘部的尺泽等。二十七经络所行之气，皆在五输之间。所出为井、所溜为荥、所注为输、所行为经、所入为合等五输穴的理论，为五输穴在临床上对本经及他经的特殊治疗奠定了物质基础和理论基础。

《灵枢·根结》以根结标本理论指出五输穴为人体十二经脉之"根"，可以反映出经脉的阴阳虚实状态，在诊察疾病、疏通经络、调节气血、平衡阴阳中具有重要作用。有研究认为，五输穴是人体元气系统的一部分，能够反映人体的整个机体状态，是"五脏六腑有疾，应出其原"思想的外在体现。十二经脉内属于脏腑，外连于肢节，沟通人体表里内外。"有诸内，必形诸外"，从相对角度上看，五输穴作为十二经脉在肢体远端腧穴系统的一部分，其所处状态也能够反映内部脏腑状态。

各经五输穴临床主病功效有相同之处，但又各有所长。五输又与五行相配，经脉的气血运行与流注也与一年四季和每日时辰密切相关，所以五输穴的临床应用既能五输穴独取，又可五输穴协同奏效，再结合五行生克和子午流注，大大丰富和增强了五输穴在临床的应用和效果。

肺出少商，为井木，乃水之出也。少，《广韵》记载"失照切"，与"太"相对；《说文解字》记载"不多也"。商，《玉篇·口部》曰："五音，金音也。"商为五音之一，肺于五行属金。汉代桓谭的《新论》云："五弦第一弦为宫，其次商、角、徵、羽，文王、武王各加一弦，以为少宫、少商。"少商是七弦古琴的第七弦；作为肺经之井穴，禀肺金之气，位于手大拇指之端，指甲根角0.1寸处，主治昏迷、休克等病。近代吴棹仙的《子午流注说难》指出："少商乃阴井木穴之始，西方白色，入通于肺，其音商。商而曰少者，五脏为阴，阴常不足也。"根据《素问·宝命全形论》"五虚勿近，五实勿远"的针灸原则，对于脏腑娇弱、身体幼嫩的婴幼儿来说，调少商可治惊风、腹泻之病。少商别称"鬼信"，唐代孙思邈的《备急千金要方·小肠腑方》云："手大指爪甲下，名鬼信。"主治发热、昏迷、癫狂等。

溜于鱼际，为荥，火也，水出井，流而动也，脉出指，流而上行。荥，是水绝小之貌，如荥水、荥泽、荥灌等。"荥水"指小水，"荥泽"指小泽，"荥灌"指小水源源不断地流注，故"荥"有灌注作用，犹如津液之经纬荥灌于机体间。鱼际之"际"，《说文解字·阜部》曰："际，壁会也。"清代段玉裁的《说文解字注》曰："两墙相合之缝也。"将"际"引申为合缝之处。鱼际穴在第一掌骨中点桡侧赤白肉际处，其处肌肉丰隆。《医宗金鉴·刺灸心法要诀》云："鱼，鱼者，在掌外侧之上陇（隆）起，其形如鱼，故谓之鱼也。"吴棹仙的《子午流注说难》曰："鱼际乃阴荥火穴，在手大指后鱼腹中。手大指接近次指时则鱼腹丰满，离开次指时则本节后内侧微陷下，有如鱼腹正中交际之形，故名鱼际。"鱼际穴处于如鱼腹状的肌肉处，即俗称的大鱼际，其为荥穴，具有津液荣灌作用，故大鱼际的面积与厚薄程度能够反映人体肺的健康状况。鱼际属阴荥火穴，火克肺金，故刺鱼际穴有清肺泻热作用。

注于太渊，为输，土也，水之流趋于下为注。十二经脉，流鱼际已，注于此处，故为注也。少商初出为井，可谓小渊。鱼际停瀯，此中涌注，故曰大渊也。"输，送致聚也"。杨上善云："十二经脉流鱼际已，经于此处，故为输之也。"鱼不可脱离渊，鱼际穴之后是太渊穴，取意于鱼不离水这一密而无间的关系。太，《广雅·释诂》记载"大也"。渊，《说文解字·水部》记载"回水也"，即回漩之水。太渊穴位于腕掌侧横纹桡侧之桡动脉搏动处，此处是关节弯曲之处。太渊亦为众水汇集之处，太渊穴属于手太阴肺经之穴，乃"脉之所会"。《灵枢·本输》云："鱼后一寸陷者中也，为输。"太渊穴在手大指如鱼形之后再下一寸，即寸口脉之起点，此五脏之穴，亦称"原穴"，是六腑水谷精华注入五脏经之起源处，故称"渊"。此穴名取义于肺朝百脉，而脉会太渊，故众脉之经气在此交汇。鉴于此，太渊具有扶正祛邪、通调血脉之功。

行于经渠，为经，金也，水出流注，入渠徐行，血气从井出已，流注至此，徐引而行。经，谓十二经脉也；渠，沟渠，十二经脉血气流于此穴，故曰经渠也。经，常也。水大流注，不绝为常；血气流注此，徐行不绝为常之也。经，《说文解字·系部》记载"织也"，指织物之纵线，与"纬"相对，引申为路径、道路。渠，《说文解字·水部》记载"水所居也"，指水停积处，水之深广者，有大水沟之义。吴棹仙《子午流注说难》指出："经渠，寸口中也，动而不居，即关上部位。寸至关长一寸九分，以下即为尺中。言经渠者，乃经过之冲渠要道。大渊在寸口之始，经渠居寸口之中，并未入于尺中也。"故经渠承太渊之会聚，为水运之主干道，此穴则为人体经气运行流通的要冲、要道，经气运行至此则血气旺盛，犹如大水渠。经渠穴具有疏导瘀滞的作用。

入于尺泽，为合，水也，水出井泉，流注而行，便入于海，十二经脉出四肢已，流注而行，至此入五脏海。杨上善注："泽，谓陂泽，水钟处也。尺，谓从此向□（疑为肘）有尺也。一尺之中，脉注此处，流动而下，与水义同，故名尺泽。"尺，指前臂由寸口之关至肘之横纹处。泽，《国语·周语》记载"水之钟也"，水之汇集处。因其穴处于肘横纹中，肱二头肌腱桡侧凹陷处，如地势低洼之池泽，又为肺经之合穴，经气流注汇聚于此，故命名为"尺泽"。

有研究用穴位电导测量系统，通过对肺经五输穴电导率测定来探索手太阴肺经五输穴气血的规律，发现井、荥、输、经、合电导率呈逐渐升高的变化规律，并发现右侧五输穴电导率比左侧电导率大，且左右太渊穴的电导率结果具有统计学意义，这一结果提示肺主气的功能主要体现在人体右侧，在《黄帝内经》中有"天气通于肺""肝生于左，肺藏于右""同气相求"等中医理论。

经要·腋内动脉手太阴也，名曰天府

◎ 原文

　　缺盆之中，任脉也，名曰天突。一次任脉侧之动脉，足阳明也，名曰人迎。二次脉手阳明也，名曰扶突。三次脉手太阳也，名曰天窗。四次脉足少阳也，名曰天容。五次脉手少阳也，名曰天牖。六次脉足太阳也，名曰天柱。七次脉颈中央之脉，督脉也，名曰风府。腋内动脉，手太阴也，名曰天府。腋下三寸，手心主也，名曰天池。

◎ 注疏

　　（1）《黄帝内经太素》（杨上善）：此言脉在胸项颈腋之下次，以任脉在阴，居于前中，督脉在阳，处于后中，任之左右，六阳为次，两侧腋下，二阴所行，此之十输，脉之要者也。

　　（2）《类经》（张景岳）：腋内动脉，手太阴也，名曰天府。腋下三寸，手心主也，名曰天池。此言腋下二经之脉也。手太阴之穴名天府，手厥阴之脉名天池，二穴俱在腋下三寸，然天府则在臂臑内廉，天池则在肋间乳后一寸也。

　　（3）《黄帝内经灵枢注证发微》（马莳）：此举诸经之穴，有列其行次而言者，有指其穴所而言者，皆示人以觅穴之法也。腹部中行，系任脉经，然在缺盆之中间，是为任脉，其穴曰天突，在颈前结喉下四寸宛宛中，乃腹中央第一行次之脉也。（缺盆，系足阳明胃经穴，在肩下横骨陷中，去中行二寸，故任脉当为缺盆之中间。）任脉之侧开二寸，即足阳明胃经也，其颈之穴名曰人迎，挟结喉两旁一寸半，乃腹部第二行次之脉也。手阳明大肠经，名曰扶突，乃腹部第三行次之脉也。（在颈当曲颊下一寸，人迎后一寸半。）手太阳小肠经，名曰天窗，乃前部第四行次之脉也。（在颈大筋间前曲颊下，扶突后动脉应手陷中。）足少阳胆经，名曰天冲，乃侧部第五行次之脉也。（耳后发际二寸，耳上如前三寸。）手少阳三焦经，名曰天牖，乃侧部第六行次之脉也。（在颈大筋外，缺盆上，天容后，天柱前，完骨下，发际上。）足太阳膀胱经，名曰天柱，乃背后第七行次之脉也，盖自在前任脉为第一行次，自前而侧而后，则以此为第七行也宜矣。（天柱挟项后发际大筋外廉陷中。）颈之中央，即后项也。后项之下乃督脉一经，其在项后入发际一寸，大筋内宛宛中，名曰风府。（一名舌本，疾言其肉立起，言休立下。禁灸，令人失音。）由此而一直下行，以至长强，皆督脉经穴也。腋内动脉，即腋下三寸，臂臑内廉动脉陷中，以鼻取之，系手太阴肺经也，其穴名曰天府，自此而下行肘臂，以至大指之端少商，皆肺经穴也。腋下三寸，即乳后一寸，着胁直腋撅肋间，系手心主，即手厥阴心包络经也，其穴名曰天池，自此而上行于腋，以至下于肘臂之天泉、曲泽，至手中指之中冲，皆手厥阴心包络经穴也。夫自督脉至此三经，盖各指在项、在臂、在腋之首穴，无非示人以觅穴之法耳。

（4）《黄帝内经灵枢集注》（张志聪）：手足十二经脉，合于三阴三阳，三阴三阳，天之六气也，运行于地之外，脏腑雌雄相合，地之五行也，内居于天之中。

本篇论三阴三阳之经气，从四方而内营于脏腑，应天气之贯乎地中，此复论三阳之脉，循序而上于颈项，应阳气之出于地外。任督二脉，并出于肾，主通先天之阴阳，手太阴心主，并出于中焦，主行后天之气血。阴阳血气，又从下而上，中而外也。

玉师曰："经脉应地之经水，上通于天，故有天突、天窗、天容、天牖、天柱、天府、天池及风府之名。"**眉批："天突"，星名。**

（5）《灵枢悬解》（黄元御）：手足六阳，皆行于颈，其位次如此。手之三阴，自胸走手，脉在腋内与腋下。

（6）《黄帝内经灵枢校注语译》（郭霭春）：次任脉侧之动脉，"次者，次于中脉一行，足阳明也"。腋内，"内"当作"下"，应据本经《寒热》篇改。

◎　述评

《针灸甲乙经》言天府位于"腋下三寸，臂臑内廉动脉中"，《黄帝明堂经》记载"天府，在腋下三寸，臂臑内廉动脉，手太阴脉气所发"，《灵枢·寒热病》言"腋下动脉，臂太阴也，名曰天府"，明确了天府的部位在横向胸部，腋前纹下，强调了其重要性。《灵枢·卫气》记载"手太阴之本，在寸口之中，标在腋内动也"，说明手太阴标脉在"腋内动脉"（又作腋下动脉），名曰"天府"，《黄帝明堂经》所载之手太阴脉经穴同名穴部位与之相合，说明手太阴经于臂部走在腋下动脉，即肱动脉的地方。已知上臂肱动脉沿上臂尺侧肱二头肌内侧沟下行，而此处已相当于今之手少阴经穴分布区域。这表明，在出土文献中所述之"手太阴"脉分布实则与《灵枢·经脉》手少阴脉相近。换言之，《灵枢·经脉》所载之手三阴经脉在上臂的分布与出土文献的记载已有所不同，这一点从《灵枢·经脉》手太阴、手少阴经脉"所生病"提示的经脉走行区域中也可以看得很清楚，"臑臂内前廉痛厥"（手太阴脉病候）；"臑臂内后廉痛厥"（手少阴脉病候）。

《黄帝内经》"标本脉法"的部位，"人迎""天牖""天柱""天府""天池"根据杨上善《黄帝内经太素·经脉标本》注及王冰《素问·病能论》注记载，这些都是诊脉部位，也曾是经脉"标"的部位，这些部位均以"天"字命名（人迎又名"天五会"，亦有"天"字），很可能曾作为三部脉诊法的"天"部。其中"天府""天池""天五会"三脉在《灵枢·卫气》中仍为相应经脉之标，没有变化。明末施沛《经穴指掌图》中仍将《灵枢·本输》所载之经脉之标直称作"动脉"。如《灵枢·卫气》云："手太阴之本，在寸口之中，标在腋内动也。"

天府，是天牖五部之一，天牖五部首见于《灵枢·寒热病》，书云："颈侧之动脉人迎。人迎，足阳明也，在婴筋之前。婴筋之后，手阳明也，名曰扶突。次脉，手少阳脉也，名曰天牖。次脉，足太阳也，名曰天柱，腋下动脉，臂太阴也，名曰天府。

阳迎头痛，胸满不得息，取之人迎。暴喑气硬，取扶突与舌本出血。暴聋气蒙，耳目不明，取天牖。暴挛痫眩，足不任身，取天柱。暴痒内逆，肝肺相搏，血溢鼻口，取天府。此为天牖五部。"此篇将人迎、扶突、天牖、天柱、天府五个穴位统称为"天牖五部"。因其五穴环绕于颈部交相呼应，而且为治疗寒热病的重穴，故纳为一处合为五部，冠以"天牖"之名。在这五个穴位中，人迎、扶突、天牖、天柱都是归属于阳经的穴位，这是因为头为诸阳之会，人体的阳经皆循行至于头部，阳经之气皆过颈项输布于头面部，天牖五部作为通天之窗，体现更重视阳气和阳经腧穴的调整作用，所以有四阳经的穴位列于五部之中。天府为手太阴肺经腧穴合于上述四穴，其为天牖五部之一，是因肺为人体气之海，宗气汇聚之地，人的呼吸吐纳是靠肺脏来维系的，肺在温煦和补养人体的阳气方面发挥着重要的作用，故天府纳入五部范畴之内。天牖五部可广泛调节人体经脉气血，亦是人体阳经与阴经的交接处，可以沟通表里两经，加强经脉与脏腑之间的联系，从而治疗脏腑之疾。由于其部位的特殊性，有研究表明，颈项部周围有大量重要的神经、血管、淋巴组织及人体内最大的内分泌腺甲状腺，通过针刺颈项部穴位可以直接刺激这些神经，再通过神经体液调节，对所支配体表部位及内脏产生影响。

《针灸甲乙经》把天府定在"腋下三寸，臂臑内廉动脉中"，把侠白定在"天府下，去肘五寸动脉中"。这种描述与《灵枢经》是一致的。历代针灸专著均无异议。"经脉流通，必由于肺""肺主气而朝百脉"，故针刺属于肺经的腋、肱动脉，可使患者气血调和，经脉通畅，病变渐复。有报道用针刺腋、肱动脉（天府、侠白）治疗"中风"及其后遗症，据初步统计，有效率达 87.5%。

经要·大肠上合手阳明

◎ **原文**

大肠上合手阳明，出于商阳，商阳，大指次指之端也，为井金；溜于本节之前二间，为荥；注于本节之后三间，为输；过于合谷，合谷，在大指歧骨之间，为原；行于阳溪，阳溪在两筋间陷者中也，为经；入于曲池，在肘外辅骨陷者中，屈臂而得之，为合，手阳明也。

◎ **注疏**

（1）《黄帝内经灵枢注证发微》（马莳）：此言大肠经井、荥、输、原、经、合之穴也。大肠之为腑在下，而其经脉则行于手，故曰上合手阳明也。出于商阳，在手大指之次指端，为井金。（去爪甲如韭叶，针一分，留一呼，灸三壮。）流于二间，在次指本节前内侧陷中，为荥水。（针三分，留六呼，灸三壮。）注于三间，在本节后内侧陷中，为输木。（针三分，留二呼，灸三壮。）过于合谷，在大指次指歧骨间陷中，为原木。（针三分，留六呼，灸三壮。）行于阳溪，在腕中上侧两筋间陷中，为经火。（针三分，留七呼，灸三壮。）入于曲池，在肘外辅骨屈肘两骨中，以手拱胸取之，为合土。（针五分，留七呼，灸七壮。）此皆手阳明大肠经之穴也。

（2）《黄帝内经灵枢集注》（张志聪）：大肠小肠，皆属于胃，三焦出于足太阳之络，而上合于手少阳之经，故六腑皆出于足之三阳，上合于手者也。夫身半以上为天，身半以下为地，六腑出于足之三阳者，本于足而出于地也。**眉批：三阴三阳外应天之六气，内合于十二经脉。手之三阳，其原在足，故曰大肠上合手阳明。盖五脏六腑，十二经脉，外受三阴三阳之气，而合于经脉者也。六腑外合六气，六气只合六经。**

（3）《黄帝内经灵枢校注语译》（郭霭春）：肘外辅骨，沈彤《释骨》云"肘大骨之两起者，曰肘外辅骨"。

经要·肺合大肠

◎ 原文

肺合大肠，大肠者，传道之腑。心合小肠，小肠者，受盛之腑。肝合胆，胆者，中精之腑。脾合胃，胃者，五谷之腑。肾合膀胱，膀胱者，津液之腑也。少阳属肾，肾上连肺，故将两脏。三焦者，中渎之腑也，水道出焉，属膀胱，是孤之腑也。是六腑之所与合者。

◎ 注疏

（1）《类经》（张景岳）：此言脏腑各有所合，是为一表一里。肺与大肠为表里，故相合也。传道之官义见前一。心与小肠为表里，故相合也。受盛之义亦见前。肝与胆为表里，故相合也。胆为中正之官，藏清净之液，故曰中精之腑。盖以他腑所胜盛者皆浊，而此独清也。脾与胃为表里，而胃司受纳，故为五谷之腑。肾与膀胱为表里，而津液藏焉，故为津液之腑。少阳，三焦也。三焦之正脉指天，散于胸中，而肾脉亦上连于肺；三焦之下腧属于膀胱，而膀胱为肾之合，故三焦亦属乎肾也。然三焦为中渎之腑，膀胱为津液之腑，肾以水脏而领水腑，理之当然，故肾得兼将两脏。将，领也。两脏，腑亦可以言脏也，《本脏》篇曰"肾合三焦膀胱"，其义即此。中渎者，谓如川如渎，源流皆出其中也。即水谷之入于口，出于便，自上而下，必历三焦，故曰中渎之腑，水道出焉。膀胱受三焦之水，而当其疏泄之道，气本相依，体同一类，故三焦下腧出于委阳，并太阳之正入络膀胱约下焦也。然于十二脏之中，惟三焦独大，诸脏无与匹者，故名曰是孤之腑也。三焦下腧义见《经络类》十六。**愚按：本篇之表里相配者，肺合大肠皆金也，心合小肠皆火也，肝合胆皆木也，脾合胃皆地土也，肾合膀胱皆水也；惟三焦者，虽为水渎之腑，而实总护诸阳，亦称相火，是又水中之火腑。故在本篇曰三焦属膀胱，在《血气形志》篇曰少阳与心主为表里。盖其在下者为**

阴，属膀胱而合肾水；在上者为阳，合包络而通心火。此三焦之所以际上极下，象同六合，而无所不包也。观本篇六腑之别，极为明显。以其皆有盛贮，因名为腑；而三焦者曰中渎之腑，是孤之腑，分明确有一腑；盖即脏腑之外，躯体之内，包罗诸脏，一腔之大腑也。故有中渎是孤之名，而亦有大腑之形。

（2）《黄帝内经灵枢注证发微》（马莳）：此言六腑之所合者，在五脏也，肺与大肠为表里，故肺合大肠经，然大肠经者，为传道之腑，凡小肠已化之物，从此传道而下也……肾与膀胱为表里，故肾合于膀胱，然膀胱者，为津液之腑，盖饮入于胃，游溢精气，上归于肺，而通调水道，下输膀胱，故膀胱为津液之腑也。手少阳三焦者，属于右肾，而肾又上连于肺，本经《经脉》篇谓：肾脉从肾上贯肝膈，入肺中。正肾之上连于肺也。故左肾合膀胱，右肾合三焦，而将此两脏（膀胱、三焦亦可名脏），必皆以肾为主耳。

（3）《黄帝内经灵枢集注》（张志聪）：此论六脏六腑阴阳相合。藏货物曰腑，六腑受盛水谷，传化糟粕，受藏精汁，故名曰腑。大肠者，传道之官，变化出焉，故为传道之腑。小肠者，受盛之官，化物出焉，故为受盛之腑。

（4）《黄帝内经灵枢校注语译》（郭霭春）：故将两脏，"故"是承递连词，"将"有行义。这是说少阴经脉，归属于肾而上连于肺，因此，肾之经气行于肺与膀胱两脏。《素问·水热穴论》"少阴者，冬脉也，故其本在肾，其末在肺"，其义可参。

◎ 述评

脏腑相合，通过经脉互为表里。肺与大肠通过经脉络属构成表里关系，一脏一腑，一阴一阳，表里相对。少阴肾的经脉分布上连于肺，少阴肾又与太阳膀胱相表里，所以肾的经气行于膀胱和肾两脏。这说明了肺与六腑相互配合的关系基础是经脉的相互联系。所以肺和大肠生理上密切相关，病理上密切影响，肺气宣降功能正常则有助大肠功能，使大肠传导有节。一方面，肺气肃降，调畅气机，向下帮助大肠传导，共同完成大肠传送糟粕之功。另一方面，肺气肃降，通调水道，通调津液到大肠，使大肠润而不燥。"肺合大肠"理论主要涉及经络、藏象、阴阳、气机升降、津液代谢几个方面，从经络、藏象方面来讲，肺属手太阴，大肠属手阳明，二者在经络方面密切相关，而经络系统又是人体气血的运行通道，这也说明肺与大肠在生命物质中联系紧密。从气机升降方面来讲，二者相互影响，互为因果，大肠的传导之功正常也利于肺气的肃降。从津液代谢方面来讲，肺为水之上源，主通调水道，可行水至大肠，以防大肠燥化太过，而大肠主津，将过多的水分吸收向上传输到肺，故可见二者在津液代谢方面相辅相成。

在该理论的指导下，许多肺系疾病，或者肠道疾病，都采用了肺病治肠，肠病治肺，或者肺肠同治的原则，取得了良效。有医家通过自己的临床经验发现，用"通下大肠"的方法可以达到泻肺热、逐痰饮、降气平喘止咳的目的，此法用于治疗各种肺炎、支气管哮喘、肺脓肿等肺系疾病，显示出良好的效应。有学者还特别指出，张仲景所创制的"厚朴大黄汤"和"葶苈大枣泻肺汤"就是通腑安脏的具体运用。也有医家通过通里攻下法加上化痰活血法治疗肺源性心脏病（肺心病）导致的呼吸衰竭，疗效甚佳，并指出肺心病急性发作期一旦出现腹胀、纳呆或便秘症状，马上用攻下法治疗，可以预防呼吸衰竭的发生。有人通过"提壶揭盖"法来治疗慢性习惯性便秘，发现运用紫菀、桔梗、枇杷叶等肺经药宣肺，再配以适当的润肠药，这样配合使用比单纯使用润肠方效果要好。

在肺合大肠的相关实验研究中发现，通过刺激呼吸道或大肠表面的PAR-2，可以使相合脏或相合腑的功能发生向好的改变，加强肺与大肠的联系。因此，PAR-2在维持肺与大肠气机的正常"通降"上发挥着重要作用，成为维持肺与大肠相互关联的重要一环。对于肺与大肠之间的关系，现代医学主要从形态结构、黏膜免疫、信号通路、肠道菌群等方面进行一系列研究。从形态结构方面来讲，肺、气管、大肠等呼吸系统与消化系统的大多数器官具有相同的结构来源，均由原始消化管分化而来，且这些器官的黏膜上皮、腺上皮和肺泡上皮由内胚层分化所成。在胚胎期（囊状期、肺泡期），平滑肌肌动蛋白介导免疫应答的T淋巴细胞亚群和PAR-2已经在肺、气管、空肠、回肠、结肠、膀胱这些组织上表达，并且肺与大肠（回肠、结肠）上的某些物质表达是相近的，这些数据为肺与大肠同源、组织发生学相关提供了有效依据，特别给肺与大肠"黏膜免疫相关"从胚胎期就找到了实证基础。从黏膜免疫方面来讲，呼吸道与胃肠道具有典型的黏膜结构，能分泌大量分泌型免疫球蛋白A（sIgA），sIgA免疫反应主要在呼吸道与胃肠道发生，共同免疫系统和"归巢"是肺与大肠二者相联系的重要基础。从信号通路方面来讲，付雯研究发现，通过肺肠同治法治疗肠道菌群失调合并过敏性哮喘大鼠时，TLRs/NF-κB信号转导通路参与其中，其中在肺组织中TLRs/NF-κB信号转导通路发挥主要作用，在肠组织中TLR-2和TLR-4信号转导通路共同发挥作用。从肠道菌群方面来讲，有研究发现，在急性呼吸窘迫综合征、慢性阻塞性肺疾病、肺痈、肺癌、糖尿病肺损伤等疾病中，存在着肠道菌群代谢产物的失衡。肠道菌群及其代谢产物SCFAs影响Th17和Treg细胞失衡是慢性阻塞性肺疾病病理生理的重要机制之一，SCFAs通过调控Th17/Treg细胞平衡提高机体免疫功能是防治慢性阻塞性肺疾病的新靶点。现代"肺-肠轴"与中医"肺与大肠相表里"理论具有高度相似性，肠道菌群及SCFAs是肺肠轴的关键介质。

第三节　灵枢·邪气脏腑病形第四

经要·大肠合入于巨虚上廉

◎ 原文

黄帝曰：余闻五脏六腑之气，荥输所入为合，令何道从入，入安连过，愿闻其故。岐伯答曰：此阳脉之别入于内，属于腑者也。

黄帝曰：荥输与合，各有名乎？岐伯曰：荥输治外经，合治内腑。

黄帝曰：治内腑奈何？岐伯曰：取之于合。

黄帝曰：合各有名乎？岐伯答曰：胃合于三里，大肠合入于巨虚上廉，小肠合入于巨虚下廉，三焦合入于委阳，膀胱合入于委中央，胆合入于阳陵泉。

黄帝曰：取之奈何？岐伯答曰：取之三里者，低跗；取之巨虚者，举足；取之委阳者，屈伸而索之；委中者，屈而取之；阳陵泉者，正竖膝予之齐下至委阳之阳取之；取诸外经者，揄申而从之。

◎ 注疏

（1）《黄帝内经太素》（杨上善）：问脏腑脉之荥输之合，行处至处也。**平按：输，《甲乙》作俞。今《灵枢》《甲乙》均作令。连过《甲乙》作从道，无愿闻其故及下岐伯答七字。**此言合者，取三阳之脉别属腑者称合，不取阴脉。以阳脉内属于腑，邪入先至于腑，后至于脏故也。五脏六腑，荥输未至于内，故但疗外经之病。此言合者，唯取阳经属内腑者，以疗内腑病也。**平按：《甲乙》外下有藏字。**胃气循足阳明脉，于三里，故胃有病，取之三里，疗胃腑也。大肠之气，循胃足阳明脉，合巨虚上廉，故大肠有病，疗巨虚上廉也。小肠之气，循足阳明脉，合巨虚下廉，故小肠有病，疗巨虚下廉也。三焦之气，循足太阳合于委阳，故三焦有病，疗于委阳也。膀胱之气，循足太阳脉，下合委中，故膀胱有病，疗于委中也。胆气循足少阳脉，下合阳陵泉，故胆有病，疗阳陵泉也。以下取六合之输疗内腑法也。正立则膝竖。揄，与朱反，引也。

（2）《类经》（张景岳）：五脏六腑皆有五输，五输之所入为合，即各经之合穴也。然手之三阳，复有连属上下、气脉相通者，亦谓之合，故此以入安连过为问。此下言六阳之经，内属于腑，因以明手之三阳，下合在足也。荥输治外经，合治内腑。荥输气脉浮浅，故可治外经之病。合则气脉深入，故可治内腑之病。三里，本经所入为合也。大肠，手阳明也，本经之合在曲池，其下输则合于足阳明之巨虚上廉。小肠，手太阳也，本经之合在小海，其下输则合于足阳明之巨虚下廉。三焦，手少阳也，本经之合在天井，其下输则合于足太阳之委阳穴……大肠小肠三焦，皆手三阳之经。然大小肠为下焦之腑，连属于胃，其经虽在上，而气脉不离于下，故合于足阳明之巨虚上下廉。三焦为孤独之腑，其于三部九候无所不统，故经之在上者属手，输之在下者居足。所以十二经中，惟此手之三阳，乃有下输。故《本输》篇曰：大肠小肠，皆属于胃。三焦下输，在于足小指之前，少阳之后，出于腘中外廉，名曰委阳，即此谓也。详《经络类》十六。膀胱，足太阳也。委中，即本经之合。胆，足少阳也。阳陵泉，即本经之合。委阳在承扶下六寸。屈伸索之者，屈其股以察承扶之阴纹，伸其足以度委阳之分寸也。正竖膝予之齐，谓正身蹲坐，使两膝齐也。委阳之阳，当作委中之阳，盖委中之外廉，即阳陵泉之次也。竖，上主切，又去声。取诸外经者，揄申而从之。揄，引也。申，明也。取外经者在荥输，然亦必引正详明，方可从而治也。揄音余。

（3）《黄帝内经灵枢注证发微》（马莳）：此言荥输治外病，合治内腑，遂举治内腑之合穴以明之也。夫五脏六腑之气脉，虽始于井，而井之所注为荥，所行为输，所经为经，所入为合，是果何道而入？人何连过？伯乃不言五脏之阴脉，止言六腑之阳脉，谓此荥输与合，即阳脉之人于内而属于腑也。盖荥输与合，皆各有名，然荥输之穴，气脉尚在于外，所以治病之在外经脉也。合之穴，气脉则入于内，所以治病之在内腑也。是以内焉之腑曰胃，外焉之合曰三里，故胃与三里而相合也。内焉之腑曰大肠，外焉之合曰巨虚上廉。（此本足阳明胃经之穴，其实为大肠之合。前《本输》篇有云，复下三里三寸，为巨虚上廉，复下上廉三寸，为巨虚下廉。大肠属上廉，小肠属下廉。）故大肠与巨虚上廉而相合也……若荥输治外经，则取外病之经脉，当觅荥穴、输穴以治之，亦必揄扬以申其手足而善取之耳。上文有荥输治外经之答，而帝未之问，故伯不明言荥输之名，而告以取穴之法也。

（4）《黄帝内经灵枢集注》（张志聪）：脏腑之十二经脉出于指井者，受皮肤之气血，流于荥，注于输，入于肘膝而为合。故帝问五脏六腑之气，荥输所入为合，令何道从入？入安连过？谓从荥输所入为合之气血，从何道而入？入安所连而为合，安所行过而相连？帝总问五脏六腑者，盖欲访明脏之五输，腑之六输，所出所入之原流。然此已论于本输篇内，故伯只答六腑之合，皆在于足之原因……脉外之卫气，出于足之阳明，上冲于头面，散行于三阳；脉外之气血，从手阳明之五里，布散于肤表。是手足诸阳之气，皆从上而下，复从足趾井入于脉中，从足而交于手。故曰：六腑之经脉，皆出于足之三阳，上合于手也。此阳气之出于地中，运行于天表，复从下而贯于地脉经水之中。

揄，音于，引也、抒也。此申明三阳之气，外合于三阳之经，三阳之经内合于六腑也。所谓太阳、少阳、阳明者，三阳之气也，运行于脉外，与六腑之经脉相合，脉外之气与经脉合于荥输之间。是以荥输治外经，治在外之经脉也，脉内之血气，与三阳之气，合于肘膝之间，是以合治内腑，盖脉中之血气，六腑之所出也。

三里、巨虚，皆足阳明之经；巨虚上下廉，乃手太阳阳明之合。故取三里者，低跗取之，以足经之在下也。巨虚者，举足取之，欲其伸舒于上也。委阳者，足太阳之经，三焦之合，屈伸而索之者，索三焦之气，往来于上下也。膀胱主水，故屈而取之，少阳属木，故竖膝予之，使木气之条达也。"齐下至委阳之阳取之"者，谓胆与三焦，总属少阳之气也。盖言在经脉，则有手足之分，合于三阴三阳之气，又无分手与足也。"取诸外经者"，取五脏六腑之荥输也。揄申而取之者，伸舒其四体，使经脉之流通也。帝始问五脏六腑之荥输，伯只答六腑之合，而未言取诸外经，君臣反复问答，盖以详明阴阳血气之出入，经脉外内之贯通。

（5）《灵枢悬解》（黄元御）：脏腑之输，所出为井，所流为荥，所注为输，所行为经，所入为合。五脏六腑之气，荥、输所入为合，是令何道从入？入而安所连属？安所过往？此阳脉之别入于内，属于腑者，是从别道而入，连属于腑，过往于其本腑之所合者也。

故荥输治外经，合治内腑，治内腑者，取之于合，以其入属于腑也。胃合入于三里，足阳明之穴也；大肠之合在曲池，巨虚上廉，足阳明穴。

（6）《黄帝内经灵枢校注语译》（郭霭春）：胃气循足阳明脉，合于三里。大肠之气，循胃足阳明脉，合于巨虚上廉。小肠之气，循足阳明脉，合于巨虚下廉。三焦之气，循足太阳脉，合于委阳。胆合入于阳陵泉。

第四节　灵枢·根结第五

经要·手阳明根于商阳

◎ **原文**

手阳明根于商阳，溜于合谷，注于阳溪，入于扶突、偏历也。此所谓十二经者，盛络皆当取之。

◎ **注疏**

（1）《黄帝内经太素》（杨上善）：扶突在曲颊下一寸人迎后，手阳明正经也。偏历在腕后三寸，手阳明之大络也。此所谓根十二经者，盛络者皆当取之此根入经，唯有六阳，具而论者，更有六阴之脉，言其略耳。此谓根者，皆是三经，循此十二正经，傍有络脉血之盛者，皆当其部内量而取之。**平按:**《灵枢》《甲乙经》无根字。盛络，《甲乙经》作络盛。

（2）《类经》（张景岳）：手阳明之商阳，井也。合谷，原也。阳溪，经也。扶突在颈，偏历在手。此六阳盛络之当取也。所谓十二经者，以手足左右共言之。

（3）《黄帝内经灵枢注证发微》（马莳）：手阳明大肠经根于商阳之井，流于合谷之原，注于阳溪之经，入于扶突之在头者，络于偏历之在手者，此所谓十二经之盛络也，皆当取之。

（4）《黄帝内经灵枢集注》（张志聪）：上章统论三阴三阳之气，合于六经，根于下而结于上，此复分论三阳之气，入于手足之经，皆循颈项而上出，故曰：此十二经者，盛络皆当取之。盖气留于脉络，则络盛取而泻之，使三阳之气，仍上出于脉外也。飞扬、光明、丰隆、支正、外关、偏历，在经穴合穴两者之间。夫曰所入为合者，谓脉外之气血，从井而流于脉中，至肘膝而与脉内之血气相合，故曰：脉入为合。此论三阳之气，从井而入于脉中，上入于颈项之天柱、天容、人迎、天窗、天牖、扶突，而上出于头面，与血气之流于荥，注于输，行于经，入于合者之不同，故另提曰"飞扬、光明、丰隆、支正"，盖以分别阳气与营血，出入于经脉外内之不同也。是以所论一次脉二次脉者，谓手足之十二经脉，皆从四肢之五输而归于中，复从中而上出颈项。

此章论三阴三阳之气，合于六经，而复出于脉外，五十二篇论营气，七十一篇论宗气，盖三阴三阳营气宗气，相将而行于经脉、皮肤、形身、脏腑，外内出入，环转无端，是以数篇词句相同，而所论者各别。学者分而论之，合而参之。人之阴阳血气，有形无形，应天地之五运六气，寒暑往来，如桴鼓形响之相合也。

（5）《灵枢悬解》（黄元御）：扶突在颈，偏历在手。

（6）《黄帝内经灵枢校注语译》（郭霭春）：十二经者，指六阳经手足左右而言。

第五节　灵枢·经脉第十

经要·肺手太阴之脉

◎ 原文

雷公曰：愿卒闻经脉之始生。黄帝曰：经脉者，所以能决死生，处百病，调虚实，不可不通……肺手太阴之脉，起于中焦，下络大肠，还循胃口，上膈属肺，从肺系横出腋下，下循臑内，行少阴心主之前，下肘中，循臂内上骨下廉，入寸口，上鱼，循鱼际，出大指之端；其支者，从腕后直出次指内廉，出其端。

是动则病肺胀满，膨膨而喘咳，缺盆中痛，甚则交两手而瞀，此为臂厥。是主肺所生病者，咳，上气喘渴，烦心胸满，臑臂内前廉痛厥，掌中热。气盛有余，则肩背痛风寒，汗出中风，小便数而欠。气虚则肩背痛寒，少气不足以息，溺色变。为此诸病，盛则泻之，虚则补之，热则疾之，寒则留之，陷下则灸之，不盛不虚，以经取之。盛者寸口大三倍于人迎，虚者则寸口反小于人迎也。

◎ 注疏

（1）《黄帝内经太素》（杨上善）：肺气盛，故上冲肩背痛也。肺脉盛者则大肠脉盛，天有风寒之时，犹汗出腠中，身外汗少，故曰不浃。祖夹反，谓润洽也。有本作汗出中风，小便数而欠。阴阳之气上下相引，故多欠也。盛气冲满，肩背痛也，肩背元气虚而痛也。阳虚阴并，故肩背寒也。肺以主气，故肺虚少气不足以息也。大肠脉虚令膀胱虚热，故溺色黄赤也。溺音尿。手太阴脉气为前诸病也。盛则写之，虚则补之，《八十一难》曰：东方实，西方虚，写南方，补北方，何谓也？然金木水火土，当更相平。东方木也，木欲实，金当平之；火欲实，水当平之；土欲实，木当平之；金欲实，火当平之；水欲实，土当平之。东方者肝也，肝实则知肺虚。泻南方，补北方。南方火者，木之子也；北方水者，木之母也。水以胜火，子能令母实，母能令子虚，故泻火补水，欲令金去不得干木也。热盛冲肤，闭而不通者，刺之摇大其穴，泻也。有寒痹等在分肉间者，留针经久，热气当集，此为补也。经络之中，血气减少，故脉陷下也。火气壮火，宣补经络，故宜灸也。《八十一难》云：不盛不虚，以经取之，是谓正经自病，不中他邪，当自取其经。前盛虚者，阴阳虚实，相移相倾，而他经为病。有当经自受邪气为病，不因他经作盛虚。若尔，当经盛虚，即补泻自经，故曰以经取之。厥阴少阳，其气最少，故寸口阴气一盛，病在手足厥阴；人迎阳气一盛，病在手足少阳。少阴太阳，其气次多，故寸口阴气二盛，病在手足少阴；人迎阳气二盛，病在手足太阳。太阴阳明，其气最多，故寸口阴气三盛，病在手足太阴；人迎阳气三盛，病在手足阳明。所以厥阴少阳，气盛一倍为病；少阴太阳，二倍为病；太阴阳明，三倍为病。是以寸口人迎，随阴阳气而有倍数，候此二脉，知于阴阳气之盛也。其阴阳虚衰，寸口人迎反小，由此可知也。

（2）《类经》（张景岳）：十二经脉所属，肺为手太阴经也。中焦当胃中脘，在脐上四寸之分。手之三阴，从脏走手，故手太阴脉发于此。凡后手三阴经，皆自内而出也……此十二经者，即营气也。营行脉中，而序必始于肺经者，以脉气流经，经气归于肺，肺朝百脉以行阴阳，而五脏六腑皆以受气，故十二经以肺经为首，循序相传，尽于足厥阴肝经而又传于肺，终而复始，是为一周。络，联络也。当任脉水分穴之分，肺脉络于大肠，以肺与大肠为表里也。**按：十二经相通，各有表里。凡在本经者皆曰属，以此通彼者皆曰络，故在手太阴则曰属肺络大肠，在手阳明则曰属大肠络肺，彼此互更，皆以本经为主也。**下文十二经皆仿此。还，复也。循，巡绕也。自大肠而上，复循胃口。膈，膈膜也。人有膈膜，居心肺之下，前齐鸠尾，后齐十一椎，周围相着，所以遮隔浊气，不使上熏心肺也。属者，所部之谓。肺系，喉咙也。喉以通气，下连于肺。膊之下，胁之上曰腋。腋下，即中府之旁。系音系。膊之内侧，上至腋，下至肘，嫩软白肉曰臑，天府侠白之次也。臑，儒、软二音，又奴刀、奴到二切。少阴，心经也。心主，手厥阴经也。手之三阴，太阴在前，厥阴在中，少阴在后也。膊臂之交曰肘中，穴名尺泽。肘以下为臂。内，内侧也，行孔最、列缺、经渠之次。上骨下廉，入寸口。骨，掌后高骨也。下廉，骨下侧也。寸口，关前动脉也，即太渊穴处。手腕之前，大指本节之间，其肥肉隆起形如鱼者，统谓之鱼。寸口之前，鱼之后，曰鱼际穴。端，指尖也，即少商穴，手太阴肺经止于此。支者，如木之有枝，此以正经之外而复有旁通之络也。臂掌之交曰腕，此本经别络，从腕后上侧列缺穴直出次指之端正，交商阳穴而接乎手阳明经也。此下十二经为病，见《疾病类》第十，与此本出同篇，所当互考。

（3）《内经知要》（李中梓）：肺，手太阴也。是动则病，肺胀满，膨膨而喘咳，动者，变也，变常而病也。肺脉起中焦，循胃上膈属肺，故病如此。缺盆中痛，甚则交两手而瞀，此谓臂厥。缺盆近肺，肺病则痛。瞀，麻木也。肺脉出腋下行肘臂，故臂厥。是主肺所生病者，咳，上气喘渴，烦心胸满，臑臂内前廉痛厥，掌中热。喘者，气上而声粗息急也。渴者，金令燥也。太阴之别，直入掌中，故为痛厥掌热。气盛有余，则肩背痛，风寒，汗出中风，小便数而欠。肺之筋结于肩背，故气盛则痛。肺主皮毛，风寒在表，故汗出中风。母病传子，故肾病而小便数且欠也。气虚则肩背痛寒，少气不足以息，溺色变。肩背处上焦为阳分，气虚则阳病，故为痛为寒为少气。金衰则水涸，故溺色变为黄赤。

（4）《黄帝内经灵枢注证发微》（马莳）：此言肺经脉气之行，乃为第一经之经脉也。言肺者，即手太阴经之脉也。凡言手者，以其井、荥、输、经、合等穴，自手而始也；凡言足者，以其井、荥、输、经、合等穴，自足而始也。（后凡各经分手足者以此。）起，发也。中焦者，中脘也。（在脐上四寸。）胃口，胃之上脘。（在脐上五寸。）络，犹兜也，如今人横线为络而兜物也。循，巡也。膈，隔也。凡人心下有膈膜，前齐鸠尾，后齐十一椎，周围着脊，所以遮隔浊气，不使上熏心肺也。肺系者，喉咙也。喉以候气，下接于肺。肩下胁上际曰腋，膊下对腋处为臑，肩肘之间也。臑尽处为肘，肘以下为臂。廉，隅也。手掌后高骨旁动脉为关，关前动脉为寸口。曰鱼、鱼际者，谓掌骨之前，大指本节之后，其肥肉隆起处，统谓之鱼；鱼际，则其间之穴名也。端，杪也……本经《营卫生会》《五味》《邪客》《刺节真邪》等篇，言人身有前三焦者，宗气出于上焦，即所谓积于胸中，又谓之积于膻中也，出喉咙以司呼吸。其营气者、阴精之气也，由中焦之气阳中有阴者，随上焦之气以降于下焦，而生此阴气，故谓之清者为营，又谓之营气出于中焦者是也。然营气阴性精专，随宗气以运行于经隧之中，故谓之营行脉中者是也。其卫气者，阳精之气也，由下焦之气阴中有阳者，随中焦之气以升于上焦，而生此阳气，故谓之浊者为卫，又谓之卫气出于下焦者是也。然卫气阳性剽悍，不随宗气而行，而自行于各经皮肤分肉之间，故谓之卫行脉外者是也。兹手太阴之脉，起于中焦，以至下文云云者，本言宗气与营气同行，而卫气不与焉者也。即《营卫生会》篇所谓与营俱行于阳二十五度，行于阴亦二十五度，一周也，故五十度而复大会于手太阴矣。

然此特言肺经运行之始耳。起于中焦者，即《营卫生会》篇所谓中焦亦并胃中，出上焦之后，此所受气者，泌糟粕，蒸津液，化其精微，上注于肺脉者是也。言由谷气入胃，其精微之气起于中焦，下络大肠，以肺与大肠相为表里也。转循胃之上口，属之于肺。即从肺系横出腋下，盖由胸部第四行之中府、云门以出腋下，下循臑内，历天府、侠白，行于手少阴心经、手厥阴心主包络两经之前，下入肘中，抵尺泽穴。即《营卫生会》篇所谓上焦出于胃上口，并咽以上，贯隔而布胸中，走腋，循太阴之分而行者也。既下肘中，乃循臂内上骨之下廉，历孔最、列缺，入寸口之经渠、太渊，以上鱼，又循鱼际，出大指之端，至少商穴而止也。其支者，如木之有枝，以其自直行之脉而旁行之也。臂骨尽处为腕，脉之大隧为经，交经者为络。盖本经经脉虽终于大指之端，而络脉之行，从腕后之列缺穴交于手之阳明经，而由合谷、三间、二间以至于商阳穴，又随商阳而上行也。

及其动穴验病，肺发胀满，致膨膨然（俗云膨脖）。而喘急咳嗽，缺盆中痛（本经《胀论》云，肺胀者，虚满而喘咳），甚则交两手而瞀瞀者，此之谓臂气厥逆也（肺脉由中府出腋，循臑下肘入手）。是皆肺经所生之病耳。然又有诸病，或出本经，或由合经，为咳，为上气，为喘，为渴，为烦心，为胸满（肺脉贯膈而布胸中），为臑臂内前廉痛，为厥，掌中热（脉行手少阴心主之前）。邪气有余，则为肩臂痛于风寒（络脉交于手，上肩背），为汗出中风，为小便频数，而发之为欠……正气不足，则为肩臂疼痛、寒冷（络行手阳明），为少气不足以息，（本经病）为溺色变（邪及子）。

其诸病有如此者。然盛则当泻之，虚则当补之，热则泻者疾去其针，寒则补者久留其针，脉下陷者则用艾以灸之，若不盛不虚则止以本经取之，而不必求之手阳明也。所谓盛者，何以知之？寸口较人迎之脉三倍而躁，则肺经为实，如《终始》篇所谓泻手太阴肺，而补手阳明大肠者是也。虚者何以知之？寸口较人迎之脉三倍而小，则肺经为虚，如《终始》篇所谓补手太阴肺，而泻手阳明大肠者是也。

（5）《黄帝内经灵枢集注》（张志聪）：此篇论脏腑十二经脉之生始出入，营血营行脉中，六气合于脉外，始于手太阴肺，终于足厥阴肝，周而复始，循度环转之无端也……血气之生始出入，阴阳之离合盛衰，非神灵睿圣，焉能洞鉴隔垣？《灵》《素》二经，叙君臣咨访，盖欲证明斯道，永垂金石，然隐微之中，惟帝所洞察，故复指示于臣僚云。

西铭曰："《营气》篇论营血之生始循行，亦出于帝论。"

曰肺曰脉者，乃有形之脏腑经脉。曰太阴者，无形之六气也。血脉内生于脏腑，外合于六气，以脉气分而论之，病在六气者，见于人迎气口，病在气而不在脉也。**眉批：人迎气口之气血，主于皮肤，从手阳明之五里而出。**病在脏腑者，病在内而外见于脏腑所主之尺寸也。合而论之，脏腑经脉，内合五行，外合六气，五六相得而各有合也。故曰：肺手太阴之脉。概脏腑经脉阴阳之气而言也。

此篇论荣血营行脉中，始于手太阴肺，终于足厥阴肝，腹走手而手走头，头走足而足走腹，环转无端，终而复始。六脏之脉，属脏络腑，六腑之脉，属腑络脏，脏腑相连，阴阳相贯，先为是动，后及所生。是动者，病在三阴三阳之气，而动见于人迎气口，病在气而不在经，故曰盛则泻之，虚则补之，不盛不虚，以经取之。谓阴阳之气偏盛，浅刺绝皮，益深绝皮，以泻阴阳之盛，致谷气以补阴阳之虚，此取皮腠之气分，而不及于经也。**眉批：详《官针》章注。**如阴阳之气，不盛不虚，而经脉不和者，则当取之于经也。"所生"者，谓十二经脉，乃脏腑之所生，脏腑之病，外见于经症也。夫是动者，病因于外，所生者，病因于内。凡病有因于外者，有因于内者，有因于外而及于内者，有因于内而及于外者，有外内之兼病者。本篇统论脏腑经气，故曰肺手太阴之脉，曰是动，曰所生，**眉批：三阴三阳之气，旋转不息，故曰是动；经脉生于脏腑，故曰所生。**治病者当随其所现之症，以别外内之因，又不必先为是动，后及所生，而病症之毕具也。

"膈"者，胸内之膈肉，前连鸠尾，后连脊之十一椎，胸旁肋下谓之腋，膊内肱处谓之臑，臑尽处为肘，肘以下为臂。"廉"，侧也。"寸口"，两寸尺之动脉处。"鱼际"，掌中大指下高起之白肉，有如鱼腹，因以为名。营气之道，内谷为宝，谷入于胃，乃传之肺。故肺脉起于中焦之胃脘，下络大肠，还循胃口，而复上膈属肺，横出腋下之中府、云门，下循臑内，历天府、侠白，行于少阴心主之前，下肘中，抵尺泽，循臂骨之下廉，历孔最、列缺，入寸口之经渠、太渊，以上鱼，出大指端之少商。其旁而支行者，从列缺分行于腕后，循合谷上行于食指之端，以交于手阳明大肠经之商阳。

是动则病，肺胀膨膨而喘咳，缺盆中痛，瞀、目垂貌，甚则交两手而瞀，此为臂气厥逆之所致。盖三阴三阳之气，各循于手足之经，气逆于外，而病见于内也。所生者，肺脏所生之病，而外见于经证。夫五行之气，五脏所主，而六腑为之合，故在脏，则曰主肺主脾主心主肾主肝，在腑，则曰主津主液主气主血主骨主筋，此皆脏腑所生之病。而外见于经证也，是主肺所生之病，故咳嗽上气，渴而烦心。肺主气而为水之生原，肺乃心之盖也。胸满臑臂痛，掌中热，皆经脉所循之部而为病也。气之盛虚者，谓太阴之气也。肺俞在肩背，因气而痛于俞，所谓气伤痛也，溺色变者，气虚而不化也，夫三阴三阳之气，本于阳明胃腑所生，从手阳明之五里，而散行于肤表，肺主气而外生皮毛，是以手太阴与手足阳明，论气之盛虚，其余诸经略而不论也，夫三阴三阳之气，有因于本气之盛虚，有因于外感风寒，以致气之盛者，故提于十二经之首曰：风寒汗出中风，盖以申明三阴三阳之气在表，而合于天之六气也。为此是动所生诸病，盛则泻之，虚则补之，热则疾出其针以泻其热，寒则留之以俟针下热也。艾名冰台，举冰向日，能于冰中取火，故气陷下者灸之。谓能起生阳之气于阴中也，如阴阳之气，无有盛虚，而所生之经脉不调者，则当取之于经矣。经者，肺手太阴之脉也，所谓气之盛者，寸口大三倍于人迎。虚者，寸口反小于人迎也。尚御公曰：脏腑之气，候见于手太阴之寸关尺，人迎气口，左右之寸口也。候法不同，各有分别，故首提曰肺手太阴之脉。复曰气有盛虚，曰人迎气口。书不尽言义已隐括（改正），读者当怿思（悦服）之。

金西铭曰：《终始》篇云，少气者，脉口人迎俱少而不称尺寸也。言人迎气口，转应于尺寸，是尺寸与人迎气口，各有分别。

张玉师曰：人迎气口，以左右分阴阳，脏腑之脉，以尺寸分阴阳。**眉批：人迎气口之气血，主于皮肤，从手阳明之五里而出。详官针章注。三阴三阳之气，旋转不息，故曰是动，经脉生于脏腑，故曰所生。三阴三阳之气本于脏腑五行之所生，而外合于六经，故有因于内伤，有因于外感。**

（6）《灵枢悬解》（黄元御）：手之三阴，自胸走手。肺，手太阴之脉，起于中焦，下络大肠，太阴阳明为表里也，还循胃口，上膈，属肺，从肺系横出腋下，中府之分也，下循臑内（臂内嫩肉曰臑），行少阴厥阴二经之前（手三阴行于臂内，太阴在前），下肘中，循臂内上骨下廉（掌后高骨），入寸口而成尺寸，上鱼（大指根肥肉曰鱼），循鱼际（穴名，即寸口脉），出大指之端，手太阴之少商也；其支者，从腕后直出次指内廉，出其端，而交于手阳明经。"人迎"，足阳明之动脉，在喉旁。

（7）《黄帝内经灵枢校注语译》（郭霭春）：咳，《图经》卷一"咳"下有"嗽"字。喘渴，《脉经》卷六第七、《甲乙》卷二第一上、《图经》卷一、《圣济总录》卷一百九十一引"渴"并作"喝"。张景岳曰："渴当作喝，声粗急也。"痛厥，《脉经》卷六第七、《图经》卷一，"痛"下并无"厥"字。气盛，守校本"气"下无"盛"字。背，守校本作"臂"。风寒，《脉经》卷六第七、《图经》卷一，"风"下并无"寒"字。汗出中风，《脉经》卷六第七"汗出"下无"中风"二字。丹波元简曰："按气盛有余，谓肺脏气盛而有余，非外感邪气之盛也，而云'风寒、汗出中风'，此必理之所无，或恐六字衍文。"溺色变，《脉经》卷六第七在本句下有"卒遗矢无度"二字。**按："溺色变"三字，据《甲乙》校注云"一本作卒遗矢无度"，与上"小便数而欠"对立。**

是动病，所生病。"是动病"系从经气发生之病理变化而言，"所生病"系从经穴所主之病证而言，二者相辅相成，不可强分。膨膨，《图经》卷一注云"膨膨，谓气不宣畅也"。瞀，丹波元简曰："《楚辞·九章》注'瞀，烦乱也'，诸注俱误。""此为臂厥"，"为"，因也；"臂厥"，臂部经脉之气厥逆上行。这是说喘咳，缺盆痛，交两手而瞀的症状，是因为臂部经气逆行所致的。满，赵本堂曰："胸满亦与胀满相同。胀满专以肺言，胸满则兼诸气之郁也。"诸病，谓他经合病，或由本经而累及他经，或由他经而干犯本经，均属之。不盛不虚，以经取之；是说发病不由于邪气盛或正气虚，就于本经取穴调治。

按：《难经·二十二难》，以是动为气，所生为血，即动、生二字分为气血，且以气先血后为难，不知肺经则言肺所生病，大肠则言津液所生病，胃则言血所生病，脾则言脾所生病，心则言心所生病，小肠则言液所生病，膀胱则言筋所生病，肾则言肾所生病，心主则言脉所生病，三焦则言气所生病，胆则言骨所生病，肝则言肝所生病，何尝以所生之病皆定为血也。今详本篇，前后辞义分明，不以所动属气，所生属血，乃《难经》之臆说耳……《至真要大论》云：所谓动者，知其病也。盖言凡知太冲、冲阳、尺泽等穴气绝，为死不治。正以其动，则可以验病，不动则气绝耳。此篇是动之义，正言各经之穴动则知其病耳……自此肺经以至肝经，及两跷、督、任，共

计一十六丈二尺之脉，宗气主呼吸而行脉路，一呼脉行三寸，一吸脉行三寸，呼吸定息，脉行六寸。漏水下一刻，计一百三十五息，脉行八丈一尺。二刻，计二百七十息，脉行一十六丈二尺，为一周身。漏水下百刻，计一万三千五百息，脉行八百一十丈，昼夜共行五十度周于身。并非言手太阴行于寅时，手阳明行于卯时，足阳明行于辰时，足太阴行于巳时，手少阴行于午时，手太阳行于未时，足太阳行于申时，足少阴行于酉时，手厥阴行于戌时，手少阳行于亥时，足少阳行于子时，足厥阴行于丑时。至后世子午流注针灸等书，始有为此说者，张世贤、熊宗立遂乃分时注疏。如果十二经分配十二时，则一时止行得一经，何以能八刻之一千八十息，脉行六十四丈八尺，而四度周于身也？又何以能十二时之一万三千五百息，脉行八百一十丈，而五十度周于身也？况每经体有长短，穴有多寡，假如手少阴心，止有九穴，左右计一十八穴，不过自手小指至肘上臑内而已，今日行于午时，其一时当得一千一百二十五息，脉行六十七丈五尺，较之足太阳膀胱经有六十三穴，左右共计一百二十六穴，直至目之内眦，上行于头，转至项后，行背四行，下行委中，以至足之小指外侧，其穴道身体尽一身之长，今日行于申时，则一时之中，亦止得息数一千一百二十五息，脉数止得六十七丈五尺乎？其余各经长短不同，又皆息数、脉数俱以一时之中而尽合乎？所谓一时止行一经者，实理势之所必无也。彼或以《二十三难》始从中焦始字，遂指寅为肺，便以卯为大肠，而直轮至丑为肝经耶。殊不知纪漏者，必始寅初一刻，而经脉运行之始，始于肺经，谓之始于寅时一刻则可，若泥定肺经止行于寅时则非也。故自二刻一周身之后，又从中焦而起，一日一夜有五十次起于中焦，合昼夜而皆然，不但寅时而已，何可以始于一刻，而遂指肺之必行于寅时也。至有以余时配各经者，又谬之谬矣。李东垣《此事难知集》《针灸聚英》及历朝太医院刊勒诸经穴名于石碑者，亦以各经分配各时，盖相仍于后世医籍而未究经典耳。而考《灵》《素》，岂轩岐之本旨哉！

◎ 述评

　　手太阴肺经循行起于中焦，从肺系出腋下后，沿食指内侧行至食指末端（商阳穴处），它与手阳明大肠经衔接，全身营卫之气的运行从此开始顺经续下，循环往复，周流不息。其从腋下横出后循行于上肢内侧，其整个循行经过锁骨下动脉、腋动脉、肱动脉和桡动脉的旁边。所以手太阴肺经被认为是人体气血循环的开始。张景岳《类经》说："此十二经者，即营气也。营行脉中，而序必始于肺经者，以脉气流经，经气归于肺，肺朝百脉，以行阴阳，而五脏六腑皆以受气，故十二经以肺经为首，循序相传。"由此说明手太阴肺经为十二经之首的重要性和必要性。气血通过中焦气化而生，上输于肺而朝百脉，气血产生于中焦，运行始于肺，肺经具有调节气血循环、渗灌肢节、濡养肺脏、络属脏腑的功能。如果肺经发生病变，主要与"气"相关，可出现咳、喘、胸闷等肺系症状，以及上肢内侧冷痛、麻木、酸胀等异常感觉。肺经病的病机特点主要是气滞、气乱和气虚，其病理实质为"不通"或"不荣"，肺经是肺脏生理功能实现的重要渠道，其可促进气血的流通，从而为肺脏乃至生命活动提供支持。经病的治法强调"补泻"，即"虚则补之，盛则泻之"的治疗原则。因此，在临床治疗中，应以经络的通畅为前提，以促进肺经的正常生理功能的发挥。

"从肺系横出腋下"，滑伯仁在《十四经发挥》中注肺系"谓喉咙也"。《难经·四十二难》杨玄操注："喉咙……即肺之系也，呼吸之道路。"以上两条注解目前均被医家认可，故有理由认为手太阴肺经从喉咙横出腋下必经缺盆。因此，手太阴肺经的是动病中记有"缺盆中痛"。缺盆的深处有支配上肢感觉和运动的臂丛神经，在治疗上，可以采用在缺盆穴处做弹拨等手法（垂直于臂丛前后拨动）治疗上肢病和与肺相关的疾病。

有研究结合古代针灸文献中手太阴肺经穴的主治内容进行分析，显示《灵枢经》手太阴肺经"是动病"来源于天府穴的动脉理论（腋内动脉，手太阴也，名曰天府）主治，"所生病"来源于天府穴的经脉理论主治与列缺穴络脉理论主治。手太阴肺经腧穴主治肺气逆病证（肺主气）、外感寒热病证（肺为娇脏）、胸部病证（肺经起于胸中）以及咽喉部病证（肺经循咽），除上述主治之外，肺经各穴还都具有其特殊主治。

有关"是动病"和"所生病"，文献中有很多疑义，《难经·三十二难》云："经言是动者，气也；所生病者，血也。邪在气，气为是动；邪在血，血为所生病。"认为是动病指气病，所生病指血病。《难经经释》云："是动诸病，乃本经之病，所生之病，则以类推而旁及他经者。"是动病指本经病，所生病指他经病，张景岳注："动，言变也，变则变常而为病也。《阴阳应象大论》曰在变动为握为哕之类，即此之谓。"其在"是主肺所生病者"下注："手之太阴，肺所生病也。"认为是动病指变常而为病者，所生病指脏本身所在之病。陆瘦燕等亦注："是动病是经气逆乱不下或变动所引起的病；所生病是经络或内脏本身所生的病。"张志聪注："夫是动者，病因于外；所生者，病因于内。"《灵枢经校释》《黄帝内经灵枢译释》均持是动病指经脉因受外邪所发生的病证，所生病指本脏发生疾病影响到本经之说。《黄帝内经灵枢校注语译》注："是动病系从经气发生之病理变化而言，所生病系从经穴所主之病证而言，二者相辅相成，不可强分。"范光熙亦注："'是动病'是指经脉的功能发生异常所产生的病证，而'所生病'则是指本经经穴的主治范围，二者是一个问题的两个方面。"《难经》杨康候注："是动病为在气、在阳、在卫、病在外，所生病在血、在阴、在营、病在里。"郑鸿雁等认为，"是动病""所生病"基本上是证候与疾病之分，前者是证，后者是病。从上文来看，"是动病"，以病候描述为主，动，为经脉之经气发生变动，即经脉的生理功能活动发生了变化。而"所生病"以病名记载为主，即所产生的疾病。石学敏等认为，是动病多为疾病发展的早期阶段或急性阶段；所生病多为疾病的中后期、慢性阶段或较重阶段，是邪气入里损及脏腑的表现，其病已发展为里证、虚证。手太阴肺经的所生病"咳、上气、喘、渴、烦心、胸满"描述了一组气短而喘促、声音沙哑、口干咽燥、饮水自救的症候群，从肺气虚至肾气虚，脏腑之真精已伤。另外，所生病也可表现为手太阴肺经本经经络受阻，经气失调，阴阳不相平衡，即循经脉走行的发病，如"臑臂内前廉痛厥"。

综合各文献和医家的论述，"是动病"即邪气直接作用于经脉，经脉感应而病，为疾病初起和急性期，属经脉病，类似现代医学原发病或功能病。"所生病"是邪气作用于脏腑，或经脉病传变影响脏腑及其掌管的实质性形体组织器官而病，多属疾病的中后期、慢性期病证，类似激发病或器质性疾病。本节原文中的"是动病"，指经脉的功能发生异常所产生的病证，而"所生病"则指本经经脉或腧穴的主治范围，二者是一个问题的两个方面。如此之释，不仅符合原文本义，而且使十二经脉理论的阐述更为完善和准确。

肺经是动病的病位在肺，是与肺有关的一系列病候，如以喘咳为主症，《铜人腧穴针灸图经》云："膨膨，谓气不宣畅也。""肺胀满"是患者的自觉症状，主要指胸闷、憋气、气短、动则气急，是肺气郁闭的指征。"膨膨而喘咳"，形容咳喘时声音洪亮有力，是肺失肃降所致。"缺盆中痛"，缺盆指肺尖部，这里主要描述因肺而病出现的胸痛，也是肺气不得宣畅的症候之一。肺经是动病描述了一派肺经实证、热证、表证的症候群。张景岳解释："肺脉起于中焦，循胃口上膈属肺，故病如此。按《至真要大论》列此病于少阴司天之下，以热淫所胜，火克金也。"肺经是动病的症候，不论是"肺胀满""膨膨而喘咳"还是"缺盆中痛"都说明了正气尚存、邪气壅盛、肺气郁闭、升降失司是该阶段的主要病机。肺经是动病治疗不当或误治，会导致疾病的演变，经云："甚则交两手而瞀。"陈璧疏说："瞀，音茂，眼花迷乱。"张隐庵说："瞀，目垂貌。甚则交两手而瞀，此为臂气厥逆之所致。盖三阴三阳之气，各循手足之经，气逆于外，而病见于内也。"也就是说，肺经是动病发生了"肺胀满，膨膨而喘咳，缺盆中痛"等症，如治疗不当，继续发展，会出现两手交叉于胸部，视物模糊，甚至昏厥。病在于内，而气逆于外则发臂厥。张景岳解释："瞀，木痛不仁也。手太阴肺由中府出腋下，行肘臂间，故为臂厥。"肺朝百脉，肺经循于上臂，肺气郁闭，不得宣泄，经气厥逆，不达四末，则发生臂厥。肺经是动病的临床表现为胸闷、憋气、动则气急，缺盆中痛或胸痛，咳嗽、喘息声粗有力，伴有发热、口渴、面红、气粗、溲黄、便秘、舌红、苔黄等实热症候。疾病严重时，可出现视物模糊、意识恍惚甚至昏厥。因为肺脉经气厥逆，还可以出现手臂麻木不仁、无脉、手腕不收、手臂逆冷等症。

在对经脉"是动病"进行系统考察，并与《黄帝明堂经》所载经穴相关主治比较研究后，得出这样一个印象："是动病"原本是对特定病证典型症状群的描述。那么，上述手少阴、手太阴脉所谓"臂厥"是动病描述的是"心痹"两组症状，而心痹又相当于西医学之心绞痛、心肌梗死，再回过头来考察两种出土文献，"是动病"本义便豁然冰释。《阴阳十一脉》所载之手太阴脉"是动病"，"心滂滂（彭彭）如痛"即心痛伴有剧烈心悸动（脉不通，烦则心下鼓）；"缺盆痛"即心痛牵引胸骨上切迹处咽喉痛

（心痛引喉，《素问·骨空论》所谓"喉中央，在缺盆中者"是也，今人有将"缺盆"理解为锁骨上窝处之缺盆穴者，非是）。"甚则交两手而战"一句历来最为费解，其中"而战"，《灵枢·经脉》作"而瞀"，同篇注"瞀，音务"；《针灸甲乙经》注作"音务，又音茂"；《黄帝明堂经》残卷作"务"，如列缺穴主治"寒厥交两手而务"。杨上善《黄帝明堂经》注"两手逆冷故交之以望暖，此为臂厥也"，但这一解释与《黄帝明堂经》手太阴经其他相关穴主治文义不洽。从现代临床观察看，心肌梗死、心绞痛患者"交两手"有以下几种情况：心慌、手麻而两手相握；痛甚而两手按胸；因恐惧而"两手相交按胸"。结合《黄帝明堂经》原文，可推知，"甚则交两手而务"当为心动甚（心悸）而心慌、手麻之两手相握；而《阴阳十一脉》的表述"甚则交两手而战"更强调其"心痹"发作时患者的恐惧感（厥气上则恐）。如果进一步考察最早的针灸经穴经典《黄帝明堂经》相关手三阴经穴主治可以发现，其中除《黄帝内经》"心痹"概括的心痛所伴随的消化系统外，还明确提到了"臂内廉痛"这一心绞痛患者常见的牵涉痛。值得注意的还有侠白穴的主治，见于《足臂十一脉》所载手太阴经的病候，心痛，心烦而噫。又见于《难经》心病病候，烦心，心痛，掌中热而哕。这些均为早期"手太阴经与心相关"说的具体反映。在《素问·刺热》中，相同的病证则取手少阴经穴，云："卒心痛，烦闷善呕，头痛面赤无汗，刺手少阴、太阳。"

经要·大肠手阳明之脉

◎ 原文

大肠手阳明之脉，起于大指次指之端，循指上廉，出合谷两骨之间，上入两筋之中，循臂上廉，入肘外廉，上臑外前廉，上肩，出髃骨之前廉，上出于柱骨之会上，下入缺盆络肺，下膈属大肠；其支者，从缺盆上颈贯颊，入下齿中，还出挟口，交人中，左之右，右之左，上挟鼻孔。是动则病齿痛颈肿。是主津液所生病者，目黄口干，鼻衄，喉痹，肩前臑痛，大指次指痛不用。气有余则当脉所过者热肿，虚则寒栗不复。为此诸病，盛则泻之，虚则补之，热则疾之，寒则留之，陷下则灸之，不盛不虚以经取之。盛者人迎大三倍于寸口，虚者人迎反小于寸口也。

◎ 注疏

（1）《黄帝内经太素》（杨上善）：手阳明脉起手之指端上行，下属大肠，通行大肠血气，故曰大肠手阳明脉也。起于大指次指之端，手阳明与手太阴合。手太阴从中焦至手大指次指之端，阴极即变为阳。如此阴极阳起，阳极阴起，行手头及足，如环无端也。**平按：**《甲乙经》端下有外侧二字。柱骨，谓缺盆骨上极高处也。与诸脉会入缺盆之处，名曰会也。手阳明脉上至柱骨之上，复出柱骨之下入缺盆也。腑气通脏，故络脏属腑也。

（2）《类经》（张景岳）：大肠为手阳明经也。大指次指，即食指之端也，穴名商阳。手之三阳，从手走头，故手阳明脉发于此。凡后手三阳经皆然。循义见前，凡前已注明者后不再注，余仿此。上廉，上侧也。凡经脉阳行于外，阴行于内，后诸经皆同。循指上廉，二间、三间也。合谷，穴名。两骨，即大指次指后歧骨间也，俗名虎口。腕中上侧两筋陷中，阳溪穴也。循阳溪等穴以上曲池也。上臑外前廉，行肘髎、五里、臂臑也。肩端骨罅为髃骨，以上肩髃、巨骨也。髃，隅同。肩背之上，颈项之根，为天柱骨。六阳皆会于督脉之大椎，是为会上。自大椎而前，入足阳明之缺盆，络于肺中，复下膈，当脐旁天枢之分属于大肠，与肺相为表里也。头茎为颈。耳下曲处为颊。颈中之穴，天鼎、扶突也。人中，即督脉之水沟穴。由人中而左右互交、上挟鼻孔者，自禾髎以交于迎香穴也。手阳明经止于此，乃自山根交承泣穴而接乎足阳明经也。

（3）《黄帝内经灵枢注证发微》（马莳）：言大肠者，乃手阳明经之脉，受手太阴之交，遂起于次指之端，循此次指之商阳、二间、三间之上廉，出合谷穴，在两骨之间，又上阳溪穴，即两筋之间，又循臂之上廉、偏历、温溜、下廉、上廉、三里，入肘外廉之曲池穴，上循臑外之前廉，历肘髎、五里、臂臑，以上肩之肩髃穴，又出髃骨之前廉，循巨骨穴，上出天柱骨之会上，会于大椎，自大椎而下入缺盆，循足阳明经脉外，络绕肺脏，复下膈，当天枢之外，会属于大肠。

然盛则当泻之，虚则当补之，热则泻者疾去其针，寒则补者久留其针，脉陷下者则用艾以灸之，若不盛不虚则比以本经取之，而不必求之手太阴肺经也。所谓盛者何以知之？人迎较寸口之脉三倍而躁，则大肠经为实，如《终始》篇所谓泻手阳明大肠，而补手太阴肺者是也。虚者何以知之？入迎较寸口之脉三倍而小，则大肠经为虚，如《终始》篇所谓泻手太阴肺，而补手阳明大肠者是也。

（4）《黄帝内经灵枢集注》（张志聪）：大肠手阳明之脉，受手太阴之交，起于次指之商阳井穴，循二间三间之上廉，出两骨间之合谷穴，上入两筋间之阳溪。循臂上廉之偏历、温溜、下廉、上廉、三里，入肘外廉之曲池，上循臑外之前廉，历肘髎、五里，以上肩之肩髃穴，出髃骨之前廉，循巨骨上行，出于柱骨之会上，下入缺盆络肺，下膈属于大肠。

（5）《黄帝内经灵枢校注语译》（郭霭春）：起于大指次指之端，杨上善曰："手阳明与手太阴合。手太阴从中焦至手大指次指之端，阴极即变为阳，如此阴极阳起，阳极阴起，起行手头至足，如环无端也。"

经要·手太阴之别

◎ **原文**

手太阴之别，名曰列缺，起于腕上分间，并太阴之经直入掌中，散入于鱼际。其病实则手锐掌热，虚则欠㰦，小便遗数，取之去腕半寸，别走阳明也。

◎ 注疏

（1）《黄帝内经太素》（杨上善）：十二正经，有八奇经，合二十脉，名为之经。二十脉中，十二经脉督脉及任脉冲脉，有十四经，各别出一脉，有十四脉，脾脏复出一脉，合有十五脉，名为大络。任冲及脾所出，散络而已；余十三络，从经而出，行散络已，别走余经，以为交通。从十五络，别出小络，名为孙络。任冲二脉虽别，同称一络，名曰尾翳，似不别也。别于太阴□经，故曰别也，余皆放之。此别走络，分别大经，所以称缺。此穴列于缺减大经之处，故曰列缺也。**平按：注别于太阴下原缺一字，袁刻作一。掖下分间，即手太阴经也。平按：掖下《灵枢》《甲乙经》均作腕上，《千金》作掖下。并太阴之经直入掌中，散入于鱼际。其病手兑掌热，取之去腕一寸半，别走阳明。并，薄浪反。络入鱼际，别走阳明经也，阳明与太阴合也，余皆仿此。平按：之经，经字袁刻误作道。手兑掌热《灵枢》作实则手锐掌热，虚则欠款，小便遗数，《甲乙经》作手兑骨掌热，余与《灵枢》同。一寸半《灵枢》作半寸，《甲乙经》作一寸。**

（2）《类经》（张景岳）：手太阴之别，名曰列缺，起于腕上分间，并太阴之经，直入掌中，散入于鱼际，此下即十五络穴也。不曰络而曰别者，以本经由此穴而别走邻经也。手太阴之络名列缺，在腕后一寸五分，上侧分肉间，太阴自此别走阳明者。其太阴本经之脉，由此直入掌中，散于鱼际也。入或有寸关尺三部脉不见，自列缺至阳溪见者，俗谓之反关脉，此经脉虚而络脉满，《千金翼》谓阳脉逆，反大于气口三倍者是也。其病实则手锐掌热，虚则欠㰦，小便遗数，取之去腕半寸，别走阳明也。掌后高骨为手锐骨。实为邪热有余，故手锐掌热。欠㰦，张口伸腰也。虚因肺气不足，故为欠㰦及小便遗而且数。通俗文曰：体倦则伸，志倦则㰦也。治此者取列缺，谓实可泻之，虚可补之。后诸经皆准此。半寸当作寸半。此太阴之络别走阳明，而阳明之络曰偏历，亦入太阴，以其相为表里，故互为注络以相通也。他经皆然。㰦音去。

（3）《黄帝内经灵枢注证发微》（马莳）：此下十二节，详言十二络穴，而此先以肺经言之也。夫不曰络而曰别者，以此穴由本经而别走邻经也。手太阴肺经之别穴，名曰列缺（去腕侧上一寸半，针二分，留三呼，泻五吸，灸三壮），起于腕上分肉之间，并本经太阴之经，入手阳明大肠经，以直入掌中，而散入于鱼际。其病如邪气盛而实，则手之锐掌当热。如正气衰而虚，则小便必遗而且数法之。凡取此穴（列缺穴）者，必觅之去手腕寸半间，乃别走阳明之穴，正以肺与大肠为表里也。

（4）《黄帝内经灵枢集注》（张志聪）："经别"者，五脏六腑之大络也。"别"者，谓十二经脉之外，别有经络，阳络之走于阴，阴络之走于阳，与经脉缪处而各走其道，即《缪刺》篇之所谓"大络者，左注右，右注左，与经相干而布于四末，不入于经输，与经脉缪处者"是也。《玉版论》之所谓："胃者，水谷血气之海也。海之所行云气者，天下也；胃之所出血气者，经隧也。经隧者，五脏六腑之大络也。"盖胃腑所生之血气，其精专者独行于经隧，从手太阴肺脉，而终于足厥阴肝经，此营血之循行于十二经脉之中，一脉流通，环转不息者也。其血气之四布于皮肤者，从脏腑之别络而出，虽与经相干，与经并行，而各走其道，出于孙络，散于皮肤，故手太阴之经别曰列缺，手少阴之经别曰通里，足太阳曰飞扬，足少阳曰光明，与手足之井、荥、输、经、合穴不相干也。曰太阴少阴，曰太阳少阳，与脏腑之经脉各缪处也。

此胃腑之血气，四布于肤表之阳分者，从大络而出于孙络皮肤，从络脉而阴走于阳，阳走于阴，如江河之外别有江河，江可通于河，河可通于江，与经脉之营血，一以贯通者不相同也。故手太阴之别名曰列缺，起于腕上分间，分间者，谓手太阴之经脉，与经别之于此间而相分也。"并太阴之经"者，并太阴之经脉而行。**眉批：与经相干，而布于四末，故于此与经相分，不入于经输，故并经而行。**"散入于鱼际"，谓入鱼际而散于皮肤，即上文之所谓诸络脉必行绝道而出入，复合于皮中，其会见于外也。"实则手锐掌热"，气盛于外也。"虚则欠䶃小便遗数"，气虚于内也。盖肤表之血气，由脏腑经隧之所生也。当取之去腕半寸，即列缺穴间。"别走阳明"者，阴络之从此而别走于阳也。

尚御公曰："此篇病症，与《缪刺》篇之不同。《缪刺》篇论邪客于皮肤孙络，流于大络而生奇病，病从外而内也；此篇论本气之虚实，病从内而外也，故曰诸络脉必行绝道而出入。"

朱济公曰："如手太阴之列缺，手阳明之通里，虽非井、荥、输、经，然亦系经脉之穴，盖经别之各走其道，布于四末，与经相干于列缺、通里诸经之间，复别而上行，并经而入掌，散于络脉，而合于皮中者也。"

张玉师曰："《皮部论》云：'欲知皮部，以经脉为纪。阳明之阳，名曰害蜚，视其上下有浮络者，皆阳明之络也。少阳之阳，名曰枢持；少阳之阴名曰枢儒。凡十二经络脉者，皮之部也。'是皮部之络脉虽以经脉为纪，并循于十二经脉之部，然从大络而出，别走其道，与经脉缪处，故有害蜚、枢持之别名。同学之士，当于《灵》《素》二经，细心合参，其义始得。"

（5）《灵枢悬解》（黄元御）：列缺，穴名，在经渠后，手太阴自此别走于阳明。"并太阴之经"，太阴之正经也。手阳明起于手指，故实则手锐掌热。（"锐掌"，掌之尽处。）欠䶃，伸腰开口，以舒郁闷也。"取之去腕半寸，别走阳明之穴"，即列缺也。

（6）《黄帝内经灵枢校注语译》（郭霭春）：腕上，《千金》卷十七第一作"掖下"。《甲乙》卷三第二十四云："列缺去腕上一寸五分。"《资生经》卷一云："列缺在腕侧上寸半，以手交叉头，指末两筋两骨罅中。"是列缺应在腕上。散入，《圣济总录·经脉统论》第一引"散"下无"入"字。其病实，周本"实"作"甚"。《脉经》卷六第七"其"下无"病"字。欠䶃，此两字双声。《桂苑珠丛》云："引气而张口曰欠䶃。"

《脉经》卷六第七"款"作"咳"。半寸二字误倒，应乙作"寸半"。《图经》卷一作"一寸五分"。别走阳明也,《脉经》卷六第七无"别走"五字。

◎ 述评

　　《灵枢经》补充了肺络脉及经筋的论述,分别称为手太阴之别、手太阴之筋,在《足臂》《阴阳》《脉书》中均无此论述。"手太阴之别"即"手太阴络脉",是从经脉分出的细小分支脉络。络脉由四肢腕踝关节分出,起始处为络穴所在,该络脉往往以此络穴为名,走相表里的经脉。《黄帝内经明堂》曰:"别者,有正别之别,即经别也;有别走者,即十五络也。诸脉类此也。"手太阴之络属于"别走者",主外,有络穴,有病候表现。肺络中,列缺为络穴,一络通两经,选择络穴进行治疗,除可治疗咳嗽、喘等肺经病证外,还可治疗手阳明经病证。肺络属肺经,与肺经的生理功能密切相通。肺络是肺主治节的通路,气络是"主气、司呼吸"的结构基础,络脉损伤则主气之结构基础亦损,导致气虚,气虚则阳虚。欠,呵欠,"欮"同"呿",张口的样子,《黄帝内经》言:"如非其时而多呵欠,是阳衰阴盛。"其病机为气虚阳衰,阴阳相引,故该症候多以肺经穴为主治疗。肺气虚有热,膀胱疏泄无束而遗,肺主治节,气虚则通调无权,气化不及州都而至小便遗数。正如《景岳全书·遗尿》所云:"治水者必须治气,治肾者必须治肺。"小便与肺肾相关,肺金为母,肾水为子,邪伤其气,故小便遗数,可以采用肺经穴治疗。

　　《说文解字》指出,列,分解也;缺,器破也。《辞海》记载,列缺,指闪电。《汉书·杨雄传上》云:"辟历列缺,吐火施鞭。颜师古注引应劭曰:'列缺,天隙电照也。'"李白《梦游天姥吟留别》云:"列缺霹雳,丘峦崩摧。"古人命名该处的经穴为列缺,形象地描绘手太阴经脉自此处分支,形如闪电。手太阴肺经自此分出一支,与手阳明大肠经沟通。

　　列缺穴,是手太阴肺经之络穴,是相表里的手太阴肺经和手阳明大肠经的联络沟通之处,是联络手太阴、手阳明表里经脉的纽带、枢纽,也是加强脏腑表里关系重要的因素之一,又为八脉交会穴、四总穴之一。因列缺穴作为肺经的腧穴和特定穴的特殊性,其在治疗很多疾病方面起到了功不可没的疗效。一是肺系疾病,列缺穴最常用于各类咳嗽的治疗,《针灸大成·肿胀门》中对于由于肺通调水道功能失司所引起的水肿用到了列缺穴。二是头面疾患,《针灸大成·四总穴歌》记载"头项寻列缺",《针灸大成·兰江赋》记载"头部须还寻列缺",明确提出列缺穴可用于治疗头部疾病。列缺穴作为肺经的络穴,肺与大肠相表里,大肠经循行"从缺盆上颈,贯颊,入下齿中……上挟鼻孔",故列缺穴可以治疗一些大肠经循行处的头面疾患。另有研究表明,经彩色多普勒超声显像发现,针刺列缺穴对椎动脉血流动力学的改善有明显的即刻效应,为临床治疗椎动脉型颈椎病提供了一个可靠的远端配穴。三是列缺穴作为肺经穴,手太阴肺经循行所过部位的疾患都可以用其治疗,还可以治疗手太阴络脉所有病候。四是诸多文献记载列缺穴在肝胆系疾病、心系疾病,以及中风等疾病的治疗中起作用。

第六节 灵枢·经别第十一

经要·手太阴之正，手阳明之正

◎ **原文**

手阳明之正，从手循膺乳，别于肩髃，入柱骨下走大肠，属于肺，上循喉咙，出缺盆，合于阳明也。

手太阴之正，别入渊腋少阴之前，入走肺，散之太阳，上出缺盆，循喉咙，复合阳明，此六合也。

◎ **注疏**

（1）《类经》（张景岳）：此大肠与肺为表里，经脉相为一合也。手阳明之正，循胸前膺乳之间，其内行者，别于肩髃，入柱骨，由缺盆下走大肠，属于肺；其上者，循喉咙，复出缺盆，而合于阳明本经也。手太阴之正，其内行者，自天府别入渊腋，由手少阴心经之前入内走肺，散之大肠；其上行者，出缺盆，循喉咙，复合于手阳明经。以上共十二经，是为六合也。

（2）《黄帝内经灵枢注证发微》（马莳）：此言大肠与肺经为一合也。手阳明大肠经之正脉，起手次指之端，出合谷两骨之间，循臂入肘，循臑上肩，别循髃骨之前廉，上出柱骨，下入缺盆，络肺下膈，属大肠，与肺为表里，上循喉咙，出缺盆，合于手阳明之经隧也。手太阴肺经之正脉，别于心包络经之渊腋穴、少阴心经之前，入走于肺，相合散之本经太阴之脉，上出缺盆，循喉咙，复合于阳明，此其为六合也。**按：此各经皆名曰正，则正者，正经也，宜与《经脉》篇其直行者相合。别者，络也，宜与《经脉》篇其支者、其别者相合。今此篇之所谓正，较之《经脉》篇甚略，且非尽出正行之经，是其意之所重者在合，而与经脉之行，不必及其详耳。**

（3）《黄帝内经灵枢集注》（张志聪）：手阳明之正，从手之经脉，循膺乳间，而别行上于肩髃，入柱骨，下走大肠，属于肺，复上循喉咙，出缺盆，而与手阳明之经脉相合也。手太阴之正，别经脉于天府云门之际，入渊腋之分，行太阴之前，入走肺于当心处，散之太阳，复上出缺盆，循喉咙，与少阳之正相合，此为六合也。夫阴阳六合，始于足太阳，而终于手太阴，复散之太阳，盖亦周而复始也。尚御公曰：肺主天，膀胱为水腑。肺者，太阴也，皆积水也，始于足太阳，而终于手太阴，周而复始，应天道之司天在泉，六气环转之不息。

（4）《黄帝内经灵枢校注语译》（郭霭春）：出，张注本作"入"。太阳，日刻本作"大肠"。丹波元简曰："道藏，马志本大肠作太阳，误。"此，"此"下脱"为"字，应据《太素》卷九《经脉正别》、《甲乙》卷二第一下补。膺乳，侧胸和乳部之闷。肩髃，穴位名。《图经》卷一云："肩髃在肩端两骨间。"柱骨即锁骨。复合阳明，杨上善曰："至喉咙更合，故云复也。"

◎ **述评**

　　"属"，表示联系本经脉所对应的脏或腑；"散"，有离的意思，用以表示散布、分布的联系方式，与"属"字一样，都表达内联脏腑的循行，只是因表里不同而区别为直接连接与分支连接；"散"的含义类似于《灵枢·经脉》之"络"；"走"，表达趋向之意。总之，"属""散""走"是以脉行表达的经脉与脏腑联系。

　　六合理论在形式上反映了阴阳经脉在经脉角度上的表里沟通关系。它反映的是经脉走行的非循环往复而有向心性的观点或规律，这也是初始经脉模式在《黄帝内经》中的一种体现。杨上善对此把握较为精准，其既指出经别的初始经脉模式特征，又论其经脉自身的表里相合。张志聪以《素问·阴阳离合论》内容来诠释经别六合理论，使我们认识到，经别的六合并不是基于脏腑表里，而是在阴阳对立统一的基本思维下，直接来源于阴经与阳经的对应关系，故其谓："是以三阳之别，外合于三阴之经，而内合于五脏。三阴之别，止合三阳之经，而不合于六腑也。"

　　《灵枢·经脉》云："大肠手阳明之脉……上肩……下入缺盆。"又云："肺手太阴之脉……下络大肠……从肺系横出腋下。"手阳明经脉的关键节点在"肩""缺盆"，手太阴经脉的关键节点在"腋下""大肠"。从《灵枢·经别》来看，"手阳明之正……别于肩髃……走大肠，属于肺……出缺盆"，"手太阴之正，别入渊腋少阴之前，入走肺，散之大肠，上出缺盆，循喉咙，复合阳明"，手阳明经别的关键节点在"肩髃""缺盆"，手太阴经别的关键节点在"渊腋""缺盆"。手阳明经别从手阳明经脉的"肩"出发，到手太阴经脉的"渊腋"，手太阴经别从手阳明经脉的"大肠"到手太阴经脉的"缺盆"，通过"喉咙"，复与阳明脉合。手阳明经别加强了肩部的经络联系；手太阴经别加强了六腑与颈部之间的联系。肺经与大肠经在肩髃、渊腋与缺盆之间形成闭合环路。所以，手太阴之正与手阳明之正循"喉咙"在扶突穴处相交，因此扶突穴起到沟通手太阴、手阳明表里两经的作用。

　　手阳明大肠经、手太阴肺经经别合于扶突穴，与其他"六合"中的五穴同处于颈项部，各经脉的气血异常运行与颈椎病的发病密切相关。临床可以通过对比"六合"穴的阳性反应点指导神经根型颈椎病的分经辨证和治疗配穴。

　　手太阴肺经和手阳明大肠经经别循行均经过喉咙和缺盆部位，有学者认为，"肺－肺经"系统及"大肠－大肠经"系统之间存在立体、多维、复杂的联系，喉咙、缺盆即"肺－肺经"系统与"大肠－大肠经"系统经络循行相关的中介性质的组织部位。

第七节　灵枢·经筋第十三

经要·手阳明之筋

◎ **原文**

手阳明之筋，起于大指次指之端，结于腕，上循臂，上结于肘外，上臑，结于髃；其支者，绕肩胛，挟脊；直者，从肩髃上颈；其支者，上颊，结于頄；直者，上出手太阳之前，上左角，络头，下右颔。其病当所过者支痛及转筋，肩不举颈，不可左右视。治在燔针劫刺，以知为数，以痛为腧，名曰孟夏痹也。

◎ **注疏**

（1）《黄帝内经太素》（杨上善）：肩髃，肩角也，音隅，又音偶也。**平按：肘外，《甲乙》无外字，上臑作上绕臑。肩甲《灵枢》《甲乙》均作肩胛。頄《灵枢》作頄。**其筋左右交络，故不得左右顾视。今经不言上右角、络头、下左颔，或可但言一边也。**平按：頄《灵枢》《甲乙》均作颔。支下《甲乙》无痛及二字。**

（2）《类经》（张景岳）：大指次指之端，食指尖商阳之次也。历合谷，结于腕上阳溪之次，循臂上廉，又结于肘外肘髎之次，乃上需会与足太阳之筋合，结于肩髃，此皆刚筋也。此支者自肩髃屈曲后行，绕肩胛，与手足太阳之筋合而挟于脊。此直者自肩髃，行巨骨，上颈中天鼎、扶突之次。此支者，自颈上颊入下齿中，上结于手太阳颧髎之分。此直者，自颈，出手太阳天窗、天容之前，行耳前上额左角络头，以下右颔。此举左而言，则右在其中，亦如经脉之左之右右之左也。故右行者，亦上额右角，交络于头，下左颔，以合于太阳、少阳之筋。

（3）《黄帝内经灵枢注证发微》（马莳）：此详言大肠经之筋，其病为孟夏痹，而刺之有法也。手阳明之筋，起于食指之端商阳穴，由二间、三间、合谷，以结于腕上之阳溪穴，循臂，上结于肘外之肘髎，又上臑，以结于肩之髃骨。其支者，绕于肩胛，挟脊；其直者，循肩髃，以上颈之天鼎穴。又其支者，上颊，结于頄；又其直者，上出于太阳之前，上于左角，以络于头，下于右颔。凡其病，所过者为支痛及为转筋，为肩不举，为颈不可左右以视。治之者，用燔针以刺之，以知病为刺数，以痛处为腧穴。此证当发于四月之时，故名之曰孟夏痹也。

（4）《黄帝内经灵枢集注》（张志聪）：手阳明之筋，起于食指之商阳穴间，循腕臂肘臑而上肩颈，结于頄，络于颔。其病当所过所结之处，支痛及转筋，肩不能举，颈不可以回顾。治在燔针劫刺。三月四月，乃两阳合明，故名曰孟夏痹也。

（5）《灵枢悬解》（黄元御）："上左角，络头，下右颔"，左手之筋也。右手之筋，上右角，络头，下左颔。阳明之脉，左之右，右之左，筋亦如是。"孟夏痹"，手阳明应四月之气也。

（6）《黄帝内经灵枢校注语译》（郭霭春）：肘外：《甲乙》卷二第六"肘"下无"外"字。上左角，络头，下右颔，俞正燮云"案筋双出，此有'上右角，交颠，下左颔'之筋，文脱"。支痛及转筋，《甲乙》卷二第六"支"下无"痛及"二字，"筋"下有"痛"字。

经要·手太阴之筋

◎ **原文**

手太阴之筋，起于大指之上，循指上行，结于鱼后，行寸口外侧，上循臂，结肘中，上臑内廉，入腋下，出缺盆，结肩前髃，上结缺盆，下结胸里，散贯贲，合贲下，抵季肋。其病当所过者支转筋痛，甚成息贲，胁急吐血。治在燔针劫刺，以知为数，以痛为腧，名曰仲冬痹也。

◎ **注疏**

（1）《黄帝内经太素》（杨上善）：大指表名为上，循手向胸为上行也。**平按：鱼下《甲乙》有际字。**并太阴脉行，故在臑也。肩端之骨名肩髃，是则后骨之前，即肩前髃也。贲，谓膈也。筋虽不入脏腑，仍散于膈也。**平按：合贲下《甲乙》作合胁下。下抵季肋《灵枢》作抵季胁。**息，谓喘息。肺之积，名息贲，在右胁下，大如杯，久不愈，令人洒渐寒热，喘咳，发肺痈也。**平按：其成息贲者《灵枢》《甲乙》作甚成息贲。**十二月手之少阴，七月足之少阴，十一月手之太阴，八月足之太阴，十月手心主厥阴，九月足厥阴，筋于此时感气为病，名为仲冬痹也。十二经脉，足之三阴三阳，配十二月，手之三阴三阳，配甲乙等数，与此十二经筋不同，良以阴阳之气，成物无方故耳。

（2）《类经》（张景岳）：手大指上，少商之次也。鱼后，鱼际也。寸口外侧，即列缺之次。上循臂结于肘中尺泽之次，上臑内廉天府之次，乃横入腋下，与手少阴之筋合，此上皆刚筋也。此上行者，自腋而上，并足三阳之筋上结于缺盆。下行者，自腋入胸，结于胸里，散贯于胃上口贲门之分，与手厥阴之筋合，下行抵季肋，与足少阳、厥阴之筋合也。**愚按：四十四难七冲门者，胃为贲门。杨玄操云：贲者膈也，胃气之所出，胃出谷气以传于肺，肺在膈上，故胃为贲门。详此则经络之行于三焦，脏腑之列于五内，其脉络相贯之处，在上焦则联于咽喉，中焦则联于贲膈，下焦则联于二阴，舍此三处，无所连属矣。贲音秘，又音奔。**

（3）《黄帝内经灵枢注证发微》（马莳）：此详言肺经之筋，其病为仲冬痹，而刺之有法也。手太阴之筋起于手大指端之少商穴，循指上行，结鱼际之后，行寸口之外侧，上循臂，以结于肘中之尺泽，上臑之内廉，入于腋下三寸之天府，以出于缺盆，结于肩前之髃骨，又上结于缺盆，下结胸里，散贯于贲。（杨玄操云"贲者，膈也，胃气之所出。胃出谷气，以传于肺，肺在膈上，故胃为贲门"。）合贲下，抵季胁。凡其病，当所经过者为支转筋痛，甚则成为息贲。（本经《邪气脏腑病形》篇，有肺脉滑甚为息贲。）又为胁急，为吐血。治之者，用燔针以劫刺之，以知病为刺数，以痛处为腧穴。此证当发于十一月之时，故名之曰仲冬痹也。

（4）《黄帝内经灵枢集注》（张志聪）：手太阴之筋，起于手大指端之少商间，循臂肘上臑，入腋，下结于肩之前髃，上结于缺盆，下结于胸里，散贯于胃脘之贲门间，合于贲门而下抵季胁。其病当筋之所过者，为支度转筋而痛，甚则成息奔，胁急，吐血。盖十二经筋，合阴阳六气，气逆则为喘急息奔，血随气奔则为吐血。子者十一月，太阴主气，故名曰仲冬痹也。

（5）《灵枢悬解》（黄元御）：贲，贲门。《难经》"胃为贲门"。季冬痹，手太阴应十二月之气也。

（6）《黄帝内经灵枢校注语译》（郭霭春）：上循臂，"臂"下似应有"内"字，肺太阴脉，下肘中，循臂内上骨下廉。结，《太素》卷十三《经筋》"结"下有"于"字。出，《甲乙》卷二第六、《千金》卷十七第一，"出"上并有"上"字。前髃，《千金》卷十七第一作"髃前"。下结，《甲乙》卷二第六"结"下有"于"字。合贲下，《甲乙》卷二第六"贲"作"胁"。《千金》卷十七第一无"合贲"二字，"下"字属上读。抵季胁，《圣济总录》卷一百九十一"抵"上并有"下"字，"胁"并作"肋"。甚成息贲，《太素》卷十三《经筋》作"其成息贲者"。《圣济总录》卷一百九十一"甚"下有"则"字。上行，杨上善曰"循手向胸为上行"。散贯贲，分散贯穿贲门。息贲，谓肺积。《难经·五十六难》云"肺之积，名曰息贲，在右胁下，覆大如杯。久不已，令人洒淅寒热，喘咳，发肺痈"。

◎ **述评**

《灵枢经》补充了肺络脉及经筋的论述，分别称为手太阴之别、手太阴之筋，在《足臂》《阴阳》《脉书》中均无此论述，"手太阴之筋"即"手太阴经筋"，是十二经脉之气结聚于筋肉关节的体系。

手太阴之筋起点虽与手太阴正经循行相反，但体表循行部位则大致相仿，补充了经脉循行体表的不足。有研究表明，手太阴之筋的循行与肌筋膜臂前深线骨性轨道有密切联系，两者在走行路线上具有高度相似性，与骨膜等结缔组织关系密切。肌筋膜臂前深线是一条保持上肢稳定的主要路线，这条路线可限制或允许上半身做向左或向右的运动。在手臂开链运动中，肌筋膜臂前深线主要通过拇指来控制手部的角度及抓握能力。手太阴经筋的主要运动功能是使拇指产生屈曲，内收，外展，对掌，屈腕，屈肘，肩关节屈曲、内收等。在拇指的功能性运动中，肌筋膜臂前深线和手太阴经筋具有共性。另外，手太阴经与肺功能密切相关，在姿势评估与诊疗思维中，尤其是在姿势恢复技术中特别强调呼吸对膈肌、腹横肌、多裂肌等核心肌肉的影响，进而发挥对运动和姿势的控制与稳定作用。肺功能正常与否可直接影响手、手臂功能，身体姿势及呼吸模式。

手太阴之筋循行所过"指、腕、肘、肩"等，有"结、合、属、络、散、聚"等形式。受手太阴肺经经脉之气的引动和濡养，手太阴经筋可以正常活动。手太阴肺经循行不至肩，但中府、云门穴能治肩背痛，虽为邻近取穴，但本筋循行"出缺盆，结肩前髃"，太渊穴又能治缺盆中隐痛，虽缺盆为肺尖之部位，但肺经脉并不入缺盆，主要是本筋"出缺盆……上结缺盆"之故。

十二经筋主病的共性即"循筋所过者支、痛、转筋"。经筋主病以慢性劳动损伤性躯体疼痛为最直观、最常见、最具规律性的共性。手太阴之筋所主病即所过者支转筋痛，以所过部位的疼痛为主，甚成息贲，胁急吐血。治疗中的一大特点是"以痛为腧"，没有固定的穴位。如治在"燔针劫刺，以知为数，以痛为腧"，强调的是刺法和刺处。"燔针"，即烧针，一般认为指火针，又称"焠刺""焠针"，多用于经筋为病的关节疼痛拘急不利，杨上善称这种特殊刺法为"刺痹法"。"以知为数，以痛为腧"，都是对"燔针"刺法施用的进一步说明，"以痛为腧"，为筋病刺处选取法则；"以知为数"，是治以燔针，以患者自觉病痛明显改善为度。

古人称一月为孟，二月为仲，三月为季，春夏秋冬四季中，第一月均为孟，第二月均为仲，第三月均为季，这样就可推算仲冬痹为十一月之痹，为痹证的治疗提供了参考依据，十一月之痹可多取手太阴筋治疗。

第八节　灵枢·背俞第五十一

经要·五脏之俞出于背者，肺俞在三焦之间

◎ **原文**

黄帝问于岐伯曰：愿闻五脏之俞出于背者。

岐伯曰：胸中大俞在杼骨之端，肺俞在三焦之间，心俞在五焦之间，膈俞在七焦之间，肝俞在九焦之间，脾俞在十一焦之间，肾俞在十四焦之间。皆挟脊相去三寸所，则欲得而验之，按其处，应在中而痛解，乃其俞也。灸之则可，刺之则不可。气盛则泻之，虚则补之。以火补者，毋吹其火，须自灭也。以火泻者，疾吹其火，传其艾，须其火灭也。

◎ 注疏

（1）《黄帝内经太素》（杨上善）：五脏之俞者，有在手足，今者欲闻背之五俞也。杼骨，名大杼，在于五脏六腑俞上，故是胸之膻中气之大俞者也。**平按：《灵枢》鬲作膈，椎均作焦，侠作挟。**以下言取俞法也。纵微有不应寸数，按之痛者为正。**平按：即欲而验之《灵枢》作则欲得而验之。**针之补写，前后数言，故于此中，言灸补写。火烧其处，正气聚，故曰补也；吹令热入，以攻其病，故曰写也。传音付。以手拥传其艾吹之，使火气不散也。**平按：刺之则可《灵枢》作刺之则不可。**

（2）《类经》（张景岳）：五脏居于腹中，其脉气俱出于背之足太阳经，是为五脏之俞。故唐太宗读明堂针灸书云：人五脏之系，咸附于背。诏自今毋得笞囚背，盖恐伤其脏气，则伤其命也。太宗之仁恩被天下，于此可想见矣。其有故笞人背以害人者，呜呼！又何心哉？俞音恕，本经腧、输、俞，三字俱通用。焦即椎之义，指脊骨之节间也，古谓之焦，亦谓之倾，后世作椎。此自大俞至肾俞左右各相去脊中一寸五分，故云挟脊相去三寸所也。**愚按：诸焦字义，非专指骨节为言，盖谓脏气自节间而出，以行于肉理脉络之分，凡自上至下皆可言焦。所以三焦之义，本以上中下通体为言，固可因此而知彼也。**则欲得而验之，按其处，应在中而痛解，乃其俞也。此所以验取穴之法也。但按其俞穴之处，必痛而且解，即其所也。解，酸软解散之谓。解音械，灸之则可，刺之则不可。气盛则泻之，虚则补之。以火补者，毋吹其火，须自灭也。以火泻者，疾吹其火，传其艾，须其火灭也。此言五脏之俞，但可灸而不可刺也。不惟针有补泻，而负亦有补泻。凡欲以火补者，勿吹其火致令疾速，必待其从容自灭可也。凡欲以火泻者，必疾吹其火，欲其迅速，即传易其艾，须其火之速灭可也。此用火补泻之法。

（3）《黄帝内经灵枢注证发微》（马莳）：此言五脏之俞可灸不可刺，而有补泻之法也。五脏之俞，皆在于背，故背中大俞在杼骨之端。大俞者，大杼穴也，去中行督脉经大椎穴左右各开一寸半。其肺俞，以中行三椎为主。心俞，以中行五椎为主。膈俞，以中行七椎为主。肝俞，以中行九椎为主。脾俞，以中行十一椎为主。肾俞，以中行十四椎为主。左右各开中行一寸半，挟中行脊骨而计之，则相去三寸所。故欲得验诸穴者，乃按其处，其中必应之，而内痛乃解，是乃五脏之各俞穴也。但灸之则可，刺之则不可。故邪气盛则泻之，正气虚则补之。凡以灸火而补之者，毋次其火，必待其火之自灭可也。以灸火而泻之者，当疾吹其火，即传递其艾以继之，须其火之速灭可也。

（4）《黄帝内经灵枢集注》（张志聪）：倪冲之曰："五脏六腑之俞，皆在于背，帝只问五脏之俞者，脏腑雌雄相合，论地之五行也。'焦'，椎也，在脊背骨节之交，督脉之所循也。大杼在第一椎端之两旁，肺俞在三椎之间，心俞在五椎之间，膈俞在七椎之间，肝俞在九椎之间，脾俞在十一椎之间，肾俞在十四椎之间，皆平脊相去三寸所，左右各间中行一寸五分也。按其俞，应在中而痛解者，太阳与督脉之相通也。是以问五脏之俞，而先言大杼者，乃项后大骨之端，督脉循于脊骨之第一椎也。问五脏而言七椎之膈俞者，五脏之气，皆从内膈而出，故曰：'七节之旁，中有小心。'中膈者，皆为伤中，其病虽愈，不过一岁必死。夫五脏之俞，皆附于足太阳之经者，膀胱为水腑，地之五行，本于天一之水也……太阳之经而应于督脉者，太阳寒水之气，督脉总督一身之阳，阴阳水火之气交也。**眉批：督脉应天道之环转一周，水随天气而运行。**'灸之则可'者，能启脏阴之气也。'刺之则不可'者，中心者环死，中脾者五日死，中肾者七日死，中肺者五日死，盖逆刺其五脏之气皆为伤中，非谓中于脏形也'以火补之者'，以火济水也。'以火泻之者'，艾名冰台，能于水中取火，能启发阴脏之气，故疾吹其火，即傅上其艾，以导引其外出也。"

朱氏曰："太阳之上，寒水主之，是以标阳而本寒，秉水火阴阳之气者也。督脉环绕于周身之前后，从阴而上行者，循阴气别绕臀上股内后廉，贯脊属肾，从阳而下行者，与太阳起于目内眦，上额交颠，入络脑，还出别下项，挟脊，抵腰中，下循膂络肾，是督脉环绕于前后上下，而属络于两肾者也。天一生水，地二生火，此太极始分之阴阳，人秉先天之水火，化生五行以成此形，是以五脏之俞，皆本于太阳而应于督脉也。"

（5）《灵枢悬解》（黄元御）：背者，胸之府也。故胸中大俞在背上杼骨之端，足太阳之大杼穴也。自大杼而下，肺俞在三椎之间，心俞在五椎之间，膈俞在七椎之间，肝俞在九椎之间，脾俞在十一椎之间，肾俞在十四椎之间。皆挟脊骨两旁相去三寸所，在足太阳经之里行。则欲得而验之，试按其处，应在于中而痛解，乃其俞也。

背俞可灸不可刺，气盛则以火泻之，虚则以火补之。以火补者，毋吹其火，须自灭也；以火泻者，疾吹其火，乃传其艾，须其火之自灭，而后易艾也。

（6）《黄帝内经灵枢校注语译》（郭霭春）：胸，日刻本、马注本、张注本并作"背"。焦，《素问·血气形志》篇王注引作"椎"。间，《素问·血气形志》王注引作"傍"。膈俞在七焦之间，此论五脏之俞，膈俞不应杂入其中。《素问·血气形志》王注引《灵枢经》及《中诰》并无"膈俞"。惟其注云："合度之人，其初度两隅之下，约当肺俞；再度两隅之下，约当心俞，三度两隅之下，约当七椎，七椎之旁，乃膈俞之位。"疑《灵枢》初无此句，后人以五椎、九椎之间，应有七椎，乃据王注补窜，但未审不合于五脏之数也。皆，周本、明本并作"背"。气，《甲乙》卷三第八无此字。**按：以本经前后例之，如《经脉》《禁服》等篇，均云"盛则泻之，虚则补之"，并无"气"字。**补者，《甲乙》卷三第八"补"下有"之"字。下"泻者"同。须自灭也，《圣济总录》卷一百九十二《刺节论》作"须其自灭"。疾，《圣济总录》卷一百九十二《刺节论》作"急"。傅，《甲乙》卷三第八作"拊"。**按："拊"有"拍"义，见《左传》襄二十五年释文。**杼骨，《资生经》第一《背俞部》"大杼二穴，在项后第一椎下，两旁相去各寸半陷中"。

◎ 述评

五脏背俞穴近内脏，因而有"刺之则不可"之说，《灵枢经》在五脏俞应用上首推灸法，通过辨虚实，以灸法补虚泻实。但也不是绝对不能针刺，如果选择针刺要注意针刺的角度，一般选择平刺或斜刺。

背俞穴作为五脏之气转输汇聚之处，在疾病的诊断和治疗上有重要的临床应用价值。背俞穴与其相应的脏腑位置邻近，且与该脏腑在体表的投影接近，均能主治所在部位局部和邻近组织器官的疾病，对五脏的功能活动有直接影响，所以背俞穴能够调节五脏的功能，主治五脏相关病证。有文献整理临床背俞穴的联合应用，对其艾灸、针刺或埋线等可用于心脑血管疾病、失眠症、抑郁症、肝部疾病、糖尿病、腰椎间盘突出症、围绝经期综合征、慢性疲劳综合征等多种疾病的治疗。背俞穴是脏腑经气输注于背部之处，故当脏腑器官发生病变时就会在相应的背俞穴部位表现出一些异常变化，如皮肤色泽变化、形态变化（凹陷、隆起），按之有异物感（结节、条索状、半球状）及压痛，这些异常变化对诊断相应脏腑病证有一定价值。

目前研究认为，背俞穴的分布规律与脊神经节段性分布特点大致吻合，内脏疾病的体表反应区常是相应穴位所在。对体表的各种良性刺激不仅缓解了肌肉痉挛，改善了局部组织代谢，缓解了神经血管的受压，消除或减轻了躯体因素对内脏神经的影响，同时治疗的良性刺激作用于躯体感觉神经末梢及交感神经末梢，通过神经的轴突反射、节段反射途径作用于脊髓相应节段的植物神经中枢，调整了内脏功能。

第九节　灵枢·卫气第五十二

经要·手太阴之本在寸口之中，标在腋内动也

◎ 原文

手太阴之本，在寸口之中，标在腋内动也。手少阴之本，在锐骨之端，标在背俞也。手心主之本，在掌后两筋之间二寸中，标在腋下下三寸也。

凡候此者，下虚则厥，下盛则热；上虚则眩，上盛则热痛。故石者绝而止之，虚者引而起之。

◎ 注疏

（1）《黄帝内经太素》（杨上善）：手太阴脉出大指次指之端，上至寸口为根也。末在腋下天府动脉也。

（2）《类经》（张景岳）：手太阴之本，在寸口之中，标在腋内动也。寸口之中，太

渊穴也。腋内动脉；天府穴也。凡候此者，下虚则厥，下盛则热，上虚则眩，上盛则热痛。此诸经之标本，上下各有所候。在下为本，本虚则厥，元阳下衰也。下盛则热，邪热在下也。在上为标，上虚则眩，清阳不升也。上盛则热痛，邪火上炽也。故石者绝而止之，虚则引而起之。石，实也。绝而止之，谓实者可泻，当决绝其根而止其病也。引而起之，谓虚者宜补，当导助其气而振其衰也。

（3）《黄帝内经灵枢注证发微》（马莳）：此言手六经之标本也。手太阳小肠经之本，在手外踝之后（疑养老穴），标在命门之上一寸（疑是督脉经命门上，即十三椎悬枢），手少阳三焦经之本，在手小指之四指间上二寸（当是腋门穴），标在耳后之上角（当是丝竹空）。手阳明大肠经之本，在肘骨中（当是曲池穴），上至别阳，标在颜下，合于钳上（疑是胃经头维穴）。手太阴肺经之本，在寸口之中，即太渊穴，标在腋内动脉，即中府穴。手少阴心经之本，在锐骨之端，即神门穴，标在背之心俞穴。手心主，即手厥阴心包络经之本，在掌后两筋之间，即内关穴，标在腋下三寸，即天池穴。

（4）《黄帝内经灵枢集注》（张志聪）：手阳明之本，在肘骨上至别阳，标在颜下合钳上而出于头气之街，钳上者，耳上也。手太阴之本，在寸口之中，标在腋内之动处，而出于胸气之街。手少阴之本，在锐骨之端，标在背俞而出于胸气之街。手心主之本，在掌后两筋之闻二寸中，标在腋下三寸，而出于胸气之街。

按十二经脉之终始，出于井，流于荥，注于输，行于街，入于合，而内属于脏腑，此脏腑之十二经脉也。十二络脉之本标，乃经脉之支别，故曰此气之大络也，络绝则径通。盖血气从络脉之起处为本，尽处为标，而出于气街也。然支络乃经脉之分派，故曰足太阳之本，在跟以上五寸中；足少阴之本，在内踝下三寸中。盖以本支所分之处为本，而不定在于经腧之穴会也。至于标在头气之街者，止之于脑，如太阳之在目内，少阳之在耳中，阳明之在顽颡，乃三阳之络脉，绝于头脑之中，亦非头面之穴会也。**眉批："绝"，尽也，血气从络脉之尽处，而出于气街。**经脉之内属脏腑，外络形身，应神机之出入；血气之从络脉出于气街，运行于肤表，应精气之降升。出入废则神机化灭，升降息则气立孤危。故曰："亭亭淳淳，孰能穷之？"言血气之升降出入，合天地之化育运行无息者也。

（5）《灵枢悬解》（黄元御）：手阳明之本，在肘骨中，曲池也，上至别阳，疑是肘髎别名，标在颜下，合钳上，足阳明之颊车也；手少阴之本，在锐骨之端，神门也，标在背俞，心俞也；手心主之本，在掌后两筋之间二寸中，内关也，标在腋下三寸，天池也；手太阴之本，在寸口之中，太渊也，标在腋内动脉，天府也。

（6）《黄帝内经灵枢校注语译》（郭霭春）：在腋内，《甲乙》卷二第四"腋"下有"下"字。**按："腋"下无须堆"下"字。"内"系"下"之误字，应据《千金》卷十七第一改。**腋内动：指天府穴。《千金翼方》二十六第十九"天府在腋下三寸臂臑内廉动脉"。下，《甲乙》卷二第四"下"上有"主"字。石，《太素》卷十《经脉标本》、《甲乙》卷二第四并作"实"。下虚则厥，杨上善曰："下、则本也。诸本阳虚者，手足皆冷为寒厥。"下盛则热，杨上善曰："诸本阳盛，则手足热痛为热厥也。"上虚则眩，杨上善曰："诸标阴虚，则为眩冒。"上盛则热痛，杨上善曰："诸阴盛，则头项热痛也。"石者绝而止之，杨上善曰："阴阳盛实，绝泻止其盛也。"虚者引而起之，杨上善曰："阴阳虚者，引气而补起也。"

◎ 述评

经脉标本，又称六经标本，是中医学标本学说的重要内容之一。"本"，是指经气集中的本源部位，"标"，是指经气弥漫扩散的部位。十二经脉内联脏腑，外络肢节，经脉之血气发出之处为本，而其尽处为标，六经之本皆在四肢，其标在腋及肝俞以上部位，如手太阴之本，在寸口之中（太渊、经渠）；标，在腋内动也（天府、极泉）。标本多指部位而不具体到某一穴位。由于十二经所在的标本部位不司，上下各有所主的疾病，所以其出现的虚实症候也有不同，一般发病规律是：在下者为本，下虚则元阳衰于下而为厥逆；下盛则阳气盛于下而为热痛。在上者为标，上虚则清阳不升而为眩晕；上盛则阳盛于上而为热痛。同时，因十二经脉及其腧穴在人体的上（标）下（本）是互相呼应的，所以在针灸临床上可以辨证归经、循经取穴，采用"病在上者取之下，病在下者取之上"等法治疗疾病。六经标本的补泻原则是："故实者绝而止之，虚者引而起之。"即属实的理当用泻法，此谓绝之于下而止之盛于上；属虚的应当用补法，此谓引之于上而起之出于上。

十二经标本还与人体诊脉部位有关，标本诊脉法对于经脉概念的衍生具有重要意义。经脉标本，实际上蕴含了经脉与脏腑的上下（标与本）、内外（背俞与五脏）联系规律，实现了肢体远端穴位对脏腑病治疗的效应基础。通过标本脉结合诊断可判断疾病病性、病位，以及人体脏腑、气血、十二经脉循行情况，并且以此作为依据指导治疗、判断预后。

第十节　灵枢·邪客第七十一

经要·手太阴之脉

◎ 原文

黄帝曰：愿卒闻之。岐伯曰：手太阴之脉，出于大指之端，内屈循白肉际，至本节之后太渊，留以澹，外屈上于本节，下内屈，与阴诸络会于鱼际，数脉并注，其气滑利，伏行壅骨之下，外屈，出于寸口而行，上至于肘内廉，入于大筋之下，内屈，上行臑阴，入腋下，内屈，走肺。此顺行逆数之屈折也。

◎ 注疏

（1）《黄帝内经太素》（杨上善）：手太阴脉，从脏行至腕后，一支上大指次指之端，变为手阳明脉；其本从腕后上鱼，循鱼际出大指之端，即指端内屈回，循大指白肉至本节后太泉穴处，停留成澹而动，然后外出上于本节也。澹，从滥反。**按：内屈，《甲乙经》作内侧。循白肉，《灵枢》《甲乙经》均作循白肉际，太泉均作太渊，唐人讳渊作泉。留，《甲乙经》作溜。上于本节，《甲乙》作本指以下。注一支袁刻误作一丈。本节后，袁刻脱后字。**方从本节以下内屈，与手少阴心主诸络会于鱼际，然后则与数络共为流注也。**平按：与手少阴心主诸络，《灵枢》《甲乙经》作与诸阴络。又注与手少阴，与字，袁刻误作于。**雍骨，谓手鱼骨也。臑阴，谓手三阴脉行于臑中，故曰臑阴。其脉元出中焦，以是肺脉，上属于肺，令从外还，俱至于肺，故手太阴经，上下常通，是动所生之病，疗此一经也。**平按：外屈下《甲乙经》无出字，注云，一本下有出字。**手太阴一经之中，上下常行，名之为顺。数其屈折，从手向身，故曰逆数也。

（2）《类经》（张景岳）：此下二节，皆言五输之屈折也。大指之端，少商井也。内屈循白肉际至本节之后，太渊输也。凡人身经脉阴阳，以紫白肉际为界，紫者在外属阳分，白者在内属阴分，大概皆然。澹，水摇貌。脉至太渊而动，故曰留以澹也。从此外屈上于本节之下，内屈与诸阴络会于鱼际荥也。诸阴皆会于此，故数脉并注。其气滑利，伏行掌后高骨之下，外屈出寸口而行经渠经也。上至肘内廉，入于大筋之下，尺泽合也。乃由此内屈臑阴，入腋走肺。然肺经之脉从脏走手为顺，此则从手数至脏，故为顺行逆数之屈折。

（3）《黄帝内经灵枢注证发微》（马莳）：此伯言手太阴经之脉，有曲折出入顺逆之数也。手太阴肺经之脉，出于大指之端少商穴，内屈之以循白肉之际，盖白肉属阴经，赤肉属阳经，阴阳之经以赤白肉际为界也。至本指节后，有太渊穴，大凡脉会太渊，而留止于此澹渗诸经。从外而曲，上于本节之下，又从内而曲，与阴经诸络会于鱼际。但数经之脉并注于此，其气滑利，伏行雍骨之下，即掌后高骨也，又外往少曲，出于寸口之太渊穴而行，故曰脉会太渊也。上从经渠、列缺、孔最，又至肘内之侠白穴，入于大筋之上，从内少曲，上行臑之阴廉，入腋下之云门、天府，又内曲而走于肺，此则从外而走内者为逆。若自云门、中府以出少商，则自内而出外者为顺。此乃顺行逆数之屈折也。

（4）《黄帝内经灵枢集注》（张志聪）：此分论脉外之宗气，循手太阴之经，顺行而逆数也。夫宗气之行于脉外者，从肺气而出，故其气滑利，伏行于雍骨之下；外屈，出于寸口而行；外屈，上于本节之下留以澹渗皮毛。手太阴之脉，出于大指之端；内屈，循白肉际，至本节之后太渊；内屈，与诸阴络会于鱼际，数脉并注，上至于肘内廉，入于大筋之下；内屈，上行臑阴，入腋下；内屈走肺。此太阴之脉，从指井而走肺脉，外之宗气，从臑腋以上鱼，此顺行逆数之屈折也。

（5）《灵枢悬解》（黄元御）："大指之端"，少商，井也。"内屈，循白肉际，至本节之后太渊"，输也。"留以澹"，气停留而澹荡，如水波之动摇也。"外屈，上于本节下""内屈，与阴诸络会于鱼际"，荥也。诸阴皆会于此，数脉并注，其气滑利，伏行掌后高骨之下。（"雍骨"，即高骨也。）"外屈，出于寸口而行经渠"，经也。"上至肘内廉，入于大筋之下"，尺泽，合也。由此上行臑阴（臂内嫩肉曰臑），入腋下而走肺。手之三阴，从胸走手为顺，此则从手逆数而至于胸，此顺行逆数之曲折也。

（6）《黄帝内经灵枢校注语译》（郭霭春）：留，《甲乙》卷三第二十四作"溜"。出于大指之端，此指少商穴，为手太阴经之井穴。本节，指手足指的最上一节，即指与掌相连的关节。会于鱼际，指鱼际穴，为手太阴肺经之荥穴。数脉并注，"数脉"指手太阴、手少阴、手心主三条经脉。注，流注。雍骨，杨上善曰："雍骨，谓手鱼骨也。"指第一掌骨。沈彤曰："手大指本节后起骨，曰剌骨。"出于寸口而行，指经渠穴，为手太阴肺经之经穴。上至于肘内廉，指尺泽穴，为手太阴经之合穴。内屈上行臑阴，"臑"在肩部以下，肘部以上部分。此顺行逆数之屈折也，手太阴之脉是从胸走手，至于少商，而本节则指脉气从大指之端开始，由手走胸，所以为"逆数屈折"。

◎ 述评

本节提出经脉的循行有"顺行逆数"之别，说明手三阴经除《灵枢·逆顺肥瘦》所载的"从胸走手"的经脉流注以外，还有逆行之自手至胸中的循行体系，自四肢末端向心性走行至体腔与脏腑发生联系，皆有"出入屈折"，脉行之徐疾的变化，其"顺行逆数"的路径显然与十二经脉营卫气的流注方向不同，是属于另一种经脉流注与循行体系。此为五输穴及原穴所依附的经脉循行路径，是它们循行流注的依据，为元气的运行通道，是五输穴与原穴的经气来源和循行途径。原穴与五输穴中的元气循行是由四肢向心走入体腔，与脏腑发生联系。究其原因有二：一是从《灵枢·邪客》的记载上看，手太阴脉循行由指端至肘，再至胸腔，与脏腑联系，呈向心性走行，其在肘以下的循行与《灵枢·本输》所载基本相同，而《灵枢·本输》则认为"五输之所留"指的是十一脏腑的五输穴及原穴的部位。二是《灵枢·邪客》与《灵枢·经脉》相比较，两者在四肢部的循行相似，但方向相反，而在内行部分中《灵枢·邪客》只与所属脏腑发生联系，如手太阴脉走肺，不似《灵枢·经脉》中经脉与脏腑的联系丰富和完善。三是《灵枢·邪客》曰："故本输者，皆因其气之虚实疾徐以取之，是谓因冲而泻，因衰而补，如是者，邪气得去，真气坚固，是谓因天之序。"可以根据脉气的虚实疾徐而取用本输。若补泻得宜，则真气坚固，这时元气为"守邪之神"，是生命活动的原动力，具有补益元气、真气，以及抵御外邪，推动和协调各脏腑并维系人体的生命的作用。"本输"的真正含义与《灵枢·本输》所载的原穴相合，如在太阴经则特别提出肺原太渊，说明是以元气为主的经脉循行，而原穴即经脉上的"本输"。

经筋、络脉、经别、五输穴向心性的循行是对经脉循行的一个补充，其担任循行传导的重任是由彪悍滑利的卫阳之气来完成的，卫气可以作为经络信使的最佳选择，其向心性走向又与元气相似且紧密联系。

经气的复杂特点影响着经脉循行。现代的科学研究对两种不同方向的经络循行，更多是从解剖学及生理学层面去发现经络自身的理化特性、发挥作用的原理及与实体组织之间的关系，如皮下筋膜、肌肉等各层组织内部有丰富的神经末梢、神经丛和神经束，有的穴位下有血管，或一至数条淋巴管等。还有学者发现，经络的分布与现象有生理与病理、自然与诱发的不同，病理情况下和人工激起情况下可出现在正常经气运行的轨迹之上的特有反应，而不是正常经气的循行规律，即经络在生理和病理状态下的循行是可以相反的。

上文是经脉向心性循行的证据之一，文中的"此顺行逆数之屈折也"，其实已经暗示我们，经脉是双向走行的。《灵枢·营气》虽大段描述经脉向心性循行，但结尾"此营气之所行，逆顺之常也"与"此顺行逆数之屈折也"有相同的点睛之妙。可见，古人无论持哪种观点，已开始发现经脉的双向性特点，这种发现或许基于临床的实践。

第十一节　素问·血气形志第二十四

经要·肺俞之处

◎ **原文**

欲知背俞，先度其两乳间，中折之，更以他草度去半已，即以两隅相挂也，乃举以度其背，令其一隅居上，齐脊大椎，两隅在下，当其下隅者，肺之俞也。

◎ **注疏**

（1）《黄帝内经太素》（杨上善）：以上言量背俞法也。经不同者，但人七尺五寸之躯虽小，法于天地无一经不尽也。故天地造化，数乃无穷，人之腧穴之分，何可同哉？昔神农氏录天地间金石草木三百六十五种，法三百六十五日，济时所用。其不录者，或有人识用，或无人识者，盖亦多矣。次黄帝取人身体三百六十五穴，亦法三百六十五日。身体之上，移于分寸，左右差异，取病之腧，实亦不少。至于《扁鹊灸经》，取穴及名字，即大有不同。近代《秦承祖明堂》《曹子氏灸经》等，所承别本，处所及名，亦皆有异。而除病遣疾，又复不少，正可以智量之，适病为用，不可全言非也。而并为非者，不知大方之论，所以此之量法，圣人设教有异，未足怪之也。**平按：其半，其字《素问》无，禺均作隅，柱作挂，右角肝作左角肝，左角脾作右角脾。注草木袁刻误作草本。秦承祖，袁刻秦误作奏。差异袁刻作著异，日本《医心方》亦作差。**

（2）《类经》（张景岳）：此亦取五脏之俞而量之有法也。背俞，即五脏之俞以其在足太阳经而出于背，故总称为背俞。其度量之法，先以草横量两乳之间，中半折折之，又另以一草比前草而去其半，取齐中折之数，乃竖立长草，横置短草于下，两头相拄，象三隅，乃举此草以量其背，令一隅居上，齐脊中之大椎，其在下两隅当三椎之间，即肺俞穴也。度晋铎。拄音主。令，平声、复下一度，心之俞也。复下一度，谓以上隅齐三椎，即肺俞之中央，其下两隅，即五椎之间，心之俞也。度，如字，下同。复下一度，左角肝之俞也。右角脾之俞也。复下一度，肾之俞也。是谓五脏之俞，灸刺之度也，复下一度，皆如前法，递相降也。**按：肝俞、脾俞、肾俞，以此法折量、乃与前《背俞》篇及《甲乙经》《铜人》等书皆不相合，其中未必无误，或古时亦有此别一家法也。仍当以前《背俞》篇及甲乙等书者为是。**

（3）《黄帝内经素问吴注》（吴崑）：度，音铎。拄，知庾切。令，平声。度，量也。言以草量其乳间中折之，更以他草度此草去半已。使与中折之草拄为三隅，以上隅齐脊大椎，则两隅下当肺俞也。

（4）《黄帝内经素问注证发微》（马莳）：属足太阳膀胱经，以其在背，故总名之曰背俞。度，量也……先度其两乳之间，居中相半折之，正膻中也。其中竖起，分为三涌之象，另以他草量其去半之中，即对半折之，乃以两头对竖下之两涌，所谓以两涌相拄也，其两涌当以三寸为阔，则各俞正合去脊一寸五分之度，乃举此草以度量其背，令其一涌居上，齐脊中之大椎穴（又名百劳，系督脉经穴，居于项骨之下，平肩取之），两涌在下，当其下之两涌者，即肺俞也（在三椎之旁，左右各开一寸五分）。

（5）《黄帝内经素问集注》（张志聪）：俞，音输。度，音铎。拄，音主。此论取五俞之法。五脏之俞，皆在于背，背者，胸之府也，故先量其两乳，而后定其背之俞焉。度，量也。言以草量其乳间，中折之，更以他草度此草，去半已，使与中折之草，拄为三隅，以一隅上齐脊之大椎，两隅分而拄下，当其下隅之尽处，是肺俞也。盖九针九候之道，先以五脏为主。

（6）《黄帝内经素问直解》（高士宗）：前三度，音铎，后四度，如字。五脏之俞，皆在于背，欲知背俞，先以草度其两乳间，而对中折之，更以他草，亦度两乳间，而去半已，即以其草左右两隅相拄也。两隅犹言两边，拄之乃举以度其背。背，背俞也。其法令其一隅横居于上，齐脊大椎，两隅相拄，则两隅在下，当其下隅，乃左右肺之俞也。

（7）《素问悬解》（黄元御）：欲知背俞，先以物度其两乳而中折之，更以他草度如其中折之半，即以中折之两隅支柱于此草之两端，令其三角均平，乃举以度其背俞，一隅居上，齐脊骨之大椎，两隅在下。当其下一隅者，肺之俞也，递下而取之，则背俞皆得矣。

◎ 述评

《灵枢·背俞》中明确提出五脏俞："胸中大俞在杼骨之端，肺俞在三焦之间，心俞在五焦之间，膈俞在七焦之间，肝俞在九焦之间，脾俞在十一焦之间，肾俞在十四焦之间。"确定了五脏俞的具体位置。《素问·血气形志》指出了古人对五脏俞的草度取穴法，书云："欲知背俞，先度其两乳间，中折之，更以他草度去半已，即以两隅相拄也，乃举以度其背，令其一隅居上，齐脊大椎，两隅在下，当其下隅者，肺之俞也。"《灵枢经》《黄帝内经素问》对五脏俞的定位存有差异，历代针灸学家对此定位也多有分歧，这可能与本节记载的定位测量方法太过粗略，操作上极易出现误差，可重复性差有关。背俞穴在《腧穴名称与定位》《针灸学》等教材中，均为如下定位：肺俞在第 3 胸椎棘突下，旁开 1.5 寸。背俞穴的排列问题最迟自宋代起基本已达成共识，以《黄帝明堂经》为准。

诸多古文献中背俞穴在横向定位上存在分歧，有后正中线旁开 2 寸说，如《素问·血气形志》《类经图翼》《医宗金鉴》。有椎骨外侧缘旁开 1.5 寸说，如《医学入门》列述各穴定位时，其格式均为某节外一寸半，《医心方》引《扁鹊针灸经》曰："诸输（背俞穴）侠脊左右各一寸半，或一寸二分。"有后正中线旁开 1.3 寸说，如《备急千金要方·卷十九》《黄帝九卷》《金腾灸法》。不同医家取背俞穴之所以会出现如此大的分歧，主要有以下三方面的原因：一是由于来自不同的临床实践经验；二是由于各医家对脏腑解剖生理及其相互关系的认识不同；三是由于某些名词术语的不统一。

背俞穴定位，也应是以这种"先验"的思维模式推定出来的，现行背俞穴定位被证实基本符合神经节段支配规律，可有效地治疗相应脏腑疾病。曹氏认为现代针灸穴位定位标准化中的定位方法不能被作为绝对的准则使用，其更多的是一种普适于大多数人的折中的定位方法，是相应背俞穴可能分布的范围的中心点，临床取穴时还应在此点附近寻找压痛点，以确定穴位。

◎ 参考文献

［1］ 赵文麟，谢晓佳.《内经》十二原本义探析［J］.北京中医药大学学报，2015，38（6）：369-3772.

［2］ 李桐，陈瑞.探意太渊［J］.辽宁中医药大学学报，2019，21（9）：130-132.

［3］ 高翠婷.基于数据挖掘技术的原穴的古代文献研究［D］.南宁：广西中医药大学，2019.

［4］ 董轩然.慢性阻塞性肺疾病典型体质患者的十二经原穴电学特征研究［D］.合肥：安徽中医药大学，2023.

［5］ 李瑞.十二经脉气血流注与五输穴向心性循行方向相悖的探讨［J］.中国针灸，1998，18（4）：235-238.

［6］ 刘颖.五输穴理论及其临床应用体会［D］.北京：北京中医药大学，2005.

［7］ 刘琴，毛慧娟等.手太阴肺经五输穴穴位电导率观察［J］.上海针灸杂志，2013，32（2）：141-143.

［8］ 陆克艳，王馨敏等.《灵枢》论五输穴学术思想价值及临床意义［J］.上海针灸杂志，2014，42（13）：141-143.

［9］ 闫振阳.天牖五部的古今探析研究［D］.济南：山东中医药大学，2014.

［10］赵京生，姜姗.颈项穴"腧穴－经脉"关系认识的思辨与重识［J］.中国针灸，2020，40（10）：1085-1091.

［11］韩李莎，盛茹雅，鲁海等.颈项部"上入"穴应用刍议［J］.中国中医基础医学杂志，2019，25（9）：1270-1272.

［12］童艳，瞿巧钰等.浅析人体"天牖五部"［J］.中国针灸，2021，41（8）：937-940.

［13］张晓娜，史锁芳.基于"肺合大肠"理论探讨肠道微生态、黏膜免疫与支气管哮喘之间的相关性［J］.中华中医药杂志，2022，37（11）：6394-6397.

［14］刘声，杨国旺等.蛋白酶激活受体2在"肺合大肠"生理机制中作用的实验研究［J］.中医杂志，2015，56（3）：246-248.

［15］李立华."肺与大肠相表里"关系的生物学机制研究——大鼠肺、肠组织相关性的生理机制研究［D］.北京：北京中医药大学，2012：105.

［16］李晓君.通腑安脏的理论探讨［J］.辽宁中医杂志，1987，14（6）：23.

［17］李雪芩.通下法治疗肺源性心脏病急性发作期呼吸衰竭36例［J］.中国中西医结合急救杂志，1999，11（6）：498.

［18］刘春艳，牛建均等.基于"肠道菌群－SCFAs－Th17/Treg细胞轴"探讨果上叶对COPD的影响［J］.湖北民族大学学报（医学版），2023，40（2）：65-69.

［19］黄龙祥.心经、肺经"是动"病新解——解读经络学说的新证据［J］.中国中医基础杂志，2005，11（11）：814-816.

［20］于天源.论缺盆经脉交会及其临床意义［J］.北京中医药大学学报，1999，22（4）：77-78.

［21］李国清，王敏，王非.内经疑难解读［M］.北京：人民卫生出版社，2000.

［22］石学敏，韩景献等.试述《灵枢·经脉》篇"是动"和"所生"病［J］.中国针灸，1998（2）：44-47.

［23］陶连波.手太阴肺经穴主治文献溯源研究［D］.合肥：安徽中医药大学.

［24］于卉然.《灵枢·经脉》篇手太阴肺经病候因机证治系统研究［D］.沈阳：辽宁中医药大学，2023.

［25］刘兵，王军，赵吉平.肺与大肠相合的中介结构探讨［J］.中国针灸，2011，31（4）：363-365.

［26］孙永显.手太阴肺经支脉辨［J］.中医杂志，1988（10）：68-69.

［27］李文霞，虞跃跃等.列缺穴文献考证及古今临床应用探析［J］.湖南中医杂志，2022，38（2）：110-113.

［28］刘兵.表里关系的经脉理论研究——基于两种经脉模式认识的古代文献理论分析［D］.南京：南京中医药大学，2012.

［29］高兵，程悦等.十二经别析疑［J］.中国针灸，2020，40（8）：887-890.

［30］黄月莲，易光强等.探讨"根、溜、注、入"和"六合"理论在神经根型颈椎病辨证与治疗方法上的应用［J］.针灸临床杂志，2016，32（3）：79-82.

［31］何兴亮，郭耀锐，张琳.肌筋膜手臂线与手部经筋在解剖学中的对应关系［J］.现代医学，2019，47（7）：881-885.

［32］徐福松.试论十二经筋［J］.中医杂志，1962（8）：4-7.

［33］赵京生."以痛为输"：基于十二经筋治则语境的解读［J］.针刺研究，2023，48（3）：294-298.

［34］付勇，曹乾安，章海凤等.基于内经理论的敏化腧穴"快然"特征探讨［J］.江西中医药大学学报，2020，32（4）：9-11.

［35］薛宇豪.针刺中府、云门治疗脑出血后呼吸功能障碍的临床研究［D］.福州：福建中医药大学，2021.

［36］刘京丽.五脏腧现代临床应用研究［J］.长春中医药大学学报，2016，32（5）：1098-1100.

［37］王萌萌，胡怀珍，袁冉冉等.《黄帝内经》五脏俞探析［J］.中华中医药杂志，2017，32（10）：4426-4428.

［38］金末淑，陈思宇，徐杉等.背俞穴研究进展［J］.中国中医药信息杂志，2019，16（S1）：106-109.

［39］肖少卿.根结标本气街四海的基本内容及其临床应用［J］.中医杂志，1987，（4）：40-42.

［40］黄龙祥.经脉学说与扁鹊脉法的血缘［J］.中国针灸，2015，35（5）：517-523.

［41］左海燕，吴生兵，吴欣等.标本、根结、气街理论在经脉脏腑相关中的认识［J］.中国针灸，2020，40（12）：1357-1360.

［42］叶嘉欣，蒋可等.《黄帝内经》十二经标本脉源流及意义［J］.北京中医药，2022，41（8）：889-890.

［43］李瑞，赵百孝等.试论五输穴与原穴脉气循行流注的一致性［J］.北京中医药大学学报，2006，29（4）：225-228.

［44］梁振镇.经络循行方向与经气的关系探究［D］.济南：山东中医药大学，2014.

［45］曹晿焱，朱世鹏，刘通.背俞穴定位考辨［J］.中国针灸，2017，37（8）：851-855.

［46］王萌萌，胡怀珍，袁冉冉，等.《黄帝内经》五脏俞探析［J］.中华中医药杂志，2017，32（10）：4426-4428.

［47］刘智斌，牛晓梅.背俞穴定位考［J］.中国中医基础医学杂志，2011，17（1）：96-98.

［48］许炉欢，陈宏宇.陈洪宇从肺肾相关论治IgA肾病经验［J］.浙江中医杂志，2023，58（6）：456-458.

［49］姜瑞雪，马作峰等.《黄帝内经》脉诊理论中的时间因素辨析［J］.中医杂志，2015，56（6）：455-457.

第三章　生理

第一节　素问·金匮真言论第二

经要·西风生于秋

◎ **原文**

东风生于春，病在肝，俞在颈项；南风生于夏，病在心，俞在胸胁；西风生于秋，病在肺，俞在肩背；北风生于冬，病在肾，俞在腰股；中央为土，病在脾，俞在脊。

◎ **注疏**

（1）《素问悬解》（黄元御）：五风各秉五方之气，同类相感，而伤五脏。肝木应春，春风在东；心火应夏，夏风在南；肺金应秋，秋风在西；肾水应冬，冬风在北；脾土应中，风在四维。其伤人也，悉自本经腧穴而入。风自正面来者，其伤人浅，是谓正风；自冲后来者，其伤人深，是谓贼风。（如春之西风，秋之东风也）此皆言正风者，举正风以概邪风也。

（2）《黄帝内经素问集注》（张志聪）：此言四时之正气，而亦能为五脏经俞作病也。《五运行论》曰：东方生风，风生木，木生酸，酸生肝。盖人禀五常，因风气而生长，风气虽能生万物，亦能害万物，如水能浮舟，亦能覆舟。是以先言风气之伤五脏，而后言五脏之气，禀于五方五气而生也。俞者，经气之所注也。首言八风发邪，以为经风。触五脏发病者，言天之阳邪，始伤阳气，由气而经，由经而脏也。此言东风生于春，病在肝，俞在颈项者，言脏气实则病气，脏气虚则病脏，是以下文反复以申明之。

（3）《黄帝内经素问吴注》（吴崑）：此言经常五风触于五脏而为邪气发病也。五方五气五脏，各以五行相应。俞，输同。五脏之气至此而转输传送也。俞在颈项，春气发荣于上也。俞在胸胁，心脉循胸出胁也。俞在肩背，肺在上焦，肩背相次也。俞在腰股，腰为肾府，股接次也。俞在脊，脾系脊中，应于土也。

（4）《黄帝内经素问直解》（高世宗）：西风生于秋，八风发邪，而有四时之胜也。病在肺，触五脏也。俞在肩背，以为经风也。天有八风，四方四隅之风也。天之八风，发为邪气也。以为经风，触五脏八风之邪，以为人身经俞之风，更触人之五脏也。邪气发病，邪风之气伤人，则发而为病也。邪气发病，是以胜相加。所谓得四时之胜者，春胜长夏，木胜土也；长夏胜冬，土胜水也；冬胜夏，水胜火也；夏胜秋，火胜金也；秋胜春，金胜木也。所谓四时之胜而发病也，是知邪气发病，乃以胜相加矣。经有五风，人身经俞、五脏之风也此言八风发邪，则有四时之胜，触五脏而为经风者如此。

（5）《黄帝内经素问注证发微》（马莳）：此言五脏随时为病，然必冬藏其精，而四时不为病也。秋主庚辛金，其位西，故西风生于秋。《阴阳应象大论》谓：在天为燥，在脏为肺。故人之受病当在于肺。凡外而肩背之所，乃肺所谓得之所系也。则俞穴之在肩背者，其病从之而外应矣。

经要·五脏为阴

◎ **原文**

肝心脾肺肾五脏皆为阴，胆胃大肠小肠膀胱三焦六腑皆为阳。

◎ **注疏**

（1）《素问悬解》（黄元御）：人之阴阳，分于内外、腹背、五脏、六腑。

（2）《黄帝内经素问集注》（张志聪）：经脉生于地之五行，而上应天之六气，故凡论经脉，先配合五脏五行，而后论及于六腑。

（3）《黄帝内经素问直解》（高世宗）：人应之则可言人之阴阳矣。夫言人之阴阳，则外为阳，内为阴。言人身之阴阳，则背为阳，腹为阴。言人身之脏腑中阴阳，则脏者为阴，腑者为阳。脏者为阴，五脏是也，故肝心脾肺肾皆为阴；腑者为阳，六腑是也，故胆胃大肠小肠膀胱三焦皆为阳。

（4）《黄帝内经素问注证发微》（马莳）：此言天有阴阳，而人身与病皆应之也。言人身之前后分阴阳，则在背为阳，在腹为阴。言人身之脏腑分阴阳，则在脏为阴，在腑为阳。盖以肝、心、脾、肺、肾，五脏皆为阴；胆、胃、大肠、小肠、膀胱、三焦，六腑皆为阳。

（5）《黄帝内经素问吴注》（吴崑）：言昼为阳，夜为阴，然于阴阳之中，又有阴阳之殊也。天人一理，相应如此。

（6）《黄帝内经太素》（杨上善）：就身之中，五脏藏于精神为阴，六腑贮于水谷为阳也。

（7）《类经》（张景岳）：五脏属里，藏精气而不泻，故为阴。六腑属表，传化物而不藏，故为阳。

经要·肺为阳中之阴

◎ **原文**

故背为阳，阳中之阳，心也；背为阳，阳中之阴，肺也；腹为阴，阴中之阴，肾也；腹为阴，阴中之阳，肝也；腹为阴，阴中之至阴，脾也。

◎ **注疏**

（1）《素问悬解》（黄元御）：阳中有阳亦有阴，阴中有阴亦有阳，所以应天之阴阳也。

（2）《黄帝内经素问集注》（张志聪）：心为阳脏，位处上焦，以阳居阳，故谓阳中之阳。肺为阴脏，位处上焦，以阴居阳，故谓阳中之阴。肾为阴脏，位处下焦，以阴居阴，故谓阴中之阴。肝为阳脏，位处下焦，以阳居阴，故谓阴中之阳。脾为阴脏，位处中焦，以太阴居阴，故谓阴中之至阴。《灵枢经》曰：心为牡脏，肺为牝脏，肾为牝脏，肝为牡脏，脾为牝脏。

（3）《黄帝内经素问吴注》（吴崑）：心属火，位处上焦，以阳居阳，故为阳中之阳。肺属金，位处上焦，以阴居阳，故为阳中之阴。肾属水，位居下焦，以阴居阴，故为阴中之阴也。肝属木，位处下焦，以阳居阴，故为阴中之阳；脾为土，位处中焦，以太阴居阴，故为阴中之至阴。

（4）《黄帝内经素问直解》（高世宗）：人身背阳腹阴，故背为阳，而阳中之阳，心也。背为阳，而阳中之阴，肺也。心肺位居膈上，皆属乎阳，而有分别也。

（5）《黄帝内经素问注证发微》（马莳）：心肺居膈上，附于背为阳。然心为牡脏，为阳中之阳；肺为牝脏，为阳中之阴；腹为阴，脾肝肾皆居膈下。脾居大腹之中，肾居小腹之中，皆附于腹，故皆为阴。然肾为牝脏，为阴中之阴；肝为牡脏，为阴中之阳；脾为牝脏，为阴中之至阴。此皆阴阳、表里、内外、雌雄相输应也。故以人之阴阳而应天之阴阳者如此。能知人之阴阳，斯可以知病矣。

（6）《黄帝内经太素》（杨上善）：心肺在隔已上，又近背上，所以为阳也。心以属火，火为太阳，故为阳中之阳也。肺以属金，金为少阴，故为阳中之阴也。

（7）《类经》（张景岳）：本经所言，言地之象，故人之脊膂肩背峙于后，所以应地刚居北也。矧以形体言之，本为地象，故背为阳，腹为阴，而阳经行于背，阴经行于腹也。天地阴阳之道，当考伏羲六十四卦方圆图，圆图象天，阳在东南，方图象地，阳在西北，其义最精，燎然可见。又如人之五脏，何以心肺为背之阳，肝脾肾为腹之阴？

盖心肺居于膈上，连近于背，故为背之二阳脏；肝脾肾居于膈下，脏载于腹，故为腹之三阴脏。然阳中又分阴阳，则心象人之日，故曰牡脏，为阳中之阳。肺象人之天，天象玄而不自明。朱子曰：天之无星空处谓之辰。故天体虽阳，而实包藏阴德，较乎日之纯阳者，似为有间。故肺曰牝脏，为阳中之阴。若阴中又分阴阳，则肾属人之水，故曰牝脏，阴中之阴也。肝属人之木，木火同气，故曰牡脏，阴中之阳也，脾属人之土，其体象地，故曰牝脏，为阴中之至阴也。

（8）《内经知要》（李中梓）：心肺为背之阳，肝脾肾为腹之阴，何也？心肺在膈上，连近于背，故为背之二阳脏。肝脾肾在膈下，附近于腹，故为腹之三阴脏。然阳中又分阴阳者，心象人身之日，故为阳中之阳；肺象人身之天，天体虽阳，色玄而不自明，包藏阴德，比之太阳有间；故肺为阳中之阴。

经要·西方通于肺

◎ 原文

西方白色，入通于肺，开窍于鼻，藏精于肺，故病在背，其味辛，其类金，其畜马，其谷稻，其应四时，上为太白星，是以知病之在皮毛也，其音商，其数九，其臭腥。

◎ 注疏

（1）《素问悬解》（黄元御）：肺主皮毛，故病在皮毛。

（2）《黄帝内经素问集注》（张志聪）：肺属金，故受西方之白色，入通于肺。鼻者肺之窍。秋气者病在肩背。金曰从革，从革作辛。乾为马，肺属乾金而主天。稻色白而秋成，故为肺之谷。金之精气，上为太白，三百六十五日一周天。肺主皮毛，故知病在皮毛。商主西方之音。金之成数也。

（3）《黄帝内经素问吴注》（吴崑）：肺主气，鼻其通息者。藏精于肺，是为魄也。上言秋气者病在背。金曰从革，从革作辛。肺有乾象，为金为马。稻之坚白象金。金之精气上为太白。皮毛象金之坚。其音商，金声也。金之生数四，成数九。气因金变则为腥。

（4）《黄帝内经素问直解》（高世宗）：西方白色，入通于肺，肺属金，受西方之白色也。开窍于鼻，藏精于肺，肺开窍于鼻，而鼻复藏精于肺也。肺主气，气为阳，背亦为阳。《灵枢·经脉》论云：气盛有余，则肩背痛。故病在背。其味辛，从革作辛，金之味也。其类金，与有形之金同类也。其畜马，乾为马，金之畜也。其谷稻，稻色白而秋成，肺之谷也。其应四时，上为太白星，金之精气，上为太白星也。肺主皮毛，是以知病之在皮毛也。其音商，金音也。其数九，金之成数也。其臭腥，气因金变，则为腥也，此天地之五方、五色、五味、五畜、五谷、五星、五音、五臭，而收受于人之肺脏也。

（5）《黄帝内经素问注证发微》（马莳）：西方庚辛金，其色白。吾人之肺属金，故内入通于肺，而外则开窍于鼻。肺主气，鼻通气，故开窍于鼻，其精则仍藏之于肺耳。盖金精之气，其神魄所谓精者，魄也。肺在胸中，悬于背，背为胸中之腑，故病在背。《阴阳应象大论》曰：金生辛，辛生肺，故其味辛。肺主声而坚劲，故其类金。《易》以乾为金。乾为马，故其畜马。稻之性坚而色白，故其谷稻。金之精气上为太白星，故上应四时之星，当为太白星也。（太白星，三百六十五日一周天。）肺主身之皮毛，是以知病之在皮毛也。时至秋而肃杀，故在音则为商。（孟秋之月，律中夷则，大吕所生，三分减一，管率长五寸七分。仲秋之月，律中南吕，太簇所生，三分减一，管率长五寸三分。季秋之月，律中无射，夹钟所生，三分减一，管率长五寸。凡是三管皆金气应之。）地以四生金，而天以九成之，故其数九。凡气受金变则为腥，故其臭腥。肺之所收受者如此。

（6）《黄帝内经太素》（杨上善）：精，肺液也。肺为阳中之阴，在背，故病在背。《九卷》云：粳米味甘，黍味辛。此中稻辛。秋时上为太白星。皮毛在秋，故病在皮毛也。九为成数。

第二节　素问·阴阳应象大论第五

经要·肺应金

◎ **原文**

西方生燥，燥生金，金生辛，辛生肺，肺生皮毛，皮毛生肾，肺主鼻。其在天为燥，在地为金，在体为皮毛，在脏为肺，在色为白，在音为商，在声为哭，在变动为咳，在窍为鼻，在味为辛，在志为忧。忧伤肺，喜胜忧；热伤皮毛，寒胜热；辛伤皮毛，苦胜辛。

◎ **注疏**

（1）《素问悬解》（黄元御）：在天为燥，在地为金，在人为肺，肺者，人之燥金也。皮毛生肾，金生水也。喜胜悲，火克金也，热胜燥、苦胜辛亦同。

（2）《黄帝内经素问集注》（张志聪）：西方主秋金之令，故其气生燥。因气而生形。因形而成味。因味而生脏。因脏而生形。肺气主于皮毛，因金气而生肾。肺气通于鼻，肺和则鼻能知香臭，故肺主开窍在鼻。在天为气，在地成形，形气相感而化生万物，人为万物之灵。在体为皮毛，在脏为肺者，感天地之形气而化生也。肺金之色也。西方之音，轻而劲也。肺志在悲，故发声为哭。脏气变动，则及于喉而为咳。鼻者，肺之窍也。金之味也。精气并于肺则忧。过则损也。喜则气散，故能胜忧郁。秋令燥热，反伤皮毛。严肃之令复，则炎烁之气消。气主皮毛，辛散气，故伤皮毛。火味胜金也。

（3）《黄帝内经素问吴注》（吴崑）：西以金王，金气为燥。燥气生金。诸味入金，变而为辛，《尚书》：从革作辛。辛味养肺。肺之精气生养皮毛。皮毛生肾，金生水也。肺主气而鼻通息，故主鼻。其在天为燥，金气也。系质于地则为金。皮毛坚白，金之象也。五脏肺为金，象金色也。商为金音，轻而劲也。哀声也，肺主之。肺气不利则咳。肺息通于鼻。物由金变则味辛。深虑为忧，肺之志也。过于忧则伤肺。喜为心志，火能胜金，故喜能胜忧。热盛则皮瘁而毛落。水制火也。辛主发散，故过于辛者伤乎皮毛。苦为火味，故胜辛金。

（4）《黄帝内经素问直解》（高世宗）：西方生燥，天也。燥生金，金生辛，地也。辛生肺，肺生皮毛，人也。皮毛复有所生，故皮毛生肾。肺脏复有所主，故肺主鼻。神者，天之主也。其神在天为燥，则西方生燥，神之所在也；在地为金，则燥生金，神之所在也；在体为皮毛，在脏为肺，则肺生皮毛，辛生肺，亦神之所在也。至于在色为白，在音为商，在声为哭，在变动为咳，在窍为鼻，在味为辛，在志为忧，惟西方燥金之肺脏为然耳。

（5）《黄帝内经素问注证发微》（马莳）：西方主秋，秋气急切，故西方生燥金。燥则有声，故燥生金。金之性从革作辛，凡物之味辛者，皆金气之所生，故金生辛。人之五脏，惟肺属金，故辛生肺。肺主身之皮毛，故肺生皮毛。肾主水，金实生之，故皮毛生肾。肺主气，鼻通气，故肺主鼻。又尝即前所言者而极推之，其在天五气为燥，在地五行为金，在人五体为皮毛，在五脏为肺，在五色为白，在五音为商，在五声为哭，在五变为咳，在五窍为鼻，在五味为辛，在五志为忧。名虽万殊，理无二致，皆属于金而已。然本脏之太过者反有所伤，而唯本胜之所不胜者，为能胜之也。故在志为忧。忧之过者，则伤肺，惟心火之喜为能胜忧。在天为燥，燥之过者则热，热伤皮毛，惟北方之寒为能胜热。在味为辛，辛之过者则伤皮毛，惟火味之苦为能胜辛。此皆火能克金，故制其所胜者如此。

（6）《类经》（张景岳）：金王西方，其气化燥。燥则刚劲，金气所生也。洪范曰：金曰从革，从革作辛。故味辛者，皆金气之所化。辛先入肺也。肺主皮毛也。金生水也。鼻者肺之官也。气化于天，在西为燥。形成于地，在西属金。皮毛属众体之金。肺属五脏之金。白属五色之金。商属五音之金。悲哀则哭，肺之声也。邪伤于肺，其病为咳。肺之窍也。金之味也。肺之志也。金气惨凄，故令人忧。《宣明五气》篇曰：并于肺则悲。忧则气消，故伤肺也。喜为心火之志，能胜肺金之忧。喜则神畅，故胜忧也。热胜则津液耗而伤皮毛，火克金也。水制火也。辛能散气，故伤皮毛。苦为火味，故胜金之辛。

经要·天气通于肺

◎ 原文

天气通于肺，地气通于嗌。

◎ 注疏

（1）《素问悬解》（黄元御）：盖天地人同气，天气轻清，而通于肺；地气重浊，而通于嗌。

（2）《黄帝内经素问集注》（张志聪）：肺脏属乎乾金，位居至高，而主周身之气，故与天气相通。此复言非惟头之上窍通乎天。从腰以下以象地，而五脏六腑九窍六经，皆与天地之气相通。惟贤人能法天之纪，用地之理以治身，故灾害不能及也。嗌乃胃腑之门，主受湿浊之气以入胃，故与地气相通。《太阴阳明》篇曰：喉主天气，嗌主地气。

（3）《黄帝内经素问吴注》（吴崑）：天气，风寒暑湿燥热也。鼻受无形之天气，故天气通于肺。又乾为金，肺亦为金，同气相求，理之必致也。嗌，音益。地气，臊焦香腥腐也。口受有形之地气，斯皆地之所生，故通于嗌。又嗌为胃口，胃为土，同类相从，势之必致也。

（4）《黄帝内经素问直解》（高世宗）：人身配天象地，而天地之气亦通于人，肺位居高，主周身之气，而天气与之相通。嗌，咽嗌也。嗌受水谷，下接胃口，而地气与之相通。

（5）《黄帝内经素问注证发微》（马莳）：然人所同于天地者，不宁唯是，人之五脏上通于喉咙，其气至清，吾人之声音，从此而发。《灵枢·忧恚无言》少师曰：喉咙者，气之所以上下者也。俗云"气喉"是也。此喉在前通于五脏，凡声音之出入；有会厌以为之开阖，若饮食入于咽喉者，经此而过，亦赖会厌以为之遮闭。唯肺为五脏之华盖。而上天之气至清者也，乃于吾肺而相通焉。《六节藏象论》岐伯曰：天食人以五气。又曰：五气入鼻，藏于心肺，上使五色修明，声音能彰。《五脏别论》亦云：五气入鼻，藏于心肺。心肺有病，而鼻为之不利也。人之六腑，上通于咽喉。咽喉者，即嗌也。吾人之饮食从此而入，《灵枢·忧恚无言》少师曰：咽喉者，水谷之道路也。俗云"食喉"是也，名曰嗌。此喉在后，通于六腑。唯咽喉为水谷之道路，而地气至浊者也，乃与此嗌而相通焉。

（6）《黄帝内经太素》（杨上善）：肺为四脏上盖，是人之天，故天气通肺也。咽中入食，以生五脏六腑，故地气通咽也。**平按：咽，《素问》作嗌。**

（7）《类经》（张景岳）：天气，清气也，谓呼吸之气。地气，浊气也，谓饮食之气。清气通于五脏，由喉而先入肺。浊气通于六腑，由嗌而先入胃。嗌，咽也。《六节藏象论》曰：天食人以五气，地食人以五味。五气入鼻，藏于心肺；五味入口，藏于肠胃。《太阴阳明论》曰：喉主天气，咽主地气。其义皆同。嗌音益。

第三节 素问·灵兰秘典论第八

经要·肺者相傅之官

◎ **原文**

肺者，相傅之官，治节出焉。

◎ **注疏**

（1）《黄帝内经素问集注》（张志聪）：位高近君，犹之宰辅，主行荣卫阴阳，故治节由之。

（2）《黄帝内经素问吴注》（吴崑）：相，去声。位高非君，犹之宰保相傅也。主行荣卫，犹之调燮阴阳而赞化理，故曰治节出焉。

（3）《黄帝内经素问直解》（高士宗）：肺者，相傅之官，治节出焉。相，去声。位高近君，犹之相傅之官，受朝百脉，故治节由之出焉。

（4）《素问注证发微》（马莳）：肺与心皆居膈上，经脉会于太渊，死生决于太阴，故肺为相傅之官，佐君行令，凡为治之节度，从是而出焉。《刺禁论》以父母比心肺，乃曰膈肓之上，中有父母。而此则以君相比心肺，其尊同矣。《五癃津液别》篇云：五脏六腑，肺为之相。

（5）《内经知要》（李中梓）：位高近君，犹之宰辅，故为相傅之官，肺主气，气调则脏腑诸官听其节制。无所不治，故曰治节出焉。

（6）《类经》（张景岳）：肺与心皆居膈上，位高近君，犹之宰辅，故称相傅之官。肺主气，气调则营卫脏腑无所不治，故曰治节出焉。节，制也。相，去声。

◎ **述评**

肺为相傅之官，是运用古代官制文化现象解释人体脏腑功能与地位的结果，以比喻的方法说明十二官功能差异和地位之不同。相位于君之下，"傅"同"辅"，相傅具有辅助君主行使职权、治理国家的作用。人体之君为心，主宰整体生命活动；肺为相傅，主气司呼吸，主行水，朝百脉，主治节，犹如相辅君治理国家，肺辅助心脏治理和调节全身气、血、津、液及各脏腑组织生理功能活动。

肺主治节，是对肺脏功能的一种高度概括。古今医家对"治节"之意的观点并不一致，主要有以下几种。

一是治理调节之意。较为普遍的观点认为，肺通过调控一身气、血、津、液而治理调节全身生理活动。具体从以下四个方面体现。①肺主呼吸之气，肺呼吸运动的节律，一呼一吸，吐故纳新，对保证肺呼吸的均匀和调有着极为重要的作用。②肺调节一身气机，使一身之气升降出入有序，从而调节各脏功能。张景岳《类经·藏象类》曰："肺主气，气调则营卫脏腑无所不治。"③肺朝百脉，助心行血，推动和调节全身血液的运行，所谓"气行则血行"。④肺气宣发肃降，调节全身水液的输布、运行和排泄。以上作为主流观点被多数教材采纳。在这个含义的基础上，还有人提出治节有"安定有序"之意，肺的治理调节，可使全身功能活动和气血运行达到"安定有序"的生理状态。

二是节律、节奏之意。这是任应秋1973年讲《黄帝内经》时提出来的。之后有学者解读"治"为协调、平衡，"节"是节奏、节度之意，认为肺主治节，就是指肺的呼吸节律，可以调节其他脏腑气血的节律，使人体整体趋向协同有序。李如辉等提出，肺主治节的含义是肺参与主持正常的生理节律（或比例），包括呼吸节律、心搏节律（心率与呼吸频率之间的比例）、卫气节律与寤寐节律。这一解释从文字、语境的角度而言，较为符合《素问·灵兰秘典论》的原意。但将肺主治节，调理生命节律的范围扩展到二便的排泄，胃肠的虚实交替，妇女月事的盈亏，难免有过度解释之嫌。另外，还有学者将上述两种观点综合起来，相互弥补不足之处，提出肺主治节是对肺的相关功能的节律性、周期性的概括。不足之处在于没有深入阐述其中的联系。

三是治理关节的意思。有研究者在分析了"节"与四肢关节及节气之间的联系，提出"治节"一词可以理解为使"节"的生理功能处于一种安定和谐的状态，而这种关节安定和谐的状态由肺所主，会因肺失清肃，主治节功能失常引发骨关节病证。

四是主治气节之意。叶发期考证"节"的原义和诸多引申义，从原文语境中类比推理，认为"节"在"季节、气节、节律"含义范围内。之后又在这一范围内认定肺主气节，即肺通过与天相应，感知天气季节之变化并传之于心及其余各官，使各官生理规律与天相应。主节律只是主气节的具体表现。这一观点尽管以天人合一思想将人体与自然节气相关联，但也只是理论解释，临床实际意义不多。

第四节 素问·六节藏象论第九

经要·五气入鼻，藏于心肺

◎ **原文**

五气入鼻，藏于心肺，上使五色修明，音声能彰。

◎ **注疏**

（1）《重广补注黄帝内经素问》（王冰）：心炎面色，肺主音声，故气藏于心肺，上使五色修洁分明，音声彰著。气为水母，故味藏于肠胃，内养五气，五气和化，津液方生，津液与气相副，化成神气，乃能生而宣化矣。

（2）《黄帝内经素问集注》（张志聪）：天位居高而包乎地之外，故五气从外窍而内入于心肺，心肺居上，为阳也。心荣色而华于面，故使五色修明。肺主声，故音声能彰也。

（3）《黄帝内经素问吴注》（吴崑）：五者之气由鼻而入，藏于心肺之间，心肺得受天之五气，岂徒藏之，入通五脏，生五色而发五音，若人失养于天之五气，则必失色而丧音矣。相，去声。位高非君，犹之宰保相傅也。主行荣卫，犹之调燮阴阳而赞化理，故曰治节出焉。

（4）《黄帝内经素问直解》（高士宗）：藏，如字，下封藏同。气无形，故五气入鼻；气为阳，故藏于心肺。心荣色华于面，故上使五色修明；肺主气，出音声，故音声能彰，此气为阳而上通于神气也。

（5）《素问注证发微》（马莳）：其间阴阳所化者，万物有色，而草之五色有出于天成者，有出于人为者，极之而有不可胜视者也。万物有味，而草之五味有出于天成者，有出于人为者，极之而有不可胜美者也。惟人之嗜欲无穷，气味皆有以通之，故阳为气，气本于天，而上天之五气，乃天之所以食人者也。故五气入于鼻，以通于五脏，而藏于心肺，遂使五色修明，音声能彰矣。《灵枢·忧恚无言》云：喉咙者，气之所以上下者也。此乃入于鼻上，下于喉咙，而通于五脏者欤？

（6）《类经》（张景岳）：五气入鼻，由喉而藏于心肺，以达五脏。心气充则五色修明，肺气充则声音彰着。盖心主血，故华于面。肺主气，故发于声。

经要·肺为气之本，外应皮毛

◎ **原文**

肺者，气之本，魄之处也，其华在毛，其充在皮，为阳中之太阴，通于秋气。

◎ **注疏**

（1）《素问悬解》（黄元御）：肺藏魄而统气，故肺为气之本，魄之处也。肺主皮而营毛，故其华在毛，其充在皮。肺为辛金，金旺于秋，秋时三阳方降，三阴方升，故为阴中之少阴，通于秋气。

（2）《黄帝内经素问集注》（张志聪）：肺主气而藏魄，故为气之本，魄之处也。肺主皮毛，故华在毛，充在皮也。脏真居高而属阴，故为阳中之太阴，而通于秋气，秋主肺也。

（3）《黄帝内经素问吴注》（吴崑）：肺主气而藏魄，故曰气之本，魄之处也。皮毛者，肺之外候，故其华在毛，其充养在皮也。肺居阳部而王于秋，故为阳中之太阴，通于秋气。

（4）《黄帝内经素问直解》（高士宗）：肺者，脏之盖，受朝百脉，故为气之本；肺生气，而藏魄，故为魄之处也；肺合皮，其荣毛，故其华在毛，其充在皮；肺属秋金，故为阳中之太阴，通于秋气。

（5）《素问注证发微》（马莳）：以肺言之，《五脏生成》篇云：诸气者，皆属于肺。故吾身之气以之为本。肺藏魄，故魄以之为处；肺主身之皮毛，故其华在毛，其充在皮；肺与心居于膈上，皆属阳，而肺为阳中之阴，当为阳中之太阴也。自时而言，秋主金，肺亦属金，其通于秋气乎？

（6）《黄帝内经太素》（杨上善）：肺藏气，气舍魄，肺气虚则息利少气，实则喘喝胸凭仰息。

（7）《内经知要》（李中梓）：肺统气，气之本也。肺藏魄，魄之舍也。肺轻而浮，故其华其充乃在皮毛也。以太阴之经居至高之分，故为阳中之太阴而通于秋气也。

（8）《类经》（张景岳）：诸气皆主于肺，故曰气之本。肺藏魄，故曰魄之处。肺主身之皮毛，故其华在毛，其充在皮。肺金以太阴之气而居阳分，故为阳中之太阴，通于秋气。

第五节　素问·五脏生成第十

经要·肺合皮毛，其荣毛，其主心

◎ **原文**

心之合脉也，其荣色也，其主肾也。肺之合皮也，其荣毛也，其主心也。肝之合筋也，其荣爪也，其主肺也。脾之合肉也，其荣唇也，其主肝也。肾之合骨也，其荣发也，其主脾也。

◎ **注疏**

（1）《素问悬解》（黄元御）：肺主皮，气行皮里，毛者，气之外发，故合皮而荣毛；肺金制于心火，其不甚肃杀者，心制之也，故所主在心。肝主筋，爪者筋之余，故合筋而荣爪；肝木制于肺金，其不过发生者，肺制之也，故所主在肺。

（2）《黄帝内经素问集注》（张志聪）：肺主气，气主表，故合于皮。《伤寒论》曰：寸口脉缓而迟，缓则阳气长。其声商，毛发长，毛附于皮，气长则毛荣……《五运行大论》曰：北方生寒，寒生水，水生咸，咸生肾，肾生骨髓，髓生肝，肝生筋，筋生心，心生血，血生脾，脾生肉，肉生肺，肺生皮毛，皮毛生肾。此天乙生水，而五脏之相生也。《六微旨大论》云：帝曰：地理之应，六节气位何如？岐伯曰：相火之下，水气承之，水位之下，土气承之，土位之下，风气承之，风位之下，金气承之，金位之下，火气承之，君火之下，阴精承之。亢则害，承乃制，制则生化。故曰心之合脉也，肺之合皮也，言五脏之相生也。其主肾也，其主心也，言五脏之相成也。朱济公曰：先心而肺，肺而肝，肝而脾，脾而肾，乃归重于成欤。曰：然。

（3）《黄帝内经素问吴注》（吴崑）：肺为金，皮得金之坚，故为之合。其所荣养者毛。其所畏惮而为主者心也。

（4）《黄帝内经素问直解》（高士宗）：皮者肺之外合，故肺之合皮也。毛者肺之外荣，故其荣毛也。心者，肺之主，故其主心也。金受火制，则火有余，而土气旺，土旺则生金矣。

（5）《素问注证发微》（马莳）：吾身有皮，肺则合之，吾身有毛，肺则荣之，然肺属金，心属火，金之所畏者惟火，则肺之所主者惟心也，故曰其主心也。

（6）《类经》（张景岳）：肺属金，皮得金之坚，故合于皮。毛得皮之养，故荣于毛。五脏之应天者肺，故肺主皮毛。凡万物之体，其表必坚，正合乾金之象，所谓物物一太极也。金受火之制，故肺以心为主。

◎ **述评**

中医学以整体观看待肺与皮毛的紧密联系，理论表述为：肺在体合皮，其华在毛。皮毛，包括人体皮肤、黏膜、汗腺、毫毛组织，为人一身之表，具有防御外邪、调节津液代谢与体温，以及辅助呼吸的作用。合，有内外相合之意。脏居内，借助经络气血联系，外舍于一定的组织，通过相应组织的功能反映脏腑功能盛衰。肺合皮毛，即指肺与皮毛存在着相互为用的关系。一方面，肺对于皮毛而言，通过宣发将津液与水谷精微输于皮毛肌腠以荣养滋润，所谓"输精于皮毛"，同时宣散卫气于体表皮毛，发挥"温分肉、充皮肤、肥肌腠、司开阖"及防御外邪侵袭的作用。另一方面，皮毛汗孔之开合有助于肺气宣散，可调节呼吸，而且皮毛受邪，则内舍于肺，引起咳喘之肺病征象。治疗因外邪所致表证时，也常常将解表与宣肺之品并用。肺与皮毛共同完成吸入清气，排出浊气，体内外呼吸功能；主司汗孔开合，排泄汗液，散发热量和水分，维持机体温度湿度；输精于皮毛而起到润泽皮毛作用，抵御外邪侵袭，建立天然屏障。

《黄帝内经》有多处明确论及肺与皮毛之生理、病理关系的表述，大致有肺合皮毛、肺生皮毛、肺应皮毛、肺主皮毛四种。由于寓意不同，角度与内容亦不同。肺合皮毛，重在表述肺与皮毛在生理功能上的配合；肺生皮毛，突出肺对皮毛的主宰，强调肺"输精于皮毛"，以滋养润泽皮毛；肺应皮毛，从皮毛呼应肺的统领，配合肺的功能而言；肺主皮毛，则说明肺对皮毛的主宰，"主"概括了其他三者。另有研究提出，"肺合皮毛"与"肺主皮毛"可概括肺与皮毛的关系。"肺合皮毛"在古籍中较常见，而"肺主皮毛"多见于近代著作中。笔者认为，无论是从论证上，还是从实际应用上，

"肺合皮毛"更为妥当。

"肺主皮毛"理论研究在解释"皮毛"之义时，有学者认为"皮毛"不特指皮肤毛发，在抵御外邪时与"肌表"相似，指肺系的抗邪屏障，认为呼吸道黏膜和皮肤的免疫功能是一致的、协同的。这一点可从临床病证发生的因果与表现上得到验证。肺气虚证病理实质的实验研究中显示，肺气虚证时，鼻腔具有机械性防御功能的柱状纤毛细胞脱落增加，具有非特异性免疫功能的中性粒细胞减少，说明肺虚鼻窍失养，鼻黏膜受损，抗病能力降低，是肺虚易感的病理生理基础之一。从生理角度看，肺主皮毛的功能实际上是肺宣发卫气于肌表皮毛的生理基础。在病理上，肺气虚，肌腠失密，而易感外邪，或者表虚汗多，感受外邪，肺失宣肃。两种机制均以卫气的耗散为中介，可以说卫气失调是肺病影响皮毛，皮毛受邪内舍于肺的病理基础。有研究者从胚胎学角度分析，以肺与皮肤均从外胚层发展演化而来，说明肺生皮毛；根据人体硅元素主要分布在皮毛，说明肺与皮毛在结构上的联系，为"肺主皮毛"之观点提供了物质结构基础方面的佐证，并且指出，临床用驴皮熬制成阿胶以滋阴润肺，即为此理。有学者从肺气虚证患者鼻腔柱状纤毛细胞脱落增加和中性粒细胞减少（这些细胞均有防御和免疫功能），说明肺气虚的病理生理基础是免疫功能低下，再结合临床从皮、从外治疗慢性支气管炎、支气管哮喘获效，进一步证实了"肺主皮毛"的理论在临床实践中有着广泛的指导意义和实用价值。

经要·色味当五脏

◎ 原文

色味当五脏：白当肺、辛，赤当心、苦，青当肝、酸，黄当脾、甘，黑当肾、咸。故白当皮，赤当脉，青当筋，黄当肉，黑当骨。

◎ 注疏

（1）《素问悬解》（黄元御）：由五色而及五味，其于五脏配合相当，亦以类从，故五脏之各欲其本味者，此五味之所伤也。

（2）《黄帝内经素问集注》（张志聪）：当，承也，值也。谓色味之应五脏者，色外而味内也，故曰白当肺辛，言辛生肺而肺生白也。此复结五脏死生之色，生于五脏之气。五脏之神气，生于五味也。肺合皮，心合脉，肝合筋，脾合肉，肾合骨，此言生于心生于肺之色，承五脏之合，而见于外也。

（3）《黄帝内经素问吴注》（吴崑）：当，合也。故白当皮，赤当脉，青当筋，黄当肉，黑当骨。各合其类也。

（4）《黄帝内经素问直解》（高士宗）：合五色五味而总论之，则色味当五脏，白色当肺脏，其味辛。赤色当心脏，其味苦。青色当肝脏，其味酸。黄色当脾脏，其味甘，色当肾脏,其味咸。夫五脏藏于内,外合合于外,五色当五脏,心于外合当之,故白当皮,皮者肺之合。赤当脉,脉者心之合。青当筋,筋者肝之合。黄当肉,肉者脾之合。黑当骨,骨者肾之合。

(5)《素问注证发微》(马莳):此以五色、五味配五脏也。肺之味在辛,白色当之;心之味在苦,赤色当之;肝之味在酸,青色当之;脾之味在甘,黄色当之;肾之味在咸,黑色当之。不唯是也,肺之合在皮,白色当之;心之合在脉,赤色当之;肝之合在筋,青色当之;脾之合在肉,黄色当之;肾之合在骨,黑色当之。此所谓色味当五脏也。

(6)《类经》(张景岳):故心欲苦,合于火也。肺欲辛,合于金也。肝欲酸,合于木也。脾欲甘,合于土也。肾欲咸,合于水也。此五味之所合,五脏之气也。

经要·诸气者皆属于肺

◎ **原文**

诸脉者皆属于目,诸髓者皆属于脑,诸筋者皆属于节,诸血者皆属于心,诸气者皆属于肺,此四肢八溪之朝夕也。

◎ **注疏**

(1)《素问悬解》(黄元御):心主脉,血行脉中,故诸血皆属于心;目者,宗脉之所聚也,《灵枢·口问》语。故诸脉皆属于目,筋者,所以束骨而利机关也,《痿论》语。故诸筋皆属于节,脑为髓海,《灵枢·海论》语。故诸髓皆属于脑,膻中为气海,《海论》语。故诸气皆属于肺。此四肢八溪之朝夕也。朝夕与潮汐同。四肢八节,谓之八溪,血、气、脑、髓,朝(潮)夕(汐)灌注于此。

(2)《黄帝内经素问集注》(张志聪):此节论五脏经气之所循行,盖脏而经,经而气,气而色也。上焦开发,宣五谷味,熏肤充身泽毛,若雾露之溉,是谓气。五谷入胃,淫精于脉,肺居上焦,朝百脉而输精于皮毛,故主周身之气也。四肢,五脏经俞之所出也。八溪,即四肢股肱之肉,五脏元真之所通会也。此言五脏之经血总属于心,五脏之气总属于肺。经气循行于四肢八溪,注于目,会于脑,濡筋骨,利关节,朝夕循行,外内出入,如环无端者也。故善察色者,当知五脏之气,善诊脉者,当以五脉为始也。

(3)《黄帝内经素问吴注》(吴崑):肺藏气,故属之。此四肢八溪之朝夕也。四肢,两手足也。溪,肉之会也。八溪,每肢二溪也。朝夕,会也。古者君臣朝会谓之朝,夕会谓之夕。谓脉髓筋血气五者,与四肢八溪相为朝夕而会见也。

(4)《黄帝内经素问直解》(高士宗):诸气者,周身荣卫外内之气也,肺为脏长,受朝百脉,故诸气者皆属于肺。

（5）《素问注证发微》（马莳）：吾身诸气皆属于肺。《灵枢·本神》篇云：肺藏气。则气属于肺可知矣。

（6）《类经》（张景岳）：诸气者皆属于肺，《调经论》《本神》篇皆曰：肺藏气。《五味》篇曰：其大气之抟而不行者，积于胸中，命曰气海，出于肺，循喉咽，故呼则出，吸则入。此诸气之皆属于肺也。

◎ 述评

肺主气，源于《黄帝内经》"诸气者皆属于肺""肺者，气之本""肺藏气"之说，被认为是肺生理功能的概括。通常从两个方面解释肺主气的功能内涵，肺主呼吸之气和肺主一身之气。肺主呼吸之气，指肺有节律地收缩与舒张，吐故纳新，实现体内外气体的交换。这与西医学肺脏功能相似。在此基础上，肺主宰一身之气，包括肺主司一身之气的生成和运行，即肺通过呼吸作用参与气的生成和调节全身气机。这应该是认识、研究肺主气生理功能内涵的重点所在。

1. 肺主宰一身之气的生成

人的生命离不开气。从人身之气的来源看，大致有二：一是禀受于父母的先天之精气，二是包括饮食水谷精气和自然界清气在内的后天之气。自然之清气有赖肺的呼吸运动方能进入体内，为生成一身之气提供物质基础。李中梓《医宗必读》曰："肺为生气之源。"一身之气因来源组成、分布部位、功能的不同又分为元气、宗气、营气和卫气。人身最基本的气，其生成均与肺密切相关。

首先，在气的生成过程中，肺主要生成宗气。肺有节律地一呼一吸，将自然界清轻之气从鼻吸入肺，与中焦脾胃所运化的水谷精微之气融合，抟聚于胸中，形成宗气。《读医随笔·气血精神论》总结"宗气者，营卫之所合也，出于肺，积于气海"。故宗气是肺化合清气和水谷精气的产物。宗气赖肺呼吸清气而生，肺借吸入之自然清气，为一身之气提供物质基础，以化生宗气进而化生一身之气。宗气走息道以行呼吸，贯心脉以行气血，通达周身内外，又促进了一身之气的生成。

其次，肺参与营气与卫气的生成。营为阴，卫为阳，是一身之气阴阳相互关系之表达。营气与卫气都源于中焦脾胃运化的水谷精微，营偏于营养滋润，卫长于温煦与防御。《灵枢·营卫生会》云："人受气于谷，谷入于胃，以传于肺，五脏六腑，皆以受气，其精者为营，浊者为卫。"王洪图认为此段文字，结合了《经脉别论》"饮入于胃，游溢精气，上输于脾，脾气散精，上归于肺"的记述，说明脾胃运化的精微通过经脉传到肺脏，通过肺的宣发功能，将精微之气散于五脏六腑。早在1987年就有学者撰文言："营气和卫气均生成于肺，由水谷精微和自然界的清气在肺的作用下化合而成，脾胃中化生出的水谷精微只是合成营卫的原料，不经肺气化合，便不能称营气、卫气，营气生成于肺，非生成于中焦脾胃之中。"基于肺参与人体后天之宗气、营气、卫气及先天之元气的生成的理论，研究者还提出，肺当与脾同属"后天之本"。此说法将营卫之气的生成与肺关联，认为肺参与营卫之气的生成，确有新意。

最后，元气的生成也与肺相关。这可以从宗气的分布和作用看出来。宗气聚于胸中"气海"，借三焦为通道，自上而下，蓄积于下焦丹田（下气海），以资助先天之元气。先天与后天之气相合，形成一身之气。因而，当人体发生气虚病变，在后天也与肺的生理功能失常密切相关。

2. 肺调节一身之气的运动

肺有节奏地一呼一吸，体现出气的升降出入的运动，一身之气在肺呼吸运动的带动下，形成有序的升降出入节律。肺对呼吸之气的调节和主管，不但促进一身之气的生成，还调节着一身气机，维持着肺系统的协调有序。凡元气、宗气、营气、卫气，皆需通过肺的呼吸得以敷布。如张景岳所说："肺主气，气调则营卫脏腑无所不治。"肺对于一身气机的调节，主要动力便是肺气的宣发与肃降，肺之宣肃为气机之本。人体各脏腑活动之气和经络之气，都需借助肺的宣发肃降而实现升降出入，发挥各自特有的功能。一身之气皆受肺的统领，这一点在"肺主治节"功能和肺与肝在气机调节的功能配合上也有所体现。

肺主气的现代研究除理论内涵讨论以外，还集中于以现代医学进行诠释方面。代表性的有：北京中医药大学马淑然团队应用现代自组织理论，探讨肺主气的实质的研究。该团队认为，肺通过对人体之气的自主调节来维持机体反应性稳态，通过改变呼吸的节律和深度，改变机体宣发和肃降的程度、比例、方式等，从而根据机体需要调节人体之气的运动。而且肺还可以"调气以应秋"，通过前馈机制，维持机体预言性稳态。根据以上机制，提出肺主气的实质是肺对人体之气的自稳调节。免疫功能说是多数医者用来诠释肺主气功能的观点。由于皮肤与肺均由外胚层发育而来，二者建立了相应的联系，成为黏膜免疫与"肺卫相关"的相关性的依据，所以当肺卫气虚时，临床常见黏膜免疫低下的表现。此外，还有从细胞自噬机制探讨肺气虚与自噬在气化和防御功能方面的相关性，认为肺可能通过调节一身之气来影响自噬。

第六节　素问·诊要经终论第十六

经要·七月八月人气在肺

◎ **原文**

正月二月，天气始方，地气始发，人气在肝。三月四月，天气正方，地气定发，人气在脾。五月六月，天气盛，地气高，人气在头。七月八月，阴气始杀，人气在肺。九月十月，阴气始冰，地气始闭，人气在心。十一月十二月，冰复，地气合，人气在肾。

◎ **注疏**

（1）《素问悬解》（黄元御）：正月二月，风木发生，故人气在肝；三月四月，君火长育，故人气在心；土居五行之中，五月六月，己土湿动，故人气在脾，脾土左升，则地气乃高也；七月八月，戊土燥动，故人气在胃，胃土右降，则阴气始杀也；九月十月，燥金收敛，故人气在肺；十一月十二月，寒水封藏，故人气在肾；此皆刺禁之所也。旧本：三月四月，人气在脾；五月六月，人气在头；七月八月，人气在肺；九月十月，人气在心。与脏气法时全乖，今正之。

（2）《黄帝内经素问集注》（张志聪）：伯言春者，天气始开，地气始泄，而人气在肝，肝主东方寅卯木也，夫奇恒之势，乃六十首，盖以六十日而气在一脏为首，五脏相通，而次序旋转者也。三月四月，天地之气正盛，而人气在脾，辰巳二月，足太阴、阳明之所主也。生长之气，从地而升，故肝而脾，脾而直上于颠顶也。岁六甲而以五月六月在头者，只论五脏也。故曰奇恒五中，又曰章五中之情。按奇恒之道，论五脏之神气。五脏者，三阴之所主也，人气在头者，厥阴与督脉会于颠，与五脏合而为三阴也。三之气，乃少阳相火所主，相火者，即厥阴包络之火也。始杀者，气始肃杀也。申酉二月属金，而人气在肺。收藏之气，从天而降，肺属乾金而主天，为心脏之盖，故秋冬之气，从肺而心，心而肾也。少阴主冬令，故先从手少阴而至于足少阴。王氏曰：火墓于戌。冰复者，一阳初复也。地气合者，地出之阳，复归于地，而与阴合也。肾主冬藏之气，故人气在肾。

（3）《黄帝内经素问吴注》（吴崑）：方者，以时方春也，生物方升也，岁事方兴也。发，发生也。肝为木，受气于春，故人气在肝。正方者，以时正暄也，生物正升也，岁事正兴也。定发，一于生发也。脾为坤土，万物资生，天地方以发生为事，故人气在脾也。盛夏阳升之极，故人气在头以应之。清秋之令，阴，金气也，故始杀万物。肺为金，故人气在肺。去秋入冬，阴气始凝，地气始闭，阳气在中，人以心为中，故人气在心也。冰复者，冰而复冰，凝寒之极也。合，闭而密也。肾为寒水而主封藏，故人气在肾以应之。

（4）《黄帝内经素问直解》（高世宗）：春夏为阳，秋冬为阴。七月八月，天地之气自阳而始阴，故阴气始有肃杀之意。肺主秋金，故人气在肺。

（5）《黄帝内经素问注证发微》（马莳）：此举天气、地气、人气而言之，见人气所在，乃诊家之至要也。诊，视验也。方，正也。杀，肃也。伯言正、二月者，寅、卯月也。月建属木，木治东方，天气始正，地气始发，人气在肝，以肝属东方木也。三、四月者，辰、巳月也。月建属土与火，治东南方，天气正方，地气之发者已定，人气在脾，以脾属土，而土又生火也。五、六月者，午、未月也，月建属火，火治南方，天气已盛，地气已高，人气在头，头属南方火也。七、八月者，申、酉月也，月建属金，金治西方，天地之阳气已下，阴气已上，始皆肃杀，人气在肺，以肺属西方金也。

九、十月者，戌、亥月也。月建属水，阴气始冰，地气始闭，人气在心，阳气入脏也。十一、十二月者，子、丑月也，月建属水，水治北方，水已复凝，地气已合，人气在肾，以肾属北方水也。善诊者，当以是为法矣。

（6）《类经》（张景岳）：方，谓气方升也，岁方首也，人事方与也。发，万物发生也。肝属木，气应春，故人气在肝。正方，谓时气正升，岁事正新也。定发，专于发生也。此时天地之气，自下而升，土居升降之中而脾应之，故人气在脾。盛夏阳升之极，故人气应之在头。气升则物生，气降则物死。此时天气渐降，清秋当令，阴气始杀，万物人气自头而降，肺金应之，故人气在肺。自秋入冬，阴气始凝，心气始闭，阳气在中，故人气在心。复言其重，寒凝之甚也。斯时阳气深伏于下，故人气在肾。

◎ 述评

"五脏应时"是《黄帝内经》理论体系中的一个重要学术观点，也是中医藏象学说的核心内容。《黄帝内经》以"天人相应"思想将人体生命与自然阴阳联系起来，构建了中医学特有的五脏概念与脏腑理论，恽铁樵说："《内经》之五脏，非血肉之五脏，乃四时之脏。不明此理，则独处荆棘。"中医学的五脏，是在古代解剖认知的五脏本体结构基础上，赋予相应功能和属性，并与自然四时阴阳相统一的功能系统。四时，指一年之四季、一月之时日、一日之时辰等时令变化。五脏应时的核心观点是：人体五脏功能活动与自然四时之间存在协调共振的变化规律。因其对中医理论研究和临床诊疗、预防养生等各方面均有重要的指导意义，而一直是古今医者研究和探讨的内容。

"肺应秋"是五脏应时理论中一个重要组成部分。在《黄帝内经》的多篇论述中都有相似表述，如《素问·六节藏象论》云："肺者，气之本，魄之处也，其华在毛，其充在皮，为阳中之太阴，通于秋气。"《素问·金匮真言论》云："五脏应四时，各有收受乎？岐伯曰：有。东方青色，入通于肝……西方白色，入通于肺。"《素问·诊要经终论》云："七月八月，人气在肺。"应，通应，内外相应之意。肺应秋，顾名思义，就是肺的生理功能与自然秋季阴阳变化相通，呈现规律性的变化。高世宗曾注解此处，云："春夏为阳，秋冬为阴。七月八月，天地之气自阳而始阴，故阴气始有肃杀之意。肺主秋金，故人气在肺。"肺与秋同为阳中之少阴，五行均属金，肺为清虚之体，性喜清润，主肃降，与秋季气候清凉、干燥、肃杀、敛降的特点相通。生理上，秋季阴始出，气机内收而敛降，暑去凉生，草木皆凋；肺气清肃下降，同气相求，肺应秋气而旺。同时，阳随阴生，秋气凉爽同时变得干燥，肺气宣发布散，气血津液也相应收敛，从而外现口鼻、皮肤干燥少津之象。病理上，秋季凉燥之邪容易损伤肺津，引起口鼻干燥、干咳少痰、痰少而黏的肺燥证。换句话讲，肺脏的生理调节功能与秋天的气候生化特点相似，并且秋天的干燥气候又易伤肺，从而形成了"肺应秋"的理论。

近年来，在国家"973"项目的带动下，北京中医药大学中医学院学术团队对"肺应秋"理论采用文献整理分析、临床实践验证与实验实证等方法展开系统性研究，取得丰富的成果，也极大地推动了五脏应时理论的发展。现代研究在五脏应时实质探究的基础上，认为肺应秋的内涵包括：①肺是机体应时而变、在秋季起主要调节作用的时间调节系统。②肺在所应秋季，即当旺之季，并不是所有功能旺盛，而是顺应秋季的阴始生而肃降功能增强，并且处于五脏中的支配地位，发挥着对自身肺系统及其他四脏重要的调控作用。③在其他季节，肺处于从属地位，协助或抑制其他四脏以维持机体应时而变的调节稳态。由于肺在秋季肃降功能增强，而宣发卫气津液护卫肌表的功能相对低下，表现为机体免疫力降低，所以易发呼吸系统疾病。从现代研究结果来看，中医学的肺具有一套复杂的免疫防御功能，包括肺脏、呼吸道其他器官及人体整体调节系统（神经-内分泌-免疫）的部分功能。以上理论运用于临床实际，可有助于分析呼吸系统季节性发病规律的机制，秋季肺的肃降功能增强，气血津液过于内敛，宣发不足，卫外失司，可造成正气虚弱、津血不足。同时秋季燥气过甚，易损肺津而引起肺燥，表现出干咳少痰、鼻咽、肌肤毛发干燥，呼吸不利。机体免疫功能的相对低下，是肺系疾病在秋季高发的内在病理生理基础。治疗发生于秋季的肺系病证，要"因时制宜，以祛邪降肺为主，并酌情配以宣肺"，以恢复肺气的宣发肃降。此外，"肺应秋"理论的实验研究证实，在肺与秋的相应性及肺在秋季的适应性调控机制中，由松果腺随季节变化分泌的褪黑素是主要调节者，但不唯一。

第七节　素问·平人气象论第十八

经要·胃之大络贯膈络肺

◎ **原文**

胃之大络，名曰虚里，贯膈络肺，出于左乳下，其动应衣，脉宗气也。

◎ **注疏**

（1）《素问悬解》（黄元御）：胃之大络，名曰虚里，穴名。贯胸膈，络肺脏，出于左乳下，乃诸脉之宗气也。诸脉皆禀气于胃。乳之下，其动应衣，是宗气之外泄也。盖胃以下行为顺，下行则浊气全降，虚里不甚跳动。阳衰湿旺，胃土上逆，浊气不降，蓄积莫容，故其动应衣。此宗气升泄，不能下蛰也。

（2）《黄帝内经素问集注》（张志聪）：此言五脏之脉，资生于胃，而胃气之通于五脏者，乃宗气也。宗气者，胃腑水谷之所生，积于胸中，上出喉咙，以司呼吸，行于十二经隧之中，为脏腑经脉之宗，故曰宗气。胃之大络，贯膈络肺，出于左乳下，而动应衣者，乃胃腑宗气之所出，此脉以候宗气者也。杨元如曰：首句之其动应衣，跟着脉宗气而言，言乳下之应衣而动者，此宗气所出之脉也；后句之其动应衣，跟着宗气泄也而言，言动而应衣，此宗气外泄，盖动之甚矣。

（3）《黄帝内经素问吴注》（吴崑）：宗，尊也。土为万物之母，故胃为十二经之宗。

（4）《黄帝内经素问注证发微》（马莳）：此承上文而言五脏皆以胃气为本，故胃有大络，其脉气不同，而病死亦异也。人但知十二经及督任二经共十五络穴，以脾有公孙、大包二络故也，然脾以大包为大络，而不知胃络丰隆之外亦有大络曰虚里者，则不止于十五络，而当谓之十六络矣。此虚里者，贯膈络肺，出于左乳之下，其脉气动时，必至应衣，盖以宗气者即大气也，大气积于膻中，而与此相通也。若虚里之脉盛而发喘，或数而兼绝，则病当在胃之中；其脉结而且横，则内必有积，此脉之太过也；其脉绝而不至，则胃气已绝，所以谓之曰死，此脉之不及也。大凡左乳之下，其动应衣，正以宗气由此而泄，故衣为之动耳。前曰动衣，不至于动之甚，可以验宗气之动，而此曰动衣，则动之甚，而宗气之泄也，故谓之曰死。（乳下之动应衣者，予曾见其人，病终不治。）

（5）《黄帝内经素问直解》（高士宗）：五脏之脉，资生于胃，胃为中土，气通四旁，故胃之大络，名曰虚里。大络，胃外之络脉也。虚里，四通之义也。其络，中贯膈，上络肺，横出于左乳之下，其动则外应于衣，是经脉之宗气也。是知胃络，不但通四旁，贯膈络肺，而且合于宗气，此言胃络之平气也。

（6）《黄帝内经素问》（王冰）：胃之大络，名曰虚里，贯膈络肺，出于左乳下，其动应衣，脉宗气也。盛喘数绝者，则病在中；结而横，有积矣；绝不至曰死。乳之下其动应衣，宗气泄也。

（7）《黄帝内经太素》（杨上善）：下诊胃络之脉。虚音墟。虚里，城邑居处也。此胃大络，乃是五脏六腑所禀居处，故曰虚里。其脉出左乳下，常有动以应衣也。

（8）《类经》（张景岳）：土为万物之母，故上文四时之脉，皆以胃气为主。此言胃气所出之大络，名曰虚里，其脉从胃贯膈，上络于肺而出左乳之下，其动应于衣，是为十二经脉之宗，故曰脉宗气也。宗，主也，本也。盖宗气积于膻中，化于水谷而出于胃也。

第八节 素问·经脉别论第二十一

经要·肺朝百脉

◎ **原文**

脉气流经，经气归于肺，肺朝百脉，输精于皮毛。毛脉合精，行气于府。

◎ 注疏

（1）《素问悬解》（黄元御）：脉气流于十二经中，而十二经气，总归于肺，以气统于肺，十二经之气，皆肺气也。肺朝百脉，如天子朝会诸侯然。输精于皮毛，以肺主皮毛也。皮毛与经脉合精，行气于腑。

（2）《黄帝内经素问集注》（张志聪）：脉气者，水谷之精气，而行于经脉中也。经，大经也。言入胃之谷气，先淫气于脉，百脉之经气，总归于大经，经气归于肺，是以百脉之气，皆朝会于肺也，肺会皮毛，故复输精于皮毛。经云：血独盛，则淡渗皮肤，生毫毛。夫皮肤主气，经脉主血，毛脉合精者，血气相合也。六腑为阳，故先受气。**眉批：张兆璜曰：淡渗皮毛之血，与经脉之血相合，故曰毛脉合精。**

（3）《黄帝内经素问吴注》（吴崑）：言脉气流于诸经，经气上归于肺，肺居诸脏腑之上，为百脉之所朝宗，其精者输之于皮毛也。毛属肺气，脉属心血，毛脉合其精，则行气于玄府，是为卫气。玄府，腠理也。旧无玄字，崑僭增之。

（4）《黄帝内经素问直解》（高世宗）：脉气留经者，无形之脉气流入于经，而合有形也。经气归于肺者，经脉之气，肺居其首，故归于肺也。肺朝百脉者，肺受百脉之朝也。输精于皮毛者，皮毛受肺精之输布也。

（5）《黄帝内经素问注证发微》（马莳）：以心主脉也，心为诸经之君主，主夫血脉，脉气流于诸经，诸经之气归于肺，肺为五脏之华盖，所谓脏真高于肺，以行营卫阴阳，故受百脉之朝会，其精气运之于皮毛矣。以肺主皮毛也，肺曰毛，心曰脉，毛脉合精而精行于府，府者膻中也。《灵枢·五味》篇谓：大气积于胸中。《邪客》篇谓：宗气积于胸中。《刺节真邪》篇谓：宗气流于海者是也。膻中为府，其精气宗气最为神明，而司呼吸，行经隧，始行于手太阴肺经，通于心肝脾肾之四脏，而四脏之精，皆其所留，是气也，平如权衡，惟其始于手太阴肺经而行之，故气口者即手太阴经之太渊穴也，与鱼际相去一寸，又成寸口之名，真可以诊吉凶而决死生也。（《灵枢·小针解》篇以气口虚为当补，气口盛为当泻，则凡病皆以气口为主。）

（6）《黄帝内经太素》（杨上善）：肺朝百脉，十二经脉、奇经八脉、十五大络等络脉，皆集肺脉两手太阴寸口而朝之。

（7）《类经》（张景岳）：精淫于脉，脉流于经，经脉流通，必由于气，气主于肺，故为百脉之朝会。皮毛为肺之合，故肺精输焉。肺主毛，心主脉；肺藏气，心生血。一气一血，称为父母，二脏独居胸中，故曰毛脉合精，行气于府。府者，气聚之府也，是谓气海，亦曰膻中。

（8）《内经知要》（李中梓）：淫于脉者，必流于经，经脉流通必由于气，气主于肺，而为五脏之华盖，故为百脉之朝会。皮毛者，肺之合也，是以输精。毛脉合精，行气于府，肺主毛，心主脉，肺藏气，心生血，一气一血奉以生身，一君一相皆处其上，而行气于气府，即膻中也。

◎ 述评

在现行的《中医基础理论》教材中，"肺朝百脉"是"指全身的血液，都要通过经脉会聚于肺，经肺的呼吸进行气体交换，而后输布于全身，即肺气助心行血的生理功能"。"朝"，是朝会、朝向的意思。纵观古今的研究，对"肺朝百脉"含义的理解大致有三种不同观点，而关键之处在于对"朝"的解释。

第一种观点认为，"肺受百脉朝会"，将"朝"解释为"朝会、朝向"。这一观点源于唐代王冰对"肺朝百脉"的注解："经气归宗，上朝于肺，肺为华盖，位复居高，治节由之，故受百脉之朝会也。"其后滑寿、马莳、张景岳、李中梓等诸多医家均宗王氏之说，认为"肺受百脉之朝会"或"百脉朝肺"，肺通过朝百脉对气血的运行、精微的输布起重要作用。对"朝"字的注疏是从该字的本义，将原意为"早晨"的"朝（zhāo）"字，引申成为"朝（cháo）见、朝会"。例如当代学者郭霭春译云："脉气流行在经络里，而上归于肺，肺在会合百脉后，就把精气输送到皮毛。"《内经词典》"朝"字条："朝（cháo），聚会，使聚会……"在对"朝"持有相似观点的研究者中，亦有专门提出朝会的方向性问题者，其结论为：非"肺受百脉朝会"，而是肺朝会百脉，通过肺的宣发、肃降，将脾上输的谷食精微敷布到全身经脉。或将"肺朝百脉"理解为是肺对气的调摄，是体内外通过肺气的宣发肃降所进行的调节功能的补充，而且这种调摄作用是双向的，从而维持气血运行如环，循周不息。

第二种观点认为，"朝"应是潮汐之"潮"，二字音义相同，可通用，为潮动之意。《素问·五脏别论》篇中"此四肢八溪之朝夕也"可证。肺潮百脉，言肺通过其宣降作用，潮动百脉犹海水之奔腾潮汐以运行气血到全身各处。这就与其后的"输精于皮毛"之意相合，也是肺主治节的生理功能的具体体现。

第三种观点认为，"朝"是"调（tiáo）"的假借字，所以肺朝百脉当以"肺调百脉"来理解，指肺具有调节百脉及其脉内气血流行之功能。这一观点被批驳实无必要，因为在《黄帝内经》多篇论述中已有"调"，不必再假借。以上三种对"朝"字的解释，在本质上并不矛盾，只是各有侧重，且相互补充，实质都是对肺调节脉道、运行气血的高度概括，体现了肺与气血、肺与心和肺与脉之间的紧密关系。

关于"脉"的概念，在《黄帝内经》中有多处提及与解释。如《素问·脉要精微论》言："夫脉者，血之府也。"《素问·五脏别论》中将"脉"与脑、髓、骨、胆归为奇恒之腑，"皆藏于阴而象于地"。也就是说，从形态结构上看，脉是中空的，从功能而言，脉内藏血、运行血液，这个脉是血脉，大体相当于西医学之血管。但《灵枢·决气》有言："壅遏营气，令无所避，是谓脉。"再结合《灵枢·营卫生会》的记载："上注于肺脉，乃化而为血，以奉生身，莫贵于此。故独得行于经隧，命曰营气。"说明脉不仅指血脉、血管，还是营卫之气的循环轨道，是气与血运行的道路，这就应包括经络。因此，如果将肺朝百脉简单地理解为全身血液通过血脉（管）流向肺，经肺的呼吸作用进行气体清浊交换，而后再借助血脉运行于全身，这种观点难免被认为是带有强烈的西医学的心肺血液循环观点，看似是被西医学理论印证，使人容易接纳，但实际有从局部、从结构认识理解肺藏象之弊。

综上，肺朝百脉之含义还应从整体和功能的角度，以中医学"形而上"的思维特点来解释，是以肺主气，主宣发肃降为功能基础，将清气和水谷精微之气通过人体十二经脉、三百六十五络之气血，按清浊各司其属地布散至全身各个组织器官。因而"肺朝百脉"实质上是气对血的推动、化生，肺对心的功能辅助，肺对脉内气血运行的调摄，也是解释气与血、心与肺、肺与脉病变相互影响的生理基础。

经要·脾气散精，上归于肺

◎ 原文

饮入于胃，游溢精气，上输于脾。脾气散精，上归于肺，通调水道，下输膀胱。水精四布，五经并行，合于四时五脏阴阳，揆度以为常也。

◎ 注疏

（1）《素问悬解》（黄元御）：饮入于胃，化为精气，游溢升腾，上输于脾，脾气散此水精，上归于肺，肺气降洒，化为雨露，通调水道，下输膀胱，以成小便，此水滓之下传者。至其水精，则周流宣布，并行于五经之中，五脏之经。合于四时五脏之气，阴阳调适，揆度均平，以为常也，是气口尺寸之由来也。

（2）《黄帝内经素问集注》（张志聪）：入胃之饮，精气上输于脾，脾气散精，上归于肺，盖脾主为胃行其津液者也。肺应天而主气，故能通调水道，而下输膀胱，所谓地气升而为云，天气降而为雨也。水精四布者，气化则水行，故四布于皮毛。五经并行者，通灌于五脏之经脉也。《平脉》篇曰：谷入于胃，脉道乃行，水入于经，其血乃成。故先论食而后论其饮焉。五脏、五行之气也。揆度，度数也。总结上文，而言经脉之道，合于四时五行之次序，阴阳出入之度数，以为经脉之经常。

（3）《黄帝内经素问吴注》（吴崑）：脾虽具坤静之德，而有乾健之运，既得水谷精气，则散而升之，上归于肺，《灵枢》所谓上焦如雾是也。肺虽为清虚之脏，而有治节之司，主行营卫，通阴阳，故能通调水道，下输膀胱，《灵枢》所谓下焦如渎是也。夫既上升下降，由是水谷之精，四散而布，五经之气，一机流行，合于四时寒暑，符于五脏阴阳，揆度于造化盈虚，用为常道也。

（4）《黄帝内经素问直解》（高世宗）：上文言食，此则言饮。饮入于胃，与食不同，游溢胃腑之精气，而上输于脾。脾气散胃腑之精，而上归于肺。肺，天也。脾，地也。脾气散精，则地气上升，而通调水道矣。上归于肺，则天气下降，而下输膀胱矣。夫水道通调，则水精四布。下输膀胱，则五经并行。四布，则合天之四时。五经，则合人之五脏。故合于四时、五脏，四时之阴阳，即五脏之阴阳，五脏之阴阳，即四时之阴阳，故阴阳揆度，天人合一，以为人身经脉之常也。此饮入于胃，行散转输而为经脉之正也。

（5）《黄帝内经素问注证发微》（马莳）：然所食之谷有精气，则所饮之水亦有精气，方其饮入于胃，其精微之气游溢升腾，上输于脾，盖脾附于胃之右，比胃为上，故脾气散精，上归于肺，而肺行百脉，通调水道，下输膀胱，水精分布于四脏，五脏并行乎水精，真有合于四时五脏及古经《阴阳》《揆度》等篇之常义也。诊病者，可弗知钦？**按：饮入于胃以下，乃言饮而不言食。李东垣《脾胃论》、朱丹溪《纂要》不考上文为食，乃改为饮食入胃，则于下输膀胱，水精四布之义大背矣！殊不知上文之食含饮义，而下文之饮则难以兼食也。何诸书皆宗李朱而不考经旨者？皆谬矣！**

（6）《黄帝内经太素》（杨上善）：饮食入于胃，游溢精气，上输于脾。脾气散精，上归于脾肺，沟溢，通水处也。深八尺曰溢，四尺曰沟。饮食入胃，津液游于肺中，比之游溢。精气上输于脾，脾受气已，上输于肺。有字为溢，与溢同。从胃流气入脾，非散溢也。

（7）《类经》（张景岳）：游，浮游也。溢，涌溢也。水饮入胃，则其气化精微，必先输运于脾，是谓中焦如沤也。脾乃散气，上如云雾，而归于肺，是谓上焦如雾也。肺气营运，水随而注，故肺能通调水道，下输膀胱，是谓水出高原，下焦如渎也。水因气生，气为水母，凡肺气所及，则水精布焉。然水名虽一，而清浊有分。清者为精，精如雨露；浊者为水，水如江河。故精归五脏，水归膀胱，而五经并行矣。五经，五脏之经络也。若是则食饮精气，即得其滋养升降之宜，故四时五脏，皆合于阴阳揆度以为常也。

（8）《内经知要》（李中梓）：水饮入胃，先输于脾，是以中焦如沤也。脾气散精，朝于肺部，象地气上升而蒸为云雾，是以上焦如雾也。肺气营运，水随而注，故通调水道，下输膀胱，是以下焦如渎也。若气不能下化，则小便不通，故曰膀胱者，州都之官，津液藏焉，气化则能出矣。脉化气以行水，分布于四脏，则五脏并行矣。合于四时者，上输象春夏之升，下输象秋冬之降也。五脏阴阳者，即散精、淫精、输精是也。如是则不惩于道揆法度矣，故以为常也。

第九节　素问·脏气法时论第二十二

经要·肺宜食苦

◎ **原文**

肝色青，宜食甘，粳米牛肉枣葵皆甘。心色赤，宜食酸，小豆犬肉李韭皆酸。肺色白，宜食苦，麦羊肉杏薤皆苦。脾色黄，宜食咸，大豆豕肉栗藿皆咸。肾色黑，宜食辛，黄黍鸡肉桃葱皆辛。

◎ **注疏**

（1）《素问悬解》（黄元御）：五脏各有所发之色，宜之味。

（2）《黄帝内经素问集注》（张志聪）：夫精明五色者，气之华也……肺色白，其气主秋金之降令，而苦上逆，故宜食羊麦杏薤之苦，以收降其肺气。

（3）《黄帝内经素问吴注》（吴崑）：肝苦急，急食甘以缓之是也。心苦缓，急食酸以收之是也。肺苦气上逆，急食苦以泄之是也。脾苦湿，咸能泄湿，故食之。瓜果肉菜得盐而湿出，理可知矣。肾苦燥，急食辛以润之是也。

（4）《黄帝内经素问直解》（高世宗）：肺主秋，其色白。肺苦气上逆，急食苦以泻之，故宜食苦。稽其谷畜果菜，而合于苦之味，则麦羊肉杏薤皆苦。

（5）《黄帝内经素问注证发微》（马莳）：此承首节论五脏肝苦急，急食甘以缓之等义而详言之也。西方庚辛金，其色白，肺亦属金，故色亦白。肺苦气上逆，惟苦为能泄之，故宜食苦，凡麦、羊肉、杏、薤皆苦，皆可食也。彼补正气者，必有取于良药；治邪气者，必有取于毒药，此毒药之所以攻邪也。如金玉土石草木虫鱼鸟兽之类，皆有攻邪之药。《五运行大论》曰：大毒治病，十去其六；常毒治病，十去其七；小毒治病，十去其八。此皆所谓毒药也。又曰：无毒治病，十去其九，此所谓良药也。且粳米、小豆、麦、大豆、黄黍之五谷，所以养此元气也。桃、李、杏、栗、枣之五果，所以助此元气也。牛、羊、豕、犬、鸡之五畜，所以益此元气也。葵、藿、薤、葱、韭之五菜，所以充此元气也。此皆阳为气者，气归精而精归化；阴为味者，味归形而形归气。故合气味而服之，所以补精益气也。自毒药攻邪以下至此，其间谷、果、畜、菜各有五者，各有五味，各有散收、缓急、坚软之宜，在因四时五脏之病，随五味所宜以异用耳。盖至是而脏气法时之义无余蕴矣。

（6）《黄帝内经太素》（杨上善）：肺色白，宜食苦，麦、羊肉、杏，皆苦。肺者，金也。苦者，火也。火克于金也，以能克为资也。肾色黑，宜食辛，黄黍、鸡肉、桃，皆辛。肾者，水也。辛者，金也。金生于水，以母资子。

（7）《类经》（张景岳）：此下言脏气所宜之味也。《脏气法时论》曰：肝苦急，急食甘以缓之。即此意也。此下五节，仍与《脏气法时论》后文相同，见《疾病类》二十四。《脏气法时论》曰：肺苦气上逆，急食苦以泄之。

第十节　素问·宣明五气第二十三

经要·辛入肺

◎ **原文**

酸入肝，辛入肺，苦入心，咸入肾，甘入脾，是谓五入。

◎ **注疏**

（1）《素问悬解》（黄元御）：五味各有所入之脏。

（2）《黄帝内经素问集注》（张志聪）：东方生风，风生木，木生酸，酸生肝，故味之酸者，入肝以养肝气。西方生燥，燥生金，金生辛，辛生肺，故味之辛者，入肺以养肺气。南方生热，热生火，火生苦，苦生心，故味之苦者，入心以养心气。北方生寒，寒生水，水生咸，咸生肾，故味之咸者，入肾以养肾气。中央生湿，湿生土，土生甘，甘生脾，故味之甘者，入脾以养脾气。

（3）《黄帝内经素问吴注》（吴崑）：五味所入，各以类从，《易》所谓同气相求也。

（4）《黄帝内经素问直解》（高世宗）：地之五味，养人五脏，五味入五脏，是谓五入。

（5）《黄帝内经素问注证发微》（马莳）：此言五味各入五脏也。《阴阳应象大论》云：木生酸，酸生肝，金生辛，辛生肺，火生苦，苦生心，水生咸，咸生肾，土生甘，甘生脾。此酸之所以入肝，辛之所以入肺，苦之所以入心，咸之所以入肾，甘之所以入脾也。是五味随五脏而入，遂名之曰五入。

（6）《黄帝内经太素》（杨上善）：五味所入，酸入肝，辛入肺，苦入心，甘入脾，咸入肾，淡入胃，是谓五味。五味各入其脏。甘味二种，甘与淡也。谷入于胃，变为甘味，未成曰淡，属其在于胃；已成为甘，走入于脾也。

（7）《类经》（张景岳）：五味所入，酸入肝，酸化从木也。辛入肺，辛化从金也。苦入心，苦化从火也。咸入肾，咸化从水也。甘入脾，甘化从土也。是谓五入。五味各从其类，同气相求也。《九针论》仍有淡入胃一句。

（8）《内经知要》（李中梓）：夫五味入胃，各归所喜攻。酸先入肝，苦先入心，甘先入脾，辛先入肺，咸先入肾。久而增气，物化之常也，气增而久，天之由也。增气者，助其气也。如黄连之苦，本入心泻火，多服黄连，反助心火。故五味各归，久而增气，气增必天折，可不慎欤。

经要·肺恶寒

◎ **原文**

心恶热，肺恶寒，肝恶风，脾恶湿，肾恶燥，是谓五恶。

◎ **注疏**

（1）《素问悬解》（黄元御）：五脏各有所恶之气。本气无制，则反自伤，是以恶之。

（2）《黄帝内经素问集注》（张志聪）：心为火脏，故恶热。肺属清金，故恶寒。肝主风木，故恶风。脾为阴土，故恶湿。肾为水脏，故恶燥。三脏恶本气之胜，肺恶肾之寒，肾恶肺之燥，此亦阴阳变换之道，而肺肾子母之气，互为本末也。

（3）《黄帝内经素问吴注》（吴崑）：恶，俱去声，下同。热伤心，故心恶热。寒伤肺，故肺恶寒。风伤肝，故肝恶风。湿伤脾，故脾恶湿。燥伤肾，故肾恶燥。

（4）《黄帝内经素问直解》（高世宗）：恶，去声……寒气伤肺，故肺恶寒。

（5）《黄帝内经素问注证发微》（马莳）：恶，俱去声。此与《灵枢·九针论》同。此言五脏之性有所恶也……肺本属金，金之体寒，而受寒则病，故恶寒。

（6）《黄帝内经太素》（杨上善）：五恶：肝恶风，心恶热，肺恶寒，肾恶燥，脾恶湿，此五脏气所恶……《素问》曰：西方生燥，燥生于肺。若尔，则肺恶于燥。今此肺恶寒、肾恶燥者，燥在于秋，寒之始也；寒在于冬，燥之终也。肺在于秋，以肺恶寒之甚，故言其终；肾在于冬，以肾恶燥不甚，故言其始也。

（7）《类经》（张景岳）：肺恶寒，肺属金而主皮毛，金寒则病，故恶寒。

经要·肺为涕

◎ **原文**

心为汗，肺为涕，肝为泪，脾为涎，肾为唾，是谓五液。

◎ **注疏**

（1）《素问悬解》（黄元御）：五脏各有所化之液。

（2）《黄帝内经素问吴注》（吴崑）：心主血，汗者血之余，故汗为心液。涕出于鼻，肺之窍也，故为肺液。泪出于目，肝之窍也，故为肝液。涎出于口，脾之窍也，故为脾液。唾出于廉泉二窍，二窍挟舌本，少阴肾脉循喉咙，挟舌本，故唾为肾液。是谓五液。

（3）《黄帝内经素问直解》（高世宗）：化液者，水谷入口，津液各走其道。五脏受水谷之精，淖注于窍，化而为液也……涕出于鼻，肺所主也，故肺为涕。

（4）《黄帝内经素问注证发微》（马莳）：此言五脏各有其液也。饮食入胃，其精微之气有所化而为液者，在心为汗，故得热则汗出，心气有余也；在肺为涕，故鼻为肺之窍，涕出于肺也；在肝为泪，故目为肝之窍者，泪注于目也；在脾为涎，故唇口主脾者，涎出于脾也；在肾为唾，故齿为骨类者，唾生于齿也。是谓五脏之液也。

（5）《黄帝内经太素》（杨上善）：五液，心主汗，肝主泪，肺主涕，肾主唾，脾主涎，此五液所生。肺通于鼻，鼻中之液，谓之涕也。

（6）《类经》（张景岳）：五液者，阴精之总称也。本篇以溺、汗、泣、唾、水，故名为五。《宣明五气》篇曰：五脏化液，心为汗，肺为涕，肝为泪，脾为涎，肾为唾，是为五液。《决气》篇曰：精、气、津、液、血、脉，其辨有六。又道家曰：涕、唾、精、津、汗、血、液，其名则七。皆无非五液之属耳。

经要·肺藏魄

◎ 原文

心藏神，肺藏魄，肝藏魂，脾藏意，肾藏志，是谓五脏所藏。

◎ 注疏

（1）《素问悬解》（黄元御）：五脏各有所藏之神。

（2）《黄帝内经素问集注》（张志聪）：两精相将谓之神。是神乃阴精所生，而藏于心脏。朱永年曰：所生之来谓之精。又曰：神者，水谷之精气也。是先天所生之精，与后天水谷之精，而生此神，故曰两精相搏。并精而出谓之魄，魄乃阴精所生，肺为阴脏，故主藏魄。随神往来谓之魂，肝为阳脏，故主藏魂。所以任物谓之心，心之所忆谓之意，心生血脉，血生脾，故心之所之意而藏于脾也。心之所之谓之志，神生于精，志生于心，亦心肾交济之义。为五脏所藏之神。

（3）《黄帝内经素问吴注》（吴崑）：情之所主谓之神，并精而出入者谓之魄，随神而往来者谓之魂，心之忆念谓之意，专意不移谓之志。

（4）《黄帝内经素问直解》（高世宗）：除五脏，余藏，如字。言心肺肝脾肾，藏神魄魂意志，是谓五脏，而各有所藏也。

（5）《黄帝内经素问注证发微》（马莳）：此言五脏各有所藏之神也。神之所藏在心，以神属阳，心为牡脏，故藏之；魄之所藏在肺，以魄属阴，为牝脏，故藏之。

（6）《黄帝内经太素》（杨上善）：五脏，心藏神，肺藏魄，肝藏魂，脾藏意，肾藏精志。五脏，财浪反。肾有二枚，左箱为肾，藏志也；在右为命门，藏精也。**平按：五脏《素问》作五脏所藏。**

（7）《类经》（张景岳）：肺藏魄，精气之质地也。《本神》篇曰：并精而出入者谓之魄。

◎ 述评

肺藏魄是中医学"五脏藏神"理论内涵之一。《黄帝内经》将人体精神意识思维活动区分为神、魂、魄、意、志五种，并且分属于五脏，构建了中医学"五神脏"概念和理论体系，体现了中医学"形神合一"的基本理论与特点。魄，《说文解字》云："阴神也，从鬼白声。"《礼记外传》云："人之精气曰魂，形体曰之魄。"《左传·昭公七年》云："人生始化曰魄。"这些古代文献记述反映出魄有二义：一是指脱离了灵魂的躯壳，即形体；二是指依附于形体、在人出生时最先具备的本能，是属阴的神。与魄并称的魂，则为"阳气"（《说文解字》），人降生时先生成魄，然后魂附体则人活。孔颖达《左传注疏》曰："魂魄，神灵之名，本从形气而有；形气既殊，魂魄各异。附形之灵为魄，附气之神为魂也。"魂与魄都是人的精神、神志，是由神所主宰的精神活动。魄是指与生俱来的、形体本能的感知、运动能力，如张景岳所说："魄之为用，能动能作，痛痒由之而觉也。"也就是说人的触觉、视觉、听觉，对痒痛、冷热的知觉等都属于魄。而魂主要指非本能性的较高级的心理活动，类似思维、想象、决断和情感等。结合西医学理论，魄相当于人身非条件反射性的感觉和动作，是较为低级的神经精神活动。从阴阳动静来区分魂魄，则"魂阳而魄阴，魂动而魄静"。《医述》云："魂，阳也，肝主血而藏魂，阳入于阴也；魄，阴也，肺主气而藏魄，阴附于阳也。"魂与魄，二者一阴一阳，交互作用则产生神。即《灵枢·天年》所说："血气已和，荣卫已通，五脏已成，神气舍心，魂魄毕具，乃成为人。"

魄是以精为物质基础的与生俱来的生理本能。《灵枢·本神》曰："并精而出入者谓之魄。"吴崑注曰："肺主气，鼻其通息者。藏精于肺，是为魄也。"精是构成人体和维持人体各项生理功能的基本物质，精化为气，推动调节生命活动。人之始生，源于父母生殖之精，先天之精化先天之气，魄与精相合，依附于元气之中，又与精气出入游行于脏腑之间。精充气旺则魄健，先天之精赖后天之精补充而充盈，又可使魄强健稳定。张景岳曾详细解释了魄与精的密切关系："精与魄皆阴也，何谓魄并精出入。盖精之为物，重浊有质，形体因之而成也……精生于气，故气聚而精盈；魄并于精，故形强而魄壮。"另外，精藏于肾，生髓化气，肾中精气充盛，是魄功能发挥的重要条件。可见，魄神的作用与肾精有着一定联系。清代黄元御在《四圣心源》中说："精藏于肾，方其在肺，精未盈也，而先结其阴魄。"认为肺气始降，先生肺魄，降而不已，化生肾精。肺气充足，魄得以养，肺金从革，沉降收敛，滋养肾水，因此黄元御称"魄为精之始基"。

魄由肺藏，源于肺主气。《素问·六节藏象论》曰："肺者，气之本，魄之处也。"一方面，魄神藏于肺气，由肺气中的阴精所生，又以精气为载体，外可充盈四肢官窍，内则贯注脏腑经络。肺主司一身之气，气足精旺，则魄有所养，魄有所藏，气旺则魄旺。另一方面，宗气的作用和肺气宣降是肺藏魄的机制。肺之宣发肃降协调有序，肺的呼吸功能正常，吸入自然之清气，与中焦脾胃所化生的水谷精气相结合，抟聚于胸中形成宗气。宗气"贯心脉而行呼吸"，推动、调节人体呼吸、心跳、发声，以及肢体反应等与生俱来的生理本能，所以宗气的作用是魄神功能的体现，故有"气魄""魄力"等词语。若肺气不足，宗气虚衰，则言语无力，魄力不足。肺魄受伤则会神乱发狂，行为失常，皮毛憔悴，《灵枢·本神》中论述道："肺喜乐无极则伤魄，魄伤则狂，狂者意不存人，皮革焦，毛悴色夭，死于夏。"从这些记述中也能发现，魄的异常不仅会有精神病变，还会造成形体病变。据"肺藏气、气舍魄"理论，指导临床辨治魄病，多心肺、肺肾并治，立养气定魄或益气舍魄之法。

经要·肺主皮

◎ **原文**

心主脉，肺主皮，肝主筋，脾主肉，肾主骨，是谓五主。

肝脉弦，心脉钩，脾脉代，肺脉毛，肾脉石，是谓五脏之脉。

◎ **注疏**

（1）《素问悬解》（黄元御）：五脏各有所主之形。五脉各有所应之象。

（2）《黄帝内经素问集注》（张志聪）：五脏在内，而各有所主之外合。肺主气，气主皮毛，故肺合皮……谓人身之皮腠形层，各属五脏之所主。

五脏之脉，以应四时五行之象。秋令清肃，故象羽毛之清虚。

（3）《黄帝内经素问吴注》（吴崑）：谓之主者，存亡以之，治乱以之，各有所主，以为依归也。（肺脉毛）象羽毛之轻涩也。

（4）《黄帝内经素问直解》（高世宗）：言心肝脾肺肾，主脉皮筋骨肉，是五脏外合，而谓之五主也。言肝心脾肺肾，五脏之脉，应弦钩代毛石，四时五行之脉象也。天地之道，不外五行；人身形脏，不离乎气。承脏气法时而宣明五气者如此。

（5）《黄帝内经素问注证发微》（马莳）：此言五脏之所主也。按《痿论》曰：肺主身之皮毛，心主身之血脉，肝主身之筋膜，脾主身之肌肉，肾主身之骨髓。故脉之所主在心，皮之所主在肺，筋之所主在肝，肉之所主在脾，骨之所主在肾。是谓五脏之所主也。

此言五脏之脉象也。大义见《玉机真脏论》中。

（6）《黄帝内经太素》（杨上善）：五主，心主脉，肺主皮，肝主筋，脾主肌，肾主骨。

肝心脾三脉，《素问》《九卷》上下更无别名。肺脉称毛，又名浮，肾脉称石，又名营，是五脉同异。若随事比类，名乃众多也。

（7）《类经》（张景岳）：五脏所主，肺主皮，肺主皮毛，应金之坚而保障全体，捍御诸邪也。

五脉应象：秋当和软而兼毛。肺脉毛，脉来浮虚，轻如毛羽，其应秋。按《九针》论有与本篇稍异者，悉已采附前注中，其他相同之文俱不重载。

第十一节　素问·经络论第五十七

经要·经脉之色

◎ **原文**

帝曰：经之常色，何如？岐伯曰：心赤，肺白，肝青，脾黄，肾黑，皆亦应其经脉之色也。

◎ **注疏**

（1）《素问悬解》（黄元御）："随四时而行"者，秋冬寒盛，则营血凝滞，其色青黑；春夏热盛，则营血淖泽，其色黄赤也。（此段王冰分之为《经络论》，今正之。）

（2）《黄帝内经素问集注》（张志聪）：此言经脉应五脏，故有常色也。经，谓十二经脉。五脏具五色，亦皆应其经脉，而为青黄赤白黑之常色也。

（3）《黄帝内经素问吴注》（吴崑）：阴络，六阴之络。阳络，六阳之络。随四时而行者，春青，夏赤，长夏黄，秋白，冬黑也。

（4）《黄帝内经素问直解》（高世宗）：经脉内连脏腑，有五行之常色，而络脉则浮见于外，无有经常，而多变也。无常变，犹言变无常也……五脏应五色，如心色赤、肺色白、肝色青、脾色黄、肾色黑，此皆以五脏，而亦应其经脉之色，是为常也。

（5）《黄帝内经素问注证发微》（马莳）：（"此皆常色，谓之无病"八字，当在"随四时而行也"之下。）此言络脉无病之色有常，有病之色无常，皆异于经脉有常之色，而可以验病也。前篇言络脉之色多青则痛，多黑则痹，黄赤则热，多白则寒，五色皆见则为寒热等语，故帝以络脉之见五色所以异者问之。伯言经有常色者，心主赤，肺主白，肝主青，脾主黄，肾主黑，故筋脉之色与此相应也。络有不常而为变者，或五色各见，或五色俱见而无常者也。然而阴络之色与经相应，如太阴肺经之络，其色亦白；少阴心经、厥阴心包经之络，其色亦赤；太阴脾经之络，其色亦黄；厥阴肝经之络，其色亦青；少阴肾经之络，其色亦黑。故谓阴络之色应其经者是也。至于阳络之色变无常，不与经而相应，乃随四时而行，凡大肠、小肠、胃、胆、膀胱、三焦在春则皆青，在夏则皆赤，在至阴则皆黄，在秋则皆白，在冬则皆黑，不与阴经之络为一也。此乃阴络阳络之常色，无病之时如此。及其感邪为病之时，寒多则血气凝涩，则色青黑；热多则血气淖泽，淖泽则色黄赤；五色俱见者，谓之寒热兼也。所谓络有不常而为变者如此。

（6）《黄帝内经太素》（杨上善）：五脏五行之色皆合经脉，故经之色常也。

（7）《类经》（张景岳）：五脏合于五行，故五色各有所主，而经脉之色亦与本脏相应，是为经之常色。按此节但言五脏而不及六腑者，大都经文皆以五脏为主，言五脏则六腑在其中矣。凡三阴三阳十二经之常色，皆当以此类推。

第十二节　素问·调经论第六十二

经要·肺藏气

◎ **原文**

夫心藏神，肺藏气，肝藏血，脾藏肉，肾藏志，而此成形。

◎ **注疏**

（1）《素问悬解》（黄元御）：百病虽多，皆生于五脏也。夫心藏神，肺藏气，肝藏血，脾藏肉，肾藏志，此五神之生于五脏也。五神既具，则化五形，故志意一通，则外自皮肉筋脉，内连骨髓，而成身形，此五神之化五形也。既结此形，五脏之道，皆出于经隧之中，以行血气，血气不和，百病乃变化而生，是故百病之多，但守五脏之经隧焉。

（2）《黄帝内经素问集注》（张志聪）：此言五者之气，皆生于五脏，而五脏所藏之血气神志，以成此形。志意者，所以御精神，收魂魄，适寒温，和喜怒者也。志意通，内连骨髓而成身形五脏。上节言有形之五脏，以生无形之五志，此言无形之五志，以成有形之身形。五志者，心藏神，肝藏魂，肺藏魄，脾藏意，肾藏志也。张兆璜曰：阴阳者，血气之男女也；神志者，水火之精也，人秉阴阳水火而成此形。

（3）《黄帝内经素问吴注》（吴崑）：各字旧作此，僭改各。

（4）《黄帝内经素问直解》（高世宗）：下五藏，如字。百病之生，不外五脏，故皆生于五脏也。脏者藏也。肺藏气，则气有余不足，肺拟主也……合神气血肉志，而此成形，犹言此形乃成也。

（5）《黄帝内经素问注证发微》（马莳）：（"成身形五脏"之"五脏"二字，衍文。）此言人有虚实而生百病者，以血气之不和也。《灵枢·决气》篇云：两神相搏，合而成形，常先身生，是谓精；上焦开发，宣五谷味，熏肤充身泽毛，若雾露之溉，是谓气；腠理发泄，汗出溱溱，是谓津；谷入气满，淖泽注于骨，骨属屈伸泄泽，补益脑髓，皮肤润泽，是谓液……夫所谓神、气、血、肉、志者，皆藏之于五脏，而人之形始成焉。

（6）《黄帝内经太素》（杨上善）：肺藏气者，肺藏于气，气以舍魄。今藏气者，言其舍也。

（7）《类经》（张景岳）：正以见形成于外，神藏于内，惟此五者而已。志意通，内连骨髓，而成身形五脏。

第十三节　素问·五运行大论第六十七

经要·脾生肉，肉生肺

◎ **原文**

中央生湿，湿生土，土生甘，甘生脾，脾生肉，肉生肺。

◎ **注疏**

（1）《素问悬解》（黄元御）：人之合于湿土，湿土之生化如此。余同上文类推之。

（2）《黄帝内经素问吴注》（吴崑）：在原中央生生之理。明此者，可以治脾，可以补肺。

（3）《黄帝内经素问直解》（高世宗）：此则曰：在气为充，土气充于四旁也。

（4）《黄帝内经素问注证发微》（马莳）：中央主长夏，长夏者，主六月建未之月也。四阳尽见，二阴已生，阳上薄阴，阴能固之，蒸而为雨，其湿遂生，湿气熏蒸，浊者下凝，故湿生土。土气冲和，故土生甘。五脏唯脾属土，甘味主之，故甘生脾。脾之所属者肉，故脾主肉。肺属金，土生金，故肉生肺。

（5）《类经》（张景岳）：此中央之生化也。明此者，可以治脾补肺。

（6）《内经知要》（李中梓）：土生金也。

第十四节　素问·五常政大论第七十

经要·肺之应物

◎ **原文**

审平之纪，收而不争，杀而无犯，五化宣明，其气洁，其性刚，其用散落，其化坚敛，其类金，其政劲肃，其候清切，其令燥，其脏肺，肺其畏热，其主鼻，其谷稻，其果桃，其实壳，其应秋，其虫介，其畜鸡，其色白，其养皮毛，其病咳，其味辛，其音商，其物外坚，其数九。

◎ **注疏**

（1）《素问悬解》（黄元御）："肺其畏热"，金不胜火也。"九"者，金之成数。地四生金，天九成之。

（2）《黄帝内经素问集注》（张志聪）：金，兵象也。金气和平，故收而不争，天地之气，春生秋杀，杀而无犯，不残害于物也。金气清肃，故五化得之，咸有宣明。洁白，金之气也。刚坚，金之性也。万物散落，金之用也。其气收敛，秋之化也。五金之类，与之同类，坚劲肃清，金之政也。清切，秋之候也。在天为燥，金之令也。其脏为肺，肺畏热者，金畏火也。肺开窍在鼻。稻乃秋成之谷也。桃色白而有毛，肺之果也。坚壳之实，介甲之虫，皆感坚刚之气而生也。鸡性善斗，感肃杀之气也。肺主皮毛，故其养在皮毛。咳者，肺之病也。商主西方之音。辛乃金之味地。其于万物，咸如实壳虫介之外坚，九乃金之成数也。**眉批：促织好斗，亦感肃杀之气而生。**

（3）《黄帝内经素问吴注》（吴崑）：此金之平气所主也。音利而扬曰商。

（4）《黄帝内经素问直解》（高世宗）：金之平气曰审平。秋时收杀，金气主之，故审平之纪，收而不争，杀而无犯，金气平，则五行之化气皆平，故五化宣明。其气洁，金之净白也。其性刚，金之坚锐也。其用散落，金之肃杀也。其化坚敛，金之凝束也。其类金，凡有形之金皆其类也。其政劲肃，金之健利也。其候清切，秋时之气也。其令燥，燥为金之号令也。其脏肺，肺属金也。肺其畏热，金畏火也。其主鼻，鼻为肺窍也。稻米完而稻薪坚，故其谷稻。桃外壳而内肉白，故其果桃，桃，胡桃也。壳包乎外，金之介甲，故其实壳。秋风清切，故其应秋。介虫负甲而外坚，犹金之甲胄，故其虫介。鸡，支酉，属金，而喜斗，犹金之攻伐，故其畜鸡。白者金之色，故其色白。皮毛者肺之所主，故其养皮毛。其病咳，肺气不和也。辛者金之味，商者金之音。凡具金体之物，其外必坚。九者，金之成数也。

（5）《黄帝内经素问注证发微》（马莳）：金气之平，为审平之纪。收气者，金气也。杀气者，亦金气也。惟气得其平，故收而不争，杀而无犯，凡生、长、化、收、藏之五化，无不宣明。金之气洁，金之性刚，金之用则散落，金之化为坚敛。五行之金类同于金。金之政劲肃，金之候清切，金之令为燥。在人之脏属于肺，肺属金，金畏火，火主热，故畏热。鼻为肺窍，故其主鼻。在五谷为稻，在五果为桃，金性坚，其果实之壳当坚。在五时为秋，在五虫为介，在五畜为鸡，在五色为白，肺主皮毛，故所养者当在皮毛。皮毛不养则伤肺，故其病咳。在五味为辛，在五音为商。凡外得金之气者，其外必坚。（即上文实壳之义，主凡物言。）地以四生金，而天以九成之，故其数九。

（6）《类经》（张景岳）：金之平运，是曰审平。犯，谓残害于物也。金气清肃，故五化得之，皆以宣明。洁白莹明，金之气也。刚劲锋利，金之性也。散落万物，金之用也。收敛坚强，金之化也。诸金皆其类也。急速而严，金之政也。秋之候也。金之化也。肺属金也。热为火气也。肺之窍也。色白也。味辛也。凡物之皮壳皆坚，金刚居外也。金之王也。甲坚而固，得金气也。性好斗，故属金。《金匮真言论》木畜曰鸡，金畜曰马。白色属金也。肺金所主也。肺金病也。辛为金化也。商音属金，其声次浊。壳之类也。金之生数四，成数九。

第十五节　素问·至真要大论第七十四

经要·五味入胃，各归所喜

◎ **原文**

夫五味入胃，各归所喜，故酸先入肝，苦先入心，甘先入脾，辛先入肺，咸先入肾，久而增气，物化之常也。

◎ **注疏**

（1）《素问悬解》（黄元御）：不治其本，而治其标，愈治愈盛，是谓治其旺气。不治五味属者，不审五味的属何症之所宜也。五味入胃，各不归所喜，不审其宜，偏服此味，久而此气偏增，物化之常也。此气偏增，而久之不已，是年寿天折所由来也。

（2）《黄帝内经素问集注》（张志聪）：王，去声。此言气味之不可偏用者也。夫四时有寒热温凉之气，五脏有酸苦辛咸之味，五味四气，皆当和调而用之，若偏用，则有偏胜之患矣。故偏用其寒，则冬令之寒气王矣，是以服寒而反寒；如偏用其热，则夏令之热气王矣，是以服寒而反热，此用气之偏而不和者也。如偏用其苦，则苦走心而火气盛矣；如偏用其咸，则咸走肾而水气盛矣，此用味之偏而不调者也。凡物之五味，以化生五气，味久则增气，气增则阴阳有偏胜偏绝之患矣，盖甚言其气味之不可偏用者也。徐东屏曰：味久则增气，是寒热之气，更不可偏用。

（3）《黄帝内经素问吴注》（吴崑）：以五味治其所主，谓之味王。五味各入其所属，谓之味属。久而增气者，味为阴，五味各入其脏而泻其阴，阴泻则阳独亢，阳独亢则各显脏气，若增气焉，此物化之常也。久之脏气偏胜则有偏绝，有偏绝则有偏天，故味不可以偏胜，偏胜则反也。

（4）《黄帝内经素问直解》（高世宗）：故，旧本误攻，今改。

不治旺气，而五味之属，有以治之也。夫五味入胃，从胃而各归其所喜，故酸味先入肝，苦味先入心，甘味先入脾，辛味先入肺，咸味先入肾。味久而增其脏气，乃物化之常也；脏气增而日久，则此胜彼衰，乃天之由也。所以反热反寒，而病不愈也。

（5）《黄帝内经素问注证发微》（马莳）：五味入胃，各归于所喜攻之脏，故酸先入肝，苦先入心，甘先入脾，辛先入肺，咸先入肾，惟五味偏用，则五脏互伤。《生气通天论》曰：味过于酸，肝气以津，脾气乃绝；味过于咸，大骨气劳，短肌，心气抑；味过于甘，心气喘满，色黑，肾气不衡；味过于苦，脾气不濡，胃气乃厚；味过于辛，筋脉沮弛，精神乃央。故凡日久而增其气者，物化之常也。今服药气增，而又久服之，则药气偏胜者，必致脏气偏绝，而暴夭者有由然矣。

（6）《黄帝内经太素》（杨上善）：五味所喜，谓津液变为五味，则五性有殊，性有五行，故各喜走同性之脏。

（7）《类经》（张景岳）：酸辛甘苦咸，五味之正也，然味有厚薄优劣之殊，故五味之美，不可胜极。即此五色五味之变，已不可穷，而天地万物之化，又乌得而量哉？嗜欲不同，各有所通。物性不齐，各有嗜欲，声色臭味，各有相宜，故各有所通也。天食人以五气，地食人以五味。天以五气食人者，臊气入肝，焦气入心，香气入脾，腥气入肺，腐气入肾也。地以五味食人者，酸先入肝，苦先入心，甘先入脾，辛先入肺，咸先入肾也。清阳化气出乎天，浊阴成味出乎地，故天食人以气，地食人以味，此即天地之运，阳明之化，而入形之所以成也。

（8）《内经知要》（李中梓）：增气者，助其气也。如黄连之苦，本入心泻火，多服黄连，反助心火。故五味各归，久而增气，气增必夭折，可不慎欤。

第十六节　灵枢·经水第十二

经要·手太阴外合于河水，内属于肺

◎ **原文**

手阳明外合于江水，内属于大肠。手太阴外合于河水，内属于肺。

◎ **注疏**

（1）《黄帝内经灵枢集注》（张志聪）：夫三阴三阳，合天之六气，手足经脉，应地之经水，十二经脉外合于六气，内属于脏腑，是以手足之三阴三阳，外合于十二经水，而经水又内属于脏腑，此人之所以参天地而应阴阳也。

江水自西属之岷山发源，曲折万里，而东入于海。大肠传道水谷，济泌别汁，回肠十六折，而渗入膀胱，故手阳明外合于江水，内属于大肠。

河源发于星宿海，自乾位而来，千里一曲，故曰黄河之水天上来。肺属乾金而主天，为水之生源，故手太阴外合于河水，而内属于肺。**眉批：在地为河，在天为汉，黄河之水上通于天。**

（2）《黄帝内经灵枢注证发微》（马莳）：（浥，弥善切。漂，通合切。以，与已同。）此承上文而言十二经脉合十二经水之数也。伯以人身脏腑而合十二经水者，盖天位乎上为阳，地位乎下为阴，而人之腰以上象天，腰以下象地，故经水以东西南北，而分阴阳及阴阳中之阴阳，则人之脏腑，亦以东西南北而合十二经水也，所谓人与天地相参固如此。

（3）《黄帝内经太素》（杨上善）：河水出昆仑山东北隅，便潜行至葱岭于阗国，到积石山，东北流入海，过郡十六，行九千四百里也。

（4）《类经》（张景岳）：手阳明经内属大肠，常多血多气，故外合于江水。按江源出西蜀之岷山，今属四川省成都府茂州。其长万里，至吴地入海，此即所以限南北也。手太阴经内属于肺，常多气少血，肺为脏腑之盖，其经最高而朝百脉，故外合于河水。按河有两源，一出葱岭，一出于阗，合流东注蒲昌海，潜行地中，南出积石以入中国。

第十七节　灵枢·营气第十六

经要·谷入于胃，乃传之肺

◎ **原文**

黄帝曰：营气之道，内谷为宝。谷入于胃，乃传之肺，流溢于中，布散于外，精专者行于经隧，常营无已，终而复始，是谓天地之纪。

故气从太阴出，注手阳明，上行注足阳明，下行至跗上，注大指间，与太阴合，上行抵髀。从脾注心中，循手少阴出腋下臂，注小指，合手太阳，上行乘腋出颐内，注目内眦，上颠下项，合足太阳，循脊下尻，下行注小指之端，循足心注足少阴，上行注肾，从肾注心，外散于胸中。循心主脉出腋下臂，出两筋之间，入掌中，出中指之端，还注小指次指之端，合手少阳，上行注膻中，散于三焦，从三焦注胆，出胁，注足少阳，下行至跗上，复从跗注大指间，合足厥阴，上行至肝，从肝上注肺，上循喉咙，入颃颡之窍，究于畜门。其支别者，上额循颠下项中，循脊入骶，是督脉也，络阴器，上过毛中，入脐中，上循腹里，入缺盆，下注肺中，复出太阴。此营气之所行也，逆顺之常也。

◎ **注疏**

（1）《灵枢悬解》（黄元御）：营卫者，经络之气血，气行脉外曰卫，血行脉中曰营。营卫二气，皆水谷所化，故营气之道，以纳谷为宝。营气，血脉中之气也。谷入于胃，消化于脾，脾气散精，乃传之于肺。肺主气，气化津，津则流溢于中，气则布散于外。剽悍者，行于脉外，是为卫气；精专者，行于经隧，是谓营气。地道曰隧。《左传》曰："晋候请隧。"注"隧为地道"，以葬也。"经隧"，经中之道也。常营无已，"营"，行也。《诗》"营营青蝇"，注"营营，往来貌"。终而复始，是谓天地之纪也。

营气从手太阴肺经出，注手阳明大肠经，上行注足阳明胃经，下行至跗上，与足太阴脾经相合，上行抵脾。手之三阴，自胸走手，交手三阳；手之三阳，自手走头，交足三阳；足之三阳，自头走足，交足三阴；足之三阴，自足走胸，交手三阴。营气之行度如此。手太阴传于手阳明，足阳明传于足太阴，是太阴阳明之行度也。

从脾注心中，循手少阴心经，出腋，下臂，注于小指，合于手太阳小肠经；上行乘腋，出颇内（目下曰颇），注目内眦，（足太阳之晴明）上颠，下项，合于足太阳膀胱经；循脊，下尻（尾骶），下行注小指之端，循足心，注足少阴肾经，上行注肾。手少阴传于手太阳，足太阳传于足少阴，是少阴太阳之行度也。

从肾注心，外散于胸中，循手厥阴心主脉，出腋，下臂，出于两筋之间，入掌中，出中指之端，还注小指次指之端，合于手少阳三焦经；上行注膻中，散于三焦，从三焦注于胆，出胁，注于足少阳胆经；下行至跗上，复从跗上注大趾间，合于足厥阴肝经，上行至肝。手厥阴传于手少阳，足少阳传于足厥阴，此厥阴少阳之行度也。

从肝上注肺，上循喉咙，入颃颡之窍，究于畜门。（"究"，竟也。"畜门"，喉上通鼻之门也。）其支别者，上额，循颠，下项中，循脊骨，入尾骶，是督脉也；由尾骶入，前行，络阴器，上过毛中，入脐中，上循腹里，入于缺盆，是任脉也；自缺盆下注肺中，复出于手太阴。此营气之所行也，是经脉逆顺之常也。

（2）《黄帝内经灵枢集注》（张志聪）：此篇论营血行于经隧之中，始于手太阴肺，终于足厥阴肝，常营无已，终而复始，营血者，中焦受气取汁，化而为血，以奉生身，莫贵于此。故独行于经隧，名曰营气。盖谓血之气为营气也。流溢于中，布散于外者，谓中焦所生之津液。有流溢于中而为精，奉心神化赤而为血，从冲脉、任脉，布散于皮肤肌肉之外，充肤热肉，生毫毛，其精之专赤者，行于经隧之中，常营无已，终而复始。是谓天地之纪。**眉批：精专者，中焦之汁，即化而为赤，布散之血，流溢于下焦，水火交济而化赤者也。**故营气从手太阴肺脉，出注于手大指之少商，其支者，注于次指之端，以交于手阳明。上行于鼻交颛中，而注于足阳明胃脉。下行至足跗上之冲阳，注足大趾间，与足太阴脾脉，合于隐白。**眉批：此即经脉之所行也。**上行抵脾，从脾注心中，循手少阴之脉，出腋下之极泉，循臂注小指之少冲，合手太阳于小指外侧之少泽。上行乘腋，出颇内。注目内眦，而交于足太阳之晴明。上颠下项，循脊下尻，下行注足小趾之至阴。循足心之涌泉，注足少阴之经，上行注肾，从肾注心，散于胸中，而交于心主包络。**眉批：皆过经而交注。**循心主之脉，出腋下臂，出两筋之间，入掌中，出中指端之中冲，还注小指次指端之关冲，而合于手少阳之脉。上行注膻中，散于三焦，从三焦注胆，出胁，注足少阳之脉。下行至跗上，复从跗注大趾间之大敦，合足厥阴之脉。上行至肝，从肝复上注于肺，上循喉咙，入颃颡之窍，究于蓄门。"颃颡"，鼻之内窍。"蓄门"，鼻之外窍。**眉批：人之鼻，洞涕出不收者，颃颡不开，分气失也。**"究"，终也。其支别者，从肝脉上额循颠，与督脉会于颠顶，复下项中，循脊入骶，是督脉也。督脉之行于前者，络阴器，上过毛中，入脐中，上循腹里，入缺盆，下注肺中，复出循于太阴之脉，此营气之所行，外内逆顺之常也。"逆顺"者，谓经脉内外之血气，交相逆顺而行也。

夫营卫者，精气也，乃中焦水谷之精，生此营卫二气，清气行于脉中，浊气行于脉外，此营气与宗气，偕行于二十八脉之中，以应呼吸漏下者也。中焦之汁，化赤而为血，以奉生身，命曰营气。**眉批：血之气名营气。**此独行于经隧之血而名营气，营于十二经脉之中，始于手太阴肺，终于足厥阴肝，此与营卫之营气，循度应漏之不同也。是以本篇论营气之行，外营于十二经脉，内营于五脏六腑。其支者行于督脉，复注于肺中，而任脉及两跷不与焉。其营气、宗气，行于脉中，以应呼吸漏下者，行于二十四脉。并任督两跷，共二十八脉，以应二十八宿者也。

尚御公曰："营气、宗气，行于脉中者，应呼吸漏下，昼夜而为五十营也。营卫相将，偕行于皮肤肌腠之间者，日行阳二十五度，夜行阴二十五度，外内出入者也。本篇之营气，营于脉中，始于手太阴肺，终于足厥阴肝，昼夜只环转一周，是谓天地之纪。盖天道运行于地之外，昼夜只环转一周而过一度者也。再按《平脉》篇曰：'营卫不能相将，三焦无所仰。'夫营行脉中，卫行脉外，乃各走其道，外内逆顺而行者也。相将而行者，乃脉外之营，与卫气偕行于肌腠之间，故曰三焦无所仰。盖腠者肌肉之纹理，乃三焦通会之处，三焦之气，仰借营卫而游行也。"

莫云从问曰："脏腑之气本于五运六气之所生，营气之行，始于手太阴肺，终于足厥阴肝，与五行逆顺之理，不相符合，请详示之。"

曰："血脉生于后天之水谷，始于先天之阴阳，肺属天而主脉，其脉环循胃口，是以胃府所生之精血，先从肺脉而行腹走手，而手走头，头走足，而足走腹，脏腑相传，外内相贯，此后天之道也。以先天论之，肾主天一之水，心包络主地二之火，肝主天三之木，肺主地四之金，脾主天五之土，是以肾传之包络，包络传之肝，肝传之肺，肺传之脾，脾复传于少阴。少阴之上，君火主之，君火出于先天之水中，后天之太阳也，故复从手少阴心，而传于足少阴肾，肾主先天之水，肺主后天之气，督脉环绕于前后上下，应天运之包乎地外，血脉之生始出入，咸从天气以流行，故人之所以合于天道也。"

（3）《黄帝内经灵枢注证发微》（马莳）：此言营气之运行，一如宗气之所行也。（宗气所行之次，尽见于《经脉》篇。此篇论营气所行，与宗气无异，辞虽不同，而其次同也。）宗气者，大气也。大气积于胸中，出喉咙，司呼吸，以行经隧。始于手太阴肺经，终于肝经，积至一万三千五百息，脉行八百一十丈，如前篇五十营之所论者是也。营气者，阴气也。由中焦之气中有阴者，随中焦之气以降于下焦，而生此阴气，故谓之清者为营，又谓之营气出于中焦者是也。然此营气者，必成于水谷所化精微之气，故曰营气之道，谷气为实。非谷气不能生此营气，非营气不能生血也。道者，脉气所由行之经隧也。正以谷入于胃，则精微之气，即升之而为宗气者，由中焦传肺经之中府，以上云门，而行手太阴肺经，遂行手阳明大肠经、足阳明胃经、足少阴脾经、手少阴心经、手太阳小肠经、足太阳膀胱经、足少阴肾经、手厥阴心包络经、手少阳三焦经、足少阳胆经、足厥阴肝经，流溢于脏腑之中，布散于经脉之外。此营气者，阴性精专，必随宗气以运行于经隧之中，始于手太阴肺经，终于足厥阴肝经，终而复始，是谓天地之纪，亘万古而不易者也。试以其脉气之行，一如宗气所行者言之。

（4）《黄帝内经太素》（杨上善）：人之受气，受谷气也。肺以气，故谷之精气传之于肺。气传于脏腑，故脏腑皆受气于肺也。

（5）《类经》（张景岳）：营气之行，由于谷气之化，谷不入则营气衰，故云内谷为实。谷入于胃，以传于肺，清者为营，营行脉中，故其精专者行于经隧，常营无已，终而复始，以周流于十二经也。天地之纪，义见前章。内，纳同。此下言营气运行之次，即前十二经脉之序也，营气出于中焦，上行于肺，故于寅时始于手太阴肺经，出注中府，云门，下少商以交于手阳明商阳也。手阳明大肠经，循臂上行至鼻旁迎香穴，交于目下承泣穴，注足阳明胃经。下行至足跗，出次指之厉兑。其支者，别跗上，入大指出其端，以交于足太阴隐白也。足太阴脾经自足上行抵髀，入腹属脾，上膈注于心中，以交于手少阴经也。心脉发自心中，循手少阴经出腋下极泉穴，下臂注小指内侧少冲穴，出外侧以交于手太阳少泽也。手太阳小肠经，自小指上行，乘腋外，上出于颐内颧髎之次注目内眦，以交于足太阳睛明穴。颐音拙。足太阳膀胱经，过颠下项，循脊下尻，注小指端之至阴，循小指入足心，以交于足少阴之涌来，而上行注肾也。足少阴肾经，从足心上行入肾，注于心，外散于胸中，以交于手心主。其脉出腋下之天池下臂，出两筋之间，入掌中，出中指端之中冲也。手厥阴心主之支者，别掌中，还注无名指端，以交于手少阳之关冲，循臂上行注腹中，下膈散于三焦也。手少阳经自三焦注于胆，出胁肋间以交于足少阳经，上者行于头，起于目锐眦瞳子髎穴，下者至足跗，出小指次指端之窍阴穴也。足少阳胆经，支者别跗上，注大指间，以交于足厥阴之大敦穴，乃上行至肝上肺，上循喉咙之上，入颃颡之窍。究，深也。畜门，即喉屋上通鼻之窍门也。如评《热病论》启玄子有云：气冲突于蓄门而出于鼻。即此谓也。其支别者，自颃颡上出额，循颠以交于督脉，循脊下行入尾骶也。畜，臭同，许救切。督脉自尾骶前络阴器，即名任脉，上过阴毛中，入脐上腹，入缺盆，下肺中，复出于手太阴经。前经脉篇未及任督，而此始全备，是十四经营气之序。

第十八节　灵枢·脉度第十七

经要·肺和则鼻能知臭香

◎ **原文**

五脏常内阅于上七窍也，故肺气通于鼻，肺和则鼻能知臭香矣。

◎ 注疏

（1）《黄帝内经灵枢集注》（张志聪）：经脉为里，支而横者为络，络之别者为孙，盛而血者疾诛之。盛者泻之，虚者饮药以补之。**眉批：此申明脉度，与《营气》篇之行于络者不同也。**

此复论脏腑之气，通于脉外之皮肤七窍、以应天地之纪。阅，历也。五脏常内阅于七窍，是以五脏不和则七窍不通矣。

（2）《黄帝内经灵枢注证发微》（马莳）：七窍者，阳窍也。阳窍在于面部。（目二、鼻二、耳二、口舌一。若阴窍二，则前阴后阴，乃在下部者也，总名曰九窍。）五脏虽在内，而上通于七窍，故鼻为肺之窍，必肺和而后鼻能知香臭也。

（3）《黄帝内经太素》（杨上善）：肺脉手太阴正别及络皆不至于鼻，而别之入于手阳明脉中，上挟鼻孔，故得肺气通于鼻也。又气有不循经者，积于胸中，上肺循喉咙而成呼吸，故通于鼻也。鼻为肺窍，故肺气和者，则鼻得和气，故鼻知臭香。《素问》言有五臭，经无五香。香，脾之臭也。

（4）《类经》（张景岳）：阅，历也。五脏位次于内而气达于外，故闻于上之七窍如下文者。人身共有九窍，在上者七，耳目口鼻也；在下者二，前阴后阴也。《阴阳应象大论》曰：肺在窍为鼻，心在窍为舌，肝在窍为目，脾在窍为口，肾在窍为耳。故其气各有所通，亦各有所用，然必五脏气和而后各称其职，否则脏有所病则窍有所应矣。

第十九节　灵枢·营卫生会第十八

经要·营卫之行

◎ 原文

黄帝曰：愿闻营卫之所行，皆何道从来？岐伯答曰：营出于中焦，卫出于下焦。黄帝曰：愿闻三焦之所出。岐伯答曰：上焦出于胃上口，并咽以上，贯膈而布胸中，走腋，循太阴之分而行，还至阳明，上至舌，下足阳明，常与营俱行于阳二十五度，行于阴亦二十五度一周也，故五十度而复太会于手太阴矣。

◎ 注疏

（1）《黄帝内经灵枢集注》（张志聪）：下，当作上。

承上文之义，复问营卫相将之所行，皆何道从来而行于脉外也。夫清者为营，浊者为卫，此入胃水谷之精气，别出两行营卫之道。营行脉中，卫行脉外，乃精气也。中焦受气取汁，化而为血，以奉生身，莫贵于此，故独行于经隧，命曰营气。此血之气名营气，故曰营出中焦，与精气之稍有别也。《决气》篇曰：上焦开发，宣五谷味，熏肤充身泽毛，若雾露之溉，是谓气。《五味》篇曰："辛入于胃，其气走于上焦，上焦者，受气而营诸阳者也。"卫者，阳明水谷之悍气，从上焦而出卫于表阳，故曰卫出上焦。夫充肤热肉之血，乃中焦水谷之津液，随三焦出气，以温肌肉，充皮肤，故《痈疽》章曰：肠胃受谷，上焦出气，以温分肉，而养骨节，通腠理，中焦出气如露，上注溪谷而渗孙脉，津液和调，变化而赤为血，血和孙脉先满溢，乃注于络脉，皆盈，乃注于经脉，阴阳已张，因息乃行，行有经纪，周有道理，与天合同，不得休止。夫溪谷者，肌肉之分会也，是津液先和调于分肉孙络之间，变化而赤为血，血和而后孙络满溢，注于络脉经脉，故中焦之津液，化而为血，以奉生身者，谓血营于身形之肌肉也。独行于经隧，命曰营气，谓血注于孙脉经脉也。此血之气命曰营气，与应呼吸漏下之营气少（稍）别，故外与卫气相将，昼夜出入，内注于经脉，因息乃行；与天道之运行于外，而复通贯于中之合同也。余伯荣曰：此论营卫出于两焦，下节论上焦与营俱行，中焦蒸化营气，此节乃承上启下之文。

此复论三焦之所出，兼证营卫之生会。上焦出于胃上口者，上焦所归之部署也。并胃咽以上贯膈而布胸中，出走腋，下循太阴之云门中府之分而行，还至阳明之天鼎扶突而上至舌，复下于足阳明之分，常与营俱行于阳二十五度，行于阴亦二十五度一周也。故五十度而复大会于手太阴。盖从胸腋太阴之分而出行，故复大会于太阴也。夫手之三阴，从脏走手，足之三阴，从足走脏，营气行于二十八脉之中，二百七十息，以应漏下二刻为一周，则阴阳外内经脉脏腑，俱已循行，盖以一日分为昼夜而为五十营，非日行于阳而夜行于阴也。凡日行于阳二十五度，行子阴亦二十五度，乃营卫之行于脉外，阴阳出入者也。越人首设问难，即将经义混淆，而后人非之，后人又以营在脉中，行阳二十五度、行阴二十五度，是犹百步五十步相笑之故智耳。按《金匮要略》曰：若五脏元真通畅，人即安和，病则无由入其腠理。腠者，是三焦通会元真之处，为血气所注，理者，是皮肤脏腑之纹理也。

盖三焦乃初阳之气运行于上下，通合于肌腠，不入于经腧，是以上焦之气，常与皆俱行阳二十五度，行阴二十五度者，与充肤热肉之营血，间行于皮肤脏腑之纹理也。上焦出胃上口，上贯膈，布胸中，走腋，下至阳明。上至舌。此论上焦气之所出，与经脉之循臂肘，上肩肝，入缺盆、出耳频之不同也。眉批：**即三焦而申明营卫之所从来。手太阴主气，故营卫上焦之气俱从太阴而行。本经论营气则曰五十营，论卫气则曰日行阳二十五度，夜行阴二十五度。须腠理之中有营血所注。**再按三焦乃少阳之相火生于肾阴，从下而上，通会于周身之腠理，脏腑之募原，总属一气耳，归于有形之部署，始分而为三。气之在上者，即归于上部，主宣五谷之气味，即从上而出，熏肤充身泽毛。气之在中者，即归于中部，主蒸化水谷之津液而为营血，即从中而出，以奉生身。气之在下者，即归于下部。主济泌别汁，即从下而出，以行决渎。此气由阴而生，从下而上，归于上中下之三部，即从上中下而分布流行。马氏复以下焦之气升于中上，上焦之气降于中下。此缘不明经理而强为臆说也。**眉批：《平脉》篇曰：三焦不归其部。**

（2）《灵枢悬解》（黄元御）：中焦受气取汁，变化而赤，是谓血也。阳根于下也。卫出下焦，而中焦受谷，泌糟粕，蒸津液，出其精微，上注于肺，化而为血，以奉生身，则营亦出于上焦也。其实营卫皆出于中焦，无非水谷之所化也。上焦出于胃之上口，并咽喉，以上贯胸膈而布胸中，此上焦之部，宗气之所在也。其旁行者，外走两腋，循手太阴肺经之分而行，还至手阳明经，上至于舌，下交足阳明经，常与营气俱行于阳二十五度，行于阴亦二十五度，此昼夜之一周也。故五十度毕，明旦寅时而复大会于手太阴矣。以营气者，宗气之行于经脉者也，宗气位居上焦，故与营气俱行也。

（3）《黄帝内经灵枢注证发微》（马莳）：此言营卫之由生也。此言上焦乃宗气之所出，与营气同行于经隧之中也。帝问三焦之所出，而伯先以上焦答之。上焦者，即膻中也，（胸中）宗气积焉。其宗气受水谷精微之气，出于胃之上口，即上脘也。并咽以上，贯膈中，出喉咙，司呼吸，一呼脉行三寸，一吸脉行三寸，而布于胸中，即肺经之中府、云门也。走腋之侠白、尺泽，下臂之孔最、列缺、经渠、鱼际，又下大指之少商，此正循手太阴经之分而行，还至手阳明大肠经，上至舌，又下足阳明胃经。（又行脾，行心，行小肠，行膀胱，行肾，行心包，行三焦，行胆，行肝。）常与营气俱行于昼二十五度，行于夜二十五度，故五十度而复大会于太阴肺经矣。（《难经》营字下误多一卫字。）

（4）《黄帝内经太素》（杨上善）：夫三焦者，上焦在胃上口，主内而不出，其理在膻中；中焦在胃中口，不上不下，主腐熟水谷，其理在脐旁；下焦在脐下，当膀胱上口，主分别清浊，主出而不内，其理在脐下一寸。故营出中焦者，出胃中口也；卫出上焦者，出胃上口也。咽胃之际，名胃上口。胃之上口出气，即循咽上布于胸中，从胸中之腋，循肺脉手太阴行至大指次指之端，注手阳明脉，循指上廉，上至下齿中。气到于舌，故曰上至舌也。此则上焦所出与卫气同，所行之道与营共行也。**平按：布上《灵枢》《甲乙》有而字。还注阳明《灵枢》作还至阳明，《甲乙》作还至手阳明。注从胸中，从字袁刻作循。下足阳明，其脉还出侠口交人中，左之右，右之左，上侠鼻孔与足阳明合。足阳明下行至足太阴等，与营气俱行也。平按：下足阳明《甲乙》作下注足阳明。注交人中，交字袁刻误作夹。**营气行书，故即行阳也；行夜，故即行阴也。其气循二十八脉十六丈二尺，昼行二十五周，夜行二十五周，故一日一夜行五十周，平旦会手太阴脉也。一度有一周，五十周为日夜一大周矣。上焦卫气循营气行，终而复始，常行无已也。**平按：行于阳二句《甲乙》作行于阴阳各二十五度，一周也作为一周，故下有日夜二字，复下有始字。**

（5）《类经》（张景岳）：何道从来，言营卫所由之道路也。营气者，由谷入于胃，中焦受气取汁，化其精微而上注于肺，乃自手太阴始，周行于经隧之中，故营气出于中焦。卫气者，出其悍气之剽疾，而先行于四末分肉皮肤之间，不入于脉，故于平旦阴尽，阳气出于目，循头项下行，始于足太阳膀胱经而行于阳分，日西阳尽，则始于足少阴肾经而行于阴分，其气自膀胱与肾，由下而出，故卫气出于下焦……人身不过表里，表里不过阴阳，阴阳即营卫，营卫即血气。脏腑筋骨居于内，必赖营气以资之，经脉以疏之。皮毛分肉居于外，经之所不通，营之所不及，故赖卫气以之，孙络以濡之。而后内而精髓，外而发肤，无弗得其养者，皆营卫之化也。然营气者，犹天之有宿度，地之有经水，出入有期，营运有序者也。卫气者，犹天之有清阳，地之有郁蒸，阴阳昼夜，随时而变者也。卫气属阳，乃出于下焦，下者必升，故其气自下而上，亦犹地气上为云也。营本属阴，乃自中焦而出于上焦，上者必降，故营气自上而下，亦犹天气降为雨也。虽卫主气而在外，然亦何尝无血。营主血而在内，然亦何尝无气。故营中未必无卫，卫中未必无营，但行于内者便谓之营，行于外者便谓之卫，此人身阴阳交感之道，分之则二，合之则一而已。前第六章有按，当与此互阅。胃上口，即上脘也。咽为胃系，水谷之道路也。膈上曰胸中，即膻中也。其旁行者，走两腋，出天池之次，循手太阴肺经之分而还于手阳明。其上行者，至于舌。其下行者，交于足阳明，以行于中下二焦。凡此皆上焦之部分也。上焦者，肺之所居，宗气之所聚。营气者，随宗气以行于十四经脉之中。故上焦之气，常与营气俱行于阳二十五度，阴亦二十五度。阳阴者，言昼夜也。昼夜周行五十度，至次日寅时复会于手太阴肺经，是为一周。然则营气虽出于中焦，而施化则由于上焦也。

经要·中焦之所出

◎ **原文**

黄帝曰：愿闻中焦之所出。岐伯答曰：中焦亦并胃中，出上焦之后，此所受气者，泌糟粕，蒸津液，化其精微，上注于肺脉，乃化而为血，以奉生身，莫贵于此，故独得行于经隧，命曰营气。

◎ **注疏**

（1）《黄帝内经灵枢集注》（张志聪）：此论营出于中焦，中焦亦并胃中，在胃中脘之分，中焦所归之部署也。此所受气者，主泌水谷之糟粕，蒸精液，化其精微，上注于肺脉，奉心神化赤而为血，以奉生身，莫贵于此，故独得行于经隧，命曰营气，此津液化血而名营气也。**眉批：肺朝百脉，输精于皮毛。上注于肺乃化而为血，以奉生身，莫贵于此者，中焦之津液输于皮毛，变化而赤为血，充肤热肉以奉生身，血和则孙脉先满溢，乃注于络脉经脉，故独得行于经隧，谓营血先营于身形，而后行于经隧也。**

（2）《灵枢悬解》（黄元御）：中焦亦并胃中，出于上焦之后，后，下也。此中焦之部，中脘之分也。此所受于中宫之气者，泌其糟粕，泌，分也，泌糟粕者，犹酒既酿熟，与糟粕分别之也。蒸为津液，出其精微，上注于肺脉，化而为血，以奉生身，莫贵乎此，所谓中焦受气取汁，变化而赤，是谓血也，故独得行于经隧之中，命曰营气。

（3）《黄帝内经灵枢注证发微》（马莳）：此言营气出于中焦，乃化血而行经隧者也。营气者，阴气也，本属下焦，而由中焦之气降以生之，故曰营气出于中焦，是中焦之气亦并胃之中脘，出于上焦之下，此乃营气之所受也。营气泌别糟粕，蒸其津液，化其精微，随宗气以上注于肺，而行于十二经之中，凡心中所生之血，赖此营气而化，以奉养生活之身，乃至贵而无以尚焉者也，但阴性精专，故独得以行于经隧耳。此以卫气之在外者而较之，则营气在内，如将之守营，故名之曰营气者以此。《素问·生气通天论》云：阴在内，阳之守也。正谓此耳。

（4）《黄帝内经太素》（杨上善）：泌音必。中焦在胃中口，中焦之气，从胃中口出已，并胃上口，出上焦之后，□五谷之气也，泌去糟粕，承津液之汁，化其精微者，注入手太阴脉中，变赤称血，以奉生身。**平按：《甲乙》无黄帝曰至岐伯曰十四字。《灵枢》胃口作胃中。《灵枢》《甲乙》承津液，承字均作蒸。注五谷上原缺一字，依经文拟作受。**

（5）《类经》（张景岳）：胃中，中脘之分也。后，下也。受气者，受谷食之气也。五谷入胃，其糟粕、津液、宗气，分为三隧以注于三焦。而中焦者，泌糟粕，蒸津液，受气取汁，变化而赤是谓血，以奉生身而行于精隧，是为营气，故曰营出中焦。按下文云：下焦者，别回肠，注膀胱。然则自膈膜之下，至脐上一寸水分穴之上，皆中焦之部分也。泌，秘、弼二音。粕音朴。隧音遂，伏道也。

经要·下焦之所出

◎ **原文**

黄帝曰：愿闻下焦之所出。岐伯答曰：下焦者，别回肠，注于膀胱而渗入焉。故水谷者，常并居于胃中，成糟粕，而俱下于大肠，而成下焦，渗而俱下，济泌别汁，循下焦而渗入膀胱焉。

◎ **注疏**

（1）《黄帝内经灵枢集注》（张志聪）：下焦之部署，在胃之下口，别走于回肠，注于膀胱而渗入焉。故水谷者，常并居于胃中，成糟粕而俱下于大肠，就下焦之气，济泌别汁，循下焦之经，而渗入膀胱，气化则出矣。**眉批：回肠，大肠也，有九回，因以为名。下焦之络脉，下约膀胱。**

（2）《灵枢悬解》（黄元御）：下焦者，州都之会，水别回肠，注于膀胱，而渗入焉，此下焦之部，州都之会所也。故水谷者，常并居于胃中，既成糟粕，俱下于小肠，而成下焦。水谷齐下，谷滓传大肠，水滓别于大肠，渗而俱下，济泌别汁。（"济"，齐；"泌"，分也。言水谷自此齐分而别汁也。）循下焦而渗入膀胱焉。

（3）《黄帝内经灵枢注证发微》（马莳）：此言下焦之所司，见卫气之所生也。下焦者，在脐下一寸阴交之处，由上焦在膻中、中焦在中脘较之，而此则为下焦也。胃纳水谷，脾乃化之，化已入于小肠，小肠之下口在左，则膀胱相着，但膀胱无上口而有下口；在右则大肠接之。**按：《针灸聚英》言：回肠即大肠，当脐右。本经《肠胃》篇言：回肠当脐左。以义推之，应当脐右，其左字疑误。**此下焦之气，渣滓则别入于回肠，而在后以出之。水液注渗于膀胱，而在前以出之。故知水谷者，常并居于胃中，入小肠，成糟粕，以俱下于大肠。其精微之气，由上中二焦以降于此，而成下焦。若水液则渗而俱下，济泌别汁（别行水液之汁），循此下焦之气，而渗入膀胱焉。但此下焦之气，阴中有阳者，升于中上二焦，以生阳气，乃谓之卫气也，故命之曰卫气出于下焦耳。

（4）《黄帝内经太素》（杨上善）：回肠，大肠也。下焦在脐下，当膀胱上口，主分别清浊而不内，此下焦处也。济泌别汁，循下焦渗入膀胱，此下焦气液也。膀胱，尿脬也。

（5）《类经》（张景岳）：回肠，大肠也。济，犹醲，滤也。泌，如狭，流也。别汁，分别清浊也。别回肠者，谓水谷并居于胃中，传化于小肠，当脐上一寸水分穴处，糟粕由此别行回肠，从后而出，津液由此别渗膀胱，从前而出。膀胱无上口，故云渗入。凡自水分穴而下，皆下焦之部分也。按《三十一难》曰：下焦者，当膀胱上口，主分别清浊。其言上口者，以渗入之处为言，非真谓有口也。如果有口，则不言渗入矣。何后世不解其意而争言膀胱有上口，其谬为甚。三焦下义，详前十六。醲音筛。滤音虑。

第二十节　灵枢·五癃津液别第三十六

经要·肺为之相

◎ **原文**

五脏六腑，心为之主，耳为之听，目为之候，肺为之相，肝为之将，脾为之卫，肾为之主外。故五脏六腑之津液，尽上渗于目，心悲气并则心系急，心系急则肺举，肺举则液上溢。夫心系与肺，不能常举，乍上乍下，故咳而泣出矣。

◎ **注疏**

（1）《灵枢悬解》（黄元御）：心悲气并，系急肺举，液上溢于目则为泣。

（2）《黄帝内经灵枢集注》（张志聪）：此论五脏六腑之津液，上渗于目而为泣，由心悲肺举而出也。心为君主之官，乃五脏六腑之主。耳目者，上之空窍，津液之所注也。将相卫者，为君主之臣使也。肾主外者，肾主藏津液，所以灌精濡空窍者也。心悲气并者，心悲则脏腑之气，皆上并于心，听令于君主也。气并于心则心系急，心系急则肺举，肺乃心之盖也，肺举则液上溢，肺主气而水随气行也。心系与肺不能尽举，乍上乍下，下则为咳，上则泣出矣。

（3）《黄帝内经灵枢注证发微》（马莳）：此言五液之所由生也。人之所以有泣者，正以五脏六腑心为之大主，而耳目肺肝脾肾皆所以辅相此心者也。（大义见《素问·灵兰秘典论》十二官相使中。）故五脏六腑之津液尽上于目，如心悲气并，故心系急，肺叶举。液随之而上溢，此泣之所由出也。盖心系与肺不能尽举，本乍上而乍下者，今心系急而肺叶举，所以咳而泣出也。

（4）《黄帝内经太素》（杨上善）：呿，音去。身中五官所管津液并渗于目，为泣。呿者，泣出之时，引气张口也。**平按：举字《灵枢》作与，《甲乙》作急。《灵枢》呿作欷，《甲乙》同。泣出《甲乙》作涎出。**

（5）《类经》（张景岳）：五脏六腑，心为之主，耳为之听，目为之候，肺为之相，肝为之将，脾为之卫，肾为之主外。此二节言津液之为涕泣也。心总五脏六腑，为精神之主，故耳目肺肝肾，皆听命于心。是以耳之听，目之视，无不由乎心也。肺朝百脉而主治节，故为心之相。肝主谋虑决断，故为心之将。脾主肌肉而护养脏腑，故为心之卫。肾主骨而成立其形体，故为心之主外也。心为脏腑之主，故五脏之系皆入于心，心之总系复上贯于肺，通于喉，而息由以出。故心悲则系急而肺叶举，液即随之而上溢。然心系与肺本不常举，故有乍上乍下，当其气举而上，则为咳为泣也。凡人之泣甚而继以嗽者，正以气并于上而奔迫于肺耳。**按：《口问》篇曰：心者，五脏六腑之主也；目者，宗脉之所聚也，上液之道也；口鼻者，气之门户也。故悲哀愁忧则心动，心动则五脏六腑皆摇，摇则宗脉感，液道通，故涕泣出焉。**

第二十一节　灵枢·五阅五使第三十七

经要·鼻为肺之官

◎ **原文**

黄帝曰：愿闻五官。岐伯曰：鼻者，肺之官也；目者，肝之官也；口唇者，脾之官也；舌者，心之官也；耳者，肾之官也。

◎ **注疏**

（1）《黄帝内经灵枢集注》（张志聪）：官之为言司也，所以闻五嗅，别五色，受五谷，知五味，听五音，乃五脏之气，外应于五窍，而五窍之各有所司也。

（2）《黄帝内经灵枢注证发微》（马莳）：此言五官之所在也。肺在内，而鼻为之窍，所以司呼吸也，故为肺之官。肝在内，而目为之窍，所以别五色也，故为肝之官。脾在内。而口唇为之窍，所以纳五谷也，故为脾之官。心在内，而舌为之窍，所以辨五味也，故为心之官。肾在内，而耳为之窍，所以听五声也，故为肾之官。

（3）《类经》（张景岳）：鼻为肺之窍，目为肝之窍，口唇为脾之窍，舌为心之窍，耳为肾之窍。官者，职守之谓，所以司呼吸、辨颜色、纳水谷、别滋味、听声音者也。

第二十二节　灵枢·阴阳清浊第四十

经要·阴阳清浊

◎ **原文**

黄帝曰：愿闻人气之清浊。岐伯曰：受谷者浊，受气者清。清者注阴，浊者注阳。浊而清者，上出于咽；清而浊者，则下行。清浊相干，命曰乱气。

黄帝曰：夫阴清而阳浊，浊者有清，清者有浊，清浊别之奈何？岐伯曰：气之大别，清者上注于肺，浊者下走于胃。胃之清气，上出于口；肺之浊气，下注于经，内积于海。

黄帝曰：诸阳皆浊，何阳浊甚乎？岐伯曰：手太阳独受阳之浊，手太阴独受阴之清；其清者上走空窍，其浊者下行诸经。诸阴皆清，足太阴独受其浊。

◎ **注疏**

（1）《灵枢悬解》（黄元御）："干"，犯也。胃之清气，上出于口，所谓浊而清者，上出于咽也。肺之浊气，下注于经，内积于海，所谓清而浊者，则下行也。"海"，胃也。空窍，上焦诸官窍也。

（2）《黄帝内经灵枢集注》（张志聪）：六腑为阳，五脏为阴。六腑受谷者浊，五脏受气者清。故清者注阴，浊者注阳。浊而清者，谓水谷所生之清气，上出于咽喉，以行呼吸。清而浊者，肺之浊气，下注于经，内注于海。此人气之清浊相干，命曰乱气。莫仲超曰：上节言天下之众，皆有此乱气，谓人合天地之清浊也。故复曰：愿闻人气之清浊。

此论人合天地之气也。大别者，应天地之大而有别也。天清地浊，而上下气交，故浊者有清，清者有浊，而人亦应之。肺属天而阳明居中土，故清者上注于肺，浊者下走于胃，此清浊之上下也。然浊者有清，胃之清气上出于口。口鼻者，气出入之门户，此胃腑水谷之浊，生此清气，上出于口以司呼吸，而应开阖者也。

清者有浊，肺之浊气下注于经，内积于海，肺为精水之原，清中所生之津液，流溢于下，**眉批：有形者浊，无形者清。** 即所谓谷入于胃，乃传之肺，流溢于中，布散于外。精专者，行于经隧，下注于经者，行于经隧也。流溢于中者，内积于海也。海者，下焦精髓之海也。此阴阳清浊之气交也。

朱济公曰：天为阳，地为阴，天一生水，地二生火，火为阳，水为阴，故清者有浊，浊者有清。

诸阳皆浊，而手太阳独受其浊之甚。盖手太阳小肠，主受盛胃腑之糟粕。有形者皆浊，而糟粕为浊之甚者也。**眉批：津液胆汁皆属有形。** 诸阴皆清，而手太阴为五脏之长，华盖于上，故手太阴独受阴之清。空窍者，皮毛之汗空也。手太阴主周身之气，走于空窍，以司呼吸开阖，应天之道也。**眉批：以阴阳清浊分上下，故曰上走孔窍。** 小肠受虚糟粕济泌别汁，化而为赤，下行于十二经脉，应地之道也。脾为仓廪之官，主输运胃腑水谷之精汁，故诸阴皆清，而足太阴独受其浊。

杨元如曰：手太阴主天，故独受其清，足太阴主地，故独受其浊。此篇论人之阴阳清浊，应合天地经水，故帝曰十二经脉，应十二经水。伯曰天下之众，又曰气之大别。**眉批：津液胆汁皆属有形。以阴阳清浊分上下，故曰上走空窍。**

（3）《黄帝内经灵枢注证发微》（马莳）：此承上文而言乱气之义，自其清浊相干者成之也。大凡人身之气，始时受谷气者，六腑也，六腑为浊。继而谷气化为精微之气，从上而出，则受此精微之气者，五脏也，其脏为清。惟清者注之于阴经，正所谓精微之气也。惟浊者注之于阳经，正所谓渣秽之物也。然清浊本非二物，而阴阳互相为用。其阳经之浊中有清者，上出于咽喉。本经《忧恚无言》篇言：咽喉者，水谷之道路也。（人之后喉通于六腑，俗谓之食喉。）其阴经之清中有浊者，则其气下。《忧恚无言》篇言：喉咙者，气之所以上下者也。（人之前喉通于五脏，俗谓之气喉。）此喉咙所以出清气，而浊者则下降也。由下节观之，则喉咙为上，而十二经皆为下耳。惟阴与阳不升降，则清与浊始相犯，而气之所以有乱者也。

首别字，音鳖。次别字，如字。此承上文而明阴经清而阳经浊，浊中有清而清中有浊之义也。盖气之大别而分者，受气者清，故清者上注于肺，肺为阴，所以曰受气者清，而清者注阴也；受谷者浊，故浊者下走于胃，所以曰受谷者浊，而浊者注阳也。且胃之清气上出于口，即咽喉为水谷之道路，所以曰浊而清者，上出于咽也。肺之浊气下注于十二经，而内积于膻中之气海，即喉咙为气之上下，所以曰清而浊者，则下行也。焉得谓清浊为无别耶？

此言阳经受浊，而小肠为尤浊；阴经受清，而肺经为尤清。然阴经虽皆受清，而脾则独受其浊也。帝问：诸阳经皆受浊气，何阳经独受浊气之甚？伯言：手太阳小肠经者，则上承胃之所受，脾之所化，其水谷尚未及分，而秽污俱存，此所以独受阳经之最浊者也，其为浊之浊乎。且诸阴经皆受清气，何阴经独受清气之甚？唯手太阴肺经则为五脏之华盖，独受阴经之最清者也。故肺金之清气，上走于空窍之中，而其浊气下行于十二经，及内积于膻中之气海，则肺最居上，所以独受阴经之清也，其为清之清乎？然诸阴皆受清气，唯足太阴脾经则胃中浊气赖以运化，所谓独受其浊也，其为清中之浊乎。

（4）《黄帝内经太素》（杨上善）：谷之清气，上注于肺。谷之浊者，下流于胃。胃中谷气浊而清者，上咽出口，以为噫气。注肺清，而浊气下注十二经，并积膻中，以为气海而成呼吸也。诸阴皆清，诸阳皆浊。诸阳之脉皆浊，未知何经独受中之浊也。胃者，腐熟水谷，传与小肠，小肠受盛，然后传与大肠，大肠传过，是为小肠受秽浊最多，故小肠经受阳之浊也。肺脉手太阴受于清气，其有二别。有清清之气，行于三百六十五络，皆上于面，精阳之气上行目而为精，其别气走耳而为听，其宗气上出于鼻而为臭，其浊气出于唇口为味，皆是手太阴清气行之故也。

（5）《类经》（张景岳）：人身之气有二，曰清气，曰浊气。浊气者，谷气也，故曰受谷者浊；清气者，天气也，故曰受气者清。二者总称真气。《刺节真邪》篇曰：真气者，所受于天，与谷气并而充身也。《五味》篇曰：天地之精气，其大数常出三入一，故谷不入，半日则气衰，一日则气少矣。是指入者为天气，出者为谷气。

喉主天气，故天之清气，自喉而注阴，阴者五脏也。咽主地气，故谷之浊气，自咽而注阳，阳者六腑也。浊之清者，自内而出，故上行。清之浊者，自外而入，故下行。一上一下，气必交并，二者相合而一有不正，则乱气出乎其中矣。

大别，言大概之分别也。上文以天气谷气分清浊，而此言清中之浊，浊中之清，其所行复有不同也。清者上升故注于肺，浊者下降故走于胃。然而浊中有清，故胃之清气上出于口，以通呼吸津液；清中有浊，故肺之浊气下注于经，以为血脉营卫。而其积气之所，乃在气海间也。上气海在膻中，下气海在丹田。

手太阳，小肠也，小肠居胃之下，承受胃中水谷，清浊未分，秽污所出，虽诸阳皆浊，而此其浊之浊者也，故曰独受阳之浊。手太阴，肺也，肺者五脏六腑之盖也，为清气之所注，虽诸阴皆清，而此其清之清者也，故曰独受阴之清。此即上文胃之清气上出于口、肺之浊气下注于经之义。空，孔同。足太阴，脾也。胃司受纳水谷，而脾受其气以为运化，所以独受其浊，而为清中之浊也。

第二十三节　灵枢·阴阳系日月第四十一

经要·辛主右手之太阴，壬主左手之太阴

◎ **原文**

甲主左手之少阳，己主右手之少阳。乙主左手之太阳，戊主右手之太阳。丙主左手之阳明，丁主右手之阳明，此两火并合，故为阳明。庚主右手之少阴，癸主左手之

少阴。辛主右手之太阴，壬主左手之太阴。

◎ **注疏**

（1）《黄帝内经灵枢集注》（张志聪）：太阳主日，少阳主火，故两火并合，是为阳明。阳明者，离明之象也。明两作离，故两火并合，两阳合阳，是为阳明。手少阴君火主日，手太阴肺金主天，故应手之十指，此阳中有阴也。

朱济公曰："按《河图》《洛书》，五位中央而主阳，五行之中，木火为阳，金水为阴。故甲乙、丙丁、戊己为阳中之阳；庚辛、壬癸，为阳中之阴。"

（2）《黄帝内经灵枢注证发微》（马莳）：此言手之十指合十日之十干者，以其皆为阳也。夫十日，固以其属十干而为阳矣。然自甲至己为阳中之阳，而自庚至癸为阳中之阴。是以甲日，主左手之少阳，乃三焦经脉气所行也，而己日，则属右手之少阳。（两手第四指外侧以上脉气所行。）乙日主左手之太阳，以自少之大，乃小肠经脉气所行也，而戊日，则属右手之太阳。（两手小指外侧以上脉气所行。）丙日主左手之阳明，乃大肠经脉气所行也，而丁日则属右手之阳明。（两手次指以上脉气所行。）所谓阳明者，以少、太二阳之火并合也。庚日主右手之少阴，乃心经脉气所行也，而癸日则属左手之少阴。（两手小指内廉以上脉气所行。）辛日主右手之太阴，乃肺经脉气所行也，而壬日则属左手之太阴。（两手大指内侧以上脉气所行。）自壬至丙皆属左手，自丁至辛皆属右手，手之十指所属者如此。

（3）《黄帝内经太素》（杨上善）：庚癸为少阴者，十二辰为地，十干为天，天中更有阴阳，故甲乙等六为阳，庚辛等四为阴。庚为七月申，阴气未大，故曰少阴。癸为十二月丑，阴气将终，故曰少阴。辛壬为太阴者，辛为八月酉，阴气已大，故曰太阴。壬为十一月子，阴气盛大，故曰太阴。心主厥阴之脉，非正心脉，于十干外，无所主也。足为阴也，足之有阳，阴中少也；足之有阴，阴中大也。

（4）《类经》（张景岳）：此言十干为阳，手亦为阳，故手经以应十日也。十日之中，居前者木火土为阳，居后者金水为阴，阳以应阳经，阴以应阴经，亦如足之与月也。故甲主左手之少阳，乙主左手之太阳，丙主左手之阳明，己主右手之少阳，戊主右手之太阳，丁主右手之阳明。十干之火在于丙丁，此两火并合，故为阳明也。自己以后，则庚辛壬癸，俱金水为阴，故庚主右手之少阴，辛主右手之太阴，癸主左手之少阴，壬主左手之太阴。第足言厥阴而手不言者，盖足以岁言，岁气有六；手以旬言，旬惟五行而已。且手厥阴者心包络也，其脏附心，故不言耳。

经要·肺为阴中之少阴

◎ **原文**

故足之阳者，阴中之少阳也；足之阴者，阴中之太阴也。手之阳者，阳中之太阳也；手之阴者，阳中之少阴也。腰以上者为阳，腰以下者为阴。

其于五脏也，心为阳中之太阳，肺为阴中之少阴，肝为阴中之少阳，脾为阴中之至阴，肾为阴中之太阴。

◎ **注疏**

（1）《黄帝内经灵枢集注》（张志聪）：此结上文手足所属之干支，左右各有阴阳少太之义，而至于五脏在人，亦有阴阳少太之义也。夫由足之十二经脉应十二月之十二支者观之，则正月左足少阳，二月左足太阳，三月左足阳明，四月右足阳明，五月右足太阳，六月右足少阳，则是足之属阳经者，正以足本为阴，而阳经属焉，乃阴中之少阳也。七月右足少阴，八月右足太阴，九月右足厥阴，十月左足厥阴，十一月左足太阴，十二月左足少阴，则是足之属阴经者，正以足本为阴，而阴经属焉，乃阴中之太阴也。

其在内之五脏亦然，心肺居膈之上，本为阳也，然心为牡脏，为阳中之太阳。肺为牝脏，为阳中之少阴。脾肝肾居膈之下，本为阴也，然肝为牝脏，为阴中之少阳。脾为牝脏，为阴中之至阴。肾为牝脏，为阴中之太阴。盖以阴阳之大义，阴中有阳，阳中有阴，阴中有太有少，阳中有太有少，故分之为阴阳者，其妙有如是夫！

（2）《黄帝内经灵枢注证发微》（马莳）：由上文手之十指应十日之十干者观之，则甲主左手之少阳，己主右手之少阳，乙主左手之太阳，戊主右手之太阳，丙主左手之阳明，丁主右手之阳明，则是手之属阳经者，正以手本为阳，而阳经属焉，乃阳中之太阳也。庚主右手之少阴，癸主左手之少阴，辛主右手之太阴，壬主左手之太阴，则是手之属阴经者，正以手本为阳，而阴经属焉，乃阳中之少阴也。夫曰手者，虽腰以上，而凡腰以上者不止于手，皆为阳也。夫曰足者，虽腰以下，而凡腰以下者，不止于足，皆为阴也。

（3）《黄帝内经太素》（杨上善）：上下阴阳，此为五脏阴阳。心、肺居膈以上为阳，肝、脾、肾居膈以下为阴。故阳者呼，心与肺也；阴者吸，脾与肾也。心肺俱阳，心以属火，故为阳中太阳也；心肺俱阳，肺以属金，故为阳中少阴也。

（4）《类经》（张景岳）：此即两仪四象之道，阴中无太阳，阳中无太阴。故足为阴，而阴中之阳惟少阳耳，阴中之阴则太阴也。手为阳，阳中之阴惟少阴耳，阳中之阳则太阳也。故以腰之上下分阴阳，而手配十干，足配十二支，而三阴三阳各有所属焉。可见腰以上者，阳中亦有阴，腰以下者，阴中亦有阳也。

五脏以心肺为阳，故居膈上而属手经。肝脾肾为阴，故居膈下而属足经。然阴阳之中，又有阴阳之分，亦如上节足手之义。故《金匮真言论》曰：阳中之阳，心也；阳中之阴，肺也；阴中之阴，肾也；阴中之阳，肝也；阴中之至阴，脾也。义与此同。

第二十四节　灵枢·顺气一日分为四时第四十四

经要·五变

◎ **原文**

黄帝曰：愿闻五变。岐伯曰：肝为牡脏，其色青，其时春，其音角，其味酸，其日甲乙。心为牡脏，其色赤，其时夏，其日丙丁，其音徵，其味苦。脾为牝脏，其色黄，其时长夏，其日戊己，其音宫，其味甘。肺为牝脏，其色白，其音商，其时秋，其日庚辛，其味辛。肾为牝脏，其色黑，其时冬，其日壬癸，其音羽，其味咸。是为五变。

◎ **注疏**

（1）《灵枢悬解》（黄元御）：五脏五输，井、荥、输、经、合，故命曰味主合，是谓五变也。

（2）《黄帝内经灵枢集注》（张志聪）：此言五脏之气，应天之四时、五音、五色、五味也。五脏有五变者，有五时、五行、五音、五色之变异。五变有五输者，一脏之中，有春刺荥，夏刺输，长夏刺经，秋刺合，冬刺井之五输。故五五有二十五输，以应五时也。肝属木，心属火，故为牡脏；脾属土，肺属金，肾属水，故为牝脏。

（3）《黄帝内经灵枢注证发微》（马莳）：此详言刺五脏者有五变，五变主于五输也。法有不同之谓变。五输者，即井、荥、输、经、合也。刺五脏而有五变者，以五脏有不同也。肝为阴中之阳，心为阳中之阳，故皆称曰牡脏；脾为阴中之至阴。肺为阳中之阴，肾为阴中之阴，故皆称曰牝脏。其各脏之曰色、曰时、曰音、曰味、曰日不同如此，是之谓五变也。然五变主于五输者何也？盖五脏主于冬，故凡病在于脏者，必取五脏之井，如肝取大敦，心取少冲之类。色主于春，故凡病在于色者，必取五脏之荥，如肝取行间，心取少府之类。时主于夏，故凡病时间时甚者，必取五脏之输，如肝取太冲，心取神门之类。音主于长夏，故凡病在于音者，必取五脏之经，如肝取中封，心取灵道之类。味主于秋，故凡病在于胃及饮食不节得病者，必取五脏之合，如肝取曲泉，心取少海之类。是之谓五变以主五输，所谓五五二十五输以应五时者如此。

（4）《黄帝内经太素》（杨上善）：肝、心属于木火，故为牡脏；脾、肺、肾属于土金水，故为牝脏。牝牡五脏、五色、五时、五音、五味，故有二十五之变也。

（5）《类经》（张景岳）：肝属木，为阴中之少阳，故曰牡脏。心属火，为阳中之太阳，故曰牡脏。脾属土，为阴中之至阴，故曰牝脏。肺属金，为阳中之少阴，故曰牝脏。肾属水，为阴中之太阴，故曰牝脏。**按：五脏配合五行，而惟肝心为牡脏，脾肺肾皆为牝脏，盖木火为阳，土金水皆为阴也。**

第二十五节　灵枢·五色第四十九

经要·此五脏六腑肢节之部也

◎ **原文**

雷公再拜曰：善哉！其死有期乎？黄帝曰：察色以言其时。雷公曰：善乎！愿卒闻之。黄帝曰：庭者，首面也。阙上者，咽喉也。阙中者，肺也。下极者，心也。直下者，肝也。肝左者，胆也。下者，脾也。方上者，胃也。中央者，大肠也。夹大肠者，肾也。当肾者，脐也。面王以上者，小肠也。面王以下者，膀胱子处也。颧者，肩也。颧后者，臂也。臂下者，手也。目内眦上者，膺乳也。夹绳而上者，背也。循牙车以下者，股也。中央者，膝也。膝以下者，胫也。当胫以下者，足也。巨分者，股里也。巨屈者，膝膑也。此五脏六腑肢节之部也，各有部分。有部分，用阴和阳，用阳和阴，当明部分，万举万当，能别左右，是谓大道，男女异位，故曰阴阳，审察泽夭，谓之良工。

◎ **注疏**

（1）《灵枢悬解》（黄元御）：此五脏六腑所现之部，所谓五脏次于中央，六腑挟其两侧也。庭者，颜也，所以候首面也；阙者，眉间；阙上者，咽喉也；阙中者，肺也；下极者，山根，心也；直下者，鼻柱，肝也；肝左者，鼻柱之左，胆也；下者，鼻准，是为面王，脾也；方上者，鼻准两旁，胃也；中央者，侧面之中，颧骨之下，大肠也；挟大肠者，颊上，肾也……此五脏六腑肢节之部也。

男女异位，男左女右也。

（2）《黄帝内经灵枢集注》（张志聪）：察色以言其时者，察五脏五行之色，以知所死之时也。如赤色出于两颧者，所死之期，其日壬癸，其时夜半也；黑色出于庭而死者，其日戊己，其时辰戌丑未时也。脏腑各具五行之色，各有所主之部，故当时其部分，用阴和阳，用阳和阴，阴阳和调，万举万当矣。左右者，阴阳之道路，阳从左，阴从右，能别左右，是谓天地之大道。男子之色，从左而右；女子之色，从右而左。男女异位，故曰阴阳。此节论内因之色，有阴阳左右死生逆顺之分。**眉批：脏腑之肢节见于面部者，形于色也。天道从左而右，地道从右而左。**

（3）《黄帝内经灵枢注证发微》（马莳）：此言五脏六腑肢节之各有部分也。上文言，庭者，颜也。颜为额中，而此以庭为首面者，正以颜为最上，乃面之首耳。上文言，阙者，两眉间也。而此曰：阙上者，咽喉也。以咽喉之部在眉间之上耳。又曰阙中者，肺也。以阙之中即眉之间，正为肺之部耳。下极，鼻柱也。在两目之间，五脏肺为最高，而肺下即心，故曰下极者，心也……此乃五脏六腑之部也。至于肢节，亦各有部。颧者，所以应肩。颧之后，所以应臂。臂之下，所以应手。又推而上之，其目内眦之上，所以应膺与乳也。又推而下之，颊外为绳，挟绳而上者，所以应背。循牙车以下，所以应股。其中央，所以应膝。膝之以下，所以应胫。当胫以下为足，其巨分者，所以应股之里。巨屈者，所以应膝膑。此又肢节之部分也。故尝统而论之，自额而下阙上，属首、咽喉之部分也。自阙中循鼻而下鼻端，属肺心肝脾肾五脏之部分也。自目内眦挟鼻而下至承浆，属胆、胃、大肠、小肠、膀胱六腑之部分也。自颧而下颊，属肩、臂、手之部分也。自牙车而斜下颐，属股、膝、胫、足之部分也。故第二节曰五脏次于中央，六腑挟其两侧，首面上于阙庭，王宫在于下极者，此也。是以见于面者，各有部分，惟其有此部分，则当知病在阳经，阴为之里，所以宜用阴以和阳也；病在阴经，阳为之表，所以宜用阳以和阴也。（如《终始》篇泻胆补肝、泻肝补胆之意。）明此部分，斯有万举万当之妙矣。又能别其左右，是谓能知大道也。又能分别男女，是谓能识阴阳也。如下文所谓男子色在于面王者，为小腹痛。女子色在于面王者，为膀胱子处之病者是也。庭者，首面也。阙上者，咽喉也。阙中者，肺也。下极者，心也。直下者，肝也。肝左者，胆也。下者，脾也。方上者，胃也。中央者，大肠也。挟大肠者，肾也。当肾者，脐也。面王以上者，小肠也。面王以下者，膀胱、子处也。

（4）《类经》（张景岳）：察色以言时，谓五色有衰王，部位有克贼，色藏部位，辨察明而时可知也。庭者，颜也，相家谓之天庭。天庭最高，色见于此者，上应首面之疾。阙在眉心。阙上者，眉心之上也。其位亦高，故应咽喉之疾。阙中，眉心也，中部之最高者，故应肺……中央者，面之中央，谓迎香之外，颧骨之下，大肠之应也。挟大肠者，颊之上也。四脏皆一，惟肾有两；四脏居腹，惟肾附脊。故四脏次于中央，而肾独应于两颊。肾与脐对，故当肾之下应脐……以上脏腑肢节部位，有色见面部三图，在图翼四卷。部分既定，阴阳乃明。阳胜者阴必衰，当助其阴以和之。阴胜者阳必衰，当助其阳以和之。阴阳之用，无往不在，知其盛衰，万举万当矣。阳从左，阴从右。左右者，阴阳之道路也。故能别左右，是谓大道。男女异位者，男子左为逆右为从，女子右为逆左为从，故曰阴阳。阴阳既辨，又必能察其润泽枯夭，以决善恶之几，庶足谓之良工也。

第二十六节　灵枢·五味第五十六

经要·五味

◎ **原文**

黄帝曰：愿闻谷气有五味，其入五脏，分别奈何？伯高曰：胃者，五脏六腑之海也，水谷皆入于胃，五脏六腑皆禀气于胃。五味各走其所喜，谷味酸，先走肝，谷味苦，先走心，谷味甘，先走脾，谷味辛，先走肺，谷味咸，先走肾。谷气津液已行，营卫大通，乃化糟粕，以次传下。

◎ 注疏

（1）《黄帝内经灵枢集注》（张志聪）：任谷庵曰：此章论五脏六腑，津液营卫，皆秉气于胃腑水谷之所生养。夫谷入于口，其味有五，各归所喜，津液各走其道。谷气津液已行，营卫大通，所化之糟粕，乃传于小肠大肠，循下焦而渗入膀胱也。

（2）《黄帝内经灵枢注证发微》（马莳）：别，彼劣切。下俱同。

此言五味各先走其所喜也。肝喜酸，心喜苦，脾喜甘，肺喜辛，肾喜咸，故谷气之五味，各先走之也。其曰水谷皆入于胃，五脏六腑皆禀气于胃，即《营卫生会》篇所谓人受气于谷，谷入于胃，以传于肺，五脏六腑皆以受气也。其曰：谷气津液已行，营卫大通，乃化糟粕，以次传下，即《营卫生会》篇所谓水谷者，常并居于胃中，成糟粕而俱下于大肠，而成下焦，渗而俱下，济泌别汁，循下焦而渗入于膀胱也。

（3）《黄帝内经太素》（杨上善）：五味所喜，谓津液变为五味，则五性有殊，性有五行，故各喜走同性之脏。**平按:《甲乙经》自谷味酸以下至走肾，文法与此不同，而义意相类。**

（4）《类经》（张景岳）：胃者，水谷气血之海也。气味之正者莫如水谷，水谷入胃以养五脏，故脏腑者皆禀气于胃，而胃为五脏六腑之本。五脏嗜欲不同，各有所喜，故五味之走，亦各有先。然既有所先，必有所后，而生克佐使，五脏皆有相涉矣。《至真要大论》言五味各有先入，义与此同，见《论治类》第七。人受气于谷，故谷气入于营卫，其糟粕之质，降为便溺，以次下传，而出于大肠膀胱之窍。

经要·营卫之行

◎ 原文

黄帝曰：营卫之行奈何？伯高曰：谷始入于胃，其精微者，先出于胃之两焦，以溉五脏，别出两行，营卫之道。其大气之抟而不行者，积于胸中，命曰气海，出于肺，循喉咽，故呼则出，吸则入。天地之精气，其大数常出三入一，故谷不入，半日则气衰，一日则气少矣。

◎ 注疏

（1）《灵枢悬解》（黄元御）：谷入于胃，消化之后，其精微者，先糟粕而出于胃腑，之于上下两焦，以溉五脏，之，至也。然后分别而出，两行营卫之道，精专者，行于脉中，剽悍者，行于脉外，异道别出，此营卫之所以行也。其大气之抟而不行者，不行于经络，积于胸中，命曰气海，出于肺部，循喉咽而行呼吸，故呼则气出，吸则气入。此气虽积于胸中，不行经络，而经络之气，实与此通，呼则无经而不升，吸则无经而不降，即下降之经，呼亦小升，上升之经，吸亦小降。经脉之动，全因于此，不动则不行也。天地之精气，其大数常出多而入少，出者三分，伐泄之途，随处皆是，入者一分，惟赖水谷滋养而已，故谷不入，半日则气衰，一日则气少矣。

（2）《黄帝内经灵枢集注》（张志聪）：此言入胃水谷所生之精气，先出于胃之两焦，以溉五脏。两焦，上焦中焦也。上焦出胃上口，中焦亦并胃中，故曰：胃之两焦。谷入于胃以传于肺，五脏六腑，皆以受气，别出两行，营卫之道，其清者为营，浊者为卫，营行脉中，卫行脉外。大气，宗气也。胸中，膻中也。其宗气之抟而不行者，积于胸中，命曰气海，上出于肺，循喉咽以司呼吸，呼则气出，吸则气入也。天食人以五气，地食人以五味，谷入于胃，化其精微，有五气五味，故为天地之精气。五谷入于胃也，其糟粕、津液、宗气分为三隧，故其大数常出三入一。盖所入者谷，而所出者乃化糟粕，以次传下，其津液溉五脏，而生营卫；其宗气积于胸中，以司呼吸。其所出有三者之隧道，故谷不入，半日则气衰，一日则气少矣。

余伯荣曰：按本篇言大气之抟而不行者，积于胸中，命曰气海，出于肺，循喉咽，故呼则出，吸则入，此宗气之行于脉外也。盖肺主皮毛，人一呼则气出，而八万四千毛窍皆合；一吸则气入，而八万四千毛窍皆开，此应呼吸而司开合者也。《邪客》篇云：宗气积于胸中，出于喉咙，以贯心脉，而行呼吸。此宗气之行于脉中也。一呼一吸脉行六寸，昼夜一万三千五百息，脉行八百十丈为一周，此应呼吸而脉行循度环转者也。故曰：宗气流于海，其下者注于气街，其上者走于息道。盖行于脉外者，直下注于气街，而充遍于皮毛也。

（3）《黄帝内经灵枢注证发微》（马莳）：行，音杭，抟，音团。《周礼·矢人》：凡相筍，欲生而抟。咽，音烟。此节与本经《邪客》篇首节大义相同。

此言谷化精微之气者，为营气、卫气、大气，以主三焦，而气乃出多入少，故谷不得不续用也。胃纳谷气，脾乃化之，其精微之气先出于中焦，升则行于上焦，由肺而行五脏六腑，所以灌溉五脏也。其降则中焦行于下焦而营气生，其升则下焦至于上焦而卫气生，别出两行营卫之道。其大气（即宗气）之抟而不行者，积于上焦（即胸中，又名膻中），命曰气海。（上气海）主出于肺，循咽喉而出入之。鼻中出气为呼，则气从是出；入气为吸，则气从是入。一呼脉行三寸，一吸脉行三寸，呼吸定息，脉行六寸，积至一昼一夜，计有一万三千五百息，则脉之一十六丈二尺者，亦积行八百十丈矣。但谷化之精气呼则出之，天地之精气吸则入之，其大数，谷化之精气，出之者三分，则天地之精气入之者一分，惟其出多入少，故人半日不再用谷，则谷化之精气衰，至一日则气少。故晁错曰：民生一日不再食则饥者，正此意也。

（4）《黄帝内经太素》（杨上善）：精微，津液也。津液资五脏已，卫气出胃上口，营气出于中焦之后，故曰两行道也。搏，谤各反，聚也。谷化为气，计有四道，精微营卫，以为二道；化为糟粕及浊气并尿，其与精下传，复为一道；搏而不行，积于胸中，名气海，以为呼吸，复为一道，合为四道也。天之精气，则气海中气也。气海之中，谷之精气，随呼吸出入也。人之呼也，谷之精气三分出已，及其吸也，一分还入，即须资食，充其肠胃之虚，以接不还之气。若半日不食，则肠胃渐虚，谷气衰也。一日不食，肠胃大虚，谷气少也。七日不食，肠胃虚竭，谷气皆尽，遂命终也。

（5）《类经》（张景岳）：谷之精气，先出于胃，即中焦也。而后至上下两焦，以溉五脏。之，至也。溉，灌注也。两行，言清者入营，营行脉中，浊者入卫，卫行脉外，故营主血而濡于内，卫主气而布于外，以分营卫之道。大气，宗气也。搏，聚也。循，由也。气海，即上气海，一名膻中，居于膈上。盖人有三气，营气出于中焦，卫气出于下焦，宗气积于上焦，出于肺，由喉咙而为呼吸出入，故曰气海。搏音团。咽音烟。循音巡。人之呼吸，通天地之精气，以为吾身之真气。故真气者，所受于天，与谷气并而充身也。然天地之气，从吸而入；谷食之气，从呼而出。总计出入大数，则出者三分，入止一分。惟其出多入少，故半日不食，则谷化之气衰；一日不食，则谷化之气少矣。知气为吾身之宝，而得养气之玄者，可以语道矣。

第二十七节　灵枢·动输第六十二

经要·肺气从太阴而行之

◎ **原文**

黄帝曰：经脉十二，而手太阴、足少阴、阳明独动不休，何也？岐伯曰：足阳明胃脉也。胃为五脏六腑之海，其清气上注于肺，肺气从太阴而行之，其行也，以息往来，故人一呼脉再动，一吸脉亦再动，呼吸不已，故动而不止。

◎ **注疏**

（1）《灵枢悬解》（黄元御）：经脉十二，而手太阴之太渊（在关上），足少阴之太溪（在足内踝后），足阳明之人迎（在喉旁）、冲阳（在足跗上），独动而不休，是阳明胃脉之力也。胃为五脏六腑之海，其清气上注于肺，肺气从太阴之经而行之，其行也，以息往来，故人一呼脉再动，一吸脉亦再动，呼吸不已，气行经中，上下环周，故动而不止。盖经之动，气送之也，气统于肺，而胃为化气之原，故悉属阳明胃脉之力也。

（2）《黄帝内经灵枢集注》（张志聪）：此章论营卫宗气，循度行于经脉之外内，冲脉行于足少阴、阳明之经，而出于腹气、胫气之街，以明血气之行于经脉、皮肤之间，交相和平俞应者也。帝问手太阴、足少阴、阳明独动不休者，谓手太阴之太渊、经渠，足阳明之人迎、冲阳，足少阴太溪之动脉也。伯言足阳明胃脉者，谓胃为五脏六腑之海，其营卫宗气，皆胃腑谷精之所生也，清气上注于肺者，营气宗气也。肺气从太阴而行之者，脉气随三阴三阳之气而行。其行也，以息往来者，人一呼一吸，脉行六寸，日夜一万三千五百息，脉行八百十丈为一周也。此言五脏之气，因胃气而至于手太阴，腹走手而手走头，头走足而足走腹，常营无已，终而复始，环转之无端也。**眉批：脏腑通于十二经脉，十二经脉外合于三阴。三分行于脉内，三分充于皮肤。二分行于经隧，二分出于气街，则经脉外内之血匀等矣。**

（3）《黄帝内经灵枢注证发微》（马莳）：此因帝问肺、肾、胃经之脉独动不休，而先以肺言之也。手足经脉共有十二，唯手太阴肺经、足少阴肾经、足阳明胃经其脉独动不休，即如肺之太渊，肾之太溪，胃之冲阳，诚动之不休也。他经之脉行之甚微，似有所休，故问耳。伯乃以肺经言之。盖肺脉虽行于肺，而实始之于胃，是必明之于胃脉，而后可以知肺脉也。胃为五脏六腑之海，受水谷之气，以生精微之气，其积于上焦者，名曰宗气。其由中焦以降于下焦而生者，名曰营气，所谓清者为营是也，故此篇遂名之曰清气。出下焦以升于中上二焦而生者，名曰卫气，所谓浊者为卫是也，故下节名曰悍气。是清气随宗气以行于经脉之中，始从中焦注于肺，从太阴经而行之，由是而行于手阳明大肠经、足阳明胃经、足太阴脾经、手少阴心经、手太阳小肠经、足太阳膀胱经、足少阴肾经、手厥阴心包络经、手少阳三焦经、足少阳胆经、足厥阴肝经，又自肝经以行于肺经。其行也，以息往来，盖一呼一吸总为一息，惟其一呼脉乃再动，一吸脉亦再动，一呼一吸脉乃四动，闰以太息，脉乃五动，呼吸不已，故动而不止。良由寸口者，即手太阴经之太渊穴，十二经脉必会于此，此脉之所动而不休也。然脉之过于寸口也，上之从息而行者可拟十分，下之伏于脏内者可拟八分，但不知其何道而来，何道而还，固有抵极，帝之所以复问也。（大义见本经《经脉》篇，本帝所言，而此又问者，岂明而欲复明耶？抑亦此问在《经脉》篇前耶？）伯乃言脉气之离于各脏也，如矢之离于弓弩，如水之下于岸，矢发则往，水下则流，及其会于寸口，上于鱼际，则会于肺经矣。又从肺经而行之。一昼一夜共五十度，但其上鱼之际，十焉在息，下鱼之后，八焉伏脏。故上鱼既已，则气似反衰。及其余气衰散既已，则又逆而上之于鱼。是以各经上鱼之后，行之甚微，惟肺则为百脉所朝，而独动不休者，非他经之可同也。

（4）《黄帝内经太素》（杨上善）：胃之清气，上注于肺，从手太阴一经之脉上下而行。

（5）《类经》（张景岳）：手足之脉共十二经，然惟手太阴、足少阴、足阳明三经独多动脉，而三经之脉，则手太阴之太渊，足少阴之太溪，足阳明上则人迎，下则冲阳，皆动之尤甚者也。是明胃脉者，言三经之动，皆因于胃气也。胃为五脏六腑之海，其盛气所及，故动则独甚。此手太阴之脉动者，以胃受水谷而清气上注于肺，肺气从手太阴经而行之，其行也以息往来，息行则脉动，故呼吸不已，而寸口之脉亦动而不止也。

第二十八节　灵枢·阴阳二十五人第六十四

经要·金形之人

◎ **原文**

金形之人，比于上商，似于白帝。其为人方面，白色，小头，小肩背，小腹，小手足，如骨发踵外，骨轻，身清廉，急心，静悍，善为吏。能秋冬不能春夏，春夏感而病生，手太阴敦敦然。钛商之人，比于左手阳明，阳明之上廉廉然。右商之人，比于左手阳明，阳明之下脱脱然。左商之人，比于右手阳明，阳明之上监监然。少商之人，比于右手阳明，阳明之下严严然。

手阳明之上，血气盛则髭美；血少气多则髭恶；血气皆少则无髭。手阳明之下血气盛则腋下毛美，手鱼肉以温；气血皆少则手瘦以寒。

◎ **注疏**

（1）《灵枢悬解》（黄元御）：此金形之五人。手阳明之上者，挟口，交人中，而为髭。（口上曰髭，口下曰须。）手阳明之下者，从膈外上肩，而为腋毛。

（2）《黄帝内经灵枢集注》（张志聪）：西方主金，其音商，其色白，故金形之人，比于上商，似于上天之白帝。面方者，金之体方也；色白者，金之色白也；头腹肩背俱小者，金质收敛而不浮大也。小手足如骨发踵外、骨轻者，金体坚刚而骨胜也；身清廉者，金之体冷而廉洁，不受污也。此自其体而言耳。急心静悍者，金质静而性锐利也；善为吏者，有斧断之才也；秋冬者，金水相生之时；不耐春夏者，受木火之制也，故春夏感而病生焉。此自其性而言耳。

手太阴燥金主气，敦敦然者，如金体之敦重也。手太阴与手阳明相合，钛商之人，比于左手阳明；左商之人，比于右手阳明。阳明之上，廉廉监监然者，下文之所谓手阳明之上，血气盛，则髭美也。廉廉，如金之洁而不污。监监，如金之鉴而明察也。右商之人，比于左手阳明；少商之人，比于右手阳明。阳明之下，脱脱严严然者，下文之所谓手阳明之下，血气盛，则腋下毛美，手鱼肉以温也。脱脱，如金之坚白，湟而不淄。严严，如金之整肃也。仇汝霖曰：五行五音，上应五星。故曰似于苍帝者，上应岁星也；似于白帝者，上应太白也。

手阳明之脉，其上行者，挟口交人中，上挟鼻孔，是以皮肤之血气盛则髭美。恶者，稀而枯瘁也。其经脉之下行者，循臑臂，上入两筋之间，出合谷。故血气盛，则腋下毛美，而手鱼肉以温；血气皆少，则手瘦以寒也。

仇汝霖曰：手阳明之脉，出合谷两骨之间，手鱼肉乃手太阴之部分，阳明之血气盛，而手鱼肉以温者，脏腑之血气互相交通者也。

（3）《黄帝内经灵枢注证发微》（马莳）：此言金形之人，有全篇之分也。西方主金，其音商、其色白，故金形之人比于上商，似于上天之白帝。西方者，金之体方也。色白者，金之色白也。曰头、曰肩背、曰腹俱小者，金体沉重而不浮大也。手足小，如骨发踵外者，金之旁生者必小，而其足跟之外，如另有小骨发于踵外也。骨轻者，金无骨，故其骨则轻也。身清廉者，金之体冷，而廉静不染他污也。此自其体而言耳。急心者，金性至急也。静悍者，金之性不动则静，动之则悍也。善为吏者，金主肃杀有威也。耐秋冬者，金令王于凉寒之候也。不耐春夏者，金畏火也。故春夏有感于邪则病易生。此自其性而言耳。手太阴肺经属金，凡其经脉穴道所行之分部，当敦敦然有敦重之义也。（足手太阴皆曰敦敦然。）下文言手阳明大肠经者，以肺与大肠相表里耳。钛商之人，上文以钛角属右，则此当云大商之人也。后有手阳明之上，血气盛则髭美，血少气多则髭恶，血气皆少则无髭等语，则此手阳明之上，凡经脉穴道之行于上体者是也。廉廉然者，有棱角之义也。右商之人，疑是左商之人也。后有手阳明之下，血气盛则腋下毛美，手鱼肉以温；气血皆少则手瘦以寒等语，则此手阳明之下，乃大肠经之经脉穴道行于下体者是也。脱脱然者，无累之义也。左商之人，当是右商之人也。监监然者，有所制也。严严然者，不敢肆也。

（4）《类经》（张景岳）：商为金音。金形之人，总言金气之全者也。音属上商，而象类西方之白帝。金形方也。金色白也。金形坚小也。足跟外坚，如有骨发踵外者。金体皆重而金无骨，故骨不能独重也。金性洁也。金性刚也。金性静，动则悍也。肃而威也。金喜寒而畏火也。手太阴，肺金经也。敦敦，坚实貌。手足太阴皆曰敦敦，而义稍不同，金坚土重也。此言手太阴，下言手阳明者，以太阴阳明为表里，而皆属于金耳。钛亦大也。左右之上俱可言钛，故上文云钛角者比于右足少阳之上，此钛商者比于左手阳明之上也。廉廉，棱角貌。此下详义同前木形注中。详此当是右手阳明，庶与右商之人相属。脱脱，潇洒貌。详此当是左手阳明，庶与左商之人相属。监监，多察貌。应在右之下者，是谓少商之人，而属于右手阳明之下也。严严，庄重貌。凡此廉廉之类者，皆所以表金形之象也。

手阳明大肠之脉行于上体者，挟口交人中，上挟鼻孔，故其气血之盛衰，必形见于髭也。在口上曰髭，在口下曰须。手阳明之行于下体者，上膈外前廉，下近于腋，且阳明太阴为表里，而太阴之脉出腋下，故腋下毛美。手鱼肉者，大指本节后厚肉也。本经之脉起次指出合谷，故形见于此。

第二十九节 灵枢·五音五味第六十五

◎ 原文

右徵与少徵，调右手太阳上。左商与右徵，调左手阳明上……少商与右商，调右手太阳下……钛商与上商，调右足阳明下。

上徵与右徵同，谷麦，畜羊，果杏，手少阴，脏心，色赤味苦，时夏。上羽与大羽同，谷大豆，畜彘，果栗，足少阴，脏肾，色黑味咸，时冬。上宫与大宫同谷稷，畜牛，果枣，足太阴，脏脾，色黄，味甘，时季夏。上商与右商同，谷黍，畜鸡，果桃，手太阴，脏肺，色白，味辛，时秋。上角与大角同，谷麻，畜犬，果李，足厥阴，脏肝，色青，味酸，时春。

大宫与上角同，右足阳明上……左商与右商同，左手阳明上。

◎ 注疏

（1）《黄帝内经灵枢集注》（张志聪）：此承上章谓五音之人血气不足者，当调之以五谷、五畜之五味也。上章云：右徵之人，比于右手太阳，太阳之上鲛鲛然，又云：手太阳之上，血气盛，则有多须，面多肉以平，血气皆少，则面瘦恶色，是右徵之人，当调手太阳上矣。

（少商与右商，调右手太阳下。）此以少商与右商调手太阳者，即左征少征之调手阳明，乃互相交通之义。

钛商主手阳明大肠，上商主手太阴肺，足阳明者，胃腑之经气也，此以手太阴阳明而调之足阳明者，血气生于胃腑水谷之精也。谷入于胃，乃传之肺，盖肺手太阴之脉，起于中焦，下络大肠，还循胃口，上膈属肺，肺与大肠之血气，皆从胃前始出，而行于手太阴阳明之经，故钛商与上商，调定阳明也。倪仲宣曰：脏腑通连者日下。

此节以五谷、五畜、五果之五味，调养五音之人，及二十五变之人，盖左右太少者，从五音之所变也。**眉批：五行外合五形、五音，内合五志，外内互相输应者也。**

仇汝霖曰：按前后二篇，并无针刺二字，所谓调右手太阳上，左足太阳下者，即以此五味调之也。列左右上下者，分别二十五变之人，使后学观形，以知血气之盛虚，非用五味之中，而有上下之分也。如用调左手太阳上，右手太阳下，总以麦谷羊畜调之也。书不尽言，言不尽意，学者以意逆之，则得之矣。

上商，手太阴之人也。右商，四变之形也。黍色白而秋成，金之谷也；鸡属酉，而鸣于巳、酉、丑时，金之畜也；桃色白而有毛，肺之果也。在气主手太阴，在脏为肺，在色为白，在味为辛，在时为秋。上商、右商、少商、钛商、左商之人，同调此谷畜之味也。

仇汝霖曰：调五音者，补五脏；调四变者，补六腑。

仇汝霖曰：五音之人，及二十五变之形，总以此谷畜之五味调养，前后错综，分列二十余条者，重在经气有上下之交通也，学者识之。

仇氏曰：金气应天，故从上；水气在泉，故从下。

倪氏曰：手多从上，足多从下。

夫上微、上角、上商、上官、上羽者，乃五音五行，面合于手尼之三阴者也。左右太少者，乃四变之形，而比于手足之三阳者也。以五阴而错综在中者，阴内而阳外也。

此以人之常数，而合于天之常数也。常数者，地之五行，天之六气，五六相合，而成三十年之一纪，六十岁之一周，而人亦有此五运六气者也。是以首论地之五行，以合人之五形；末论人之六气，而合于天之六气也。在天成气，在地成形，人秉地之五行，而成此形，然本于天之六气，故复归论于天之六气焉。

男玉师曰：血气生于阳明，故阳明多血多气，其余阴阳，有多气少血者，有多血少气者，此大数之不全，自然之理也。然本经以厥阴常多气少血，太阴常多血少气，而《素问·血气形志》篇，及本经《九针论》，以厥阴多血少气，太阴多气少血，岂经义之矛盾耶？抑相传之错误欤？

曰：此正以人之常数，合天之常数也。夫厥阴之上，风气主之。风者，大块之噫气，故厥阴之多气也。太阴湿土主气，地气升而为云为雨。故曰：太阴所至为湿生，终为注雨。雨者，下注于地而为经水，故太阴之多血也，此天之常数也。在人之形脏，足厥阴主肝，肝主藏血，手厥阴主包络，包络主生血，故厥阴之多血也。太阴者，脾土也，命门相火生脾土，脾土生肺金，三者主生诸阳之气，故太阴之多气也，此人之常数也。天有此六气，而人有六气，在天之阴阳，应天之常数，在人之阴阳，应人之常数。故以人合于天，而合有异同也。虽然，阴阳之道，未有常而无变者也。以天之常变论之，厥阴司天之政，云趋雨府，湿化乃行，是厥阴之多血矣；太阴所至为雷霆烈风，是太阴之多气矣。以人之常变论之，厥阴不从标本，从中见少阳之火化，从中者，以中气为化，是厥阴之多气矣；脾统诸经之血，而足太阴独受水谷之浊，是太阴之多血矣。噫！知阴阳常变之道者，然后能明万物之精微。

（2）《黄帝内经灵枢注证发微》（马莳）：内论人身合五音、五谷、五果、五畜等义，故名篇。

前篇以少商之人比于右手阳明，右商之人比于左手阳明，而此乃调右手太阳之下，是以金人而调火部，未知其所谓也。

前篇云：钛商之人，比于左手阳明，阳明之上廉廉然。又云：手阳明之上，血气盛则髯美，血少气多则髯恶，血气皆少则无髯。此以钛商之人而调左足阳明者，是以金人而调土部也，其足字当作手字，盖手阳明则属金矣。前篇以少商之人比于右手阳明，阳明之下严严然。又云：手阳明之下，血气盛则腋下毛美，手鱼肉以温；气血皆少则手瘦以寒。此以上商而调右手阳明之下者是也。但前止有钛商、少商、右商、左商，并无上商，非此之上为误，则彼之少为误也。

上商、右商者，金音之人也。故五谷、五畜、五果之内，其黍、鸡、桃皆属金，宜金音之人用此以调之也……前言调其六腑，而此又言五音之人合于五脏，宜有以善调之也……左商、右商属金，宜调左阳明大肠金……其间以别音之人互人，必是手足、左右，上下、阴阳字面多讹，今以此九项而与前十二项相配，有重者，如左手阳明上、右足太阳下、右足阳明下、左手阳明上；有缺者，如右足少阳上、左足少阳下、右手阳明上、左足太阳上、右足太阳上，右足阳明上。此必由重者差讹，故致有缺者不全也，俟后之君子正之。

此结言手足六经之气血各有多少，见调之者，常视其气血以为主也。太阳者，手太阳小肠，足太阳膀胱也。少阳者，手少阳三焦，足少阳胆也。阳明者，手阳明大肠，足阳明胃也。太阳、太阴俱多血少气，少阳、厥阴俱多气少血，阳明气血皆多，少阴多气少血。知其气血多少，则可以辨二十五人之形而调之也。

（3）《类经》（张景岳）：此下十二条，并后九条，皆所以言六阳之表也。

此下五条，言五脏之里，以合四时五色五味也……此篇乃承前篇《阴阳二十五人》而详明其五行相属之义。但前节言调者十二条，后节言同者九条。总计言角者十二，徵者六，宫者八，商者八，羽者七。有重者，如左手阳明上，右足太阳下，右足阳明下，右足少阳下。有缺者，如左手阳明下，右手阳明上，右手阳明下，左足太阳上，左足阳明下。且有以别音互入，而复不合于表里左右五行之序者。此或以古文深讳，向无明注，读者不明，录者不慎，而左右上下大少五音之间，极易差错，愈传愈谬，是以义多难晓。不敢强解，姑存其文，以俟后之君子再正。

十二经之血气多少，各有不同，两经所言之数凡三，皆有互异。意者气血多少四字，极易混乱，此必传录之误也，当以《素问·血气形志》篇者为是。

第三十节　灵枢·卫气行第七十六

经要·心注于肺，肺注于肝

◎ **原文**

其始入于阴，常从足少阴注于肾，肾注于心，心注于肺，肺注于肝，肝注于脾，脾复注于肾为周。

◎ **注疏**

（1）《灵枢悬解》（黄元御）：其入于阴，常从足少阴之经而注于肾，肾注于心，心注于肺，肺注于肝，肝注于脾，脾复注于肾，是为一周，以传其所胜为次序。

（2）《黄帝内经灵枢集注》（张志聪）：日行一舍者，日行乎一宿之度也。人气行一周者，宫卫也。

（3）《黄帝内经灵枢注证发微》（马莳）：此承上文而详言卫气昼夜各行二十五度之义也。是故日行一舍，人气行一周与十分身之八。（人气者，卫气也，对天之日数而言。故谓卫气为人气。此当言日行舍八分七厘半，漏水下三刻一分二厘半，人气行一周五分六厘二毫半。）日行二舍，人气行二周于身与十分身之六。（当云日行一舍七分半，漏水下六刻二分半，人气行三周一分二厘半。）日行三舍，人气行于身五周与十分身之四。（当云日行二舍六分二厘半，漏水下九刻三分七厘半，人气行四周六分八厘七毫半。）日行四舍，人气行于身七周与十分身之二。（当云日行三舍半，漏水下十二刻半，人气行六周二分半。）日行五舍，人气行于身九周。（当云日行四舍三分七厘半，水下十五刻六分二厘半，人气行七周八分一厘二毫半。）日行六舍，人气行于身十周与十分身之八。（当云日行五舍二分半，水下十八刻七分半，人气行九周三分七厘半。又当增云，日行六舍一分二厘半，水下二十一刻八分七厘半，人气行十周九分三厘七毫半。）日行七舍，人气行于身十二周在身与十分身之六。（当云日行七舍，水下二十五刻，人气行十二周五分。又当增云，日行七舍八分七厘半，水下二十八刻一分二厘半，人气行十四周六厘二毫半。又当增云，日行八舍七分半，水下三十一刻二分半，人气行十五周六分二厘半。又当增云，日行九舍六分二厘半，水下三十四刻三分七厘半，人气行一十七周一分八厘七毫半。又当增云，日行十舍五分，水下二十七刻半，人气行一十八周七分半。又当增云，日行十一舍三分七厘半，水下四十刻六分二厘半，人气行二十周三分一厘二毫半。又当增云，日行十二舍二分半，水下四十三刻七分半，人气行二十一周八分七厘半。又当增云，日行十三舍一分二厘半，水下四十六刻八分七厘半，人气行二十三周四分三厘七毫半。）日行十四舍，人气行二十五周于身有奇分十分身之四。（此正当云，日行一十四舍，水下五十刻，人气行于身二十五周。）阳尽于阴，阴受气矣。（至此则行阳经者已尽，而阴经当受卫气。）其始入于阴，常从足少阴注于肾，肾注于手少阴心经，又注于手太阴肺经，又注于足厥阴肝经，又注于足太阴脾经，又注于足少阴肾经。此乃一昼一夜而为五十度之一周也。是故日行一舍，人气行于阴脏一周与十分脏之八。（阴脏者，诸阴经也。）亦如阳行之二十五周，而平旦则复合于目，盖又自睛明穴而始也。阴阳一日一夜，合有奇分十分身之四与十分脏之二，是故人之所以卧起之时有早晏者，奇分不尽故也。（阴经阳经，所行一日一夜之内，合所余之分，有十分身之二、身之四，人之所以卧起之时有早晏者，正以其所值之时有奇分未尽故耳。）

（4）《黄帝内经太素》（杨上善）：卫之阳气，昼日行三阳二十五周已，至夜行于五脏二十五周。肾脉支者从肺出络心，故卫气循之注心者也。卫气夜行五脏，皆从能克注于所克之脏以为次也。脉直者手少阴复从心系却上肺，故卫气循心注肺者也。肝脉支者复从肝别贯膈上注肺，故卫气循肺注肝者也。肝脉侠胃，胃脉络脾，故得肝脉注于脾也。脾脉足太阴从下入少腹，气生于肾，故卫气循之注肾者也。

（5）《类经》（张景岳）：此言卫气夜行阴分，始于足少阴肾经以周五脏，其行也以相克为序，故肾心肺肝脾相传为一周，而复注于肾也。

第三十一节　灵枢·九针论第七十八

经要·五脏之应天者肺

◎ **原文**

黄帝曰：以针应九之数奈何？岐伯曰：夫圣人之起天地之数也，一而九之，故以立九野，九而九之，九九八十一，以起黄钟数焉，以针应数也。

一者天也，天者阳也，五脏之应天者肺，肺者五脏六腑之盖也，皮者肺之合也，人之阳也。故为之治针，必以大其头而锐其末，令无得深入而阳气出。

◎ **注疏**

（1）《黄帝内经灵枢集注》（张志聪）：此篇论九针之道，应天地之大数，而合之于人；人之身形，应天地阴阳，而合之于针，乃交相输应者也。天、地、人者，三才之道也，天地之大数，始于一而成于三，三而三之成九，九而九之，九九八十一，以起黄钟之数焉，以针应数也。肺属金而位居尊高，为脏腑之盖，故应天者肺。**眉批：乾为天，为金，天主覆盖。**此论九针之道，通于天地人，而各有其式，各有其用也。

（2）《黄帝内经灵枢注证发微》（马莳）：此言九针所以应天地之数，而详其大小长短之法也。夫九针者，应天地之大数，一以法天，二以法地，三以法人，四以法四时，五以法五音，六以法六律，七以法七星，八以法八风，九以法九野，正以圣人起天地之数，一以至九，故分天下为九野，若九而九之，则为八十一，乃黄钟之数亦然也。以针应数，故制之为九针耳。其针之曰第一者，所以应天也。天属阳，而五脏之应天者唯肺，肺为五脏之华盖，皮则为肺之合，乃人之阳也。故为之治针者，其头大，象天之阳也；其末锐，令无得深入，而使阳气出也。故下文一曰镵针者，取法于巾针，其头虽大，其近末约寸半许而渐锐之，计长一寸六分，主热在头身者用之，正以出阳气也。其针之曰第二者，所以应地也。地为土，而人之应土者唯肉。故为之治针者，其身虽筒（筒以竹为之，其体直，故谓直为筒），其末则圆，令无得伤肉分，则邪得竭。故下文二曰圆针，取法于絮针，筒其身而卵其锋，长一寸六分，主治分肉之气也。其针之曰第三者，所以应人也。人之所以成其身而得生者唯血脉。故为之治针者，其身则大，其末必圆，令可以按脉而勿陷，以致复其正气，令邪气独出耳。故下文三曰鍉针，取法于黍粟之锐，长三寸半，主按脉取气，令邪气之出也。其针之曰第四者，所以应四时也。四时有八风，而客于经络之中乃为瘤病。瘤者，留也，痼病也。故为之治针者，必筒其身而锋其末，令可以泻其热，出其血，而使痼病之得竭。故下文四曰锋针，取法于絮针，其身则筒，其末则锋，长一寸六分，主痛热出血也。其针之曰第五者，所以应五音也。夫五音主冬夏之分，以子午而分，所以为病者，阴与阳别，寒与热争，两气相搏，合为痈脓。故为之治针者，令其末如剑锋，可以取大脓也。故下文五曰铍针，取法于剑锋，广二分半，长四寸，主大痈脓，两热相争者也。其针之曰第六者，所以应六律也。六律所以调阴阳四时，而合于人身之十二经脉，令虚邪客于经络而为暴痹。故为之治针者，必令其尖如氂，且圆且锐，其中身则微大，所以取此暴气也。故下文六曰圆利针，取法于氂，其末微大，其身反小，令可深纳其针，长一寸六分，主取痈痹者也。其针之曰第七者，所以应七星也。天有七星，人有七窍，为邪之所客，则舍于经络而为痛痹。故为之治针者，令尖如蚊虻之喙，静以徐往，微以久留，则正气因之而复，其真邪虽俱往，以出针而可以养其正气，不使之外泄也。故下文七曰毫针，取法于毫毛，长一寸六分，主治寒热痛痹在络者也。其针之曰第八者，所以应八风也。人之手足，各有股肱关节计八，今八正之虚风。（一至、二分、四立为八，正合于东、西、南、北、东南、西南、西北、东北之八风。）即八风以伤人，则内于骨解、腰脊节，腠理之间为深痹。故为之治针者，必长其身，锋其末，而可以取深远之痹。故下文八曰长针，取法于綦针，长七寸，正主于取深远之邪痹也。其针之曰第九者，所以应九野也。人之节解皮肤之间，似地之有九野，而淫邪流泆于身，如风水状，其流不能过于机关大节。故为之治针者，令其小状，可大如铤，其锋微圆，可以取大气之不能过于关节。故下文九曰大针者，取法于锋针，其锋微圆，正以取大气不能过关节者也。**按：此九针，本经《九针十二原》《九针》及此，三篇相同。后世不明此九针，而又妄于用针，穴不分经，补泻无法，夭札多矣。**

（3）《黄帝内经太素》（杨上善）：以下言九针有法象也。此一名镵针。卒兑之者，令其易入。大其头，使不得深也。二者员针，员其末如鸡卵也。三者鍉针，员其末者，末如黍粟之兑也。四者锋针，筒其身，如筒之员也；锋其末者，针末三隅利也。

（4）《类经》（张景岳）：自一至九，九九八十一而黄钟之数起焉。黄钟为万事之本，故针数亦应之而用变无穷也。黄钟详义见《附翼》二卷。

此下皆详明九针之义。一者法天，法于阳也。人之五脏，惟肺最高而复于脏腑之上，其象应天，其合皮毛，亦属乎阳。故治镵针，必大其头，锋其末，盖所用在浅，但欲出其阳邪耳。

经要·五脏气

◎ **原文**

五脏气：心主噫，肺主咳，肝主语，脾主吞，肾主欠。

◎ **注疏**

（1）《灵枢悬解》（黄元御）：五气各有所现之病。

（2）《黄帝内经灵枢集注》（张志聪）：噫者，中焦之逆气，上走心为噫，故心主噫，《阴阳应象论》曰：肺在变动为咳。语者，论难也。肝者将军之官，谋虑出焉，故肝主语。脾主为胃行其津液者也，脾气不能灌溉于四脏，则津液反溢于外窍，故为吞咽之症。本经曰：阳者主上，阴者主下。阳引而上，阴引而下，阴阳相引，故数欠，当泻足少阴，补足太阳。盖肾气上逆，欲引而下则为欠。

（3）《类经》（张景岳）：五气所病，噫，嗳气也。偏考本经，绝无嗳气一证，而惟言噫者，盖即此也。按《九针论》曰：心为噫。《刺禁论》曰：刺中心，一日死，其动为噫。《痹论》曰：心痹者，嗌干善噫。是皆言噫出于心也。然《诊要经终论》曰：太阴终者，善噫善呕。《脉解》篇曰：太阴所谓上走心为噫者，阴盛而上走于阳明，阳明络属心，故曰上走心为噫也。《口问》篇曰：寒气客于胃，厥逆从下上散，复出于胃，故为噫。由此观之，是心脾胃三脏皆有是证，益由火土之郁，而气有不得舒伸，故为此证。噫，伊、隘二音。释义曰：饱食息也。礼记注曰：不窘之声。肺主气，其属金，邪抉金声，故病为咳。咳，康益切。问答之声曰语，语出于肝，象木有枝条，多委曲也。脾受五味，故为吞，象土包容，为物所归也。肾为欠，为嚏，欠，呵欠也。嚏，喷嚏也。阳未静而阴引之，故为欠。阳欲达而阴发之，故为嚏。阴盛于下，气化于水，所以皆属乎肾。故凡阳盛者不欠，下虚者无嚏，其由于肾也可知。欠、嚏二义，具《口问》篇，详本类后七十九。嚏音帝。

经要·五液

◎ **原文**

五液：心主汗，肝主泣，肺主涕，肾主唾，脾主液，此五液所出也。

◎ **注疏**

（1）《灵枢悬解》（黄元御）：五脏各有所化之液。

（2）《黄帝内经灵枢集注》（张志聪）：水谷入口，其味有五，津液各走其道，五脏受水谷之津液，淖注于外窍，是为五液，津液奉心神化赤而为血，血之液为汗，故心主汗。鼻乃肺之窍，目乃肝之窍，口乃脾之窍，三脏之液，各出于本窍而为涕、为泪、为涎也。廉泉、玉英，上液之道也，肾之液从任脉上出于舌下，故肾主唾。又云：肾为水脏，受五脏之精而藏之，肾之液复入心为血，入肝为泪，入肺为涕，入脾为涎，自入为唾。**眉批：是以五液皆咸。**故曰液者，所以灌精濡孔窍者也，此谓肾脏之液也。

（3）《黄帝内经灵枢注证发微》（马莳）：（此节与《宣明五气》篇同）此言五脏各有液也。

（4）《黄帝内经太素》（杨上善）：五液，心主汗，肝主泪，肺主涕，肾主唾，脾主涎，此五液所生。汗者水也，遍身腠理之液也，心者火也，人因热饮热食，及因时热蒸于湿气，液出腠理，谓之汗也。肝通于目，目中出液，谓之泪也。肺通于鼻，鼻中之液，谓之涕也。肾脉足少阴，上至颃颡，通出口中，名之为唾，故肾主唾也。脾足太阴脉，通于五谷之液，上出廉泉，故名为涎。**平按：《素问》五液作五脏化液。心肺肝脾肾仍以次为序。五主字均作为。此五液所生句，作是谓五液。**

（5）《类经》（张景岳）：《宣明五气》篇曰：五脏化液，心为汗，肺为涕，肝为泪，脾为涎，肾为唾，是为五液。《决气》篇曰：精、气、津、液、血、脉，其辨有六。又道家曰：涕、唾、精、津、汗、血、液，其名则七。皆无非五液之属耳。

经要·五走

◎ 原文

五走：酸走筋，辛走气，苦走血，咸走骨，甘走肉，是谓五走也。

◎ 注疏

（1）《黄帝内经灵枢集注》（张志聪）：酸、苦、甘、辛、咸，五行之味也；血、气、肉、筋、骨，五脏之所生也，是以五味各自走其道。

（2）《黄帝内经灵枢注证发微》（马莳）：此节《宣明五气》篇之五味所禁较此更详。此言五味各有所走也。《宣明五气》篇曰：辛走气，气病无多食辛；咸走血，血病无多食咸；苦走骨，骨病无多食苦；甘走肉，肉病无多食甘；酸走筋，筋病无多食酸。是谓五禁，无令多食。

（3）《黄帝内经太素》（杨上善）：《九卷》此文及《素问》皆苦走骨，咸走血。此文言苦走血，咸走骨，皆左右异，具释于前也。

（4）《类经》（张景岳）：辛走气，气病无多食辛；咸走血，血病无多食咸；苦走骨，骨病无多食苦；甘走肉，肉病无多食甘；酸走筋，筋病无多食酸。

经要·五藏

◎ **原文**

五藏：心藏神，肺藏魄，肝藏魂，脾藏意，肾藏精志也。

◎ **注疏**

（1）《灵枢悬解》（黄元御）：五脏各有所藏之神。

（2）《黄帝内经灵枢集注》（张志聪）：《本神》篇曰：肝藏血，血舍魂；脾藏营，营舍意；肺藏气，气舍魄；心藏脉，脉舍神；肾藏精，精舍志。神、志、魂、魄、意，五脏所藏之神也。

（3）《黄帝内经灵枢注证发微》（马莳）：藏，平声。此与《宣明五气》篇同。但彼则肾止曰藏精，不及志。《难经》兼言肾藏精与志，故言有两肾之说。此言五脏各有所藏之神也。

（4）《黄帝内经太素》（杨上善）：五藏，财浪反。肾有二枚，左箱为肾，藏志也；在右为命门，藏精也。

（5）《类经》（张景岳）：《调经论》曰：心藏神，神有余则笑不休，神不足则悲。肺藏气，气舍魄，肺气虚则鼻塞不利少气，实则喘喝胸盈仰息。喘喝者，气促声粗也。胸盈，胀满也。仰息，仰面而喘也。《宣明五气》篇曰：肺藏魄。《调经论》曰：气有余则咳喘上气，不足则息利少气。肾藏精，精舍志，肾气虚则厥，实则胀。《九针论》曰：肾藏精、志也。《调经论》曰：肾藏志，志有余则腹胀飧泄，不足则厥。五脏不安，必审五脏之病形，以知其气之虚实，谨而调之也。此与前《本神》原属同篇，彼言情志损伤，此分五脏虚实。

夫心藏神，肺藏气，肝藏血，脾藏肉，肾藏志，而此成形。正以见形成于外，神藏于，惟此五者而已。

经要·五主

◎ **原文**

五主：心主脉，肺主皮，肝主筋，脾主肌，肾主骨。

◎ **注疏**

（1）《黄帝内经灵枢集注》（张志聪）：上节论五脏内藏之神，此论五脏外合之形。

（2）《灵枢悬解》（黄元御）：五脏各有所主之形。

（3）《黄帝内经灵枢注证发微》（马莳）：此言五脏之所主也。按：《素问·痿论》

曰：肺主身之皮毛，心主身之血脉，肝主身之筋膜，脾主身之肌肉，肾主身之骨髓，是之谓五主也。

（4）《黄帝内经太素》（杨上善）：五主，《素问》作五脏所主。肌，《素问》作肉。

（5）《类经》（张景岳）：心主血脉，应火之动而营运周身也。肺主皮毛，应金之坚而保障全体，捍御诸邪也。肝主筋膜，应木之柔而联系关节也。脾主肌肉，应土之浓而蓄养万物也。肾主骨髓，应水石之沉而为立身之干，为万化之原也。

经要·太阴多血少气

◎ **原文**

阳明多血多气，太阳多血少气，少阳多气少血，太阴多血少气，厥阴多血少气，少阴多气少血。故曰：刺阳明出血气，刺太阳出血恶气，刺少阳出气恶血，刺太阴出血恶气，刺厥阴出血恶气，刺少阴出气恶血也。

足阳明太阴为表里，少阳厥阴为表里，太阳少阴为表里，是谓足之阴阳也。手阳明太阴为表里，少阳心主为表里，太阳少阴为表里，是谓手之阴阳也。

◎ **注疏**

（1）《灵枢悬解》（黄元御）：六经气血多少，常数如此。六经气血多少既殊，故刺法不同。手足阴阳有所苦欲，刺者宜顺其所苦欲而补泻之。

（2）《黄帝内经灵枢集注》（张志聪）：此与《五音五味》篇中之论，相同而重现者，以五运而生六气也。多者宜出，少者不宜，故曰恶。

三阴三阳者，天之六气也，而人亦有此六气，合于手足十二经脉六脏六腑。盖针有九九，人有九九，地有九九，皆上通于天之六六也。王子律曰：地之五行，上呈天之六气，故先论五行，而后论六气。

（3）《黄帝内经灵枢注证发微》（马莳）：此节与《素问·血气形志》篇、本经《五音五味》篇大同小异。

此言阴阳各经有血气多少，而刺之者必有其数也。按《素问·血气形志》篇曰：太阳常多血少气，此同。少阳常少血多气，此同。阳明常多气多血，此同。少阴常少血多气，此同。厥阴常多血少气，此同。太阴常多气少血。此异，还以《素问》为是。又曰：刺阳明出血气，此同。刺太阳出血恶气，此同。刺少阳出气恶血，此同。刺太阴出气恶血，此异，还以《素问》为是。刺少阴出气恶血，此同。刺厥阴出血恶气，此同。阳明者，手阳明大肠经、足阳明胃经也。太阳者，手太阳小肠经，足太阳膀胱经也。少阳者，手少阳三焦经，足少阳胆经也。太阳者，手太阴肺经，足太阴脾经也。厥阴者，手厥阴心包络经，足厥阴肝经也。少阴者，手少阴心经，足少阴肾经也。其各经气血自有多少，故刺之者，凡多者则出之，少者则恶出之也。

（4）《黄帝内经太素》（杨上善）：此言刺三阴三阳，出血出气差别所以也。

（5）《类经》（张景岳）：十二经之血气多少，各有不同，两经所言之数凡三，皆有互异。意者气血多少四字，极易混乱，此必传录之误也，当以《素问·血气形志》篇者为是。详见《经络》二十。

此明三阴三阳血气各有多少，而刺者之出血出气当知其约也。手足阳明多血多气，故刺之者出其血气。手足太阳多血少气，故刺之者但可出其血而恶出其气。总而计之，则太阳厥阴均当出血恶气，少阳少阴太阴均当出气恶血，唯阳明可出气出血，正与首节义相合。恶，去声。

第三十二节　灵枢·大惑论第八十

经要·五轮

◎ **原文**

卒然自上，何气使然？岐伯对曰：五脏六腑之精气，皆上注于目而为之精。精之窠为眼，骨之精为瞳子，筋之精为黑眼，血之精为络，其窠气之精为白眼，肌肉之精为约束，裹撷筋骨血气之精而与脉并为系，上属于脑，后出于项中。

◎ **注疏**

（1）《灵枢悬解》（黄元御）：睛之窠穴，开两窍，而为眼也……肺主气而色白，黑精外之白睛也。

（2）《黄帝内经灵枢集注》（张志聪）：精，精明也。窠，藏也。眼者，瞳子黑白之总名也。骨之精为瞳子，肾之精也；筋之精为黑眼，肝之精也；血之精为络，心之精也；窠气之精为白眼，肺之精也；约束者，目之上下网，肌肉之精为约束，脾之精也；裹撷筋骨血气之精，包络之精也。包络之精与脉并为目系，上属于脑，后出于项中，是诸脉皆上系于目，会于脑，出于项，此脉系从下而上，从前而后也。

（3）《黄帝内经灵枢注证发微》（马莳）：盖五脏六腑之精气，皆上注于目而为之睛，睛之窠为眼。肾主骨，骨之精为瞳子；肝主筋，筋之精为黑眼；心主血，血之精为络，所以络其窠也；肺主气，气之精为白眼；脾主肉，肉之精为约束，所以裹撷筋骨血气之精也，而与血脉相并则为系（后世五轮之说，似是而不典，当以此义为正），上属于脑，后出于项中。

（4）《黄帝内经太素》（杨上善）：五脏六腑精液，及脏腑之气清者，上升注目，以为目之精也。精之果，别称为眼。果，音颗。肾精主骨，骨之精；肝精主筋，筋气以为精之黑眼也。心精主血，血气以为眼精赤络。肺精主气，气之精为白眼。**平按：《灵**

枢》果作窠，《甲乙》其果作其络，白眼作白睛。脾精主肉，肉气之精以为眼之束约裹撷。撷，胡结反……《甲乙》撷作契。四气之精并脉合为目系，其系上属于脑，后出项中。

（5）《类经》（张景岳）：为之精，为精明之用也。义如脉色类三十。精之窠为眼，窠者，窝穴之谓。眼者，目之总称。五脏六腑之精气皆上注于目，故眼为精之窠而五色具焉。窠音科。骨之精为瞳子，瞳子，眸子也。骨之精，主于肾，肾属水，其色玄，故瞳子内明而色正黑。瞳音同。眸音谋。筋之精为黑眼，黑眼，眼黑珠也。筋之精，主于肝，肝色青，故其色浅于瞳子。血之精为络，络，脉络也。血脉之精，主于心，心色赤，故眦络之色皆赤。其窠气之精为白眼。窠气者，言目窠之气也。气之精，主于肺，肺属金，故为白眼。肌肉之精为约束，裹撷筋骨血气之精，而与脉并为系，上属于脑，后出于项中。

◎ 参考文献

[1] 邢玉瑞，李翠娟，胡勇.肺主治节的现代诠释研究述评[J].中华中医药杂志，2020，35（6）：2724-2727.

[2] 仲梅，陈宪海.从肺系疾病与骨关节疾病相关性探赜"肺主治节"[J].中国民族民间医药，2018，27（20）：60-61.

[3] 任廷革.任应秋讲《黄帝内经》（素问）[M].北京：中国中医药出版社，2014.

[4] 叶发期."治节"本义考[J].中医杂志，2010，51S1：61-62.

[5] 邢玉瑞.中医基础理论研究丛书《中医藏象学说的理论研究进展》[M].北京：中国中医药出版社，2021.

[6] 马淑然，苏薇，刘晓燕等."肺主气"本质与机体自稳调节机制[J].上海中医药大学学报，2006（3）：14-16.

[7] 李德新，刘燕池.中医药学高级丛书《中医基础理论》[M].2版.北京：人民卫生出版社，2001.

[8] 贾晓晨，梁俊薇，陈祥静.从"肺应秋"天人相应观思想探讨小青龙汤治疗季节性变应性鼻炎的机制[J].中国医药导报，2021，18（13）：108-111.

[9] 马淑然，赵树宏，肖延龄等.中医"肺应秋"调控机制与褪黑素受体关系的研究[J].中华中医药杂志，2011，26（1）：65-68.

[10] 马淑然，李澎涛，郭霞珍，等.关于中医"肺应秋"本质内涵的理论探讨[J].中医杂志，2006（9）：643-645.

[11] 郑莉莉，王婕琼，李泽庚."肺朝百脉、主治节"之理论探析[J].长春中医药大学学报，2017，33（5）：693-694.

[12] 张积思，徐江雁."肺朝百脉"理论研究评析[J].中华中医药杂志，2020，35（11）：5367-5369.

［13］王威，袁林，汤朝晖，等．浅论"肺朝百脉"是气宣发肃降的双向调摄［J］．云南中医中药杂志，2014，35（4）：6-7.

［14］彭青和，何森，陈寒，等．从"肺朝百脉"论心肺关系［J］．辽宁中医药大学学报，2013，15（3）：156-158.

［15］臧国栋．"肺朝百脉"中"朝"的实质研究［D］．济南：山东中医药大学，2009.

［16］李思墨，于淼，王浩田，等．魄理论探讨［J］．中医药学报，2021，49（2）：1-3.

［17］李自艳，曹龑，贾竑晓．中医"肺藏魄"的神经心理学内涵［J］．中华中医药杂志，2020，35（2）：677-680.

［18］杨敏春，黄建波，张光霁．论"肝藏魂"而"肺藏魄"［J］．中华中医药杂志，2016，31（10）：3908-3910.

［19］魏小东，张星平，陈俊逾，等．肺藏魄理论与肺不藏魄不寐证治［J］．中华中医药杂志，2016，31（2）：372-375.

［20］黄书婷，杨传华．浅析《黄帝内经》所述之"魄"［J］．山东中医药大学学报，2015，39（2）：152-153.

［21］苗冲，万健民．《内经》之"并精而出入者谓之魄"新解［J］．中国当代医药，2015，22（7）：141-143.

［22］孟庆岩，张庆祥．肺藏魄相关问题探讨［J］．山东中医药大学学报，2014，38（4）：311-312.

［23］刘应科，马庆楠，魏飞跃．说"魂"话"魄"［J］．中医药文化，2007（3）：44-46.

［24］李运同，周光．"肺主皮毛"理论研究概况［J］．新疆中医药，2015，33（1）：51-53.

［25］王稷，鞠宝兆．《黄帝内经》"肺主皮毛"理论发生学小议［J］．辽宁中医药大学学报，2009，11（4）：16-17.

［26］古继红，张小虎，陆健等．浅谈"肺主皮毛"理论的实质［J］．新中医，2008（5）：107-108.

第四章　病理

第一节　素问·阴阳别论第七

经要·持真脏脉而知死期

◎ **原文**

凡持真脉之脏脉者，肝至悬绝急，十八日死；心至悬绝，九日死；肺至悬绝，十二日死；肾至悬绝，七日死；脾至悬绝，四日死。

◎ **注疏**

（1）《素问悬解》（黄元御）："悬绝"者，无胃气也。脏气五日一周，肝至悬绝急，十八日死，脏气三周，遇肺而死也；肺至悬绝，十二日死，脏气二周，遇心而死也；心至悬绝，九日死，脏气不及二周，遇肾而死也；肾至悬绝，七日死，脏气一周，遇脾而死也；脾至悬绝，四日死，脏气不及一周，遇肝而死也。

（2）《黄帝内经素问集注》（张志聪）：此审别真脏胃脘之阴阳也。悬绝者，真脏脉悬而绝，无胃气之阳和也。急者，肝死脉，来急益劲，如张弓弦也。《六节藏象论》曰：天以六六为节，地以九九制会，计人亦有三百六十五节，以为天地久矣。此气之数也。木生于地，故死于九九之数。肺主天气，绝于六六之期。水火本于先天，故死于生成之数。脾土寄于四季，故绝于四日之周。五脏死期，总合大衍之数。按王氏皆以天地生成之数论之，马氏论天干之五行相克，其间多有不合。夫脏腑具五行之气，各有阴阳刚柔不同，不必执一而论。是以下阴阳相搏，亦止少阴太阳，死于天地生成之数，余皆不合也。此节论真脏脉见之死期，与后节阴阳相搏之死期，又少有异同也。

（3）《黄帝内经素问直解》（高士宗）：凡持真脉之脏脉，而知死生之期者，如肝至

138

悬绝急，十八日死。悬绝，真脏孤悬，与胃脘之阳相绝也。急，劲急也。十八日者，木之生数三，三而三之，则为九，再九而十八也。心至悬绝，九日死者，火之生数二，成数七，九日火之生成数也。肺至悬绝，十二日死者，金之生数四，三四而为十二也。肾至悬绝，七日死者，水之生数一成数六，七日水之生成数也。脾至悬绝，四日死者，土位中央，灌溉四旁，上火下水，左木右金，土气不能四应，故四日死。此诊真脏之脉，而知死生之期者如此。

（4）《黄帝内经素问注证发微》（马莳）：上文言阴者真脏也，见则为败，败必死矣。又言别于阴者，知死生之期。此遂以五脏真脉见者，而决其死期也。《平人气象论》曰：肝见庚辛死，心见壬癸死，肺见丙丁死，肾见戊己死，脾见甲乙。盖以五行之相克为期，至所不胜而死也。今凡真脏脉来见者，肝脉至于悬绝，肝属木，自甲乙日而数之，至庚辛日为十八，又至庚辛日为十，其十八日当死。（假如自甲子日至辛巳日，为十八。）心脉至于悬绝，心属火，自丙丁日而数之，至壬癸日为八，今日九日者，亦八日之尽，交九日也，当死。肺脉至于悬绝，肺属金，自庚辛日而数之，至八日为丙丁，又至丙丁日为十八日，当死。今日十二日者，自庚辛而数之，乃庚辛见庚辛也。肾脉见于悬绝，肾属水，自壬癸日而数之，至戊己日为七日，当死。脾脉至于悬绝，脾属土、自戊己日而数之，至甲乙为八日，今日四日，除戊己日至甲日也，当死。（王注以五行生成之数释之，不明。）

（5）《类经》（张景岳）：真脉之脏脉，即真脏也。悬绝急者，全失和平而弦搏异常也。十八日者，为木金成数之余，金胜木而死也。此下死期，悉遵王氏之意，以河图计数，诚为得理；然或言生数，或言成数，若不归一，弗能无疑，别有愚按在针刺六十四，亦当参正。九日者，为火水生成数之余，水胜火也。十二日者，为金火生成数之余，火胜金也。七日者，为水土生成数之余，土胜水也。四日者，为木生数之余，木胜土也。凡此者皆不胜克贼之气，故真脏独见者，气败而危矣。

（6）《黄帝内经素问吴注》（吴崑）：悬，与阳和之脉相去悬异也。绝，绝阴无阳也。脉来悬绝急，谓之真脏脉也。十八日者，金木成数之余；九日者，水火生成之余；十二日者，金火生成之余；七日者，水土生数之余；四日者，木生数之余。其意若曰：此真脏之脉法，别之可以知死期，工之所宜谨熟者也。

（7）《黄帝内经太素》（杨上善）：有本为十八日。**平按：《素问》藏之二字作脉之藏三字，九作急十八三字。**得真脏脉者死，然死之期，得五脏悬绝已去，各以其藏之气分昼日为数。脉至即绝，久而不来，故曰悬绝。**平按：《素问》十日作二日，五日作七日。**

◎ **述评**

真脏脉是逆四时之脉，为死脉。悬绝意味着脉象失于脏腑之常规而律动，坚劲急迫，为脏气已败，不能胜克邪客之气，因此反映的是危重征象。肝至悬绝急，说的是在危及生命的情况下，脉象弦至极点，锐利可畏，丝毫没有胃气，表现为肝真脏脉，如《素问·玉机真脏论》云："真肝脉至，中外急，如循刀刃责责然，如按琴瑟弦。"心至悬绝，说的是心气损伤极重，不能发挥其生理功能而危及生命，脉象则短实坚搏，没有弹性，如同用手按薏苡子（薏苡仁），钩至极点，丝毫没有胃气，此为心之真脏脉，如《素问·玉机真脏论》云："真心脉至，坚而搏，如循薏苡子，累累然。"肺至悬绝，说的是肺气损伤严重，不能发挥其生理功能，或危及生命，则可出现"如物之浮、如风吹毛"的真肺脉，如《素问·玉机真脏论》中提到的"真肺脉至，大而虚，如以毛羽中人肤"。肾至悬绝，说的是肾气损伤极重，危及生命，脉象则沉微而坚搏更甚，如同用手指弹石子，硬至极点，丝毫没有胃气，此为真肾脉，如《素问·玉机真脏论》所云："真肾脉至，搏而绝，如指弹石，辟辟然。"脾至悬绝，说的是脾气损伤极重，脏器功能衰败，则可出现锐坚而不柔和、"弱而乍数乍疏"的真脾脉，如《素问·平人气象论》云："死脾脉来，锐坚如乌之喙，如鸟之距，如屋之漏，如水之流。"

经要·阴阳失和，夺汗伤肺

◎ **原文**

阴争于内，阳扰于外，魄汗未藏，四逆而起，起则熏肺，使人喘鸣。

◎ **注疏**

（1）《素问悬解》（黄元御）：阴争于内，壅滞不通，则阳扰于外，浮散无着，阳泄窍开，魄汗未藏，而手足寒冷，四逆而起，起则水土湿寒，胃气不降，君相二火，拔根上炎，逼蒸肺部，使人喘鸣也。

（2）《黄帝内经素问集注》（张志聪）：内为阴，外为阳；脏为阴，腑为阳。承上文而言，人之经气阴阳相贯，外内循环，如阴不得阳气以和之，则阴争于内矣，阳不得阴气以和之，则阳扰于外矣。高士宗曰：此言阴阳之气不和，则为阳结阴结之病。若夫刚与刚，是阳传于阳，阴传于阴，乃阴阳相绝之死候也。魄汗未藏，四逆而起，起则熏肺，使人喘鸣。此言阴和于阳，而阴液不宜外泄者也。汗者，血之液也，魄汗，肺之汗也。夫经气归于肺，肺朝百脉，输精于皮毛，皮毛汗出而精血仍藏于阴，如魄汗未藏，是夺汗而伤其精血矣。脏真高于肺，主行荣卫阴阳，肺脏之阴液外泄，则四脏之阴并逆而起，起则上熏于肺，而使人喘急喉鸣，盖五脏主藏精者也。精化而为血，血化而为汗，百脉虽朝于肺，而五脏相通，移皆有次，四逆而起，则失其次序旋转之机矣。**眉批：肺者，脏之盖也。是以四脏之气上逆则熏肺。**

（3）《黄帝内经素问直解》（高士宗）：藏，如字。阴阳内外彼此相济，如阴中无阳，则阴争于内；阳中无阴，则阳扰于外。阳扰于外，则皮毛之魄汗未藏，魄汗未藏，外而不内也。阴争于内，则四逆而起，起则熏肺，使人喘鸣，逆起熏肺，喘鸣，内而不外也。

（4）《黄帝内经素问注证发微》（马莳）：此言营卫二气贵于和，不贵于偏胜。而和则阴阳之气生，偏则阴阳之气灭，所以经气从是而绝也。阴气者营气也，阴在内，为阳之守；阳气者卫气也，阳在外，为阴之使。苟阴气偏胜而争于内，或阳气偏胜而扰于外，则偏胜者为刚，而不能柔。肺经内主藏魄，外主皮毛。魄汗外泄，未能闭藏，燥极热生，热极寒生，四肢厥逆而起，起则熏肺。肺因气迫，喘鸣交作。盖肺为一脏之华盖，而肺经若此，余经之病至矣。

（5）《类经》（张景岳）：此兼表里以言阴阳之害也。表里不和，则或为脏病，阴争于内也。或为经病，阳扰于外也。然或表或里，皆干于肺。盖肺主气，外合于皮毛，内为五脏六腑之长。魄汗未藏者，表不固也。四逆而起者，阳内竭也。甚至正不胜邪，则上熏及肺，令人气喘声鸣。此以营卫下竭，孤阳独浮，其不能免矣。

（6）《黄帝内经素问吴注》（吴崑）：此言阴阳不和之害。阴争于内，五脏之阴争于内也。阳扰于外，六经之阳扰于外也。争，为五阴克贼。扰，为六阳败绝。故有形之汗未得收藏，四肢逆冷随时而起。四逆起则诸阳陷入阴中而熏肺，使人喘急而鸣，此阴阳离决，垂死之证也。

（7）《黄帝内经太素》（杨上善）：五脏为阴，内邪阴气，以伤五脏，故曰争内；六腑为阳，外邪阳气，以侵六腑，故曰扰外。皮毛腠理也，肺魄所主，故汗出腠理，名魄汗也。藏，犹闭也。阴阳争扰，汗出腠理未闭，寒气因入，四肢逆冷，内伤于肺，故使喘喝。喝，喘声，呼割反。**平按：《素问》动作熏，喝作鸣。**

◎ 述评

内有脏腑功能失调（阴争于内），外有邪气侵袭（阳扰于外），阴阳失和，汗泄不藏，向上影响肺，肺气上逆，发为哮或喘。历代医家对《黄帝内经》"魄汗"一词有不同的理解。杨上善认为"魄汗者，肺汗也"，"魄，肺之神也，肺主皮毛腠理，人之汗者皆是肺之魄神所营，因名魄汗"。人体之汗皆出于腠理，是为肺魄所主，但为什么书中仅有几处特意点明"魄汗"而不全用"魄汗"？张景岳认为，"魄，阴也，汗由阴液，故曰魄汗"。汗与精、血同源，且同属人体阴液，特意借"魄汗"点出汗为阴液，不太符合《黄帝内经》成书时代行文精练的习惯。丹波元简解为"魄，白古通"，并引用《战国策》鲍彪注来解释白汗，"白汗，不缘暑而汗也"。但《黄帝内经》中已经使用了白汗一词表达不因暑热而汗出，如《素问·经脉别论》中有"一阴至，厥阴之治也，真虚㾓心，厥气留薄，发为白汗，调食和药，治在下俞"，再借"魄汗"表达白汗不合常理。《黄帝内经素问校释》解释魄汗，即身汗。魄是形体之神，侧重于形体、官窍等的感知与功能，魄代指身体。有学者从文字角度认为"魄"通"薄"，取微细之义，认为"魄汗"就是薄汗，即微汗的意思。田晋蕃根据《尔雅》中"孔""魄"同训为"间",将魄理解为间隙,"魄汗"即孔开汗泄,是"穴俞以闭"的对文。至于喘鸣,应指哮喘病证,因"哮以声响名,喘以气息言","喘促喉中如水鸡声者,谓之哮;气促而连续不能以息者,谓之喘"。

经要·肺病传肾,重阴不治

◎ **原文**

所谓生阳死阴者,肝之心谓之生阳,心之肺谓之死阴,肺之肾谓之重阴,肾之脾谓之辟阴,死不治。

◎ **注疏**

(1)《素问悬解》(黄元御):"死阴之属,不过三日而死",遇其所克也。"生阳之属,不过四日而死",遇其所生也。所谓生用死阴者,肝之心传其所生,谓之生阳。(自肺之肾、之肝、之心,四日遇胜己之脏,故四日而死。)心之肺,传其所克,谓之死阴。(自心之脾、之肺,三日遇胜己之脏,故三日而死。)肝心为阳,肺脾肾为阴,肺之肾,以金传水,谓之重阴。肾之脾,以水值土,谓之辟阴("辟",偏也),皆死不治也。

(2)《黄帝内经素问集注》(张志聪):之,往也,传也。夫肝脉传肺,肺传大肠,大肠传胃,胃传脾,脾传心,心传小肠,小肠传膀胱,膀胱传肾,肾传心包络,包络传三焦,三焦传胆,胆传肝,一脏一腑,一雌一雄,阴阳相间,循环无端。如肝之心,心之肺,肺之肾,肾之脾,此皆经气绝而死不治者也。肺之肾,亦生阳之属。因肺肾为牝脏,以阴传阴,故名重阴。辟,偏僻也。以水脏而反传所不胜之脾土,故谓之辟阴。此皆不治之死候也。

(3)《黄帝内经素问直解》(高士宗):重,平声。辟,僻同。之,移也。所谓生阳死阴者,肝移热于心,谓之生阳。肝木生火,藏热相移。故曰生阳,是即刚与刚也。《气厥论》云:肝移热于心则死。所以然者,火热自焚,心气厥逆也。心移寒于肺,谓之死阴。肺金如天,心火如日,火日衰微,若天无日,故曰死阴,是即柔与柔也。《气厥论》云:心移寒于肺,肺消,饮一溲二,死不治。所以然者,天日虚寒,水精不布也。不但此也,若肺之肾,谓之重阴,肾为阴寒之脏,肺寒而复移于肾,故曰重阴。肾之脾谓之辟阴,脾为阴中之至阴,肾寒而复移于脾,是阴寒入于幽僻,故曰辟阴。此生阳死阴,重阴辟阴,有一于此,皆死不治。此申明别阳知病忌,别阴知死期者如此。

(4)《黄帝内经素问注证发微》(马莳):所谓生阳、死阴者"四日而死"之"死",全元起作"四日而已"者,通。详上下文义,作"死"者非……所谓生阳、死阴者,如肝之心,谓之生阳,木来生火也。心之肺,谓之死阴,火来克金也。不但是也,肾属足少阴，肺属手太阴，以肺乘肾，乃母来乘子，阴以乘阴，谓之重阴，病日深矣。脾属足太阴，肾属足少阴，乃乘所不胜，阴以侮阴，谓之辟阴，病日危矣。皆死阴之属之义也，故谓之曰死不治也。

（5）《类经》（张景岳）：肝之心，自肝传心也。以木生火，得其生气，是谓生阳，不过四日而愈已。心之肺，自心传肺也。以火克金，阴气散亡，故曰死阴，不过三日而死。肺，金也。肾，水也。虽曰母子，而金水俱病，故曰重阴，无阳之候也。辟，放辟也。土本制水，而水反侮脾，水无所畏，是谓辟阴，故死不治。辟音劈。

（6）《黄帝内经素问吴注》（吴崑）：此释上文生阳死阴之义也……肺为太阴，肾为少阴，并为阴气，故曰重阴。辟，邪辟也。肾为水，脾为土，土胜水为正，今肾水反侮乎脾，不得其正，故曰辟阴。皆为死证不治者也。肝之心，肺之肾，为子母相传。此谓其死者，以其为偏阴偏阳之害故也。

（7）《黄帝内经太素》（杨上善）：木生火也。火克金也。少阴重至阴也。辟，重叠。至阴太阴重也。

◎ **述评**

"生阳"就是脏腑病证按五行相生顺序传变，又称"间脏"传，如肝病传心，心病传脾等。由于相传的两脏在生理上相生相助，故称"生阳"。"死阴"说的是脏腑病证按五行相克次序传变，又称"不间脏传"，如心病传肺、肺病传肝等。因是传其所胜之脏，克伐所传之脏的生机，常导致病情恶化，故称为"死阴"。

根据脏与腑的生理功能特点划分阴阳属性，脏"藏精气而不泻"，属阴，腑"传化物而不藏"，属阳，因此常用阴指代五脏，用阳指代六腑。五脏还可再分阴阳，按照生理功能和特性的不同，肺为气动，心为血动，肺与心都具有强烈的动态性，因而属阳；脾肝肾相对肺心而言，其动态性不突出，因此属阴。五脏之间又有五行的生克制化关系，基于脏腑的阴阳属性和五行属性划分，进一步衍生出了生阳、死阴、重阴等病名的隐喻。

第二节　素问·刺志论第五十三

经要·谷入少而气多者，邪在胃及与肺也

◎ **原文**

谷入多而气少者，得之有所脱血，湿居下也。谷入少而气多者，邪在胃及与肺也。

◎ 注疏

（1）《黄帝内经素问集注》（张志聪）：夫肾为生气之原，胃为血气之海，谷入多而气反少者，得之有所脱血，湿居下也。盖脱血者，阴气下泄，湿居下则下焦受伤，以致生原亏损而气少，病不在上，故谷入多也。夫上焦主纳，中焦主化，邪在肺胃则不能纳化水谷，而谷入少矣，谷入少而反气多者，生气之原不伤也，此言气之发于下焦也。卢良侯曰：凡下病者，下行极而上，此言下焦受病，不及中上，故曰居。

（2）《素问悬解》（黄元御）："谷入多而气少，得之有所脱血，湿居下也"，血脱亡其温气，阴旺湿生，谷入虽多，温气难复，故气少也；"谷入少而气多，邪在胃，及于肺也"，肺胃上逆，浊气不降，下愈虚而上愈盛也。夫实者，气入而内闭也；虚者，气出而外泄也。"入实者，右手开其针孔"，以泄内闭也；"入虚者，左手闭其针孔"，以防外泄也。（右手出针，故左手闭针孔。）虚实之大要如此。

（3）《黄帝内经素问直解》（高士宗）：谷入多而气少。夫谷入多而气反少者，其内则得之有所脱血，或湿邪居下之病。脱血湿居下，故气少，病不在上，故谷入多。上文云，谷不入而气多，夫谷入少而气反多者，其内必邪在胃，及与肺之病，肺胃有邪，故谷入少，病不在下，故气多。

（4）《黄帝内经素问注证发微》（马莳）：谷入多者而气则反少，以其有所脱血，血去过多，则气少也。又湿居下部，湿胜则筋脉壅滞，而气亦衰也。谷入少者，而气则反多，以其邪在于胃，胃本多气多血，而邪气壅塞，斯气益多也。又邪在于肺，而肺气喘满，斯气益多也，此所谓邪也。凡风寒暑湿燥火皆是也。

（5）《类经》（张景岳）：谷入多者，胃热善于消谷也。脱血者，亡其阴也。湿居下者，脾肾之不足，亦阴虚也。阴虚则无气，故谷虽入多而气则少也。邪在胃则不能食，故谷入少。邪在肺则息喘满，故气多。

（6）《黄帝内经素问吴注》（吴崑）：有所脱血，则阴虚阳盛，谷入则胃燥而善消。湿居下，则肝肾之相火不壮，故气不修永而少也。邪在胃则不能食，故谷入少。邪在肺则息不利，故令气多。及字下旧有与字，僭去之。

◎ 述评

纳谷多者，胃肠积热，腐熟功能过于亢进，同时增加了脾运化水谷精微的负担。而气少，是因失血而气随血脱，或者脾虚失运，导致湿盛，湿浊趋下，易留滞于肾，影响肾气、肾阳对脾肺之气的资助和促进，形成恶性循环。《灵枢·五味》云"水谷皆入于胃"，胃受邪，则纳谷少，故其气当少，然气反多，则因病邪袭肺，肺失肃降，咳逆上气。故谷入少而气多者，邪在胃，及与肺也。

第三节　素问·水热穴论第六十一

经要·水聚之病，其本在肾，其末在肺

◎ **原文**

肾者至阴也，至阴者盛水也，肺者太阴也，少阴者冬脉也，故其本在肾，其末在肺，皆积水也。

◎ **注疏**

（1）《黄帝内经素问集注》（张志聪）：此言水由地中生，上升于天，下归于泉，天气与水气上下相通，故在地为水，而在天为寒，夫天为阳，地为阴，泉在地之下，故为至阴而盛水。盛者，受盛而多也。夫肺主天，太阴之气主湿土，土气上升于天而为云，天气下降而为水，是水由天降，云自地生，故曰：肺者，太阴也。谓天地之气相合也，少阴主水而司冬令，其脉贯膈入肺中，故其本在肾，其末在肺，上下皆积水也。兆璜曰：肺主气而发原在肾，是气从下而生，水亦从下而上，下则为溲，上则为汗，留聚则溢于皮肤而为胕肿矣。

（2）《素问悬解》（黄元御）：肾为足少阴，于五行为癸水，少阴何以主肾？肾何以主水？盖火为阳，水为阴，肾者至阴也，阴旺则水盛，是以至阴者盛水也。肺者手太阴秋脉也，肾者足少阴冬脉也，冬水生于秋金，故其本在肾，其末在肺，皆积水也。缘肺金下降，而生肾水，肾脉贯胸膈，入肺中，肾水泛滥，则自其经脉而浸肺脏，皆为积水之区也。

（3）《黄帝内经素问直解》（高士宗）：盛，音成。少阴所以主肾者，以肾者，至阴也。肾所以主水者，以至阴者盛水也。至阴之水，上通于肺，肺者太阴也，水旺于冬，少阴者冬脉也。肾位居下，肺位居上。故其本在肾，其末在肺。肾脏之水合膀胱水府，外出于皮毛。皮毛者，肺之合，循行失职，肺肾不交，皆积水也。

（4）《黄帝内经素问注证发微》（马莳）：肾居下焦，为阴中之阴，乃至阴也。水为阴，肾亦为阴，今肾为至阴则水病乃盛水也。彼肺为手太阴经，肾为足少阴经，少阴者，主于冬水之脉也，其脉从肾上贯膈，入肺中，故其病本在肾，其病末有肺，本者病之根也，末者病之标也。肾气上逆，则水气客于肺中，此所以皆为积水也。

（5）《类经》（张景岳）：肾应北方之气，其脏居下，故曰至阴也。水王于冬而肾主之，故曰盛水也。肺为手太阴经，其脏属金。肾为足少阴经，其脏属水。少阴脉从肾上贯肝膈入肺中，所以肾邪上逆，则水客于肺，故凡病水者，其本在肾，其末在肺，亦以金水相生，母子同气，故皆能积水。

（6）《黄帝内经素问吴注》（吴崑）：肾脉贯肝膈，上入肺中，病水则上下俱病，故云其本在肾，其末在肺，皆积水也。

◎ **述评**

水湿胕肿一类积水之证，以肾为根本。肾属水，居下焦，应北方寒水之气，为阴中之阴，系阴之极也，因而称之为至阴，与脾之至阴含义有所不同。肾为何为至阴？不同医家有不同的解释。王冰曰："阴者，谓寒也。冬月至寒，肾气合应，故云肾者至阴也。"张景岳曰："肾应北方之气，其脏居下，故曰至阴也。"本篇经文云："肾者，牝脏也，地气上者属于肾，而生水液也，故曰至阴。"其主旨是说肾为至阴与肾为牝脏、地气上者属于肾及肾生水液的功能有关。王冰注云："牝，阴也，亦主阴位，故云牝脏。"而肾为至阴最主要的原因在于肾与地气和水液的关系。地气为阴，向上连通于肾；水亦属阴，由肾气所主，故称之。此外，肾主藏精，是生命之源，内藏真阴真阳，是五脏的根本，因而"至"亦有纯粹、极致之义。

其末在肺，因肺五行属金，与肾水相生，故水气易"子病犯母"而流于肺；肺又为水之上源，水气常从肺气而布；肺肾应秋冬，在四时均属阴，水患易从其类；最后，足少阴肾脉贯肝入肺，水气亦会循经脉影响到肺。

第四节　素问·气交变大论第六十九

经要·岁木不及，金乘土侮，火气来复，肺金受病

◎ **原文**

白露早降，收杀气行，寒雨害物，虫食甘黄，脾土受邪，赤气后化，心气晚治，上胜肺金，白气乃屈，其谷不成，咳而鼽，上应荧惑、太白星。

◎ **注疏**

（1）《黄帝内经素问集注》（张志聪）：此复论上临阳明之岁。金气用事，故至夏秋之交，白露早降，收杀气行，而火复在后也。盖不及之岁，所胜之气妄行，而反自虚其位，故复气得以胜之，今上临阳明，金气原盛，金气盛则金之子气亦能胜火，木之子欲复之，而金之子能胜之，是以赤气后化也。寒雨，寒水之气，金之子也。长气后发，而收藏之令早行，故万物为之贼害，而其谷不成也。虫感雨湿之气而生，夏秋之交，土气用事，而反为寒雨所胜，是以虫食甘黄，而脾土受邪也。肺开窍于鼻，故咳而鼽，鼽者，鼻流清涕也。上应荧惑复耀，太白减明。张玉师曰：阳明燥金司天，则少阴君火主终之气，故赤气后化，而白气始屈也。其谷不成，当与其谷白坚对看，盖

火主长气，金主收成，上节火制其金，是以华实齐化，其谷坚成，此收杀气盛，寒雨早行，而长气后发，四时失序，故其谷不成也。如云其谷苍，其谷白坚，其谷丹，其谷黔，其谷坚芒，其谷秬，其主黔谷，皆当在成物上论；如云其谷不成，元谷不成，苍谷乃损，秀而不实，其谷不登，斯在败上论也。

（2）《素问悬解》（黄元御）：风木不及，则燥金乘之，故生气失应，草木晚荣。金刑木败，故刚木难凋，则辟着而枯槁；柔木易萎，故苍干而陨落。金气清凉，故病中清。肝经被伤，故胠胁痛。肝气下陷，郁冲脾土，故小腹痛生，肠鸣溏泄。上临阳明，燥金司天，合邪刑木，故生气失政，化气乃急。（金性收敛劲急，故土从金化也。）金色白而性坚，故其谷白坚。木色苍，木败故苍谷早凋。金胜木贼，则热火来复，草木焦槁，下体再生，根萌重发也。火胜金负，则荧惑光芒，太白暗淡，后文仿此。

（3）《黄帝内经素问直解》（高士宗）：金气胜故白露早降，收杀气行而寒雨害物，寒雨害物则生虫，故虫食甘黄，虫食甘黄则脾土受邪，此金刑其木，寒雨生虫而害物也。炎暑流火乃母郁子复，其气后至故赤气后化。心气晚治，子复母仇，故上胜肺金，火盛金衰故白气及屈，而其谷不成。其在于人，则肺咳而鼻鼽。赤气后化，火也，白露早降，金也。故上应荧惑、太白星。此岁木不及而有气交之变也。

（4）《黄帝内经素问注证发微》（马莳）：然阳明上临，金自用事，故白露早降，寒凉大至，则收杀气行，寒雨害物，少于成实。凡甘物、黄物，虫皆食之，以甘、黄皆属土，而在人则为脾土受邪也。盖金行伐木，假途于土，子居母内，虫之象也，故甘黄之物，虫蠹食之。清气先胜，热气后复，复已乃胜，故赤气后时而生化，凡草木赤华赤实，皆后时而再荣秀也。在人则心气晚旺，方能胜于肺金，则金之白气乃屈而退也。其金之谷则不成。其民病为咳，为鼽，皆肺病也。其在上所应之星，则荧惑与太白星，其荧惑则益明，而太白则芒减也，减之火气不及，则水来克火，而寒乃大行。

（5）《类经》（张景岳）：阳明上临，金气清肃，故为白露早降，收杀气行，寒雨害物。然金胜者火必衰，火衰者土必弱，故虫食味甘色黄之物，以甘黄皆属土，而阴气触之，故虫生焉。观晒能除蛀，则虫为阴物可知。故其在人，又当脾土受邪也。若金胜不已而火复之，则赤气之物后时而化，而人之心晚盛，上克肺金，凡白色属金之物，其气乃屈也。金谷，稻也。鼽，鼻塞也。其上应于星，则当荧惑明，太白暗，而灾有所属也。王氏曰：金行伐木，假途于土，子居母内，虫之象也，故甘物黄物，虫蠹食之。鼽音求。

（6）《黄帝内经素问吴注》（吴崑）：上临阳明，金气用事，故白露早降。收杀气行，寒雨害物也。虫，毛虫也。岁木不及之气，抑郁为虫，以食甘黄也。

经要·金运不及，火乘水复，灾变西方，病位在肺

◎ **原文**

金不及，夏有光显郁蒸之令，则冬有严凝整肃之应，夏有炎烁燔燎之变，则秋有冰雹霜雪之复，其眚西，其脏肺，其病内舍膺胁肩背，外在皮毛。

◎ **注疏**

（1）《黄帝内经素问集注》（张志聪）：雹，音薄。光显郁蒸，火之化也。《六元正纪大论》曰：少阴所至为火生，终为蒸溽。此德化之常也。膺胸之内，肺之分也。胁内，乃云门天府之分，肺脉之所出，肩背，肺俞之分。皮毛，肺所主也。

（2）《素问悬解》（黄元御）：金旺于秋，金不及，夏无火胜，则冬无水复，夏有火胜，则秋有水复。金位于西，在脏为肺。肺脉上膈，横出腋下，故其病内舍膺胁肩背。肺位在胸，《脉要精微论》：背者胸中之府，背曲肩随，府将坏矣，故其病内舍膺胁肩背。肺主皮毛，故外在皮毛。

（3）《黄帝内经素问直解》（高士宗）：试以金之不及言之，夏有光显郁蒸之令，则冬有严凝整肃之应，无胜则无复也。夏有炎烁燔燎之变，火胜金矣，则秋有冰雹霜雪之复，金之子水复胜而克火也。秋金位于西，故其眚西。西方属肺，故其藏肺。肺脉起于中焦，上膈属肺，出腋至臂，气盛有余则肩背痛，故其病内舍膺胁肩背。皮毛者，肺之合，故外在皮毛。

（4）《黄帝内经素问注证发微》（马莳）：岁金不及，火当来克，如火不克之，而夏有光显郁蒸之令。（六月建未主土，当兼郁蒸而言。）则至冬之时，水无所复，而有严凝整肃之应，各不相悖也。如火来克之，而夏有炎烁燔燎之变，则金生水，水克火，而秋有冰雹霜雪之复，惟金主于西，其灾眚当见于西方也。在人之脏属于肺，肺之分部，内在膺胁肩背，外在皮毛，故病见于此耳。

（5）《类经》（张景岳）：岁金不及，火当胜之。若火得其正而夏有此令，则水亦无复而冬有此应。若火气侮金而夏有此变，则金之子水，水来克火，而秋有此复矣。其眚西，其脏肺，皆金之应。**按：此下二节，不先言金水之本化，而先言火土之制化，与上三节不同者，不过文体之变耳，文虽变而义则无异也。**

（6）《黄帝内经素问吴注》（吴崑）：令、应，皆及时之气。变，火气太过也。复，水气来复也。

第五节　素问·五常政大论第七十

经要·金运不及，火乘木侮，水气来复，肺金受损

◎ **原文**

从革之纪，是谓折收，收气乃后，生气乃扬，长化合德，火政乃宣，庶类以蕃，其气扬，其用躁切，其动铿禁瞀厥，其发咳喘，其脏肺，其果李杏，其实壳络，其谷麻麦，其味苦辛，其色白丹，其畜鸡羊，其虫介羽，其主明曜炎烁，其声商徵，其病嚏咳鼽衄，从火化也，少商与少徵同，上商与正商同，上角与正角同，邪伤肺也，炎光赫烈则冰雪霜雹，眚于七，其主鳞伏彘鼠，岁气早至，乃生大寒。

◎ **注疏**

（1）《黄帝内经素问集注》（张志聪）：金运不及，则收政乃折矣。收气在后，则木无所畏，而生气乃扬。长化合德，故庶物以蕃。升扬，火之气也。躁切，金之用也。金主声，铿禁者，声不出也。瞀，肺是动病也。厥，气上逆也。咳喘，火刑肺也。其脏主肺，其果之李杏，实之壳络，谷之麻麦，味之苦辛，色之白丹，畜之鸡羊，虫之介羽，声之商徵，皆金运不及，而兼木火之化也。明曜炎烁，火之胜也。嚏咳鼽衄，金之病也。少商与少徵同者，总谓六乙岁也。商主金音，金运不及，故为少商。火兼用事，故少徵同其化也。上商与正商同者，乃乙卯、乙酉二岁，上临阳明司天，故曰上商。金运不及，而得司天之助，则金气平而不为火胜。与审平之气相同，故上商与正商同也。上角与正角同者，乃乙巳、乙亥二岁，上临厥阴司天，故曰上角。生气乃扬，而又得司天之助，故与正角之岁相同也。水火相胜，故邪伤肺也。炎光赫烈，火淫甚也。冰雪霜雹，水来复也。其灾眚是兑之西方。其主鳞伏彘鼠，皆水之虫兽也。藏气早至，故乃生大寒。眉批：**羊马皆属火。运不及则己所不胜侮而乘之，己所胜轻而侮之。金气盛则子能制火。**

（2）《素问悬解》（黄元御）：折收，火刑金也。火能刑金，金不制木，故收气乃后，生气乃扬；火旺土生，故长化合德，火政乃宣，庶类以蕃。肺主声，铿者，其声铿然。"禁"者，禁栗寒战。肺主气，瞀厥者，气逆而昏冒也。金不及，则曰少商，火气乘之，则与少徵同化，故少商与少徵同；金不敌火，而遇燥金司天之助，（乙卯、乙酉年）则以上商而同正商，故曰上商与正商同；金不制木，而值厥阴风木司天之时，（乙巳、己亥年）则以上角而同正角，故曰上角与正角同。火胜之极，炎光赫烈，则水来复之，冰雪霜雹。"眚于七"者，灾归兑宫也。"鳞伏彘鼠"，皆秉水气而生者也。

（3）《黄帝内经素问直解》（高士宗）：折，犹短也。收，金气也。金运不及曰从

革，故从革之纪，是谓折收。收气乃后，金气虚也。生气乃扬，木无畏也。长，火气也。化，土气也。金不及则火胜生土，故长化合德。火气有余，故火政乃宣。火政宣，则庶类以蕃。火主发扬，故其气扬。金主锋利，故其用躁切。躁切，犹锋利也。音声固闭，关窍不通，故其动铿禁瞀厥。铿禁，音不出也。瞀厥，窍不利也。肺病发咳喘，故其发咳喘。其脏肺，火气胜而木无畏，则金火木三气并主其事。其果李杏，木与火也。其实壳络，金与火也。其谷麻麦，木与火也。其味苦辛，火与金也。其色白丹，金与火也。其畜鸡羊，其虫介羽，金与火也。其主明曜炎烁，火气胜也。其声商征，金与火也。其病嚏咳鼽衄，肺金虚也。肺病则金受火刑，从火化而然也。金运不及，故曰少商，火兼用事，故少商与少征同。金气司天，谓之上商，金运不及，上得司天之助，则上商与正商同。木气司天，谓之上角，木不畏金，又得司天之助，故上角与正角同。其病嚏咳鼽衄，是金从火化邪伤肺也。火气胜，故炎光赫烈。水气复，则冰雪霜雹。金受火刑，金主西方兑位，居于七宫，故眚于七。金之子水，气盛复火，故其主鳞伏彘鼠。鳞，水虫也。伏，犹复也。彘鼠，水属也。岁寒之气早至，乃生大寒，是水胜其火，所谓复也。

（4）《黄帝内经素问注证发微》（马莳）：岁金不及，为从革之纪。收气属金，生气属木，长气属火，化气属土。金气不及，火能折之，是谓折收，乃乙丑、乙未、乙巳、乙亥、乙卯乙酉之岁也。盖乙为金之不及，故火得以胜之。其收气乃后者，失其政也。生气乃扬者，金不能制也。火不犯土，故长化合德，火政乃宣。惟长化合德，故庶类以蕃。火之气扬，金随火用则躁切。火之动而为病，则铿然而咳，为禁止而二阴不通，为瞀闷，为气逆而厥，其发咳喘，其病在肺。凡五脏、五果、五谷、五味、五色、五畜、五虫、五音皆从火化，故兼见也。在天则明曜炎烁，在病则嚏咳鼽衄，皆从火化也。此则不及之金为少商，而金从火化，当与少徵相同。（新校正云：少商运六年内，除乙卯、乙酉同正商、乙巳、乙亥同正角外，乙未、乙丑二年为少商同少徵，故不云判徵也。）故乙卯、乙酉上见阳明，是上之所见者属商，而与审平之岁化相同，谓之上商与正商同也。乙巳、乙亥上见厥阴，是上之所见者属角，而与敷和之岁化相同，谓之上角与正角同也。皆邪气伤肺也。至于炎光赫烈，火无德也。冰雪霜雹，水来复也。地以四生金，而天以九成之，其眚当见于九。九者，西方也。凡物之为鳞，为伏，如彘、鼠之类皆统之，以伤赤实及羽物之类。其藏气则早至，而乃生大寒也。

（5）《类经》（张景岳）：从革之纪，金不及也。凡乙庚皆属金运，而乙以阴柔，乃为不及。故于六乙之年，收气减折，是为折收。金之收气后时，则木之生气布扬而盛也。金衰则火乘之，火王则土得所助，故长化合德，火政宣行而庶类蕃盛也。火之气用，升扬而躁急也。铿然有声，咳也。禁，声不出也。瞀，闷也。厥，气上逆也。金不足者肺应之，肺主气，故为是病。铿音坑。瞀，茂、莫、务三音。肺病也。金气通于肺也。李，木果。杏，火果。金不犸，故二果成也。壳属金，络属火，有盛衰也。麻，木谷。麦，火谷。二谷成也。苦盛辛衰也。丹多白少也。鸡为金畜当衰，羊为火畜当盛。《金匮真言论》火畜曰羊。介，金虫。羽，火虫。有盛衰也。火气之胜也。金从火也。火有余而病及肺也。结上文金气不及之化。此总言六乙年也。商为金音，金不及，故云少商。金不及则火乘之，故与少征同其化。上商者，阳明燥金司天也。岁金不及而有司天之助，是以少商之纪，而得审平之气，故与正商同，乙卯、乙酉年是也。岁金不及而上见厥阴司天，木无所畏，则木齐金化，故与正角之气同，乙巳、乙亥年是也。**按：此不言乙丑、乙未上宫者，土金无犯也，故不及之。**金不及，故邪伤于肺。炎光赫烈，火胜金也。冰雪霜雹，水复火也。胜复皆因于金，故灾眚在七，西方兑宫也。水复之化也。皆水之复也。

（6）《黄帝内经素问吴注》（吴崑）：瞀，音冒。从革之纪，六乙之岁也。化气之后，乙为阴柔之金，故不及。金不及则火乘之，故政令民病皆兼火化。铿，咳声也。禁，固也，二便秘固是也。瞀，闷也。厥，逆也。商，金也。乙庚化金，乙为少商，庚为太商。少商之岁，金为不及，不及则火乘之，故德化政令与火运少徵同也。司天见阳明金，则与审平岁化同。指乙卯乙酉二岁而言，司天见厥阴风木，则与敷和岁化同。指乙巳乙亥二岁而言。主运者受邪。炎光赫烈，火不德也。冰雪霜雹，水来复也。七，西方金也。鳞伏彘鼠，水所化也。

经要·金运太过，乘木侮火，火气来复，肺气实也

◎ **原文**

坚成之纪，是谓收引，天气洁，地气明，阳气随，阴治化，燥行其政，物以司成，收气繁布，化洽不终，其化成，其气削，其政肃，其令锐切，其动暴折疡疰，其德雾露萧瑟，其变肃杀凋零，其谷稻黍，其畜鸡马，其果桃杏，其色白青丹，其味辛酸苦，其象秋，其经手太阴阳明，其脏肺肝，其虫介羽，其物壳络，其病喘喝胸凭仰息，上徵与正商同，其生齐，其病咳，政暴变则名木不荣，柔脆焦首，长气斯救，大火流，炎烁且至，蔓将槁，邪伤肺也。

◎ **注疏**

（1）《黄帝内经素问集注》（张志聪）：岁金太过，名曰坚成。秋令主收，是谓收引。天气洁，地气明，金气清也。阳明之上，燥气主之，是以阴金治化于上，而阳明之气，在下随之。秋主收成，故燥行其政。物以司成，秋主收而长夏主化，收气早布，是以化洽不终。成者，秋之化。削者，金之气也。肃者，金之政，锐切，金之令也。暴折，筋受其伤，疡疰，皮肤之疾也。雾露萧瑟，气之祥也。肃杀凋零，气之变也。其谷之稻黍，畜之鸡马，果之桃杏，虫之介羽，物之壳络，色之白青丹，味之辛酸苦，交相承制而生化也。其象应秋。其经合于手太阴肺，手阳明大肠。其脏合于肺肝，其病喘喝，胸凭仰息。金气太盛，而肺气实也。上徵者，上临少阴少阳二火，乃

庚子、庚午、庚寅、庚申四岁，金气太过，得火制之，金气已平，故与审平之正商相同也。金气平，故木之生气不屈，得与四气齐等。其病咳，火伤肺也。肃杀太甚，则草木受伤，长气来复以救之，是以大火西流，而肺反受伤也。**眉批：长气来救，故虽柔脆者，止焦其首。**

（2）《素问悬解》（黄元御）："收引"者，金气收敛，引阳气于地下也。阴气司权，而主治化，则阳气随之，归于水中，燥行其政，故万物告成。收气既盛，故土之化洽不终。"其气削"者，收敛而陨落也。"暴折"者，金之刑伤。"疡疿"者，皮肤之疾也。"喘喝"者，肺气之逆。"胸凭仰息"者，胸膈壅满，凭物仰身而布息也。金运太过，得二火司天以制之，则与正商同化，故上徵与正商同。（庚子、庚午、庚寅、庚申。金既有制，则木不受刑，生政自齐。）若感冒风寒，郁其金气，则病咳嗽。（肺金制于二火，故病咳嗽也。）金政暴变而克木，则火来复之，故火流蔓槁，热邪伤肺也。

（3）《黄帝内经素问直解》（高士宗）：金运太过曰坚成。金主秋收，故是谓收引。秋时天气清洁，天气清洁，则地气光明。夏为阳，秋为阴，至秋则阳热之气，随阴治化。金在天为燥，故燥行其政。夏长秋成，故物以司成。金气太过，故秋收之气繁盛舒布，至夏长之气化洽不终。化洽者，化气洽于万物。秋气早至，故化洽不终。其化成，秋之收成也。其气削，金之削物也。其政肃，金之清肃也。其令锐切，金之刚劲也。其动暴折疡疿，金之刑辟也。其德雾露萧瑟，金之柔润也。其变肃杀凋零，金之清锐也。金虽太过，太过而往，不及随之。故金火木三气，并主其事。其谷稻黍，其畜鸡马，其果桃杏，金与火也。其色白青丹，其味辛酸苦，金木火也。其象秋，秋属金也，其经手太阴阳明，盖手太阴主肺金，而手阴明大肠为之府也。其脏肺肝，金与木也。其虫介羽，其物壳络，金与火也。其病喘喝，胸凭仰息，皆肺病也。金气太过，当庚子庚午庚寅庚申之岁，上见少阴少阳司天，谓之上徵，金太过而火司天，则金气自平，故与正商同。木主生，金气已平，故其生齐。齐者，逐其生也。其病咳，肺病也。金气太过，暴变其政，则坚刚之名木不荣，柔脆之草类焦首。始则金淫，继则火胜，火主夏长，故长气斯救。救，犹复也。长气斯救，则大火以流，大火流，则炎烁且至，藤蔓将槁，金受火刑，邪伤肺也。

（4）《黄帝内经素问注证发微》（马莳）：岁金太过，为坚成之纪，乃庚子、庚午、庚寅、庚申、庚辰、庚戌之岁也。收引者，阳气收敛而阴气引用也。（自金之政令而言。《四气调神大论》谓之容平，亦自气象而言。）天地之气明洁，秋气清也。阳气随而阴气以治化，阴王阳微也。燥气专行其政，物至此而有成也。收气属金，化气属土，收代其化，故收气繁布而化治不终也。其化主成，其气主削，其政主肃，其令锐切，其动而为病，则为暴折，为疡疿，盖暴折主金气有余，而疡疿则金主皮肤也。其德主无声之雾露，有声之萧瑟，燥之化也。其变主肃杀凋零，金气盛也。凡五谷、五畜、五果、五虫皆金齐火化，故各见其二也。其色白青丹，其味酸辛苦。金能克木，而金盛齐火，故三者兼见也。其气象为秋，金气盛也。其经手太阴肺经、手阳明大肠经。其脏肺、肝，金木兼也。其物壳络，金主壳而火主络，以金齐火化也。其病喘喝，胸凭仰息，金气余也。故庚子、庚午上见少阴，庚寅、庚申上见少阳。土火制金，故生气与之齐化。上与平金之岁化相同，是谓上徵与正商同也。（新校正云：此不言上羽者，水与金非相胜克故也。）火乘肺金，故病为咳也。方其金政暴变，则名木不荣。（《四气调神大论》有名木多死。）凡柔脆之木俱已焦首。至长气属火，木之子也，乃来救之，故大火西流，乃七月也。（《诗·七月流火》注云：大火，心星也，七月时下而西流。）正肺金司令，时则炎烁且至，草蔓将槁，火邪乃伤肺也。

（5）《类经》（张景岳）：坚成之纪，是谓收引，企之太过，是谓坚成，六庚之岁，阳金也。金胜则收气大行，故曰收引。引者，阴盛阳衰，万物相引而退避也。金气清也。随，后也。燥行其政，气化乃坚，故司万物之成也。金之收气盛而早布，则土之化气不得终其令也。洽，和也，泽也。收成也。消削也。严肃也。刚劲也。暴折者，金气有余。病疮者，皮肤之疾。清肃之化也。杀令行也。稻，金谷。黍，火谷。金齐火化也。金火二畜，孕育齐也。金齐火实也。金有余则克木齐火，故见于三色也。亦金木火三味也。凡燥清烟露，皆秋化同也。手太阴肺经，手阳明大肠经，皆金之应也。肺胜肝。介齐羽化也。亦金火齐化也。肺金邪实也。上徵者，少阴少阳二火司天，谓庚子、庚午、庚寅、庚申四年也。金气太过，得火制之，则同审平之化，故与正商同。金气和平，木不受伤，故生气得齐其化也。火乘肺金，故其病为咳。按：此不言庚辰、庚戌上羽者，以金水无犯也。金不务德而暴害乎木，火必报复而金反受伤，故其为病则邪害于肺。

（6）《黄帝内经素问吴注》（吴崑）：坚成之纪，六庚之岁也。庚为阳刚之金，故太过，不务其德，则胜乎木，火为木之子，必来为母报复，故政令民病兼木火之化。上徵，司天见少阴君火、少阳相火也。指庚子庚午庚寅庚申四岁而言。火司其上，制其太过，则金不害乎木，故其升生之气，得以齐乎化气也。金不务德而害乎木，火来报复，则金反受邪。

经要·少阳司天，火气下临，肺气上从

◎ **原文**

少阳司天，火气下临，肺气上从，白起金用，草木眚，火见燔焫，革金且耗，大暑以行，咳嚏鼽衄鼻窒，曰疡，寒热胕肿。

◎ **注疏**

（1）《黄帝内经素问集注》（张志聪）：按金平之纪，其脏肺，其色白，其类金，皆五运五行之用也。上从者，因司天之气下临，畏其胜制而从之也。盖五运之气，根于中而运于外，司天之气，位于上而临于下，肺气上从，白起金用，皆上从司天之气，

而不为五运之所用，金用于上，则草木眚于下，金从火化，则变革而且耗。咳嚏衄衄鼻窒，皆肺病也。尸疡，寒热胕肿，火热证也，此金之运气，而反从火化者也。此论运气上从天化，与天刑岁运少有分别。

（2）《素问悬解》（黄元御）：少阳相火司天，火气下临，而克肺金，肺气上从，白色应之，金用变革。金败于火，则克其所胜，木乃被眚。火现燔燎，大暑以行，肺金受伤，则咳嚏衄衄鼻窒，疮疡寒热胕肿。（肺窍于鼻而外司皮毛，故为病如是。）少阳司天，则厥阴在泉，风行于地，尘沙飞扬。足少阳与足厥阴为表里，足厥阴下陷，则足少阳上逆，以甲木而克戊土，故智院当心而痛。（心下者，胃之上脘，戊土刑于甲木，胃气逆冲，心下逼迫，故心与胃脘皆痛也。）胃气上逆，土木填塞，故胸膈不通。少阳相火与厥阴风木，其性皆迅速，故二气司天在泉，皆主速也。

（3）《黄帝内经素问直解》（高士宗）：凡寅申之岁，少阳司天。少阳，相火也，故火气下临。司天之气，制于人身，人受其制，故肺气上从。肺色白而属金，故白起金用。白起金用，则草木乃眚，金刑木也。火见燔燎，少阳之气也。革金且耗，金受火刑，则金变革而虚耗也。火气盛，故大暑以行，咳嚏衄衄鼻窒，肺病也。口疡寒热附肿，火病也。

（4）《黄帝内经素问注证发微》（马莳）：凡寅申之岁，少阳相火司天也，火气下临克彼肺金，而肺气上从，白色被克而见，金动则草木受眚，火盛则变金为耗。（革，谓变易。王注谓皮革者，非。下土用革，岂亦皮乎？）大暑行而肺病多为咳，为嚏，为衄，为衄，为鼻窒，为口疡，为寒热，为胕肿。

（5）《类经》（张景岳）：少阳相火司天，寅申岁也。火气下临，金之所畏，故肺气上从。从者，应而动也。金动则白色起而金为火用，故草木受眚。然火见燔燎必革易金性且至于耗，金曰从革，即此之谓。若其为病则咳嚏衄衄，鼻塞疮疡，皆火盛伤肺而然。金寒火热，金火相搏，则为寒热。肺主皮毛，邪热凑之，故为胕肿。皆天气之所生也。燔音烦。燎，如瑞切。嚏音帝。衄音求。衄，女六切。窒音质。

（6）《黄帝内经素问吴注》（吴崑）：凡寅申之岁，皆少阳相火司天，火气下临，金所畏也，故肺气上而从事焉。金既从事于火，则为火用事，故言白起金用，眚受其灾也。金有从革之性，故云革金，咳嚏衄衄，肺金受邪也。鼻窒，鼻塞也。寒热者，金火相搏也。金寒火热，故令寒热附肿，浮肿，肺主皮毛故也。

◎ **述评**

当少阳相火之气位于司天之位时，其常见病证在《素问·五常政大论》中记载为"咳嚏衄衄鼻窒，曰疡，寒热胕肿"，在《素问·至真要大论》中记载为"头痛发热恶寒而疟，热上皮肤痛……烦心胸中热，甚则衄衄""少阳司天，火气下临，肺气上从"。肺属金，火盛胜金，故当少阳相火处于司天之位时，其发病以火邪犯肺为主，发病部位多在皮肤、头面及五官。

"诸逆冲上，皆属于火"，少阳相火其本为火气，与少阴君火相较，其火热之性更重，因而，少阳司天之病多见火邪侵犯人体的症状，如"惊躁、瞀昧暴病"等。另外，少阳相火发病多有向上冲逆的表现，由此影响全身的气机失衡，从而导致"嚏呕、喉痹、耳鸣、呕涌"，以及咳嗽、衄蔑、鼻窒、寒热、疟、水肿、皮肤黄赤、腹满、心胸中热等以肺部受邪为主的病证。火邪伤津，筋肉无津液滋养则"瞤瘛"，下迫水液则"暴注"，故少阳相火病之常，多见为火邪伤津动气。

经要·少阴司天，热气下临，肺气上从

◎ 原文

少阴司天，热气下临，肺气上从，白起金用，草木眚，喘呕寒热，嚏衄鼽鼻窒，大暑流行，甚则疮疡燔灼，金烁石流。地乃燥清，凄沧数至，胁痛善太息，肃杀行，草木变。

◎ 注疏

（1）《黄帝内经素问集注》（张志聪）：草木眚，大暑流行，热甚于春夏也。金烁石流，热淫于秋冬也。意言司天之气，虽主岁半以前，而又统司一岁，在泉之气，止司岁半以后，故曰风行于地，曰土乃暑，曰湿气变物，皆从长夏而起运也。少阴司天，则阳明燥金在泉，故地乃燥，凄沧数至，清肃之气也。胁痛、善太息，肝胆之病也。肃杀行则草木变。

（2）《素问悬解》（黄元御）：少阴君火司天，热气下临，而克肺金，肺气上从，白色应之，金用更革。金败于火，则克其所胜，木乃被眚。火旺则大暑流行，金烁石流。肺气受伤，喘呕寒热，嚏喷鼽衄鼻窒，甚则皮肤被灾，疮疡燔灼。少阴司天，则阳明在泉，金旺地燥，凄沧数至，肃杀以行，草木眚变。木为金刑，肝气受害，胁肋疼痛而善太息。肺主悲，脾主忧，悲忧郁结，中气不舒，故太息以出之。太息者，金旺而木衰也。

（3）《黄帝内经素问直解》（高士宗）：凡子午之岁，少阴司天。少阴，君火也，故热气下临。司天之气，制于人身，人受其制，故肺气上从。自起金用，草木，与少阳司天之气同，亦金气从火，金刑木也。喘呕寒热，嚏，鼽衄鼻窒，亦肺病也。大暑流行，热气盛也。甚则疮疡燔灼，金烁石流，如焚如焰也。少阴司天，则阳明在泉，阳明者，金也，其气燥而清，故地乃燥清。燥清则凄沧数至，金刑其木，故胁痛而肝病，善太息而胆病，且肃杀行而草木变。

（4）《黄帝内经素问注证发微》（马莳）：凡子午之岁，少阴君火司天也。热气下临，克彼肺金，而肺气上从，白色被克而起，金动则草木受眚。火盛则肺必多病，为喘呕，为寒热，为嚏，为鼽，为衄，为鼻窒，且大暑流行，甚则为疮疡燔灼，金燥石

流之气也。然少阴司天，则阳明燥金在泉也。故地乃燥清，凄沧数至，则民病有为胁痛，为善太息，皆肝受金克之病耳。当是时，肃杀行则草木变矣。

（5）《类经》（张景岳）：少阴君火司天，子午岁也。火气下临，金之所畏，故其气候疾病，与前少阳司天大同，皆天气之所生也。凡少阴司天，则阳明燥金在泉，燥行于地，故其气候如此。肝木受伤，故胁痛。肺金太过，故善太息。皆地气之所生也。

（6）《黄帝内经素问吴注》（吴崑）：凡子午之岁，皆少阴君火司天。窒，塞也。阳明燥金在泉，则刑乎肝木，故胁痛。肝气不得畅达，其道又远，故善太息。

◎ 述评

此处所论述的"鼻窒"指的是时令性质的病名，即由感受时邪所致，并不是指鼻腔疾病长期不愈而导致的鼻塞不通，与现今所说的"鼻窒"有含义上的不同。后世各医家使用"鼻窒"这一病名时，皆以《黄帝内经》为参照基础。如在晋唐时期，鼻窒一名多被称为"鼻躯""鼻塞""鼻窒气息不通"等。晋代《小品方》记载有"鼻中窒塞方"。隋代《诸病源候论·卷二十九·鼻病诸候》一书中有"鼻候"。另外在《诸病源候论·卷四十八·小儿杂病候》中还列有"飀鼻候""鼻塞候"。唐代《外台秘要·卷第二十二》载有"鼻彪""鼻窒塞不通"。在《备急千金要方·卷六·鼻病》中有"治鼻窒气息不通方"等。在晋唐时期，没有直接明确地使用"鼻窒"这一病名，但诸位医家论述的"鼻飀""鼻塞""鼻窒气息不通"等病证名，与鼻窒的特征是类似的。到了宋金元时期，在沿用晋隋唐病名的基础上，还出现了"鼻塞不闻香臭""鼻聋"等病名。如在《三因极一病证方论》《圣济总录》《仁斋直指方》等书中多列有"隐鼻""鼻隐症"，与今之鼻窒类似。值得一提的是，这一时期对于《黄帝内经》鼻窒一名也赋予了新的意义。金元时期的刘完素在《素问玄机原病式》中对鼻窒的发生机制和主症特点做了详细的记载和精辟的解释，认为鼻窒的主症为鼻塞，还指出了其临床特点"侧卧则上窍通而下闭塞"。这一认识与现今的鼻窒认识基本一致，为后世医家认识和使用"鼻窒"一名起到了决定性的作用。明清医家对鼻窒的临床发病特点有了进一步的认识和发挥，如《医学入门》中记载了"遇寒月多塞，或略感风寒便塞"的发病特征，丰富了鼻窒的症状学内容。

第六节 灵枢·经脉第十

经要·手太阴气绝则皮毛焦

◎ 原文

手太阴气绝则皮毛焦。太阴者，行气温于皮毛者也，故气不荣则皮毛焦，皮毛焦则津液去皮节，津液去皮节者，则爪枯毛折，毛折者则气先死。丙笃丁死，火胜金也。

◎ 注疏

（1）《类经》（张景岳）：肺主皮毛，故其气绝，则津液去于皮节而症在爪枯毛折也。肺金畏火，故危于丙丁。

（2）《内经知要》（李中梓）：肺属金主气，为水之母，故其气绝则津液去，而爪枯毛折也。

（3）《黄帝内经灵枢注证发微》（马莳）：此言肺绝之证候死期也。肺经之荣在毛，合在皮，正以肺主气，行气以温于皮毛，惟气绝而不荣，则皮毛焦者宜也，是皮节之津液亦去，而爪枯毛折，不特皮毛之焦而已。故病至毛折，其毛已死。火日克金，死可必矣。

（4）《黄帝内经灵枢集注》（张志聪）：此论三阴三阳之气终也。皮脉肉筋骨，脏腑之外应也。脏腑者，雌雄之内合也。阴阳六气，本于脏腑之五行所生，气先死于外，而后脏腑绝于内也。手太阴之气，主于皮毛。是以太阴气绝则皮毛焦。手太阴主气，气主熏肤泽毛。故太阴者，行气温于皮毛者也。是以气不荣则皮毛焦。津液者，随三焦出气，以温肌肉，淖泽于骨节，润泽于皮肤，气不荣则津液去皮节矣。津液去皮节，则爪枯毛折矣。毛先死者，手太阴之气，先绝于外也。丙笃丁死，肺脏之气死于内也。

尚御公曰：按上古天元册文，丹龄苍素元之天气，经于五方分野，合化地之五行，而地之五行，上呈天之六气。五运行论曰：神在天为风，风生木，木生酸，酸生肝，肝生筋，筋生心，是人之立形定气，本于五行所生。故曰：其生五，其数三，谓生于五行，而终于三阴三阳之数。是以所生病者，脏腑五行之病生于内也。是动者，六气之运动于外而为病也。然是动所生之病，皆终于三阴三阳之气者，脏腑五行之气，本于天之所化，故天气先绝，而后脏腑之气终也。**眉批：肺合大肠，大肠者，皮其应。手足之经气本于三阴三阳，五脏之气属金木水火土。故曰：火胜金。**

朱济公曰：夫人生于地，悬命于天，天地合气，命之曰人。本经论人秉天地之气所生，配合天地阴阳五运六气，能明乎造化死生之道，一点灵明，与太虚同体，万劫常存，本未尝有生，未尝有死也。

张玉师曰：形谓之器。故曰无形无患。盖既成形器，未有不损坏者也。然此一灵真性，虽千磨百炼，愈究愈精。故佛老以真空见性，《灵》《素》二经，谓空中有真。

（5）《黄帝内经灵枢校注语译》（郭霭春）：津液去皮节者，《难经·二十四难》、《脉经》卷三第四、《千金》卷十七第一并作"津液去则皮节伤"。则爪，《难经·二十四难》"则"字上有"皮节伤"三字，"爪"作"皮"。毛，《脉经》卷三第四、《千金》卷十七第一并作"气"。丙笃丁死，《难经·二十四难》"丙"与"丁"下均有"日"字。下各阴经同。皮毛焦，马莳曰：肺经之荣在毛，合在皮。正以肺主气，行气以温皮毛。唯气绝而不荣，则皮毛焦。温，柔和、润泽之义。希麟《续音义》卷八引

《考声》云：温，柔也。又引《切韵》云：温，和也。故气不荣，"故"有"若"义。这是说气不调。"荣"当作"营"。"营"有"调"义。《玉篇》零卷《言部》引《史记》如淳注：调护，犹营护也。正以"调"训"营"。折，有"损"义，见《荀子·修身》杨注。笃，病重。

◎ **述评**

五脏阴经气绝主要表现在五体的颓废上，从而提示了五脏与五体的关系，亦提示了由表知里的诊断大法。"手太阴气绝则皮毛焦"，是肺主皮毛的体现，即心肺与气及皮、毛、爪的特定关系。这其实也是藏象学说的核心部分，包含着针灸经络辨证思维。"手太阴气绝则皮毛焦……津液去皮节者，则爪枯毛折，毛折者气先死。丙笃丁死，火胜金也。"揭示了肺气绝则皮毛焦的原理，认为肺主气，五行属金为水之母，气绝则津液去，皮毛失养，爪枯毛折。清代徐大椿《医略六书·杂病证治》曰："肺气虚耗，不能摄火，而热浮于外，故发热口干，自汗不止焉。"提示肺病可影响皮毛体温的调节功能。手太阴肺气绝于丙笃丁死，火胜金也，这是运用五行相克规律，预测五脏经气终绝之时的死亡时期，病情加重或死亡于各脏所不胜之时。

第七节　灵枢·五味论第六十三

经要·五味入于口也，各有所走，各有所病

◎ **原文**

黄帝问于少俞曰：五味入于口也，各有所走，各有所病，酸走筋，多食之，令人癃；咸走血，多食之，令人渴；辛走气，多食之，令人洞心；苦走骨，多食之，令人变呕；甘走肉，多食之，令人挽心。余知其然也，不知其何由？愿闻其故。

黄帝曰：辛走气，多食之，令人洞心，何也？少俞曰：辛入于胃，其气走于上焦，上焦者，受气而营诸阳者也，姜韭之气熏之，营卫之气，不时受之，久留心下，故洞心。辛与气俱行，故辛入而与汗俱出。

◎ **注疏**

（1）《黄帝内经灵枢集注》（张志聪）：按《五运行大论》云：东方生风，风生木，木生酸，酸生肝，肝生筋，南方生热，热生火，火生苦，苦生心，心生血。是五脏本于五味之所生，而生外合之筋骨血肉也。是以五味入口，而各有所走。夫心主血，肾主骨，苦乃火之味，咸乃水之味，苦走骨而咸走血者，阴阳水火之交济也。肺主气，故辛走气。

任氏曰：上焦开发，宣五谷味，熏肤，充身，泽毛，若雾露之溉，是谓气。辛走气，故其气走于上焦，上焦者，受中焦之气，而营诸表阳者也。夫营卫之气，生于中焦，皆从上而出，故姜韭之气上熏，则营卫之气不时受之，久留心下，则为洞心。辛与上焦之气，俱行于表阳，则开发皮腠而汗出。

余伯荣曰：辛气留于心下，而上熏则为洞心，与气俱行，则与汗共并而出，盖汗乃中焦水谷之液也。

王子方曰：论五味而曰气者，味之性也。

（2）《灵枢悬解》（黄元御）："洞心"，心中空洞也。"闷心"，心中郁闷也。辛入于胃，其气走于上焦，以辛性升散也。上焦者，受谷气而营于诸阳之经者也，姜韭辛烈之气熏之，营卫之气不时受之，发泄不藏。心者，宗脉之所聚也，气泄脉空，心宫虚豁，故久留心下，而成洞心。辛与气俱行，气得辛散而发泄，故辛入而与汗俱出，是辛入而走气也。

（3）《黄帝内经灵枢注证发微》（马莳）：恍，闷同。此帝即五味各有所走，而多食各有所病者问之也。癃，小便不通也。洞心者，心内空也。恍心者，心内闷也。此言多食辛者令人洞心也。盖辛入于胃，其气必走于上焦，上焦者，受气而运诸阳者也。故辛味既走于上焦，则不得不走于气耳。即如姜韭者，气味之辛者也。营气由中焦而生，必上随宗气以行于经隧之中，卫气由下焦而生，亦必出而行于分肉之间，所以不时受此辛味之气也。惟此姜韭之气久留心下，则物在心下而气熏于上焦，上焦气凑，心内似空，故多食辛者必洞心也。且此辛气与心中之气相得而俱行，辛入则汗必出，汗之出者，以气之出也，其心安得而不洞？

（4）《类经》（张景岳）：癃，良中切。恍，美本切。洞心，透心若空也。营诸阳、营养阳分也。辛味属阳，故走上焦之气分。过于辛则开窍而散，故为洞心，为汗出。又《宣明五气》篇曰：辛走气，气病无多食辛。

◎ **述评**

五味入人体，可通过筋、血（脉）、气、骨、肉影响人体，若太过则致病，分别出现小便不通、口渴、洞心、呕吐、心中烦闷等症。本段文字为五味致病理论奠定了基础，指出了五味进入人体致病的通道和对应症状。《素问·生气通天论》云："味过于咸，大骨气劳，短肌……味过于辛，筋脉沮弛。"《素问·五脏生成》云："是故多食咸，则脉凝泣而变色……多食辛，则筋急而爪枯……多食甘，则骨痛而发落。"这两段的味伤形理论承接了本节观点，基于五行相胜理论更加具体阐释了饮食五味过度对形体产生的损害，是"味伤形"理论逐渐细化的体现。

五味伤人是有其法度的，除伤本脏之形气和所胜之形外，还表现为《素问·宣明五气》中所说的"辛走气""咸走血""苦走骨""甘走肉""酸走筋"的五味归走路径。据此告诫人们"气病无多食辛""血病无多食咸""骨病无多食苦""肉病无多食甘""筋病无多食酸"。这种多食五味的所产生的病变情况是"酸走筋，多食之令人癃；咸走血，多食之令人渴；辛走气，多食之令人洞心；苦走骨，多食之令人变呕；甘走肉，多食之令人悗心"。发生这些病变的机制，《灵枢·五味论》云："酸入于胃，其气涩以收，上之两焦弗能出入也，不出即留于胃中，胃中和温则下注膀胱，膀胱之胞薄以懦，得酸则缩绻，约而不通，水道不行，故癃；阴者，积筋之所终也，故酸入而走筋矣……咸入于胃，其气上走中焦，注于脉则血气走之，血与咸相得则凝，凝则胃中汁注之，注之则胃中竭，竭则咽路焦，故舌本干而善渴；血脉者，中焦之道也，故咸入而走血矣……辛入于胃，其气走于上焦，上焦者，受气而营诸阳者也，姜韭之气熏之，营卫之气不时受之，久留心下，故洞心；辛与气俱行，故辛入而与汗俱出……苦入于胃，五谷之气皆不能胜苦，苦入下脘，三焦之道皆闭而不通，故变呕；齿者，骨之所终也，故苦入而走骨，故入而复出，知其走骨也……甘入于胃，其气弱小，不能上至于上焦，而与谷留于胃中，甘者令人柔润者也，胃柔则缓，缓则虫动，虫动则令人悗心；其气外通于肉，故甘走肉。"

酸走筋，多食之，令人癃。酸味入肝，肝在体合筋，过食酸对肝可表现在对其外皮组织的损伤上。癃即小便癃闭不通，病位在前阴，而前阴又被称为宗筋，是全身筋汇聚之所。过食酸味食物，损伤在体之筋，连及宗筋，人体会出现排尿功能障碍，临床表现为排尿不畅、点滴而出、闭塞不通或排尿困难，即中医内科的"癃闭病"。西医学的前列腺肥大症（排除由肾脏等上泌尿系统导致的排尿功能障碍），其症状基本与本处所论一致。

"多食酸令人癃"的另一条发病途径，是通过经络的联系，对膀胱的收缩排尿产生影响。酸性收敛，过食酸，则入上、中二焦不能出，留滞于胃中；若胃中温和，其气不能久留，则又下注至膀胱。膀胱居于胞中，壁薄而气懦，酸味进入后，就会使之缩绻，膀胱受到约束，则水道不通，从而出现小便不利。因此，酸味可通过胃与三焦的通路，对与肾脏相表里的膀胱产生损伤。

辛味多能刺激人的食欲，过食辛味食物会导致胃火偏盛，出现心中空悬似饥，口舌生疮，咽喉肿痛等症。胃火过盛，日久灼伤胃阴，助生内热，甚则灼伤血络，迫血妄行，容易引发胃溃疡、结肠炎等胃肠疾病。辛走气，其性散，胃火易走发头面及全身，出现痈疮疖肿等皮肤疾病。此外，过食辛辣食物，容易耗伤肠道津液，致使肠道干燥，加重便秘。

咸味入血，则血脉凝结，体内津液需入血润之，相对来说，胃中津液不足，胃津不足则易出现胃系病证。马莳注曰："胃中之汁，注之以润，由是胃中之汁竭，竭则咽路枯焦，故舌根干而善渴也。"杨上善曰："咽为下食，又通于涎，故为路也。"中医学认为，咽为胃之"关口"，亦为胃之外候。咽赖胃中津液润泽，胃中津液枯竭则咽失润养，咽连舌根，咽枯焦则舌根亦干，其人表现出"渴"的症状。

第八节　灵枢·九针论第七十八

经要·六腑之气病，大小肠为泄

◎ **原文**

六腑气：胆为怒，胃为气逆哕，大肠小肠为泄，膀胱不约为遗溺，下焦溢为水。

◎ **注疏**

（1）《黄帝内经灵枢集注》（张志聪）：胆者，中正之官，决断出焉，故气逆则为怒。《口问》篇曰：人之哕者，谷入于胃，胃气上注于肺，今有故寒气与新谷气俱还入于胃，新故相乱，正邪相攻，气并相逆，复出于胃，故为哕。**眉批：哕叶诲。呃逆也。**大肠小肠，受盛水谷，变化糟粕，病则不能化物而为泄矣。膀胱者，州都之官，津液藏焉，气化则出，是以不约则为遗尿。下焦如渎，水道出焉，病则反溢而为水病矣。**眉批：《素问》云：五气所病。**

（2）《黄帝内经灵枢注证发微》（马莳）：此言六腑之气为病也。《阴阳应象大论》曰：肝在志为怒。而此曰胆为怒者，以肝与胆为表里也。胃为气逆哕者，盖胃为水谷之海。惟胃气不和则气逆……《灵枢·口问》篇，岐伯曰：谷入于胃，胃气上注于肺，今有故寒气与新谷气俱还入于胃，新故相乱，真邪相攻，气并相逆，复出于胃，故为哕。大肠小肠为泄者，盖大肠为传道之腑，小肠为受盛之腑，今受盛之气既虚，传道之司不禁，故为泄利之证也。膀胱不约为遗溺。《素问·灵兰秘典论》曰：膀胱者，州都之官，津液藏焉，气化乃能出矣。又《脉要精微论》曰：水泉不止者，是膀胱不藏也。今膀胱之气不足而不能藏，故为遗溺如此也。下焦溢为水，此下焦者，即《营卫生会》篇上、中、下之下焦也，下焦之气不足，故泛溢之为水病耳。

（3）《类经》（张景岳）：怒为肝志而胆亦然者，肝胆相为表里，其气皆刚，而肝取决于胆也。胃为水谷之海，胃有不和，则为气逆。哕，呃逆也，胃中有寒则为哕。恐，肾之志也。胃属土，肾属水，土邪伤肾则为恐，故皆涉于胃也。哕，于决切。大肠为传道之腑，小肠为受盛之腑，小肠之清浊不分，则大肠之传道不固，故为泄利。膀胱为津液之府，其利与不利皆由气化。有邪实膀胱，气不通利而为癃者；有肾气下虚，津液不化而为癃者，此癃闭之有虚实也。若下焦不能约束而为遗溺者，以膀胱不固，其虚可知。下焦为分注之所，气不化则津液不行，故溢于肌肉而为水。

◎ **参考文献**

[1]　沈博文.肺经咳嗽病症脉解［D］.北京：北京中医药大学，2013.

［2］ 郑文龙，祝光礼.《黄帝内经》"真脏脉"理论探讨［J］.北京中医药，2014，33
（11）：831-833.

［3］ 李颖，王雪京.从晁恩祥"风盛挛急"理论谈哮病病机学进展［J］.北京中医
药，2011，30（2）：99-100.

［4］ 焦雅琳，贺娟.《黄帝内经》"魄汗"探析［J］.现代中医临床，2023，30（2）：
82-85.

［5］ 曾盛和.论中医脏病相传［J］.湖南中医杂志，2007（5）：66-67.

［6］ 陈姗姗.《素问》中阴阳学说的概念隐喻研究［J］.文化创新比较研究，2023，7
（1）：49-52+57.

［7］ 李成文，潘思安，卢享君，等.《素问·刺志论》篇针灸学术思想浅析［J］.中
国中医急症，2014，24（8）：1421+1443.

［8］ 李海峰."肾者胃之关"新识［J］.中医杂志，2019，60（8）：714-717.

［9］ 李秀英."至阴"小议［J］.吉林中医药，1988（1）：47.

［10］沈暴龙.基于《黄帝内经》运气七篇对六气致病及五味治则规律的研究［D］.
长春：长春中医药大学，2021.

［11］郑海英.《黄帝内经》肺系疾病名义考辨［D］.沈阳：辽宁中医药大学，2012.

［12］叶志英.《灵枢·经脉篇》对针灸理论的贡献［J］.针灸临床杂志，2002，18
（5）：2-4.

［13］赵强，李忱等.基于"肺主皮毛"理论的肺系疾病易感体质浅析［J］.
中医杂志，2015，56（16）：1362-1365.

［14］张晓敏.《黄帝内经》五味偏嗜内伤五脏的病机理论研究［D］.长春：长春中医
药大学，2017：60.

［15］李今庸.谈《黄帝内经》中的"五味所入"［J］.中医药通报，2018，17（2）：
6-8.

第五章　病因

第一节　素问·五脏生成第十

经要·多食辛，则筋急而爪枯

◎ **原文**

是故多食咸，则脉凝泣而变色；多食苦，则皮槁而毛拔；多食辛，则筋急而爪枯；多食酸，则肉胝䐢而唇揭；多食甘，则骨痛而发落，此五味之所伤也。故心欲苦，肺欲辛，肝欲酸，脾欲甘，肾欲咸，此五味之合五脏之气也。

◎ **注疏**

（1）《素问悬解》（黄元御）：多食咸，脉凝涩而变色者，水胜火也；多食苦，皮槁而毛拔者，火胜金也；多食辛，筋急而爪枯者，金胜木也；多食酸，肉胝䐢而唇揭者，木胜土也；"胝"，皮肉生胝。《淮南子》：申包胥茧重胝䐢，皮肉卷缩，揭皮折裂也。多食甘，骨痛而发落者，土胜水也。此五味之所伤也。由五色而及五味，其于五脏配合相当，亦以类从，故五脏之各欲其本味者，此五味之所合也。

（2）《黄帝内经素问集注》（张志聪）：此承上文而言太过之为害也。夫五行有相生相制，不可偏废者也，如制之太过，则又有克贼之害矣。是故多食咸，则水味太过而伤心，其脉凝泣而色变矣。多食苦，是火味太过而伤肺，则皮槁而毛落矣。多食辛，是金味太过而伤肝，则筋缩急而爪干枯矣。多食酸，是木味太过而伤脾，则肉胝䐢而唇掀揭矣。多食甘，是土味太过而伤肾，则骨痛而发落矣。五味所以养五脏者也，脏有偏胜，则所不胜之脏受伤，此又承制之不可太过也。

（3）《黄帝素问直解》（高士宗）：泣作濇，下同。胝音支。制之乃所以生之，然未生之先，则有所伤，是故多食咸，则肾气太过，太过则心合之脉凝濇，而心荣之色变矣。多食苦，则心气太过，太过则肺合之皮槁，而肺荣之毛拔矣。多食辛，则肺气太过，太过则肝合之筋急，而肝荣之爪枯矣。多食酸，则肝气太过，太过则脾合之肉胝胎，而脾荣之唇揭矣。多食甘，则脾气太过，太过则肾合之骨痛，而肾荣之发落矣。此五行相制，制而未生，乃五味之所伤也。

（4）《黄帝内经素问注证发微》（马莳）：此承上文五脏之所主者有相克之义，而此遂以所主之所伤者言之也。心之所主者惟肾，故肾之味主咸者也，多食咸则心为肾伤。心之合在脉，脉则凝涩而不通。心之荣在色，色则变常而黧黑矣；肺之所主者惟心，故心之味主苦者也，多食苦则肺为心伤。肺之合在皮，皮则枯槁而不泽。肺之荣在毛，毛则脱落而似拔矣；肝之所主者惟肺，故肺之味主辛者也，多食辛则肝为肺伤。肝之合在筋，筋则紧急而不柔。肝之荣在爪，爪则干枯而不润矣；脾之所主者惟肝，故肝之味主酸者也，多食酸则脾为肝伤。脾之合在肉，肉则胝胎而憔瘁。脾之荣在唇，唇则揭举而枯薄矣；肾之所主者惟脾，故脾之味主甘者也，多食甘则肾为脾伤。肾之合在骨，骨则疼痛而不快。肾之荣在发，发则渐堕而零落矣。此五味之所伤者如此。

（5）《类经》（张景岳）：咸从水化，水能克火，故病在心之脉与色也。《五味》篇曰：心病禁咸。泣，涩同。苦从火化，火能克金，故病在肺之皮毛也。《五味》篇曰：肺病禁苦。辛从金化，金能克木，故病在肝之筋爪也。《五味》篇曰：肝病禁辛。胝，皮厚也，手足骈胝之谓，酸从木化，木能克土，故病在脾之肉与唇也。《五味》篇曰：脾病禁酸。胝音支，胎音绉。甘从土化，土能克水，故病在肾之骨与发也。《五味》篇曰：肾病禁甘。故心欲苦，合于火也。肺欲辛，合于金也。肝欲酸，合于木也。脾欲甘，合于土也。肾欲咸，合于水也。凡此皆五味之合于五脏者。旧本也字在合字之下，于义不通，按全元起本及《太素》，俱云此五味之所合五脏之气也，今改从之。

（6）《黄帝内经素问吴注》（吴崑）：咸为肾水，脉为心火，多食咸则脉为咸所克，故凝涩而变其色，先赤后黑是也。苦从火化，皮毛为金，多食苦，则火克金，故皮枯槁而毛拔落也。辛从金化，筋与爪为木，多食辛则木受其克，故筋急而爪枯。酸从木化，肉与唇为土，多食酸则土受其克，故肉粗疏胝胎而唇掀揭也。甘从土化，骨发属肾水，多食甘则水受其克，故骨痛而发落。五味各有所伤，所谓阴之五宫伤在五味是也。合，谓各有所合也。

（7）《黄帝内经太素》（杨上善）：《素问》作此五味之所合也，五脏之气，新校正云：按全元起。本云：此五味之合五脏之气也。

◎ 述评

饮食五味为人身之所养，《素问·六节藏象论》云："天食人以五气，地食人以五味。味有所藏，以养五气，气和而生，津液乃成，神乃自生。"因此，五脏之气与五味在五行归属上有着天然相合的关系，"故心欲苦，肺欲辛，肝欲酸，脾欲甘，肾欲咸，此五味之所合也"。

心欲苦，意即苦乃心之味。心五行属火，《尚书·洪范》论曰："火曰炎上……炎上作苦。"唐代孔颖达疏注为："火性炎上，焚物则焦，焦是苦气。"《素问·阴阳应象大论》亦云："南方生热，热生火，火生苦，苦生心，心生血，血生脾，心主舌。其在天为热，在地为火……在脏为心，在色为赤……在味为苦。"明确了苦味五行属火，归于心系统。金元时期医家刘完素在《素问玄机原病式》中讨论病理性的口味变化与脏腑病机对应关系时提道："是以肝热则口酸，心热则口苦，脾热则口甘，肺热则口辛，肾热则口甜。或口淡者，胃热也。"认为心火上炎是临床口苦症状常见的病机之一。肝欲酸，意即酸乃肝之味。《素问·五脏生成》指出："东方生风，风生木，木生酸，酸生肝。"酸味饮食入肝，可以补肝之体，而使肝体柔，肝气刚。脾欲甘，意即甘为脾之味。甘入脾，能补益中焦脾胃，培中缓急，有甘缓养胃之功。李东垣强调脾胃内伤、中焦气陷会导致"阴火炽盛"，是某些虚损性发热病证的主要病机，因而提出甘温益气、升阳降火的治法，为后世医家沿用至今。肾欲咸，意即咸为肾之味。《素问·金匮真言论》云："北方黑色，入通于肾……其味咸。"咸味药能入肾经，如阳起石、鹿茸、肉苁蓉等可补肾中真阳，龟甲、鳖甲等可滋肾中真阴，对治疗肾之病证具扶正培元之功。《汤液本草》中记载"咸能软坚"，而咸能软坚之品大多产自海中，肾为水脏，故同气相求，咸能入肾。如"牡蛎，咸，为软坚之剂，以柴胡行之，故能去胁下之硬，以茶引之，能消结核"。昆布能"泄水祛湿，破积软坚""清热利水，治气臌水胀，瘰疬瘿瘤，癫疝恶疮"。又如海浮石、海藻、旋覆花、礞石等"咸味药"均有软坚散结的作用。

五味虽能养五脏，但饮食嗜好，五味的偏颇，亦可致机体脏气偏颇，阴阳气血失调而形成各种病理变化。因此，过食五味，除可能伤其所入之脏外，还可通过五行规律，伤其所胜。

"多食咸，则脉凝泣而变色"，是说饮食过咸易伤血脉，可致血液凝滞、运行不畅而致血瘀的病理变化。《素问·生气通天论》云："味过于咸，大骨气劳，短肌，心气抑。"从五行相胜的角度看，咸入肾属水，过食咸令肾气偏旺，必乘心火，可使心气抑制或受损，进而影响心主血脉的功能而致血行不畅，血脉涩滞成瘀。对于咸味入血分，《素问·阴阳应象大论》有"咸伤血"，《灵枢·五味》云"咸走血"，《灵枢·五味论》有"血与咸相得则凝"等说法。明代医家李时珍分析其机制为："盐之气味咸腥，人之血亦咸腥。咸走血，血病无多食咸，多食则脉凝泣而变色，从其类也。"明代医家张景岳则认为："血为水化，咸亦属水，咸与血相得，故走注血。"多食咸易致血瘀的机制，《素问·宝命全形论》曰："夫盐之味咸者，其气令器津泄。"杨上善注解说："盐之在于器中，津泄于外，见津而知盐之有咸也。"可知，咸味可以导致脉内津液向外渗泄。《灵枢·痈疽》曰："津液和调，变化而赤为血，血和则孙脉先满溢，乃注于脉络，皆盈，乃注于经脉。"即津血同源，可互生互化，只有脉内津液充足，才能保持血脉中正常的血量，同时使脉道滑利通畅。倘若脉中的津液过度外泄，则会导致血液黏稠，经络脉涩，血气不利。所以，长期饮食偏嗜咸味，咸走注于血易使津液从脉中泄出，以致血液浓缩，黏滞不畅，而致血瘀形成。另外，咸属水，同气相求而入水脏，肾为水脏，既是咸味滋养之脏，又是咸味"喜攻"之脏。咸主涌泄，而肾主闭藏，贵在固密，过食咸味，易损伤肾而致肾精不能闭藏。因此长期饮食偏嗜咸味，可导致肾中精气涌泄，精不化气，气弱无力行血，久之形成血瘀。

"多食苦，则皮槁而毛拔"，是说过食苦味饮食易致皮毛枯槁的病理变化。《素问·阴阳应象大论》记载"火生苦"，唐代孔颖达疏注为"火性炎上，焚物则焦，焦是苦气"。故火烧灼过度致焦煳的食物的味道是"苦味"的典型代表。从五行相胜的角度看，苦入心属火，过食苦味，易令心火偏旺而乘肺金，进而耗伤肺气，消灼肺津，而肺外合皮毛，故日久出现"皮槁而毛拔"的皮毛干枯失养的表现。

"多食辛，则筋急而爪枯"，是说过食辛辣、辛香走窜类的饮食会导致气过度耗散，而致筋、爪失养的病理表现。从五行相胜的角度看，辛入肺属金，过食辛味饮食易令肺金过旺而乘肝木，进而影响肝之体用，出现筋脉拘急，屈伸不利，爪甲枯槁薄脆等病理表现。《灵枢·五味论》《素问·生气通天论》等篇章亦有对"过食辛"与病机变化关系的论述，认为辛味饮食过度常会导致"洞心""筋脉沮弛""精神乃央"等症状，这些症状均与气的过度耗散，不能发挥"精则养神，柔则养筋"濡养功能有关，因而辛味易行易散的特性易耗伤机体正气，使气散而不收。

"则肉胝䐢而唇揭"，是说饮食过酸易致皮肉皱缩变厚、口唇干裂而外翻等病理变化。一般果实未完全成熟时常色青而生涩，呈现酸味，另外，《素问·异法方宜论》中提到南方"其民嗜酸而食胕（腐）"，南方气候较为湿热，食物易腐烂发酵而具有"酸"味，故发酵类食物的酸味亦可以作为"酸"的典型代表。从五行相胜的角度看，酸味入肝属木，过食酸味饮食易致肝木之气过度收敛而升发、疏泄失职，木旺乘土进而影响脾胃功能，使脾之系统连属的肌肉、口唇失去荣养而出现皱缩拘挛的表现。除《素问·五脏生成》以外，《素问·异法方宜论》《灵枢·五味论》亦有对"过食酸"与病机变化关系的论述，认为酸味饮食过度会出现挛痹、肉胝䐢而唇揭、小便癃等症状，这些症状均与气的过度内收有关。

"多食甘，则骨痛而发落"，是说饮食甘甜过度，易致骨痛、毛发脱落的病理变化。从五行相胜的角度看，甘入脾而属土，过食甘甜易致脾土壅滞，土旺乘水，则肾水受损。肾在体合骨，其华在发，肾精能生髓化血、养骨荣发，若肾精不足，则骨发失养，出现骨痛、发落等症状。除本篇外，《素问·奇病论》《灵枢·五味论》亦对饮食过甘与病机的关系进行了论述，认为"过食甘"还会出现口甘、悗心等症状，这些症状均与"甘者令人中满"有关。饮食过甘易使中焦气机壅滞，影响脾胃正常运化，易生湿化浊，进而阻碍气血的正常运行及功能发挥。精血同源互化，血能养精生精，无论是甘甜过度致气行迟缓，血行不畅而致瘀，还是脾胃受累日久而致气血不足，均可导致血不生精，精亏则骨发失养，骨痛发落。

第二节　素问·经脉别论第二十一

经要·淫气病肺

◎ **原文**

凡人之惊恐恚劳动静，皆为变也。是以夜行则喘出于肾，淫气病肺。有所堕恐，喘出于肝，淫气害脾。有所惊恐，喘出于肺，淫气伤心。

◎ **注疏**

（1）《重广补注黄帝内经素问》（王冰）：变，谓变，易常候。肾主于夜，气合幽冥，故夜行则喘息内从肾出夜。夜行肾劳，因而喘息，气淫不次，则病肺也。恐生于肝。劳损筋血，因而奔喘，故生于肝。肝木妄淫，害脾土也。惊则心无所倚，神无所归，气乱胸中，故喘出于肺。惊则神越，故气淫反伤心矣。

（2）《黄帝内经素问集注》（张志聪）：言人之居处安静，其气和平，自有经常之脉，如动作过用，则变而为病脉矣。肾属亥子，而气主闭藏，夜行则肾气外泄，故喘出于肾，肾为本，肺为末，肾气上逆，故淫伤于肺也。夫喘属肺证，又曰阳明厥则喘，汗出于肺主之皮毛，而生于胃腑之津液，此章首论喘，次论汗者，言经脉荣卫，生于胃腑水谷之津，而通会于肺气，是有经常之理，如劳动过伤，则五脏气逆，而脉亦为之变，故先论其变，而后论其常焉。堕则伤筋，筋即为肝，故喘出于肝，木胜土，故淫气害脾。惊则气乱，故喘出于肺，肺者心之盖，故淫气伤心。

（3）《黄帝素问直解》（高士宗）：不但居处之动静，用力之勇怯，凡人之惊恐恚劳动静，经脉失常，皆为变也。平人之气，和于经脉，劳动喘急，则经脉失常，是以夜行劳动，气不闭藏，则喘出于肾。肾为本，肺为末，故淫气病肺，失其常矣；有所堕恐，因堕而内恐也，堕伤筋，肝主筋，故喘出于肝。肝木侮脾，故淫气害脾，失其常矣；有所惊恐，因惊而内恐也，惊恐则气机内乱，肺主气，故喘出于肺。肺为心之盖，故淫气伤心，失其常矣。

（4）《黄帝内经素问注证发微》（马莳）：凡人或惊或恐或怒或劳或动或静，皆为变也。是以肾属少阴，卫气夜行于阴，营气以寐而养，设当夜而行，则喘息内出于肾，而肺为之母者，子气受淫，上干于肺，肺斯病焉，有所堕坠而恐，则筋既受伤，血亦不纳，其喘息内出于肝，而肝气反余，淫气乘土，脾被害焉。有所惊怖而恐惊则气乱，喘息内出于肺而心无所倚，神无所归，所胜妄行，心反伤焉。

（5）《黄帝内经素问吴注》（吴崑）：为，去声。恚，音秽。恚，小怒也。变，变易常候而病也。此下四条言喘，后五条言汗，气血之分也。肾受气于亥子，故夜行则劳骨损阴，喘出于肾。淫气，气有余而偏胜为患也。病肺，肾少阴之脉上入肺中，喘气上逆，肺苦之也。堕伤筋，筋属于肝，故堕恐喘出于肝。淫气害脾，木传土也。惊则神越，气乱于胸中，故喘出于肺。心藏神，神乱则邪入，故淫气伤心。

（6）《类经》（张景岳）：经脉血气统言之也。恚，怒也。恚，慧、畏二音。此下四条言喘者，喘属气，病在阳也。肾者至阴也，阴受气于夜，夜行则劳骨伤阴，故喘出于肾。淫气者，阴伤则阳盛，气逆为患也。肺肾为母子之脏，而少阴之脉上入肺中，故喘出于肾则病苦于肺。有所堕坠而恐者，伤筋损血，故喘出于肝。肝气淫则害于脾，木乘土也。惊恐则神气散乱，肺脏气，故喘出于肺。心藏神，故淫气伤之。

（7）《黄帝内经太素》（杨上善）：言勇怯之人非直动静，有惊恐志劳，其脉亦有喘数也。夜，阴也。肾，亦阴也。夜行志劳，阴并攻脉，喘出肾也。淫邪之气，先病于肺，又因坠堕恐怖，有喘者，是肺贼邪乘肝，肝病为喘也。淫邪之气先客于脾，又因有所惊骇，脉有喘者，是脾虚邪乘肺，肺病为喘也。肾主水及与骨也。淫邪先伤于心，又因渡水跌仆，心怖肾气盛，为贼邪乘心，故心病为喘也。当尔心病，因惊失水仆时，勇者壮气助心，正气得行，病得除已；怯者因惊失神，故曰病而喘也。

（8）《内经知要》（李中梓）：夜属于阴，行则劳其身半以下，且夜行多恐，故喘出于肾也。肾水伤，则无以禁火之炎，而肺金受贼矣。堕而恐者，伤筋损血，故喘出于肝，肝木伐土，故害脾也。且惊且恐，则气衰而神乱。肺主气，心藏神，故二脏受伤也。

◎ 述评

喘证可由多种原因累及多个脏腑，进而影响肺气宣降而发病，其中夜行劳作之喘，应责之于肾。结构上肺肾两脏经脉之气相互贯通，肾脉入肺，循喉咙，挟舌本，其支者从肺出；功能上肾主藏精，藏元阴元阳，而肺之气阴根源于肾，因而两脏自然在生理上相互配合，在病理上相互影响。宋代杨士瀛在《仁斋直指方》中首次明确提出"肾主纳气"的观点，云："肺出气也，肾纳气也。肺为气之主，肾为气之本。凡咳嗽暴重……此肾虚不能收气归元。"清代林佩琴在《类证治裁·喘证》中亦提道："肺为气之主，肾为气之根，肺主出气，肾主纳气。阴阳相交，呼吸乃和。若出纳升降失常，斯喘作焉。"肾主闭藏，在体合骨，夜行劳顿不仅烦劳筋骨，还会使入夜后应该收摄闭藏于内之阳气烦扰于外，而致精气耗泄，收摄无权，进而使肺吸入之气不得下达，则无根之气上逆作喘。肾失摄纳，气逆作喘者，还可因多种原因伤肾引起，如《素问·经脉别论》云："渡水跌仆，喘出于肾与骨，当是之时，勇者气行则已，怯者则着而为病也。"渡水跌扑，水湿之邪、外伤筋骨等因素是否伤肾致喘，要看人之勇怯，勇者肝肾气固而不病；怯者肾气伤则摄纳无权，致气上冲肺而喘。又如《素问·脏气法时论》中提道："肾病者，腹大胫肿，喘咳身重，寝汗出，憎风。"《素问·脉解》云："少阴者，肾也，十月万物阳气皆伤……所谓呕咳上气喘者，阴气在下，阳气在上，诸阳气浮，无所依从，故呕咳上气喘也。"以上均是肾失封藏，摄纳无权，气上作喘的例证。

因跌扑坠堕伴恐惧发喘的，应责之于肝。跌扑坠堕伤筋损血，同时恐惧气下，因而肝气不能左升，肺气不得右降，进而气逆作喘。若肝虚气陷日久，则无力疏脾土，则脾失健运而受病。

惊恐致喘者，应责之于肺。惊恐易致气机散乱而升降出入异常，影响肺气正常宣降，即肺因气乱而作喘。惊恐太过则伤心。

第三节　素问·痿论第四十四

经要·肺鸣之因

◎ **原文**

肺者，脏之长也，为心之盖也，有所失亡，所求不得，则发肺鸣，鸣则肺热叶焦。

◎ **注疏**

（1）《黄帝内经素问集注》（张志聪）：此申明五脏之热而成痿者，由肺热叶焦之所致也。脏真高于肺，朝百脉而行气于脏腑，故为脏之长。肺属乾金而主天，居心主之上，而为心之华盖。有所失亡，所求不得，则心志靡宁而火气炎上，肺乃心之盖，金受火刑，即发喘鸣，而肺热叶焦矣。肺热叶焦则津液无从输布，而五脏皆热矣。故曰五脏因肺热叶焦而成痿躄者，此之谓也。躄者，足痿而不能任地。

（2）《素问悬解》（黄元御）：五脏皆受气于肺，肺者，五脏之长，心之华盖也。有所失亡而不存，或有所营求而不得，则心急火炎，气喘而非鸣，鸣则肺热叶焦，故曰五脏因肺热叶焦，发为痿躄，此之谓也。缘肺金枯燥，不能化气生津，灌溉五脏，是以成痿耳。

（3）《类经》（张景岳）：肺位最高，故谓之长，复于心上，故谓之盖。肺志不伸，则气郁生火，故喘息有声，发为肺鸣。金脏病则失其清肃之化，故热而叶焦。

（4）《黄帝内经素问吴注》（吴崑）：长，上声。肺位乎高，长之谓也，覆乎心上，盖之谓也。有所失亡，失其肺金清肃之政也。所求不得者，求其清肃之气不得复其旧也。如是则发喘鸣，鸣则肺热叶焦，气无主矣。

（5）《黄帝素问直解》（高士宗）：长，上声下同。肺朝百脉，故肺者脏之长也。肺位居高，故为心之盖也，有所失亡，所求不得，致心气内郁，火刑肺金，则发肺鸣，肺鸣如火熔金而有声也，故鸣则肺热叶焦。上文言肺热叶焦，着则生痿躄。此言肺为脏之长，故曰五脏因肺热叶焦，发为痿躄，即此肺为脏长之谓也。五脏因肺热叶焦而发为痿躄，是五脏皆受气于肺，而痿躄之证，不但由于肺热，且由五脏之热矣。此明上文肺热成痿之意。

（6）《黄帝内经素问注证发微》（马莳）：长，上声。**按：此胞络者，乃胞络宫之胞字，正妇人受胎之所。彼手厥阴心包络之包字，不从肉。王注以胞为包者，非。渐，音尖。《诗》云：渐车帷裳。**此承上文而言肺痿为诸痿之由，又详诸痿之所以成也。上文所重在合，故言皮、脉、肉、筋、骨为五脏之痿。此节所重在诸痿之由，故较上节为更详也。言肺痿之所以得者，以肺为五脏之长，为心之盖，其病始于有所失亡，所求不得，则郁火炎极，发为肺鸣，金得火而有声也，时则肺热叶焦，发为痿躄。然五脏之痿皆成痿躄，实由于肺热叶焦而始。古语有之，特以皮毛之痿为肺经本脏之痿耳。

（7）《黄帝内经太素》（杨上善）：肺在五脏之上，是心之盖，主气，故为脏之长也。是以心有亡失，求之不得，即伤于肺，肺伤则出气有声动肺叶焦，五脏因肺叶焦热，遂发为痿辟也。**平按：《甲乙》失亡作亡失。袁刻亡误作已。喝《素问》《甲乙》作鸣。故下《素问》有曰字。《甲乙》无故五脏因肺热叶焦，此之谓也十二字。又注肺在袁刻误作肺上。**

（8）《内经知要》（李中梓）：肺位至高，故谓之长。覆于心上，故谓之盖。有志不遂，则郁而生火。火来乘金，不得其平则自鸣。肺鸣者，其叶必焦。

◎ 述评

肺在五脏中位置最高，紧覆于心之上，不仅为相傅之官，君主之华盖，还是脏之长者。因肺能宣发肃降以主治节，五脏六腑皆赖肺气宣降输送精、气、血、津液而得养，如《外台秘要·石发热嗽冲头面兼口干方六首》曰："五脏之尊，心虽为王，而肺最居其上也，肺为华盖，覆其四脏，合天之德，通达风气。"又如《灵枢·决气》中有"上焦开发，宣五谷味，熏肤、充身、泽毛，若雾露之溉"。肺在五脏中居位最高，位置决定了肺的功能犹如乾天兴云播雨于万物，此为天地升降，阴阳交感之道。另外，肺主皮毛，护卫周身，肺的生理功能正常则皮肤致密，毫毛光泽，能够抵御外邪侵袭，五脏不易受到外邪侵犯。若肺因各种病因而致宣降失常，则易累及他脏失养或失于护卫为患，如《医学源流论·吐血不死咳嗽必死论》中所说："是则脏腑皆取精于肺，肺病则不能输精于脏腑，一年而脏腑皆枯，三年而脏腑竭矣。"

下文专论"肺鸣""肺热叶焦"而致痿证的病机。"有所失亡，所求不得"是导致"肺鸣"和"肺热叶焦"的关键因素，但文中却省而未明。王冰注为"志苦不畅，气郁故也"。后世家大多赞同，认为情志不遂是导致"肺鸣"和"肺热叶焦"的主要原因。但有学者据近代对痿证病因病机的认识及临床治疗等情况认为，"有所失亡，所求不得"应该指热邪灼肺所耗伤之"阴津"。首先，热灼肺津是"肺热叶焦"形成痿痹的主要原因。《素问·痿论》曰："五脏因肺热叶焦，发为痿躄。"张志聪释为"金受火刑，则发肺鸣"。可见，"肺鸣"及"肺热叶焦"所形成的痿证，是因"热"而致的。张景岳亦云:"痿证之义……总于肺热叶焦,以致金燥水亏,乃成痿证。"由此可见,"所失亡"者,正是热邪灼伤之"阴津",而又不能求得,因而津枯叶焦。其次,从临床例证来看,历代名医皆认为肺热叶焦所致的痿证,大多因温病后期,余热未尽,耗伤肺津,使阴津不能布达于全身,筋骨失于濡养而成。故治疗肺热叶焦之痿证,以清肺润燥为法,方用"清燥救肺汤"等以补其"所失",供其"所求",如此则痿痹有振起之望。最后,肺为水之上源,肺热叶焦是说水之上源因热而枯涸,似天旱无雨,则全身失于润泽,遂致四肢筋脉失养,痿弱不用,犹草木失水则枝叶焦枯,发为痿躄。如明代孙一奎在《医旨绪余·痿论》中说:"五痿之疾,殆肺之一气流传,犹宰相承一旨以令天下也。"又如《医宗金鉴·痿病总括》云:"五痿,心、肝、脾、肺、肾之痿也。痿属燥病,故皆因肺热而生也……心气热……肺兼心病也。肾气热……肺兼肾病也。肝气热……肺兼肝病也。脾气热……肺兼脾病也。"肺热叶焦或因五志过极化火伤阴而肺鸣;或因饮食不节,火起于胃,伤于肺;或因湿阻中焦郁而化热,热灼肺津;或因感受温邪,上先犯肺,耗伤肺津;或因肾水亏损,火逆于肺,灼伤肺津……总之,痿证以热盛耗伤肺津,而致五脏六腑失于润养为关键病机。

第四节　素问·气交变大论第六十九

经要·岁火太过,火胜克金,肺金受邪

◎ **原文**

岁火太过,炎暑流行,肺金受邪。民病疟,少气咳喘,血溢血泄注下,嗌燥耳聋,中热肩背热,上应荧惑星。

◎ **注疏**

(1)《黄帝内经素问集注》(张志聪):火胜则克金,故金肺受邪。疟疟,暑热病也。壮火食气,故少气,肺受火热,故喘咳也。肺朝百脉,阳脉伤,则血溢于上,阴脉伤,则血泄于下也。肺乃水之生源,嗌燥者,火热烁金也。肾开窍于耳,水源已竭,则肾虚而耳聋矣。中热者,热淫于内也。肩背者,肺之俞也。荧惑,火星也。火气胜,故上应荧惑,光芒倍大,火运太过,诸戊运也。

(2)《素问悬解》(黄元御):热火太过,则克肺金,肺病不能下降,收敛失政,故少气咳喘血溢。大肠不敛,故血泄注下。足少阳从相火化气,其脉下耳循颈,入缺盆,相火上炎,故嗌燥耳聋。肺气逆行,上冲肩背,故肩背热。"荧惑",火星也。

(3)《黄帝素问直解》(高士宗):肺金,旧本讹金肺,今改。长,上声,余长仿此。在地为火,在天为暑。故岁火太过,则炎暑流行,其在于人,则肺金受邪,火克

金也。民病疟，毫毛伸欠乃作寒热也。少气咳喘，肺气虚也。血溢血泄，气虚不能摄血也。水不上升则注下，注下则津液不濡，故嗌燥耳聋。火不下降则中热，中热则肩背热。岁火太过，故上应荧惑星，荧惑，火星也。

（4）《黄帝内经素问注证发微》（马莳）：岁之火气太过，则炎暑流行，而火来克金，肺受火邪，故民病有为疟，为少气，为咳喘，为血溢，（血上出于七窍）为血泄，（血下泄）为注下，（谓水下泄）为嗌燥，为耳聋，为中热，为肩背热。以背为胸中之府，而肩接近之也。《脏气法时论》云：肺病者，喘咳逆气，肩背痛。虚则少气，不能报息，耳聋嗌干。

（5）《黄帝内经素问吴注》（吴崑）：火胜金也。此皆火胜乘金为病也。火乘于金，金寒火热，火金相战，则寒热往来，是以为疟。壮火食气，故少气。火乘于肺，故咳喘。血溢者，火决其喉。血泄者，火决其肠也。注下，大便暴注而下也，乃火性急速之象。嗌燥者火炎肺系。耳聋者，火入阳明。荧惑主火，火胜故荧惑明。

（6）《类经》（张景岳）：六戊岁也。火之化暑，火胜则克金，故肺脏受邪。火邪伤阴，寒热交争，故为疟。壮火食气，故少气。火乘肺金，故咳喘。火逼血而妄行，故上溢于口鼻，下泄于二便。火性急速，故水泻注下。嗌燥耳聋中热肩背热，皆火炎上焦也。《脏气法时论》曰：肺病者，喘咳逆气肩背痛，虚则少气不能报息，耳聋嗌干。上应荧惑星。火星也。火气胜，则荧惑星明而当其令。

第五节　灵枢·邪气脏腑病形第四

经要·形寒寒饮则伤肺

◎ 原文

黄帝曰：邪之中人脏奈何？岐伯曰：愁忧恐惧则伤心。形寒寒饮则伤肺，以其两寒相感，中外皆伤，故气逆而上行。有所堕坠，恶血留内；若有所大怒，气上而不下，积于胁下，则伤肝。有所击仆，若醉入房，汗出当风，则伤脾。有所用力举重，若入房过度，汗出浴水，则伤肾。

◎ 注疏

（1）《黄帝内经灵枢集注》（张志聪）：此论脏气伤而邪中于脏也。夫邪中于阴而溜腑者，脏气实也。脏气者，神气也。神气内藏，则血脉充盛，若脏气内伤，则邪乘虚而入矣。风为百病之长，善行而数变，阴阳俱感，外内皆伤也。本经云：八风从其虚之乡来，乃能病人，三虚相搏，则为暴病卒死。此又不因内伤五脏而邪中于脏也，故圣人避风如避矢石焉。上节论内养神志，下节论外避风邪。

（2）《灵枢悬解》（黄元御）："邪之中人脏"者，五情之邪，伤其五脏也。"五脏之中风"者，内伤而加外伤，阴阳俱感，邪乃得往也。

（3）《黄帝内经灵枢注证发微》（马莳）：此言五脏之邪有内伤者，有外感者，必其阴阳俱感，而后外邪得以入脏也。帝承上文而言邪不入脏，固以其脏之实也，然岂无入脏之时乎？伯言邪有不同，有所谓内伤者，故愁忧恐惧则心神伤矣。形寒饮寒，则肺本畏寒，而肺斯伤矣。正以两寒相感，中外皆伤，故气逆而上行也。有所堕坠，恶血在内，及有所大怒，气积胁下，则肝斯伤矣。有所击仆，醉以入房，汗出当风，则脾斯伤矣。有所用力举重，入房过度，汗出浴水，则肾斯伤矣。

（4）《黄帝内经太素》（杨上善）：前言外邪不中五脏，次言邪从内起中于五脏，故问起也。愁忧恐惧，内起伤神，故心脏伤也。形寒饮寒，内外二寒伤肺，以肺恶寒也。**平按：饮寒《灵枢》作寒饮，《甲乙》作饮冷。** 因坠恶血留者，外伤也。大怒，内伤也。内外二伤，积于胁下，伤肝也。**平按：《灵枢》《甲乙》无若字。** 击仆当风，外损也。醉以入房，汗出内损也。内外二损，故伤脾也。**平按：《甲乙》醉上有以字。** 用力举重，汗出以浴水，外损也。入房过度，内损也。由此二损，故伤肾也。**平按：浴水，水字袁刻误作也。**

（5）《类经》（张景岳）：此下言邪之中于五脏也。然必其内有所伤，而后外邪得以入之。心藏神，忧愁恐惧则神怯，故伤心也。肺合皮毛，其脏畏寒，形寒饮冷，故伤肺也。若内有所伤，而外复有感，则中外皆伤，故气逆而上行，在表则为寒热疼痛，在里则为喘咳呕哕等病。本病论曰：忧愁思虑即伤心；饮食劳倦即伤脾；人坐湿地，强力入水即伤肾；恚怒气逆，上而不下即伤肝。

肝藏血，其志为怒，其经行胁下也。脾主肌肉，饮食击仆者，伤其肌肉。醉后入房。汗出当风者，因于酒食，故所伤皆在脾。肾主精与骨，用力举重则伤骨，入房过度则伤精，汗出浴水，则水邪犯其本脏，故所在肾。

第六节　灵枢·本神第八

经要·喜乐无极则伤魄

◎ **原文**

肺，喜乐无极则伤魄，魄伤则狂，狂者意不存人，皮革焦，毛悴色夭，死于夏。

◎ **注疏**

（1）《黄帝内经灵枢集注》（张志聪）：喜乐，心之情也。如肺因喜乐无极，则伤肺脏之魄，魄伤则狂，狂者意不存，意者心之发，盖喜乐无极，则神亦惮散而不存矣。

肺主皮毛，故人皮革焦。

（2）《灵枢悬解》（黄元御）："死于夏"，火刑金也。

（3）《黄帝内经灵枢注证发微》（马莳）：肺因喜乐无极则伤魄，魄伤则神惮散而不藏，不藏则狂，狂者意不存。脾本藏意，而母气易亦衰，故意不存也，其人皮革当焦，毛悴色夭而死于夏，何也？以火克金也。

（4）《黄帝内经太素》（杨上善）：肺，脏也，喜乐，心喜乘肺，无极伤魄也。**平按：无极《甲乙》作乐极**。魄伤则伤藏，故发狂病也。以乐荡神，故狂病意不当人。又肺病，皮革焦也。**平按：人皮革焦《甲乙》作其人皮革焦**。夏，金死时。

（5）《内经知要》（李中梓）：喜乐属心，而伤肺者，火乘金也。肺藏魄，魄伤则不能镇静而狂。意不存人者，旁若无人也。肺主皮，故皮革焦也。肺色白，白欲如鹅羽，不欲如盐。金衰畏火，故死于夏。

（6）《类经》（张景岳）：喜本心之志，而亦伤肺者，暴喜伤阳，火邪乘金也。肺藏魄，魄伤则神乱而为狂。意不存人者，旁若无人也。五脏之伤无不毛悴，而此独云皮革焦者，以皮毛为肺之合，而更甚于他也。肺色之夭者，白欲如鹅羽，不欲如盐也。金衰畏火，故死于夏。

◎ 述评

魄为五神之一，五神即神、魂、魄、意、志，分别归属于心、肝、脾、肺、肾，是中医对人心理功能的分类。藏象理论认为肺藏魄，魄神能随肺气宣降敷布，外盈肌肤肢窍，内注经脉脏腑，是与生俱来的、本能的感觉和动作。《类经·藏象类》云："魄之为用，能动能作，痛痒由之而觉也。"其功能包括感知周围环境，感觉皮肤寒温，闻声辨色，以及呼吸、进食、运动肢体等本能活动。

魂魄常相对而言，肝藏魂，肺藏魄，魂主意识、思维活动，属于理智范畴；魄主感知觉和运动活动，属于本能范畴，二者的关系类似于现代心理学中意识与潜意识的关系，《医学衷中参西录》云："魂魄者，心神之左辅右弼也。"因此，依据功能的相对性，魂与魄可以分阴阳。东汉《说文解字》中将"魄"解释为"魄，阴神也"。南宋《朱子语类》云："魂者，阳之神；魄者，阴之神"。清代周振武《人身通考·神》中进一步说明，"惟神之义有二，分言之，则阳神曰魂，阴神曰魄"。肝与肺在气机升与降和散与收的运动过程中相互为用，魂与魄在精神调节上相反相成。有学者认为，魄属金，禀肃降、收敛之性，一方面可将信息向内输入，另一方面可平衡肝魂的兴奋功能，防其过亢，对精神活动原始动力具有抑制作用。若魄神失常，则会出现众多本能和感知觉异常的精神症状，如热扰魄神，本能活动不受文明教化的抑制和约束，对外周的感知辨识功能下降，表现为无所忌惮，发为狂躁；精气不足，魄失所养，则感知觉过度敏感或歪曲，表现为过度警觉、胆怯易惊、疑神疑鬼、惊恐障碍等。

心属火，在志为喜，喜乐过度意味着心火过亢，心火旺则乘肺金，必致肺为热迫而伤魄，因而热扰魄神而发狂。又肺主皮毛，心火乘肺，肺不能输精于皮毛，则皮毛憔悴枯槁。"死于夏"，是说这类病证常于夏季火热最盛之时因两阳相叠而甚。

第七节　灵枢·百病始生第六十六

经要·重寒伤肺

◎ **原文**

黄帝曰：其生于阴者，奈何？岐伯曰：忧思伤心，重寒伤肺，忿怒伤肝，醉以入房，汗出当风伤脾，用力过度，若入房汗出浴，则伤肾，此内外三部之所生病者也。

◎ **注疏**

（1）《黄帝内经灵枢集注》（张志聪）：此言喜怒不节，则伤五脏之形，而病起于阴也。忧思伤心；形寒饮冷则伤肺；忿怒不节则伤肝；醉以入房，汗出当风，则伤脾；用力过度，若入房汗出，则伤肾。此外因于天之风雨，地之清湿，内因于五脏之情志，而成上中下三部之积也……五脏只曰生病，而不曰积，盖五脏之病，积在气而非有形也。《难经》所谓"在肝曰肥气，在肺曰息奔，在心曰伏梁，在脾曰痞气，在肾曰奔豚"，此乃无形之气积，而非有形之血积也。倪仲玉曰："忧思忿怒伤气，故积在气。"

（2）《黄帝内经灵枢注证发微》（马莳）：此言积之生于阴者，以五脏各有所伤也。前篇言积所生之处，皆非生之于五脏者也，故帝以生于阴经者为问。伯言五脏各有所伤，故积之所由生也，忧思则必伤其心；重寒伤肺，即本经《邪气脏腑病形》篇云：形寒寒饮是也；忿怒则伤肝；方醉之时乃入于房，以致汗出，而复当于风，则风又从而入之，则伤脾；用力过度，乃入于房，以致汗出而复往浴体，则伤肾。此乃或内或外，或上中下三部，随各脏之经络而积之所生者也。

（3）《黄帝内经太素》（杨上善）：前言积成于阳，以下言积成于阴。忧思劳神，故伤心也。饮食外寒，形冷内寒，故曰灵寒。肺以恶寒，故重寒伤肺。肝主于怒，故多怒伤肝也。因醉入房，汗出当风，则脾汗得风，故伤脾也。**平按：醉以《甲乙》作醉饱。**肾与命门主于入房，故用力及入房，汗出浴水，故伤于肾也。**平按：《灵枢》无水字。**忧思为内，重寒为外，入房当风以为内外，故合前三部所生病。

（4）《类经》（张景岳）：此言情欲伤脏，病起于阴也。伤心者病在阳，伤肺者病在气，伤肝者病在血，伤脾者病在营卫，伤肾者病在真阴。凡伤脏者，皆病生于阴也。

第八节　灵枢·天年第五十四

经要·肺气衰，魄离，故言善误

◎ **原文**

八十岁，肺气衰，魄离，故言善误；九十岁，肾气焦，四脏经脉空虚；百岁，五脏皆虚，神气皆去，形骸独居而终矣。

◎ **注疏**

（1）《黄帝内经灵枢集注》（张志聪）：人之衰老，从上而下，自阳而阴，故肝始衰而心，心而脾，脾而肺，肺而肾。

朱氏曰：人之生长，先本于肾脏之精气，从水火而生木、金、土，先天之五行也。人之衰老，从肝木以及于火、土、金、水，后天之五行也。

（2）《黄帝内经灵枢注证发微》（马莳）：八十岁肺气衰，九十岁肾气衰，百岁五脏俱衰。善忧悲者，以心主于忧也。好卧者，卫气不精也。魄离，故以肺藏魄者，失其故处也。言善误，肺主言也。肾气焦者，水竭则焦也。

（3）《黄帝内经太素》（杨上善）：肝为木，心为火，脾为土，肺为金，肾为水，此为五行相生次第，故先肝衰次第至肾也。至于百岁，五脏虚坏，五神皆去，枯骸独居，称为死也。

（4）《类经》（张景岳）：魄离者，形体衰败也。肾气焦者，真阴亏竭也。此与前篇《上古天真论》女尽七七男尽八八互相发明。彼以七八言者，言阴阳之限数；此以十言者，言人生之全数。然则人之气数，固有定期；而长短不齐者，有出于禀受，有因于人为。故惟智者不以人欲害其天真，以自然之道，养自然之寿，而善终其天年，此圣智之所同也。今之人非惟不能守其所有，而且欲出尘逃数，解脱飞升，因人惑己，因己惑人，是焉知无则无极，有则有尽，而固窃窃然自以为觉，亦何异梦中占梦，其不觉也亦甚矣。

第九节　灵枢·五味第五十六

经要·五脏宜食，肺宜苦

◎ **原文**

肝色青，宜食甘，秫米饭、牛肉、枣、葵皆甘。心色赤，宜食酸，犬肉、麻、李、韭皆酸。脾色黄，宜食咸，大豆、豕肉、栗、藿皆咸。肺色白，宜食苦，麦、羊肉、杏、薤皆苦。肾色黑，宜食辛，黄黍、鸡肉、桃、葱皆辛。

◎ **注疏**

（1）《黄帝内经灵枢集注》（张志聪）：《脏气法时论》曰：肝苦急，急食甘以缓之。心苦缓，急食酸以收之。脾苦湿，急食苦以燥之。肺苦气上逆，急食苦以泄之。肾苦燥，急食辛以润之。夫色者，气之华也。缓急燥湿，脏气之不和也。五脏有五气之苦，故宜五味以调之，用阴而和阳也……而又曰：脾色黄，宜食咸，大豆、豕肉、栗、藿皆咸。盖脾为阴中之至阴，而主湿土之气，乃喜燥而恶寒湿者也，故宜食苦以燥之。然灌溉于四脏，土气润湿而后乃流行，故又宜食咸以润之。是以《生机正脏论》曰：脾者，土也，孤脏以灌四旁者也。其来如水之流者，此谓太过，病在外，故宜急食苦以燥之。如鸟之喙者，此谓不及，病在中，谓如黔喙之属，艮止而不行，是以食咸，以滋其润湿而灌溉也。盖脾为土脏，位居中央，不得中和之气，则有太过不及之分，是以食味之有两宜也。**眉批：苦乃火之味，故主燥热。**

（2）《黄帝内经灵枢注证发微》（马莳）：此文言五脏有宜食之味，皆自其所苦者而治之也。《素问·脏气法时论》云：肝苦急，急食甘以缓之；心苦缓，急食酸以收之；脾苦湿，急食苦以燥之；肺苦气上逆，急食苦以泄之；肾苦燥，急食辛以润之。至末又云：肝色青，宜食甘，粳米、牛肉、枣、葵皆甘。心色赤，宜食酸，小豆（本经作麻）、犬肉、李、韭皆酸。肺色白，宜食苦，麦、羊肉、杏、薤皆苦。脾色黄，宜食咸，大豆、豕肉、栗、藿皆咸。肾色黑，宜食辛，黄黍、鸡肉、桃、葱皆辛。夫前既曰脾苦湿，急食苦以燥之，而后乃云脾色黄，宜食咸。启玄子云：究斯宜食，乃调利机关之义也。肾为胃关，脾与胃合，故假咸柔软以利其关，关利而胃气乃行，胃行而谷气方化。故脾之宜味，与各脏不同也。此节与《素问》同。

（3）《黄帝内经太素》（杨上善）：肝者，木也。甘者，土也。宜食甘者，木克于土，以所克资肝也。**平按：《素问》无饭字。枣下《灵枢》《素问》均有葵字。**心者，火也。酸者，本也。木生心也，以母资子也。**平按：食酸下《素问》有小豆二字。新校正云：《太素》小豆作麻。应依新校正补入。犬肉下《灵枢》有麻字。李下《素问》《灵枢》均有韭字。**脾者，土也。咸者，水也。土克于水，水味咸也，故食咸以资于脾也。**平按：栗下《素问》《灵枢》均有藿字。《素问》此段在肺色白段之下。**肺者，金也。苦者，火也。火克于金也，以能克为资也。**平按：杏下《素问》《灵枢》均有薤字。**肾者水也。辛者，金也。金生于水，以母资子。**平按：桃下《素问》《灵枢》均有葱字。**

（4）《类经》（张景岳）：此下言脏气所宜之味也。《脏气法时论》曰：肝苦急，急食甘以缓之。即此意也。此下五节，仍与脏气法时论后文相同，见《疾病类》二十四。《脏气法时论》曰：心苦缓，急食酸以收之。

经要·肺病宜食

◎ **原文**

五宜：所言五色者，脾病者，宜食秔米饭，牛肉、枣、葵；心病者，宜食麦、羊肉、杏、薤；肾病者，宜食大豆黄卷、猪肉、栗、藿；肝病者，宜食麻、犬肉、李、韭；肺病者，宜食黄黍、鸡肉、桃、葱。

◎ **注疏**

（1）《黄帝内经灵枢集注》（张志聪）：五谷为养，五果为助，五畜为益，五菜为充，气味合而服之，以补精益气，是以五色合五味而各有所宜也。五脏内合五行，外合五色。五味入胃，各归所喜，津液各走其道，以养五脏，故五脏病者，随五味所宜也。**眉批：色合于气，气合于味。**

（2）《黄帝内经灵枢注证发微》（马莳）：此言五色与五味相宜，而五脏之病各有所当用也。黄色属土，甘味属土，脾亦属土，故色之黄者宜甘，而脾病者，主脾气不主，宜食谷果畜菜之甘者以益之。赤色属火，苦味属火，心亦属火，故色之赤者宜苦，而心病者，主心气不足，宜食谷果畜菜之苦者以益之。黑色属水，咸味属水，肾亦属水，故色之黑者宜咸，而肾病者，主肾气不足，宜食谷果畜菜之咸者以益之。青色属木，酸味属木，肝亦属木，故色之青者宜酸，而肝病者，主肝气不足，宜食谷果畜菜之酸者以益之。白色属金，辛味属金，肺亦属金，故色之白者宜辛，而肺病者主肺气不足，宜食谷果畜菜之辛者以益之。此即《宣明五气》篇之所谓五入也。

（3）《黄帝内经太素》（杨上善）：脾病食甘，《素问》甘味补，苦味为写。**平按：所言五宜者《灵枢》作五宜所言五色者。**心病食苦，《素问》咸味补，甘味为写（泻，下同）。肾病食咸，《素问》咸味写，苦味为补也。黄卷，以大豆为之。肝病食酸，《素问》酸味写，辛味为补。肺病食辛，《素问》辛味写，酸味为补。**平按：《甲乙经》黍上无黄字。**

（4）《类经》（张景岳）：此五色之合于五味者。此下言脏病所宜之味也。脾属土，甘入脾，故宜用此甘物。心属火，苦入心，故宜用此苦物。大豆黄卷，大豆芽也。肾属水，咸入肾，故宜用此咸物。肝属木，酸入肝，故宜用此酸物。肺属金，辛入肺，故宜用此辛物。此上五节，与《五脏生成论》之五合、《宣明五气》篇之五入者意同，皆用本脏之味以治本脏之病也。

经要·肺病禁苦

◎ **原文**

五禁：肝病禁辛，心病禁咸，脾病禁酸，肾病禁甘，肺病禁苦。

◎ 注疏

（1）《黄帝内经灵枢集注》（张志聪）：五味五气，有生有克，有补有泻，故五脏有病，禁服胜克之味。

（2）《灵枢悬解》（黄元御）："五禁"者，犯其所禁也。

（3）《黄帝内经灵枢注证发微》（马莳）：此言五脏之味有五禁，皆五行之相克者也。金克木，故肝病禁辛，水克火，故心病禁咸。木克土，故脾病禁酸。土克水，故肾病禁甘。火克金，故肺病禁苦。此节当与《素问·宣明五气》篇之五禁、本经《九针论》之五裁参看。按：《宣明五气》篇云：**辛走气，气病无多食辛。咸走血，血病无多食咸。苦走骨，骨病无多食苦。甘走肉，肉病无多食甘。酸走筋，筋病无多食酸。是谓五禁。又按：《九针论》云：病在筋，无食酸。病在气，无食辛。病在骨，无食咸。病在血，无食苦。病在肉，无食甘。**

（4）《黄帝内经太素》（杨上善）：五味所克之脏有病，宜禁其能克之味。

（5）《类经》（张景岳）：五禁，肝病禁辛，辛味属金，能克肝木。此下五节，当与《宣明五气》篇辛走气、气病无多食辛等义参看。心病禁咸，咸味属水，能克心火。脾病禁酸，酸，味属木，能克脾土。肾病禁甘，甘味属土，能克肾水。肺病禁苦。苦味属火，能克肺金。

第十节　灵枢·五味论第六十三

经要·辛走气，多食之令人洞心

◎ 原文

黄帝曰：辛走气，多食之，令人洞心，何也？

少俞曰：辛入于胃，其气走于上焦，上焦者，受气而营诸阳者也，姜韭之气熏之，营卫之气不时受之，久留心下，故洞心。辛与气俱行，故辛入而与汗俱出。

◎ 注疏

（1）《黄帝内经灵枢集注》（张志聪）：上焦开发，宣五谷味，熏肤，充身，泽毛，若雾露之溉，是谓气。辛走气，故其气走于上焦，上焦者，受中焦之气，而营诸表阳者也。夫营卫之气，生于中焦，皆从上而出，故姜韭之气上熏，则营卫之气不时受之，久留心下，则为洞心。辛与上焦之气，俱行于表阳，则开发皮腠而汗出。余伯荣曰：辛气留于心下，而上熏则为洞心，与气俱行，则与汗共并而出，盖汗乃中焦水谷之液也。王子方曰：论五味而曰气者，味之性也。

（2）《灵枢悬解》（黄元御）："洞心"，心中空洞也。"闷心"，心中郁闷也。

辛入于胃，其气走于上焦，以辛性升散也。上焦者，受谷气而营于诸阳之经者也，姜韭辛烈之气熏之，营卫之气不时受之，发泄不藏。心者，宗脉之所聚也，气泄脉空，心宫虚豁，故久留心下，而成洞心。辛与气俱行，气得辛散而发泄，故辛入而与汗俱出，是辛入而走气也。

（3）《黄帝内经灵枢注证发微》（马莳）：此言多食辛者令入洞心也。盖辛入于胃，其气必走于上焦，上焦者，受气而运诸阳者也。故辛味既走于上焦，则不得不走于气耳。即如姜韭者，气味之辛者也。营气由中焦而生，必上随宗气以行于经隧之中，卫气由下焦而生，亦必出而行于分肉之间，所以不时受此辛味之气也。惟此姜韭之气久留心下，则物在心下而气熏于上焦，上焦气凑，心内似空，故多食辛者必洞心也。且此辛气与心中之气相得而俱行，辛入则汗必出，汗之出者，以气之出也，其心安得而不洞？

（4）《黄帝内经太素》（杨上善）：洞，通泄也。辛气慓悍，走于上焦，上焦卫气行于脉外，营腠理诸阳。以姜韭之气辛熏，营卫之气非时受之，则辛气久留心下，故令心气洞泄也。辛走卫气，即与卫气俱行，故辛入胃，即与卫气汗俱出也。

（5）《类经》（张景岳）：洞心，透心若空也。营诸阳、营养阳分也。辛味属阳，故走上焦之气分。过于辛则开窍而散，故为洞心，为汗出。又《宣明五气》篇曰：辛走气，气病无多食辛。

第十一节　灵枢·九宫八风第七十七

经要·刚风伤肺

◎ **原文**

风从西方来，名曰刚风，其伤人也，内舍于肺，外在于皮肤，其气主为燥。风从西北方来，名曰折风，其伤人也，内舍于小肠，外在于手太阳脉，脉绝则溢，脉闭则结不通，善暴死。风从北方来，名曰大刚风，其伤人也，内舍于肾，外在于骨与肩背之膂筋，其气主为寒也。风从东北方来，名曰凶风，其伤人也，内舍于大肠，外在于两胁腋骨下及肢节。风从东方来，名曰婴儿风，其伤人也，内舍于肝，外在于筋纽，其气主为身湿。风从东南方来，名曰弱风，其伤人也，内舍于胃，外在肌肉，其气主体重。此八风皆从其虚之乡来，乃能病人。

◎ **注疏**

（1）《黄帝内经灵枢集注》（张志聪）：八风者，四正四维之风也。夫人之五脏，生于五方五行，内合六腑，外合于皮脉肉筋骨，是以八方不正之风，内伤脏腑，外病形身，此皆从其虚之乡来，乃能病人也。如居叶蛰之宫，而出游之第五日，风从南西二方而来；如居仓门之宫，而出游之第五日，风从西北二方而来，数所在日而来不正之风，皆谓之虚风也。

（2）《黄帝内经灵枢注证发微》（马莳）：西方属金，主于燥，人之肺应之，通于皮肤，故风从西方来者，名曰刚风，其伤人内舍于肺，而外在于皮肤，其气主于为病之燥也……东北方来者，为凶风，内伤于大肠，而外在两胁旁骨下及肢节，以大肠与别腑不同，皆能受伤者也。此八风者，皆从其冲后来，为虚风，即虚之乡来也。如立冬而风从南方西方来，立春而风从北方西方来，立夏而风从北方东方来，立秋而风从南方东方来者是也。

（3）《黄帝内经太素》（杨上善）：风从西方来，名曰刚风，其伤人也，内舍于肺，外在于皮肤，其气主为燥。**平按：《灵枢》《甲乙》燥上无身字。**

（4）《类经》（张景岳）：西方，兑金宫也。金气刚劲，故曰刚风。其在于人，则金脏应之，内舍于肺，外在皮肤，其病气主燥也……东北方，艮土宫也。阴气未退，阳和未盛，故曰凶风。其在于人，则伤及大肠。以大肠属庚，为下焦之金府，而艮寅虚风，其冲在申也。两胁腋骨下，大肠所近之位，肢节，手阳明脉气所及。凡上文之为病者，皆以虚风为言，而实风不在其列。乘年之衰，逢月之空，失时之和，是谓三虚，义详下章。

第十二节　灵枢·岁露论第七十九

经要·寒则皮肤急而腠理闭；暑则皮肤缓而腠理开

◎ **原文**

黄帝问于少师曰：余闻四时八风之中人也，故有寒暑，寒则皮肤急而腠理闭；暑则皮肤缓而腠理开。贼风邪气，因得以入乎？将必须八正虚邪，乃能伤人乎？少师答曰：不然。贼风邪气之中人也，不得以时，然必因其开也，其入深，其内极病，其病人也卒暴。因其闭也，其入浅以留，其病也徐以迟。

◎ **注疏**

（1）《黄帝内经灵枢集注》（张志聪）：此言邪气必因其开而入深也。四时有寒暑之往来，故八风之中人也，有寒风而有暑风，寒则皮肤急而腠理闭，暑则皮肤缓而腠理开。然贼风邪气之中人也，盖因人气之虚实开阖，而入有浅深，不因寒暑之开闭也。

（2）《黄帝内经灵枢注证发微》（马莳）：此言贼风之中人，不必以时，其感之暴而发之迟，非如八正虚邪之有时也。有等贼风之邪气，虽能伤人，而非由于八正者，彼八正虚邪，如前《九宫八风》篇所谓太乙入徙于中宫，乃朝八风，占吉凶，及本篇下文所谓八正之候，候此者，常以冬至之日，太乙立于叶蛰之宫云云者是也。故言贼风邪气之中人也，不得以时，然必因腠理之开而入之，其入深，而内极病，所以病人者至猝而暴。及因其闭也，入浅以留，故病之所发者，特迟以缓耳。

（3）《黄帝内经太素》（杨上善）：黄帝谓四时八节虚邪贼风中人，要因其暑腠理开时，因入伤人，故致斯问也。**平按：因以得入乎《灵枢》《甲乙》作因得以入乎。《甲乙》八正虚邪作八正风邪。**少师答意，腠理开者，贼风中深，腠理闭者，贼邪中浅，以其贼邪贼害甚也。不得以时者，暑开之时即入，闭之时不入也。邪之中人，若因腠理开者，为害有三：一则邪入深也，二则极人命速，三则死卒暴也。**平按：其入也深《灵枢》《甲乙》无也字。其内极也疾，《甲乙》极作亟，注云亦作极，《灵枢》作其内极病。其病人卒暴，《灵枢》《甲乙》卒上有也字。**若腠理闭，为遇有二：一则邪入浅也，二则为病死徐。持，久留之也。**平按：持《灵枢》《甲乙》作迟，下无也字。**

（4）《类经》（张景岳）：此言贼风邪气亦能伤人，又有非八正虚邪之谓者。

凡四时乖戾不正之气，是为贼风邪气，非如太一所居八正虚邪之有常候，此则发无定期，亦无定位，故曰不得以时也。然其中人，必因肤腠之开，乃得深入，深则内病极，故其病人也卒暴。若因其闭，虽中必浅，浅而不去，其邪必留，亦致于病，但徐迟耳。

◎ 参考文献

[1] 付帝钧，夏丽娜."咸伤血"之血瘀与咸味关联性探讨［J］.世界最新医学信息文摘，2019，19（80）：255.

[2] 冯文林，余洁英.从《黄帝内经》过食五味探析五味功效的形成［J］.中国中医药现代远程教育，2020，18（19）：48-49.

[3] 冯文林，余洁英."苦－火"与相关脏腑探析［J］.中国中医基础医学杂志，2021，27（11）：1696-1698+1702.

[4] 庄梅云，郭瑨，贾春华.基于家族相似性理论的五行"火家族"范畴分析［J］.吉林中医药，2015，35（5）：436-441.

[5] 王健，王振强，申建国.甘酸缓急理论初探［J］.新中医，2016，48（1）：6-7.

[6] 马顾全，朱文，张晶，等.从"甘守津还"理论探讨干燥综合征的辨治思路［J］.江苏中医药，2023，55（3）：36-39.

[7] 蔡美琪，远方，梁亮，等."咸味药"在慢性肾脏病治疗中的应用［J］.中医药临床杂志，2022，34（6）：1040-1043.

[8] 吴贞，李大治，阮诗玮，等."肾不纳气"理论的中西医再探讨［J］.实用中医内科杂志，2023，37（9）：10-13.

［9］　林可，徐静波，裘秀月.《黄帝内经》咳喘证病因病机探析［J］.浙江中医杂志，2022，57（3）：222-223.

［10］庞涛企，庞铁良.“魂魄”内涵探究［J］.中医学报，2022，37（9）：1829-1835.

［11］陈剑梅，郭峰，钱先.从肺论治硬皮病探讨［J］.南京中医药大学学报，2013，29（6）：507-509.

［12］张立艳，陈晓.肺之“相使贵贱”内涵探析［J］.中华中医药杂志，2015，30（7）：2265-2268.

［13］刘应柯.“有所失亡所求不得”之辨析［J］.国医论坛，1986（3）：51.

［14］王尽欢，刘军彤，石岩，等.痿证中医病因病机理论框架结构研究［J］.辽宁中医药大学学报，2023，25（12）：162-165.

第六章 病机

第一节 素问·五脏生成第十

◎ **原文**

诊病之始，五决为纪，欲知其始，先建其母。所谓五决者，五脉也。是以头痛颠疾，下虚上实，过在足少阴、巨阳，甚则入肾。徇蒙招尤，目冥耳聋，下实上虚，过在足少阳、厥阴，甚则入肝。腹满䐜胀，支膈胠胁，下厥上冒，过在足太阴、阳明。咳嗽上气，厥在胸中，过在手阳明、太阴。心烦头痛，病在膈中，过在手巨阳、少阴。

◎ **注疏**

（1）《重广补注黄帝内经素问》（王冰）：手阳明、大肠脉。太阴，肺脉也。手阳明脉，自肩髃前廉，上出于柱骨之会上，下入缺盆，络肺下膈，属大肠。手太阴脉，起于中焦，下络大肠，还循胃口，上膈属肺，从肺系横出腋下。故为咳嗽上气，厥在胸中也。

（2）《黄帝内经素问集注》（张志聪）：手太阴主气而主皮毛，邪伤皮毛气分，则咳嗽而气上逆矣。手太阴之脉，起于中焦，循胃上膈。手阳明之脉，入缺盆，络肺下隔，属肠。邪过在经，是以胸中厥逆也。

（3）《黄帝内经素问直解》（高士宗）：咳嗽上气，肺病也。厥在胸中者，《经脉》论云：肺手太阴之脉，起于中焦，下络大肠，脏腑不和，故厥在胸；其受病之过，在手阳明、太阴。肺脏先病，故不言甚则入肺。

（4）《黄帝内经素问吴注》（吴崐）：声出于肺谓之咳，咳而连声谓之嗽。上气，浮肿也。厥在胸中，逆气在胸中也。肺主胸中而在太阴，其脉从肺系横出腋下。阳明大肠之脉络于肺。故上件病证，其失在手阳明、太阴也。

（5）《黄帝内经素问注证发微》（马莳）：手阳明，大肠也。手太阴者，肺也。手阳明之脉出肩髃前廉，上出于柱骨之会上，下入缺盆，络肺，下膈，属大肠；手太阴之脉，起于中焦，下络大肠，还循胃口，上膈，属肺，从肺系横出腋下。然肺之脉属肺络大肠，大肠之脉属大肠络肺。今咳嗽上气，厥在胸中，其病正在大肠与肺也。

（6）《类经》（张景岳）：上气，喘急也。肺居胸中，手太阴也，其脉起于中焦，上膈属肺。手阳明，大肠也，显太阴之表，其脉下入缺盆络肺。二经之气，皆能逆于胸中，故为咳嗽上气之病。

◎ 述评

作为肺系疾患最常见的证候，"咳"与"嗽"很难完全区分开。"咳"亦作"欬"，《说文解字》云"欬，逆气也"，《释名·释疾病》云"欬，刻也，气奔至，出入不平调，若刻物也"。在《古代疾病名候疏义》中，可见"嗽上气疾"的释义梳证。书中词条见于《周礼病疏》一章，出自《天官疾医》的"冬时有嗽上气疾"，作者引郑玄注云"嗽，欬也"。以上从文字角度对"咳""嗽"做了较为形象的描述，能看出古之二者为近义词，表示气机上逆从口而出，出入不畅，节奏不均。究其病证之异同，病机之分析，历代多沿袭刘河间的解析。《素问病机气宜保命集·咳嗽论》云："咳谓无痰而有声，肺气伤而不清也；嗽谓无声而有痰，脾湿动而为痰也；咳嗽为有痰而有声，盖因伤于肺气，动于脾湿，咳而为嗽也。"此段论述提示了咳、嗽临床表现的不同及其与肺气和脾湿的联系。"脾为生痰之源，肺为贮痰之气"，可以说是二者最好的注脚。吴崑谓："声出于肺谓之咳，咳而连声谓之嗽。"也是符合临床特点的一种解释。《黄帝内经》有云："视喘息，听音声，而知所苦。"通过对"咳"与"嗽"的辨识，可以更加清晰地确定进一步的治疗方案。现代中医学者徐文兵在《字里藏医》一书中对"咳嗽"做了细致精微的解读分析，可供进一步参阅。

"上气"一词在宋之前的古代医籍中常见，或与"咳嗽""喘咳"等词联用，或者单独出现，其内在含义多变不定，也很难简单地与具体的临床表现或病名相对应。《黄帝内经》中多处可见"上气"一词，该词在《神农本草经》的序言和所列药物功效主治描述中均有提及，如"夫大病之主，有中风伤寒，寒热温疟，中恶霍乱，大腹水肿，肠澼下利，大小便不通，奔豚，上气，咳逆，呕吐"。同样，《金匮要略》云："阴病十八，何谓也？师曰：咳、上气、喘、哕、咽、肠鸣胀满、心痛拘急。"可见"上气"可以作为具有丰富证候特点的病证，而与"咳嗽""喘证"等病名相提并论，三者均具有肺气上逆的病机特点。有学者也认为，在《金匮要略》中，"咳嗽上气"似乎作为病证名与"肺痿""肺痈"相并而称更为合适，并且认为"上气"需与"咳嗽"同用，组成"咳嗽上气"这一特定名词，解释为肺胀病。肺胀病以"喘息、咳嗽、胸满、不能平卧"为主要临床表现，严重者伴有烦躁的症状。本条文中同样以"咳嗽上气"并称，是否可以认为是张仲景作为病名沿用的源头呢?

现有的研究表明,"上气"同样可以作为症状来看待。如王新波等通过对历代文献中记载"上气"的证候描述进行临床表现分析,发现"上气"符合呼吸困难的常有症状,如咳、喘息、气急、胸满、短气、痰多甚至严重憋喘。有呼吸困难的常伴随体征,如呼气费力、呼气期延长、肺气肿、哮鸣音、痰鸣音、强迫坐位、水肿等。相当于或可见于多种以呼吸困难为主要临床表现的疾病,如支气管哮喘急性发作、慢性支气管炎急性发作、慢性阻塞性肺疾病、肺源性心脏病、心力衰竭、失血性贫血、虚弱性疾病、药物中毒等,并包含呼吸困难的多种西医学分类,最终认为"上气"的临床表现实质为呼吸困难。

历代医家学者亦有释"上气"为喘息、逆喘、喘急之义的,本条文中张景岳释其为"喘急"。上文提到的"冬时有嗽上气疾",余氏在书中引郑玄释义"上气,逆喘也",引贾疏云"向上喘息,谓之逆喘"。但在《黄帝内经》中,"上气"与"喘"并述随处可见,如《灵枢·五邪》"邪在肺……上气喘,汗出,喘动肩背",《素问·痹论》"心痹者……暴上气而喘",《灵枢·本脏》"肺高则上气肩息咳"等,可见上气与喘息抬肩可同时出现。如此比较,将"上气"临床症状的本质释为呼吸困难更加贴近其临床表现。

第二节　素问·五脏别论第十一

经要·心肺有病,鼻为之不利

◎ **原文**

岐伯曰:胃者,水谷之海,六腑之大源也。五味入口,藏于胃,以养五脏气,气口亦太阴也。是以五脏六腑之气味,皆出于胃,变见于气口。故五气入鼻,藏于心肺,心肺有病,而鼻为之不利也。

◎ **注疏**

(1)《素问悬解》(黄元御):五脏阴也,而上化清阳,气通于天,通天气者为鼻,故五气入鼻,藏于心肺。心主五色(《五脏生成》:心合脉,其荣色),肺主五声(《难经》语),故上使五色鲜明,声音响振。心肺有病,则火金上逆,胸膈郁塞,故鼻窍不利。

(2)《黄帝内经素问集注》(张志聪):水谷入胃,由足太阴脾脏转输以灌溉四脏,然水入于胃,又由手太阴肺脏之通调四布。谷入于胃,淫精于脉,肺朝百脉,输精于皮毛,毛脉合精,行气于脏腑,是五脏六腑之气味,皆出于胃,变见于气口,故曰气口亦太阴也。言足太阴转输水谷之精，而手太阴亦为胃以养五脏气，是以五脏之气，皆见于气口也。心肺居上为阳，肺乃心之盖而主气，开窍于鼻，故引《脏象论》而言，味归阴而气归阳也。《道书》云：鼻为天门，口为地户。

（3）《黄帝内经素问直解》（高士宗）：见，音现。为去声。水谷入胃，脉道乃行，故胃者水谷之海，乃六腑之大源也。凡五味入口，皆藏于胃，借足太阴脾气之转输，以养五脏气。今气口为五脏主，以气口肺脉，亦太阴也。是以五脏六腑之气味，始则五味入口，藏于胃，继则脾气转输，气味皆出于胃，循经脉而变见于气口。脉道之行，本于胃之气味，由下而上，故五脏之气入鼻，从心而肺，故曰藏于心肺，如心肺有病，而鼻窍为之不利也。所以申明足太阴主五脏之味、手太阴主五脏之气，气口，所以为五脏主也。

（4）《黄帝内经素问吴注》（吴崑）：为，去声。风暑湿燥寒，天之五气也，无形之气由鼻而入，故不藏于胃而藏于心肺。凡心肺有病，则鼻为气窍，因之不利。

（5）《黄帝内经素问注证发微》（马莳）：《六节藏象论》云：天食人以五气（膻、焦、香、腥、腐），地食人以五味（酸、苦、甘、辛、咸）。五气入鼻，藏于心肺，上使五色修明，音声能彰，五味入口，藏于肠胃，味有所藏，以养五气（五脏之气）。气和而生，津液相成，神乃自生。故五味入口，入于腑，五气入鼻，入于五脏，五脏惟心肺居于膈上，受此五气，故心肺有病，而鼻为之不利矣。

（6）《类经》（张景岳）：气味之化，在天为气，在地为味。上文言五味入口藏于胃者，味为阴也；此言五气入鼻藏于心肺者，气为阳也。鼻为肺之窍，故心肺有病而鼻为之不利。观此两节曰味曰气，皆出于胃而达于肺，既达于肺，亦必变见于气口，故气口独为五脏主。

◎ **述评**

鼻作为肺之外窍，气体交换的门户和通道，主要承担着协助呼吸、闻觉香臭、辅助发音和防御外邪的生理功能，鼻窍通利则是其基本保障，故"鼻为之不利"是对鼻病变特征的高度概括。"利"之古今字形皆为左禾右刀，用以刀割禾来衬托刀的锋利。《说文解字》言："利，铦也，从刀，和然后利。"本义为刀具锋利，后引申为顺利、通利。《黄帝内经》中常见"不利"的表述，如"九窍不利""脉道不利""小大不利"等，其中"利"可理解为"流利、通利、通畅"。因鼻窍主司嗅觉，把对细微之气的辨别能力也就是灵敏度的高低比拟成刀锋的"锐利"，所以此处"鼻为之不利"不仅涉及鼻塞、鼻窒、鼻痈等有形之体的问题，同样也反映嗅觉的障碍或丧失等无形之用的问题。肺病治鼻，鼻病治肺，多为历代医家所应用，此处不再多作赘述。在此重点探讨"心病"与"鼻为之不利"的内在联系。

1. 生理基础

心为阳中之太阳，人体各个官窍的生理活动都依赖于心阳的温养和激发。鼻之与心，有手少阴心经的一条支脉维系连接，同时手太阳小肠经与鼻相关联，《灵枢·经脉》云："小肠手太阳之脉……其支者，别颊，上䪼，抵鼻。"更加强了心与鼻的联系。鼻又为"多气多血"之窍，鼻腔、鼻窦内血供丰富，而"心主血脉"的功能是其气血循环、鼻窍通利的重要基础。鼻主辨香臭，嗅觉功能的正常有赖于肺气的调和有力，与心的气血温煦濡养也密切相关，并受心神的主宰，故《难经·四十难》言："经言肝主色，心主臭，脾主味，肺主声，肾主液。鼻者肺之窍，而反知香臭，其意何也？然，肺者，西方金也，金生于巳，巳者南方火也，火者心，心主臭，故令鼻知香臭。"可知鼻窍言之以肺，而用亦在于心。

2. 病机特点

（1）悲情忧思，心动拘急则鼻为之不利：《素问·举痛论》曰："悲则心系急，肺布叶举而上焦不通，荣卫不散。"《灵枢·五癃津液别》曰："心悲气并，则心系急，心系急则肺举。"《灵枢·口问》曰："忧思则心系急，心系急则气道约，约则不利。"以上多强调悲、忧、思等情志变化可引起心系拘急、血脉不通从而导致气道狭窄、肺气阻滞等病理改变，进一步发展可致鼻塞不利。现代研究发现，情绪紊乱可能会引起鼻阻力增加，从而造成鼻塞，但具体机制尚不明确，可能与神经内分泌机制持续作用，增加肺内、胸腹腔压力及气道阻力有关。临床常见抑郁症等情志疾病患者兼有鼻塞症状。

《灵枢·口问》云："故悲哀愁忧则心动，心动则五脏六腑皆摇……宗脉感则液道开，液道开，故泣涕出焉。"鼻与心通过血脉相连，七情使心动，心神无主则泣涕出。而七情太过或鼻感邪毒伤及心神，可使鼻的嗅觉功能受到影响，出现不闻香臭的症状。

（2）气血失和，经络不通则鼻为之不利：①肺主气，心主血，心肺同居胸中，且气血相依，心肺之气亏虚或气郁日久则气病及血，心脉瘀阻，鼻络不通，而见鼻黏膜充血水肿、鼻甲肥大兼有鼻塞等症；若风邪反复滞留鼻窍，鼻黏膜长期处于充血肿胀状态，气行不畅，日久气血阻滞难解，黏膜、骨膜增殖变厚，呈桑椹样改变，触之较硬，不仅鼻塞持续不解，涕少而黏，还多伴有耳鸣、头痛、失眠诸症；若心血不足，鼻窍不得濡养，无法辨识气味，则易引发失嗅等病。②手少阴心经与手太阳小肠经均与鼻相连，当经络不通，经气无法顺畅运行，则易导致鼻部经络阻塞，清阳之气被郁，浊邪无路可出，停而为病。如心经积热，热邪循经上扰，熏蒸鼻窍，则易迫血妄行而致鼻衄；如心火上炎，则上扰清窍，鼻窍出现红肿热痛等症。

（3）脾不升清，心神不达则鼻为之不利：嗅觉障碍在古医籍中多记载为"不闻香臭""不知香臭""鼻聋""鼻中风"等。《诸病源候论》中首次记载"鼻不闻香臭"，并述其病因病机为"肺主气而通于鼻，而气为阳，诸阳之气，上荣主面，若气虚受风冷，风冷客于脑，即其气不和，冷气停滞，搏于津液，脓涕结聚，即鼻不闻香臭"。《医学纲目》中不仅提到了"心肺之气得交通，则鼻利而闻香臭矣"，还强调："夫阳气、宗气者，皆胃中生发之气也。其名虽异，其理则一。若因饥饱劳役，损脾胃生发之气，既弱其营运之气，不能上升，邪塞孔窍，故鼻不利而不闻香臭也。"医家刘完素认为，

"鼻不闻臭……玄府闭密而致，气液、血脉、荣卫、精神，不能升降出入故也"。李杲在《脾胃论·五脏之气交变论》中云："鼻乃肺之窍，体也；其闻香臭者，用也。心主五臭，舍于鼻……故知臭为心之所用，而闻香臭也。"现代医家熊大经认为，嗅觉是心神"任物"的一种体现，嗅觉活动的完成主要得益于心神在鼻窍的敷布，而玄府作为神机转运的门户与枢纽，在其中发挥着至关重要的作用。基于玄府布散神机的基本功能，提出了"玄府郁闭，心神不达"的嗅觉障碍病机观。

综上，"五气入鼻，藏于心肺"，自然之气流经鼻腔所带来的寒温润燥与腥臊香臭不仅刺激着上下一体、内外相连的肺脏，也影响心气心血的流通与心神的安定喜恶。中医历来重视心肺与鼻的关联性，认为二者生理上密不可分，病理中息息相关，故"心肺有病，而鼻为之不利也"的提出为临床解决肺系、心系的相关病证提供了系统有机的思路与视角，具备中医特色。

第三节　素问·宣明五气第二十三

经要·精气并于肺则悲

◎ 原文

五精所并：精气并于心则喜，并于肺则悲，并于肝则忧，并于脾则畏，并于肾则恐，是谓五并，虚而相并者也。

◎ 注疏

（1）《素问悬解》（黄元御）：五精各有所并之脏，乘其虚而相并者也。

（2）《黄帝内经素问集注》（张志聪）：肝悲哀动中则伤魂，肺虚而肝气并于肺则悲……徐公遐曰：有精相并者，有气相并者，故首提曰精气。此申明并者，因虚而相并也。

（3）《黄帝内经素问直解》（高士宗）：五精所并者，脏虚而精气并之也。精者阴精，气者阳气。精气并于心，则心受所并而为喜。喜，心之情也。并于肺，则肺受所并而为悲。悲，肺之情也……申明此之五并，为虚而相并者也。是知精气并，乃精气之不足矣。

（4）《黄帝内经素问吴注》（吴崑）：五精，五脏之精气也。并，合而入之也。五脏精气各藏其脏则不病，若合而并于一脏，则邪气实之，各显其志，心则喜，肺则悲，肝则忧，脾则畏，肾则恐也。

（5）《黄帝内经素问注证发微》（马莳）：此言五脏既虚，故精气并之，则志不能禁也。《阴阳应象大论》曰：肝在志为怒，心在志为喜，脾在志为思，肺在志为忧，肾在志为恐。今心虚而余脏之精气皆并之，则善喜。盖喜者同其所志，而太过于喜则为病也……肺虚而余脏精气并之，则善悲。夫《阴阳应象大论》曰忧，而兹曰悲者，盖忧与悲无大相远也……是之为五并者，惟其本脏既虚，而余脏精气并之，则本脏之志不能禁，而失之太过者有之。《调经论》以相并为实，盖实亦为病也。

（6）《类经》（张景岳）：并，聚也，精气五脏各有所脏也。并于心者，火之气也。气并于心则神有余，故其志为喜。然《本神》篇曰：肺喜乐无极则伤魄，正以心火实而乘肺金也。气并于肺则乘肝而为悲，肝之虚也。《本神》篇曰：肝悲哀动中则伤魂。气并于肝，则乘脾而为忧，脾之虚也。《本神》篇曰：脾忧愁不解则伤意。气并于脾，则脾实乘肾，故为畏。《本神》篇曰：恐惧而不解则伤精。气并于肾而乘心之虚，则为恐。《本神》篇曰：心怵惕思虑则伤神，神伤则恐惧自失。脏气有不足，则胜气得相并也。《九针论》曰：五精之气并于脏也。

经要·五劳所伤

◎ 原文

五劳所伤：久视伤血，久卧伤气，久坐伤肉，久立伤骨，久行伤筋，是谓五劳所伤。

◎ 注疏

（1）《素问悬解》（黄元御）：五劳各有所伤之体。

（2）《黄帝内经素问集注》（张志聪）：久视损神，故伤血。久卧则气不行，故伤气。脾喜运动，故久坐伤肉。久立则伤腰肾膝胫，故伤骨。行走要极则伤筋。是五劳而伤五脏所主之血气筋骨也。

（3）《黄帝内经素问直解》（高士宗）：言久视久卧久坐久立久行为五劳，劳则五脏因之以伤，心主血，久视则伤之；肺主气，久卧则伤之；脾主肉，久坐则伤之；肾主骨，久立则伤之；肝主筋，久行则伤之。凡此是谓五劳所伤。

（4）《黄帝内经素问吴注》（吴崑）：久视伤血，损于心也。久卧伤气，损于肺也。久坐伤肉，损于脾也。久立伤骨，损于肾也。久行伤筋，损于肝也。是谓五劳所伤。

（5）《黄帝内经素问注证发微》（马莳）：此言五脏所劳各有所伤也。久视者必劳心，故伤血；久卧者必劳肺，故伤气；久坐者必劳脾，故伤肉；久立者必劳肾，故伤骨；久行者必劳肝，故伤筋。是谓五劳之所伤也。

（6）《类经》（张景岳）：久视则劳神，故伤血。《营卫生会》篇曰：血者神气也。久卧则阳气不伸，故伤气。久坐则血脉滞于四体，故伤肉。立者之劳在骨也。行者之劳在筋也。

第四节　素问·通评虚实论第二十八

经要·气虚者肺虚也

◎ **原文**

气虚者肺虚也，气逆者足寒也，非其时则生，当其时则死。余脏皆如此。

◎ **注疏**

（1）《素问悬解》（黄元御）：气虚者，肺虚也。肺气虚则上逆，气逆者，阳不归根，肾气虚，是以足寒也。非其司令之时则生，当其司令之时则死。余脏皆如此也。

（2）《黄帝内经素问集注》（张志聪）：伯言虚实者，皆从物类始。如肺主气，其类金，五行之气，先虚于外，而后内伤五脏，盖邪从表入里，在外之气血骨肉，先为邪病所虚，是以骨肉滑利，则邪不内侵，而里亦实，表气虚则内伤五脏，而里亦虚，此表里之虚实也。如气逆于上，则下虚而足寒，此上下之虚实也，如值其生旺之时，则生，当其胜克之时则死，此四时之虚实也。夫肝主筋，其类木，心主血，其类火，脾主肉，其类土，肺主气，其类金，肾主骨，其类水。盖五脏之气，外合于五行，五行之气，岁应于四时，故皆有生旺克胜之气，而各有死生之分。

（3）《黄帝内经素问直解》（高士宗）：气主于肺，行于内外，故气虚者乃肺虚也。气机运行，从下而上，故气逆者，乃足寒也。邪逆正虚，伤其内脏，故非其克制之时则生，当其克制之时则死。不特肺受火克，诸脏皆有所克，故余脏皆如此。

（4）《黄帝内经素问吴注》（吴崑）：时，当王之时也，如夏月人皆气虚，冬月人皆足寒，皆非肺王之时也，故生。若秋月有气虚足寒之证，则当肺王时也，是犯大禁，故死。心肝脾肾四脏，当其王时不可衰弱，例皆同也。

（5）《黄帝内经素问注证发微》（马莳）：此举肺虚一脏，其生死必随乎时，而可以例诸脏也。肺主气，气虚者肺虚也，气逆者气上行而逆，则在下之足以无气而寒。故此肺虚而非相克之时则生，如春秋冬是也，如遇相克之时则死，如夏时之火是也。余脏虚者，其生死亦如此而已。夫帝问虚实，而伯先以虚为对，未及于实也。

（6）《类经》（张景岳）：肺主气，故气虚者即肺虚也。气逆不行，则无以及于四肢，阳虚于下，故足寒也。以肺虚而遇秋冬，非相贼之时故生。若当春则金木不和，病必甚；当夏则金虚受克，病必死也。一日肺王于秋，当秋而气虚，金衰甚也，故死。于义亦通。心脾肝肾各有所主，则各有衰王（旺）之时，以肺脏为例，可类推矣。

第五节　素问·热论第三十一

经要·少阴脉贯肾络于肺

◎ **原文**

五日少阴受之，少阴脉贯肾络于肺，系舌本，故口燥舌干而渴。

◎ **注疏**

（1）《素问悬解》（黄元御）：五日少阴受之。其脉贯脊属肾，入肺而挟舌本，肾水焦涸，故口燥舌干而渴。

（2）《黄帝内经素问集注》（张志聪）：六气相传，虽入于里阴，而皆为热证，故燥渴也。

（3）《黄帝内经素问直解》（高士宗）：少阴之脉，则以五日受之，而明其状。其脉从肾，上贯肝膈入肺中，循喉咙，挟舌本，故少阴脉贯肾，络于肺，系舌本。少阴水火不相交济，故口燥舌干而渴。

（4）《黄帝内经素问吴注》（吴崑）：嗌，音益。三阴以下十六字，旧本无，崑僭补之。言已入于腑，可下而止，则夫未入于腑，为不可下，又可知也。

（5）《黄帝内经素问注证发微》（马莳）：其太阴为三阴，在少阳之内；少阴为二阴，在太阴之内；厥阴为一阴，在二阴之内。此三阴者为里也。皆由内以数至外，故一二三数之次如此。（义见《阴阳类论》《阴阳别论》。）人之感邪，自表经以入里经，方其始也，先感于皮毛，留而不去，入舍于孙络；留而不去，入舍于络脉；留而不去，入舍于经脉；留而不去，入舍于内腑；留而不去，入舍于内脏。

（6）《类经》（张景岳）：肾经属水而邪热涸之，故口舌为之干渴。（仲景曰：少阴之为病，脉微细，但欲寐也。）

第六节　素问·评热病论第三十三

经要·正偃则咳甚，上迫肺也

◎ **原文**

帝曰：有病肾风者，面胕疮然壅，害于言，可刺不？岐伯曰：虚不当刺，不当刺而刺，后五日其气必至。帝曰：其至何如？岐伯曰：至必少气时热，时热从胸背上至头，汗出手热，口干苦渴，小便黄，目下肿，腹中鸣，身重难以行，月事不来，烦而不能食，不能正偃，正偃则咳甚，病名曰风水，论在《刺法》中。

帝曰：愿闻其说。岐伯曰：邪之所凑，其气必虚，阴虚者阳必凑之，故少气时热而汗出也。小便黄者，少腹中有热也。不能正偃者，胃中不和也。正偃则咳甚，上迫肺也。诸有水气者，微肿先见于目下也。

◎ 注疏

（1）《黄帝内经素问集注》（张志聪）：正偃，仰卧也。水上乘于胃，则胃中不和，故不得正偃。肺脉下络大肠，还循胃口，故上迫肺也。上节论阳热伤其精气，此复论动其水焉。倪冲之曰：劳风注在肺下，谓水气迫于肺下，而所出之涕，乃是肺液，非肾脏之水也。盖肺乃水之生原，肾气反逆，则水源凝聚于上矣，今正偃迫肺，亦系胃气上乘，而非肾脏之水。

（2）《黄帝内经素问直解》（高士宗）：正偃则咳甚者，肾邪上迫于肺也。

（3）《黄帝内经素问注证发微》（马莳）：正偃则咳甚者，以肾脉入肺中，今邪气上迫于肺也。诸凡有水气者，微肿先见于目下也。盖水者阴也，目下亦阴也，腹乃至阴之所居，故水在腹者必使目下肿也。口苦舌干者，以真气上逆也。不得正偃者，以正偃则咳出清水也，诸水病者不得卧，卧则惊，惊则咳甚也。

（4）《类经》（张景岳）：邪必因虚而入，故邪之所凑，其气必虚。经文止此二句，奈何后人有续之者曰：留而不去，其病则实。此言大有不通。夫凑即邪之实也，又何必留而后实耶？留而实者，固然有之，愈留而愈虚者，尤为不少。倘执前言为成训，则未免虚实误用。斯言也，不惟为赘，且为害矣，当察之。阴虚则无气，故为少气时热。阳主散而凑于阴分，故汗出。少腹有热、邪在阴也，故小便黄。正偃，仰卧也。肾脉贯肝膈入肺中，其支者注胸中，肾邪自下而上，则胃气逆而不和，故正偃则咳甚而上迫于肺。目下肿如卧蚕者，其腹必有水气也。

经要·气上迫肺，心气不得下通，故月事不来

◎ 原文

月事不来者，胞脉闭也，胞脉者属心而络于胞中，今气上迫肺，心气不得下通，故月事不来也。

◎ 注疏

（1）《黄帝内经太素》（杨上善）：胞者，任冲之脉，起于胞中，为经络海，故曰胞脉也。膀胱之胞与女子子门之间，起此冲脉，上至咽喉，先过心肺。但肺与心共相系属。今胞脉虚邪闭塞，下则溢于胞气，上则迫于肺气，不得下，故月事不来也。

（2）《黄帝内经素问集注》（张志聪）：中焦之汁，流溢于肾而为精，奉心化赤而为血，血之液为汗。此节首论风伤肾脏之精，末结不能奉心化赤。盖此篇评论阳热之邪，惟借阴精汗液以制胜，前章论谷精之汗，不能胜邪者死，此言肾脏之精，为风邪所伤，而又不得心气下通以化赤，是风邪亦不得从汗解矣。再按荣气之道，纳谷为实，谷入于胃，乃传之肺，流溢于中，布散于外，专精者，荣于经隧，常荣无已，是血乃中焦水谷之汁，而行于经脉，渗于皮肤，有二道焉，夫中焦受气取汁，变化而赤，此专精而行于经隧之血也。流溢于中，布散于外者，是流溢于胞中，布散于皮肤之血也。胞脉属心，得心气下通而为血，冲脉任脉，皆起于胞中，上循背里，为经络之海，其浮而外者，循腹右上行，会于咽喉，别而络唇口，血气盛，则充肤热肉，血独盛则淡渗皮肤，生毫毛，男子至唇口而长髭须，女子至胸中而下为月事，是血之液为汗者，乃渗于皮肤之血，非经脉之血也。故举女子之月事以申明之，气上迫肺者，真气上逆，口苦舌干，惊则咳甚，是心气上炎而不下通也。**眉批：此篇虽曰评热，然皆论精血汗液之生原，盖知生始之原，则知所以养正而胜邪矣。水谷之精借肾脏精气之所化，胞肾之精血，由胃府水谷之所生。**

（3）《黄帝内经素问直解》（高士宗）：胞脉主冲任之血，月事不来者，乃胞脉闭也。中焦取汁，奉心化赤，血归胞中，故胞脉者，属心而络于胞中。今水气上迫肺，心气不得下通，故月事不来也。此申明月事不来之义也。

（4）《黄帝内经素问注证发微》（马莳）：月事不来者，以胞宫中之经脉闭也。正以胞脉者属心而络于胞中，今气上迫肺，心气不得下通，故月事不来也。

（5）《类经》（张景岳）：胞即子宫，相火之所在也。心主血脉，君火之所居也。阳气上下交通，故胞脉属心而络于胞中以通月事。今气上迫肺，则阴邪遏绝阳道，心气不得下行，故胞脉闭而月事断矣。凡如上文者，皆虚不当刺之病，可见误刺之害为不小也。

第七节　素问·逆调论第三十四

经要·起居如故而息有音，肺之络脉逆也

◎ **原文**

帝曰：人有逆气不得卧而息有音者，有不得卧而息无音者，有起居如故而息有音者，有得卧行而喘者，有不得卧不能行而喘者，有不得卧卧而喘者，皆何脏使然？愿闻其故。

岐伯曰：不得卧而息有音者，是阳明之逆也，足三阳者下行，今逆而上行，故息有音也。阳明者胃脉也，胃者六腑之海，其气亦下行，阳明逆不得从其道，故不得卧

也。《下经》曰：胃不和则卧不安。此之谓也。夫起居如故而息有音者，此肺之络脉逆也，络脉不得随经上下，故留经而不行，络脉之病人也微，故起居如故而息有音也。夫不得卧卧则喘者，是水气之客也，夫水者循津液而流也，肾者水脏，主津液，主卧与喘也。

◎ **注疏**

（1）《素问悬解》（黄元御）："夫起居如故而息有音者"，此肺之络脉逆也。络脉壅碍，不得随经脉上下，则留滞而不行，络脉之病人也微，非如经脉之病，能改起居之常，故起居如故而息有音也。"夫不得卧卧则喘者"，是水气之上客。水者，随津液而流行也，肾者水脏，职主津液，水位在下，而循津液逆行，客居肺部，气被水阻，故不得偃卧，卧则气闭而喘作也。

（2）《黄帝内经素问集注》（张志聪）：此言手太阴之调逆也。肺主呼吸，肺之络脉逆，故呼吸不利而息有音也。夫脉之循于里曰经，浮而外者为络，外内上下经络相贯，循环无端，络脉逆则气留于经，而不行于络矣。络脉浮于皮肤之间，其病轻微，故止息有音而起居如故也。

（3）《黄帝内经素问直解》（高士宗）：夫起居如故而息有音者，此肺脏之络脉逆也。络脉在外，内通于经，今络脉不得随经上下，故肺气留经而不行于络；络脉在外，病人也微。病微，故起居如故。留经不行，故息有音也。此申明起居如故而息有音也。

（4）《黄帝内经素问吴注》（吴崑）：肺之络脉逆，谓肺朝百脉，凡脉络于肺者皆是，非谓列缺为络也。

（5）《黄帝内经素问注证发微》（马莳）：胃不和，则卧不安也。人有或卧或行，起居如故，而其息有音者何也？乃肺病也。肺之络脉逆也。络脉者，列缺为络穴，其气旁行于手阳明经，今络脉不得随经上下，故留于本经而不能行之别经。然络脉之病，人也微，故起居如故而息有音也。人有不得安卧，而卧则必喘者何也？是肾病也。乃水气之所客也。水循津液而流，故水客则卧不安，纵卧而喘。正以肾者乃水脏也，主津液，今肾经客水，宜乎其卧则喘也。夫帝之所问者六，而伯之所答者三，有脱简耳。愚今以意推之，其所谓不得卧而息无音者，是胃不和而其气不甚逆也。有得卧得行而喘者，是胃不病而肺肾病也。肺主气，故肺病则喘。肾主骨、故行则骨劳，所以至于喘也；有不得卧不能行而喘者，是胃病、肾病、肺病也，行卧皆难，喘则甚于有音，此所伤之尤甚者咳。

（6）《类经》（张景岳）：病不在胃，亦不在脏，故起居如故。气逆于肺之络脉者，病浅而微，故但为息有音耳。上文所问有得卧行而喘者，义亦类此，故不复答。水病者，其本在肾，其末在肺，故为不得卧卧则喘者，标本俱病也。义详针刺类三十八。上文所问有不得卧不能行而喘者，义类此节，故不复答。**愚按：本篇所论喘息不得卧者，有肺胃肾三脏之异：在肺络者，起居如故而息有音也，病之微者也；在胃者，不**

得卧而息有音也，甚于肺者也；在肾者，不得卧卧则喘也，又其甚者也。夫息有音者，即喘之渐，喘出于肾，则病在根本矣，故愈深者必愈甚。凡虚劳之喘，义亦犹此，有不可不察也。

第八节　素问·疟论第三十五

经要·瘅疟者肺素有热气盛于身

◎ **原文**

帝曰：瘅疟何如？岐伯曰：瘅疟者，肺素有热气盛于身，厥逆上冲，中气实而不外泄，因有所用力，腠理开，风寒舍于皮肤之内、分肉之间而发，发则阳气盛，阳气盛而不衰则病矣。其气不及于阴，故但热而不寒，气内藏于心，而外舍于分肉之间，令人消烁脱肉，故命曰瘅疟。

◎ **注疏**

（1）《素问悬解》（黄元御）：瘅疟者，二火刑金，肺素有热。肺主宗气，而司皮毛，金被火刑，失其降下之令，气盛于身，厥逆上冲，而皮毛闭敛，中气盛实，而不外泄。因有所用力烦劳，腠理开泄，风寒舍于皮肤之内、分肉之间，郁其阳气而发，发则阳盛而内热作，阳气盛而不衰则病矣。其气不及于阴，故但热而不寒。阳气内藏于心而外舍于分肉之间，壮火燔蒸，令人消烁肌肉，命曰瘅疟。

（2）《黄帝内经素问集注》（张志聪）：此复论瘅疟之有因于内热者也。肺主周身之气，肺素有热，故气盛于身，其气厥逆上冲，故不泄于外，而但实于中，此外内皆实者矣。气止实于外，则邪不能外侵，故因有所用力。腠理开而后邪舍于皮肤之内，中气实则邪不能内入，故其气不及于阴，而单发于阳也。心主血脉之气，气内藏于心者，谓邪藏于血脉之中，而气内通于心也，内藏于血脉之里，外舍于分肉之间，阳气盛而无阴气以和之，是以阳热不衰，而令人消烁脱肉也。前节论外因之瘅疟，此论兼有内因之瘅疟也。故《金匮要略》曰：阴气孤绝，阳气独发，则热而少气烦冤，手足热而欲呕，名曰瘅疟。若但热不寒者，邪气内藏于心，外舍分肉之间，令人消烁脱肉，是阴气绝而阳气独发者，名曰瘅疟。若但热不寒者，亦名瘅疟。是瘅疟之有二证也。张兆璜曰：邪舍于血脉之中，而气内藏于心，与邪藏于骨髓之中，而病藏于肾者同义，但肾为阴脏，故邪复反入之阴，心为阳脏，故气不及于阴，而单发于阳也。

（3）《黄帝内经素问直解》（高士宗）：反，旧本误及，今改。瘅疟者，其人肺素有热，肺主气，肺热则气盛于身，肺气不能外出于皮毛，则厥逆上冲。上冲者，中气实，而不能外泄也，肺热而实，因有所用力，劳其形体，则腠理开。腠理在皮肤之内，分肉之间。因其开也，风寒复舍于皮肤之间，分肉之间，而发为疟病。发则阳气盛，故先热，阳气盛而不衰，故但热不寒，则病瘅疟矣。上文温疟，气复反入，故先热后寒。瘅疟，其气不反于阴，故但热而不寒。中明气不反阴，但热不寒者，邪热之气，内做于心，而外舍于分肉之间，令人消烁脱肉，是以气不反阴，但热不寒，故命曰瘅疟。所以详明瘅疟之所藏者如此。

（4）《黄帝内经素问吴注》（吴崑）：此言瘅疟受病之由及得名之故。

（5）《黄帝内经素问注证发微》（马莳）：此详言瘅疟之义也。肺经素有热气盛于其身，以致气逆上冲，其中气颇实，而不能外泄，因有所用力之时，腠理乃开，遂使风寒舍于皮肤之内，分肉之间，而热病乃发，发则阳气盛，阳气盛而不衰，病之所以大热也。与内阴分之气甚不相及，故止热而不寒。此热气者内藏于心肺，而外舍于分肉，令人消烁肌肉，病名曰瘅疟。由此观之，则瘅疟之所舍者，肺与心耳。

（6）《类经》（张景岳）：肺素有热者，阳盛气实之人也。故邪中于外，亦但在阳分而不及于阴，则但热不寒也。气藏于心，阳之脏也。热在肌肉之间，故令人消烁。然则瘅疟之所舍者，在肺心两经耳。

第九节　素问·咳论第三十八

经要·五脏六腑皆令人咳，非独肺也

◎ **原文**

黄帝问曰：肺之令人咳何也？岐伯对曰：五脏六腑皆令人咳，非独肺也。

◎ **注疏**

（1）《素问悬解》（黄元御）：肺主气，肺气清降，呼吸静顺，故不咳嗽，肺金不降，胸膈壅阻，逆气冲激，则咳嗽生焉。咳生于肺，而其原不一，五脏六腑之病，传之于肺，皆令人咳，非独肺脏之自病也。

（2）《黄帝内经素问集注》（张志聪）：肺主气而位居尊高。要百脉之朝会，是咳虽肺证，而五脏六腑之邪，皆能上归于肺而为咳。

（3）《黄帝内经素问直解》（高士宗）：肺朝百脉，五脏六腑之气，皆出于肺，故五脏六腑，皆令人咳，非独肺也。

（4）《黄帝内经素问吴注》（吴崑）：此二句，乃一篇之大旨。

（5）《黄帝内经素问注证发微》（马莳）：此言五脏六腑皆能成咳，然必肺先受邪而传之于各经也。

（6）《类经》（张景岳）：令，平声。咳，康盖切。

◎ 述评

咳嗽是各种致病邪气侵袭人体，导致肺失宣降，进而引起肺气上逆而出现的一种病理状态。《黄帝内经》中有38篇经文论述涉及"咳嗽"，对于"咳嗽"的具体临床表现，后世医家大都认为"咳嗽"以肺气上冲咽喉作声和咳吐痰液为主。

本篇对咳嗽的病因病机、分证表现、病理转归等做了较系统的论述。"五脏六腑皆令人咳，非独肺也"为开篇之要旨，说明咳嗽发病主要在肺，病因却不仅局限于肺，五脏六腑功能失调皆可累及于肺而致咳。因此，清代医家程国彭总结道："肺体属金，譬如钟然，钟非叩不鸣。风寒暑湿燥火，六淫之邪，自外击之则鸣；劳欲情志，饮食炙煿之火，自内攻之则亦鸣。"在历代医家对此处的注疏中多可见对此说的认同，并且张景岳进一步强调说："咳证虽多，无非肺病。"陈修园在《医学三字经·咳嗽》中亦说："《内经》云五脏六腑皆令人咳，非独肺也。然肺为气之市，诸气上逆于肺则呛而咳，是咳嗽不止于肺，而亦不离乎肺也。"说明咳嗽的发生虽与五脏六腑有关，但其发病既不止乎肺，又不离乎肺。

经要·外内合邪因而客之为肺咳

◎ 原文

皮毛者肺之合也，皮毛先受邪气，邪气以从其合也。其寒饮食入胃，从肺脉上至于肺则肺寒，肺寒则外内合邪因而客之，则为肺咳。五脏各以其时受病，非其时各传以与之。

人与天地相参，故五脏各以治时感于寒则受病，微则为咳，甚者为泄为痛。

◎ 注疏

（1）《素问悬解》（黄元御）：且以肺咳言之，肺主皮毛，皮毛者，肺之合也。皮毛被感，先受风寒之邪气，邪气在表，外束皮毛，皮毛闭敛，则肺气壅阻，缘肺合皮毛，表里同气，从其合也。其再加以寒饮食入胃，寒气从肺脉上至于肺则肺寒，肺寒则饮食之寒与风露之寒外内合邪，因而客居肺部不散，寒闭气阻，则为肺咳，是肺咳之故也。咳生于肺，而受病之原，则传自五脏，不可第责之肺也。五脏各以其主治之时受病，非其主治之时，各于其所胜之脏传以与之。

（2）《黄帝内经素问集注》（张志聪）：此首论咳属肺脏之本病也。肺为阴，主秋金清肃之气，是以形寒饮冷则伤肺。皮毛者，肺之合，天之寒邪，始伤皮毛，皮毛受邪，则邪气从其合而内伤肺矣。手太阴之脉起于中焦，还循胃口，寒饮入胃，则冷饮之邪，从肺脉而上至于肺矣，外内之邪合并，因而客之，则为肺咳矣。次论五脏之邪上归于肺，而亦为咳也。乘春则肝先受邪，乘夏则心先受邪，乘秋则肺先受邪，是五脏各以所主之时而受病。如非其秋时，则五脏之邪，各传与之肺而为咳也。

（3）《黄帝内经素问直解》（高士宗）：皮毛先受邪气，则外寒；饮食寒气入肺，则内寒。外内合邪，因而客之于肺，是为肺咳。此言形寒饮冷而为肺咳也。五脏之气，合于四时，其受病也，各以其时，当其主气之时而受，至非其主气之时，各传以与之而为咳。

（4）《黄帝内经素问吴注》（吴崑）：邪，寒邪也。所谓饮冷形寒则伤肺是也。如春时肝用事，则肝先受邪，若是寒邪，则传以于肺。

（5）《黄帝内经素问注证发微》（马莳）：言皮毛为肺之合（《五脏生成》篇云"肺之合皮也"），皮毛先受风寒邪气，而邪气遂入于所合，则肺当受此风邪也。但风邪虽受于其后，而肺寒则自病于其先，其始因用寒冷饮食，以入于胃，从肺脉上至于肺，则肺寒矣。肺寒则内寒，因外受风邪则外寒，外内皆寒，所以肺之遂成其咳，而传之他脏腑也。

（6）《类经》（张景岳）：邪气，风寒也。皮毛先受之则入于肺，所以从其合也。肺脉起于中焦，循胃口上膈属肺，故胃中饮食之寒，从肺脉上于肺也。所谓形寒寒饮则伤肺，正此节之谓。如肝当受病于春，以其时也；然有非木令之时而肝亦病者，正以肺先受邪，而能传以与之也。凡诸脏腑之非时受邪者，其义皆然。所以五脏六腑虽皆有咳，然无不由于肺者。

◎ 述评

《黄帝内经》首先认为咳嗽是肺的病变，《素问·宣明五气论》记载"肺为咳"，《灵枢·经脉》云："肺手太阴之脉，是动则病肺胀满，膨膨而喘咳……是主肺所生病者，咳上气喘……"本篇论其成因，不外以下两个方面：一是外被风寒等邪气所伤。"皮毛者，肺之合也"，风寒等邪气外侵，则"皮毛先受邪气"，随后皮毛之邪从其合而内传于肺。二是内有寒饮停聚。"寒饮食入胃"，其寒邪"从肺脉上至于肺"，导致肺寒。肺为娇脏，不耐寒热，内外之寒合并伤肺，致肺失清肃，气机闭塞，引起咳嗽。此处与《灵枢·邪气脏腑病形》中所说的"形寒寒饮则伤肺，以其两寒相感，中外皆伤，故气逆而上行"甚是贴合，阐述了"外内合邪"致咳的道理，为后世医家从外感和内伤两个角度认识辨析咳嗽起到了开宗明义的作用。外感咳嗽多为风寒、风热或风燥之邪从口鼻或皮毛而入伤于肺系，肺气壅遏不宣，清肃之令失常，气道不利，肺气上逆而致咳嗽。但从另一方面而言，机体受邪之后为了使呼吸之职得以正常进行，必然有改变肺气郁闭的功能反应，故咳嗽也具有通畅肺气、排除病邪的积极意义。在临床上外感咳嗽多遵"咳必因于肺"之理，用华盖散、桑菊饮、杏苏散或桑杏汤等方加减，以"宣通肺气，疏散外邪"的方法因势利导，宣降相因，从而体现治不离乎肺的宗旨。内伤咳嗽则有先病在肺而影响他脏者，亦有他脏先伤而病及于肺者，如《景岳全书·咳嗽》所说："外感之咳，其来在肺，故必由肺以及脏，此肺为本而脏为标也；内伤之咳，必先因脏，故必由脏以及肺，此脏为本肺为标也。"五脏之中以肺、脾、肾三脏为咳嗽的主要病变所在，且三者关系最为密切。《杂病源流犀烛·咳嗽哮喘源流》论述道："盖肺不伤不咳，脾不伤不久咳，肾不伤火不炽，咳不甚，其大较也。"此处指出了咳嗽累及的脏腑是随着病情的加重而由肺及脾，由脾及肾的。在临床中应重视《黄帝内经》"五脏咳""六腑咳"的演变规律及其整体病机特点，把握"咳不止乎于肺"的宗旨，从整体病因病机出发论治咳证。

经要·乘秋则肺先受邪

◎ 原文

乘秋则肺先受邪，乘春则肝先受之，乘夏则心先受之，乘至阴则脾先受之，乘冬则肾先受之。

◎ 注疏

（1）《素问悬解》（黄元御）：肺应秋，乘秋则肺先受邪；肝应春，乘春则肝先受之；肾应冬，乘冬则肾先受之；心应夏，乘夏则心先受之；脾应至阴（长夏），乘至阴则脾先受之。

（2）《黄帝内经素问集注》（张志聪）：此申明五脏各以其时受病也。曰先受之者，谓次即传及于肺而为咳也。咳乃肺之本病，故先言肺先受邪。

（3）《黄帝内经素问直解》（高士宗）：五脏，各以其时受病之意。咳病属肺，故先举其秋，肝心脾肾虽先受之，皆传于肺而为咳。脾为阴中之至阴，寄旺四时，乘至阴，即其旺时也。

（4）《黄帝内经素问吴注》（吴崑）：此所谓五脏各以其时受病也。曰先受之，则次传及乎肺而为咳矣。

（5）《黄帝内经素问注证发微》（马莳）：大凡五脏各以其所主之时受病。非所主之时，则由别经传以与之，正以人身与天地相参耳。故五脏各以五时感于寒，则受病。感之微者则为咳，感之甚者则为泄为痛。即如肺主于秋，故肺先受邪；肝主于春，故肝先受邪；心主于夏，故心先受邪；脾主于至阴，故脾先受邪；肾主于冬，故肾先受邪。皆因五时而受邪也。唯咳则肺先受邪为咳，而传之别脏，斯五脏六腑皆得以成咳也，岂特肺而已哉。

（6）《类经》（张景岳）：此即治时受病也。故当其时者，必先受之。

经要·肺咳不已，则大肠受之；久咳不已，则三焦受之

◎ 原文

帝曰：六腑之咳奈何？安所受病？岐伯曰：五脏之久咳，乃移于六腑。脾咳不已，

则胃受之，胃咳之状，咳而呕，呕甚则长虫出。肝咳不已，则胆受之，胆咳之状，咳呕胆汁。肺咳不已，则大肠受之，大肠咳状，咳而遗失。心咳不已，则小肠受之，小肠咳状，咳而失气，气与咳俱失。肾咳不已，则膀胱受之，膀胱咳状，咳而遗溺。久咳不已，则三焦受之，三焦咳状，咳而腹满，不欲食饮，此皆聚于胃，关于肺，使人多涕唾而面浮肿气逆也。

◎ **注疏**

（1）《素问悬解》（黄元御）：久咳不已，上中下三焦俱病，则传之三焦，三焦火陷，不能生土，故咳而腹满，不欲饮食。三焦咳者，相火之刑辛金也。"聚于胃"者，胃土上逆，浊气填塞，聚于胃口也。"关于肺"者，胃逆则肺阻也。肺逆则多涕，胃逆则多唾，浊气郁塞，是以淫泆而化涕唾，肺胃郁升，则面浮肿。总因浊气之上逆也。

（2）《黄帝内经素问集注》（张志聪）：三焦者，中渎之府也，水道出焉，属膀胱，是孤腑也。是六腑之所与合者，是以肾咳不已，膀胱受之，久咳不已，三焦受之，是肾为两脏，而合于六腑者也。三焦为中渎之府，故腹满。咳则上焦不能主纳，故不欲食饮也。此言膀胱三焦之咳，皆邪聚于胃，而上关于肺故也。夫三焦为决渎之府，膀胱者，津液之所藏，关门不利，则聚水而从其类矣。水聚于胃，则上关于肺而为咳。咳则肺举，肺举则液上溢，故使人涕唾。水气上乘，故面浮肿而气厥也。

（3）《黄帝内经素问直解》（高士宗）：三焦者中渎之府也，属膀胱。故肾咳不已，始则膀胱受之，久咳不已则三焦受之。三焦之气不能自下而中，故咳而腹满。不能从中而上，故不欲食饮也。凡此皆五脏久咳移于六腑，其状如此。六腑以胃为本，五脏以肺为先，故承上文五脏六腑之咳而言，此皆聚于胃，关于肺。聚于胃，则使人多涕唾而面浮肿。关于肺，则气逆也。

（4）《黄帝内经素问吴注》（吴崑）：久咳不已，则三焦受之，三焦咳状，咳而腹满，不欲食饮。此皆聚于胃，关于肺，使人多涕唾，而面浮肿气逆也。三焦皆元气之所充周，久咳不已，则伤元气，故三焦受邪而令咳，且腹满不欲食饮。所以然者，三焦火衰不足以生胃土也。胃土既虚，则三焦虚邪皆聚于胃，所谓万物归乎土也。肺为脏腑之华盖，诸脏腑有病，无不熏蒸之，所谓肺朝百脉也，故曰关于肺，言关系于肺也。胃虚则土不能制五液，故令多涕唾。肺衰则金不能施降下，故令浮肿气逆也。

（5）《黄帝内经素问注证发微》（马莳）：六腑之咳不已，则三焦受之。此三焦者，非手少阳三焦之三焦，乃上中下三焦也。见于《灵枢·营卫生会》，其曰：宗气出于上焦，营气出于中焦，卫气出于下焦。又曰：上焦如雾，中焦如沤，下焦如渎者是也。上焦在于膻中，中焦在于中脘，下焦在脐下阴交，皆在于腹，故咳则腹满，不欲食饮也。若手少阳之三焦，则为右肾之府，与腹无与。三焦咳状如此。（或以手少阳三焦亦为一府，何以无咳为疑，殊不知二肾一也，膀胱为肾之府，三焦不过亦为决渎之官，今膀胱受邪而咳，则手少阳三焦之咳同也，何以复有咳哉？）夫五脏六腑之咳如此，然皆聚之于胃，以胃为五脏六腑之主也；关之于肺，以肺先受邪，而后传之于别脏别腑也；使人多涕唾而面浮肿，皆以气逆于上故耳。此乃脏腑咳疾之总证也。**按：李东垣治六腑咳方：胃咳用黑梅丸，胆咳用黄芩加半夏生姜汤。大肠咳用赤石脂禹余粮汤、桃仁汤，不止，用猪苓汤分水。小肠咳用芍药甘草汤。膀胱咳用茯苓甘草汤。三焦咳用钱氏异功散。虽未必尽中病情，姑备此以俟采择。**

（6）《类经》（张景岳）：此下辨六腑之咳不同也。五脏之久咳不已，则病及于腑，皆各因其合而表里相移也。脾与胃合，故脾咳不已，胃必受之。胃不能容，则气逆为呕。长虫，蛔虫也，居肠胃之中，呕甚则随气而上出。蛔音回。胆汁，苦汗也。遗失，《甲乙经》作遗矢，大肠病也。矢，屎同。小肠之下，则大肠也。大肠之气，由于小肠之化，故小肠受邪而咳，则下奔失气也。膀胱为津液之腑，故邪气居之，则咳而遗溺。久咳不已，则上中下三焦俱病，出纳升降皆失其和，故腹满不能食饮。此下总结诸咳之证而并及其治也。诸咳皆聚于胃、关于肺者，以胃为五脏六腑之本，肺为皮毛之合，如上文所云皮毛先受邪气及寒饮食入胃者，皆肺胃之候也，阳明之脉起于鼻，会于面，出于口，故使人多涕唾而面浮肿。肺为脏腑之盖而主气，故令人咳而气逆。

◎ **述评**

咳嗽作为肺系的常见证候，其经久不愈可以影响到心而见心痛，喉中"介介如梗状"，咽肿喉痹；影响到肝而兼见两胁下痛，不能转动，转动则两胁胀满；也可影响到胃而见呕吐；影响到膀胱而兼见咳而遗尿；影响到大肠则兼见咳而遗失，其证变化多端。《黄帝内经》中将其定义为"心咳""肝咳"等五脏咳，以及"胃咳""膀胱咳""大肠咳"等六腑咳，充分总结了符合临床特点的证候变化规律。五脏之咳，日久不愈则传于六腑，从脏腑表里关系相传，与开篇强调的"五脏六腑皆令人咳"前后相呼应。《黄帝内经》将咳嗽分为五脏六腑之咳，秦伯未认为如此是从兼症上加以区别，所以特别指出"此皆关于肺"作为提纲。但中医肺藏象理论体系是在整体观的基础上建立起来的，临证时不能局限于局部症状而忽视其他部分所受的影响。五脏六腑咳的病机涉及内脏阴阳气血的失衡，如心火偏旺、肝气冲逆、胃寒停饮、膀胱失约、大肠气滞等，在面对咳嗽时必须寻求主因，标本兼顾，不能仅注意到肺脏局部而忽视其他脏腑。

"此皆聚于胃，关于肺"，反映了《黄帝内经》在认识咳嗽证候时对肺胃的高度重视，这可以看作是对咳嗽病机的高度概括。咳为肺之本病，咳与肺的关系显而易见，咳与胃的关系为什么那么重要呢？医家张景岳认为："诸咳皆聚于胃，关于肺者，以胃为五脏六腑之本，肺为皮毛之合，如上文所云皮毛先受邪气及寒饮食入胃者，皆肺胃之候也，阳明之脉起于鼻，会于面，出于口，故使人多涕唾而面浮肿。肺为脏腑之盖而主气，故令人咳而气逆。"首先咳嗽的基本病机不外乎气机上逆，而关于肃降气机，肺胃有密切的关系。肺之经脉"起于中焦，下络大肠，还循胃口"，胃肠上下相连，同属阳明，以通降为顺，而肺与胃以经脉相连，与大肠脏腑经脉表里相连属，故而胃肠一有寒热邪气积滞，腑气不通则会影响肺的清肃之气，气机上逆则易发为咳。脾湿痰动也是引发咳嗽的重要病机。刘河间曾强调："咳嗽谓有痰而有声，盖因伤于肺气，动于脾湿，咳而为嗽也。"脾胃属土，为肺之母，肺属金，为脾胃之子。若脾胃受伤，水津失运停聚于胃则为痰为饮，痰饮上逆于肺，发为咳嗽。同时脾胃的受纳运化之功也有赖于肺的宣发肃降。若肺宣降失常，治节无度，津液不能正常输布，内聚而成水湿痰饮，上逆于肺亦为咳嗽。况且胃为五脏六腑之海，气血生化之源，胃强则化源足，气血充，五脏六腑得养，而不病咳嗽；若胃弱则化源匮乏，气血虚衰，五脏六腑失养，而易病咳嗽。故马莳云："夫五脏六腑之咳如此。然皆聚之于胃，以胃为五脏六腑之主也。"

第十节　素问·举痛论第三十九

经要·悲则气消

◎ **原文**

帝曰：善。余知百病生于气也，怒则气上，喜则气缓，悲则气消，恐则气下，寒则气收，炅则气泄，惊则气乱，劳则气耗，思则气结，九气不同，何病之生？

岐伯曰：怒则气逆，甚则呕血及飧泄，故气上矣。喜则气和志达，荣卫通利，故气缓矣。悲则心系急，肺布叶举，而上焦不通，荣卫不散，热气在中，故气消矣。恐则精却，却则上焦闭，闭则气还，还则下焦胀，故气不行矣。寒则腠理闭，气不行，故气收矣。炅则腠理开，荣卫通，汗大泄，故气泄。惊则心无所倚，神无所归，虑无所定，故气乱矣。劳则喘息汗出，外内皆越，故气耗矣。思则心有所存，神有所归，正气留而不行，故气结矣。

◎ **注疏**

（1）《黄帝内经素问集注》（张志聪）：心气并于肺则悲，心悲气并则心系急，心系上连于肺，心系急则肺布而叶举矣。肺主气而位居上焦，主行荣卫阴阳，肺脏布大，而肺叶上举，则上焦之气不通，而荣卫不能行散矣，气郁于中则热中，气不运行，故潜消也。

（2）《素问悬解》（黄元御）：肺主悲，悲则心系迫急，肺布叶举，气道壅阻，上焦不通，营卫不散，热气在中，故气消矣。以胸中宗气，卫气之本，所以布呼吸而行营血者也。肺布叶举，上焦不通，宗气壅遏，不能四达，则营卫不散，热气在中，是以肺气消烁也。

（3）《黄帝内经素问直解》（高士宗）：悲则心气并于肺，故心系急。心系上连于肺，故肺布叶举。肺位居上，主行荣卫阴阳之气，今肺布叶举，而致上焦不通，荣卫不散。上焦不通，荣卫不散，则气郁于中，而致热气在中。悲则气消，以此故也。

（4）《黄帝内经素问吴注》（吴崑）：悲为肺志，故肺布而叶举。凡人悲者，小则慨叹，大则啼号，故上焦通荣卫散，热气在中而气消去矣。旧作上焦不通，荣卫不散，岷僭去二不字。

（5）《黄帝内经素问注证发微》（马莳）：悲则气消者，正以精气并于肺则悲（见《宣明五气论》），悲则心系必急，《灵枢·口问》云：悲哀愁忧则心动。肺与心皆在膈上，唯心系急，故肺随系急而上布，其肺叶皆举，所以上焦不通，营气在内不能行之经脉之中，卫气不得出以行于诸阳之表，营卫不散，而热气相蒸于其中，故上焦之大气自为之渐消也。

（6）《类经》（张景岳）：悲生于心则心系急，并于肺则肺叶举，故《宣明五气》篇曰：精气并于肺则悲也。心肺俱居膈上，故为上焦不通。肺主气而行表里，故为营卫不散。悲哀伤气，故气消矣。

第十一节　素问·风论第四十二

经要·以秋庚辛中于邪者为肺风

◎ **原文**

以春甲乙伤于风者为肝风，以夏丙丁伤于风者为心风，以季夏戊己伤于邪者为脾风，以秋庚辛中于邪者为肺风，以冬壬癸中于邪者为肾风。

◎ **注疏**

（1）《黄帝内经素问集注》（张志聪）：此论风伤五脏之气，而为五脏之风也。夫天之十干化生地之五行，地之五行以生人之五脏，是以人之脏气，合天地四时五行十干之气化，而各以时受病也。"风"者，虚乡不正之邪风，故曰风、曰邪、曰伤、曰中。盖言不正之风，或伤之轻或中之重也。

（2）《素问悬解》（黄元御）：五脏各以自旺之日伤于风邪者，脏气虚而皮毛疏也。

（3）《黄帝内经素问直解》（高士宗）：中，去声，下同。风之伤人，或内至五脏六腑者，五脏合四时，四时合五行，春夏秋冬，四时之五行也。甲乙丙丁戊己庚辛工，十日之五行也。肝心脾肺肾，五脏之五行也。各以五行之时日受邪，而五脏之气应之，则为五脏之风。若风中五脏六腑之腧穴，伤其经脉，亦为脏腑之风。既曰伤于风，复曰伤于邪，以明风者，邪气也。既曰伤于邪，复曰中于邪，以明伤者，中之谓也，此申明或内至五脏六腑，而为脏腑之风者如此。

（4）《黄帝内经素问吴注》（吴崑）：此明风内至五脏之故。旧在疠风条下，崑改次于此。

（5）《黄帝内经素问注证发微》（马莳）：（观此节曰伤、曰中，互言，则伤、中二字无别。后世名中风门为中风，名伤风门为伤风，视中风为重，伤风为轻。朱丹溪有曰中、曰伤之辨，赘矣。）此以五脏之风告之也。肝主于春，心主于夏，脾主于季夏，肺主于秋，肾主于冬。然五脏之正气虚，则邪气反胜者感之，故春之甲乙日，肝伤于风而为肝风；夏之丙丁日，心伤于风而为心风；季夏之戊己日，脾伤于风而为脾风；秋之庚辛日，肺伤于风而为肺风；冬之壬癸日，肾伤于风而为肾风。此五脏之风，所由成也。帝虽未及问，而伯告之者如此。

（6）《类经》（张景岳）：春与甲乙皆木也，故伤于肝。夏与丙丁皆火也，故伤于心。季夏与戊己皆土也，故伤于脾。秋与庚辛皆金也，故中于肺。冬与壬癸皆水也，故中于肾。此明风邪内至五脏也……本节以四时十干之风分属五脏，非谓春必甲乙而伤肝，夏必丙丁而伤心也。凡一日之中，亦有四时之气，十二时之中，亦有十干之分。故得春之气则入肝，得甲乙之气亦入肝，当以类求，不可拘泥，诸气皆然也。又如本节曰伤曰中，本为互言，初无轻重之别；后世以中风为重，伤风为轻，原非经旨，亦牵强矣。

第十二节　素问·痹论篇第四十三

经要·淫气喘息，痹聚在肺

◎ **原文**

淫气喘息，痹聚在肺；淫气忧思，痹聚在心；淫气遗溺，痹聚在肾；淫气乏竭，痹聚在肝；淫气肌绝，痹聚在脾。

◎ **注疏**

（1）《黄帝内经素问集注》（张志聪）：此申明阴气躁亡，而痹聚于脏也。淫气者，阴气淫泆不静藏也。淫气而致于喘息，则肺气不藏，而痹聚在肺矣；淫气而致于忧思，则心气不藏而痹聚在心矣；淫气而至于遗溺，则肾气不藏，而痹聚在肾矣；淫气而致于阴血乏竭，则肝气不藏，而痹聚在肝矣；淫气而致于肌肉焦绝，则脾气不藏，而痹聚在脾矣。

（2）《素问悬解》（黄元御）：五脏阴也，阴气者，静则五神内藏，躁则消亡而不藏。痹在皮脉肉筋骨，久而不去，复感于邪，郁其脏气，而则从其所合，而入五脏。

而邪之所凑，其气必虚，非内伤五脏，里气虚损，先有受邪之隙，邪不遽人也。是以淫气乏竭，筋力疲极，则痹聚在肝；淫气忧思，神明劳悴，则痹聚在心；淫气肌绝，肌肉消减，则痹聚在脾；淫气喘息，宗气亏损，则痹聚在肺；淫气遗尿，肾精亡泄，则痹聚在肾。诸痹之在皮、脉、肉、筋、骨者，久而不已，乘其淫气内伤，亦益内入五脏也。淫气者，气之过用而至淫泆者也。

（3）《黄帝内经素问直解》（高士宗）：溺，鸟去声。申明躁则消亡者，如淫乱之气，使人喘息而躁，则痹聚在肺，而肺气消亡矣。淫乱之气，令人忧思而躁，则痹聚在心，而心气消亡矣。淫乱之气，令人遗溺而躁，则痹聚在肾，而肾气消亡矣。淫乱之气，使气血乏竭而躁，则痹聚在肝，而肝气消亡矣。淫乱之气，使肌肉断绝而躁，则痹聚在脾，而脾气消亡矣，此淫气内乱，致有五脏之痹，以明静则神藏，躁则消亡之意。

（4）《黄帝内经素问吴注》（吴崑）：气失其平谓之淫气。痹聚者，风寒湿三气凝聚也。溺，小便也。乏竭，精血泛竭也。肌绝，肌肉断裂也。邪淫于中，证见于外，各有所主如此。

（5）《黄帝内经素问注证发微》（马莳）：此言因诸证而可验五脏之痹，其间有难愈、易愈之分焉。夫五脏之痹，其证备见于前矣。然又有他证可验，而知其痹之在五脏者，难于去也。是故，邪气浸淫，喘息靡宁，正以肺主气，惟痹聚在肺，故喘息若是。邪气浸淫，忧思不已，正以心主思，惟痹聚在心，故忧思若是。邪气浸淫，膀胱遗溺，正以肾与膀胱为表里，惟痹聚在肾，故遗溺若是。邪气浸淫，阴血乏竭，正以肝主血，惟痹聚在肝，故乏竭若是。邪气浸淫，肌气阻绝，正以脾主肌肉，惟痹聚在脾，故肌绝若是。

（6）《类经》（张景岳）：淫气，邪乱之气也。五脏之痹，上文虽已详言，然犹有辨者如此，又可因之以知其聚在何脏也。诸痹不已，亦益内也。在表者不去，必日内而益深矣。

◎ 述评

《说文解字》曰："痹，湿病也。"指出"痹"是一种疾病名称。而痹者，闭也，闭塞不通之意，则说明了"痹"病之病机关键。《黄帝内经》对痹病进行了专篇论述，如《素问·痹论》言："风寒湿三气杂至，合而为痹也。"此为痹之最早论述。"肺痹"病名首见于《黄帝内经》，为脏腑痹之一。此后病名多遵从《黄帝内经》，如隋代《黄帝内经太素》、宋代《圣济总录》、明代《证治准绳》《症因脉治》等，多是在《黄帝内经》论述的基础上，加以解释补充。并且，秦景明在《症因脉治》中指出"肺痹即皮痹"。至清代，喻昌、陈士铎均论述"肺痹即为气痹"，当代名医李聪甫在注疏《中藏经》时提出："痹者，风寒暑湿之气中于人之脏腑为之也……风寒暑湿之邪入于肺，则名气痹。"清代叶天士《临证指南医案》曾将"肺痹"独列为一门，比较完整系统地阐述了"肺痹"的症因脉治。叶氏"肺痹"医案共 16 则，其病因分外感、内伤两种，书云："六淫之气，一有所著，即能致病……最畏风火，邪着则失其清肃降令，遂痹塞不通爽矣。"也可因忧愁思虑，辛热酒毒，肺脏受病，上焦不行，下脘不通，周身气机皆阻，而成肺痹。叶氏的有关论述极大地发展和丰富了"肺痹"的内容，对后世产生了较大的影响。《中医大辞典》释"肺痹"曰："病证名。由皮痹发展而成，也有称为皮痹者。"《中华医学大辞典》释"肺痹"曰："此证因肺为浊邪阻闭，失其清肃降令，故痹塞不通。"其论治则沿用《临证指南医案》所列方药。总之，历代文献对于"肺痹"病名的论述多遵从于《黄帝内经》，后世变化不大。

　　肺痹之成当责之于外邪未解入里，内舍于肺，反映了病邪由阳络（皮毛）及阴络（肺络）的发展过程。本病病因多为反复感受外邪、环境毒邪、肺肾亏虚所致，病位初起在肺，肺开窍于鼻，外邪侵袭首先犯肺，使肺气被束，肺失宣发肃降，肺气上逆，可见咳喘气促；继而肺络痹阻，气血不畅，故"淫气喘息，痹聚在肺"。陈士铎在《辨证录》中指出："肺痹之成于气虚，尽人而不知也……肺气受伤，而风寒湿之邪遂填塞肺窍而成痹矣。"很好地概括了肺痹病因病机三要素，即肺气虚、外邪侵袭、肺络痹阻。肺痹之病因除皮痹内舍肺及外邪干肺外，有些医家还认为与人的七情相关。《中藏经·论痹》记载："气痹者，愁忧思喜怒过多，则气结于上，久而不消则伤肺，肺伤则生气渐衰。"明确指出七情太过而伤肺的情况。清代医家罗美在《内经博议·厥逆痹病》中明确指出："凡七情用过，亦能伤脏气而为痹，不必三气入舍于其合也……故气不养而上逆喘息，则痹聚在肺。"而"盖七情过用，而淫气能聚而为痹，以躁则消阴故也"，则更明确指明了人的情志变化可以直接伤脏气而为痹。

　　类风湿关节炎继发肺间质纤维化在中医学属于"肺痹"范畴，临床表现为进行性呼吸困难及咳嗽、气喘等肺气郁痹症状，类风湿关节炎继发肺间质纤维化患者从筋脉关节到肺之微膜均有痰浊瘀互结，外有大小关节疼痛，痰浊瘀结积为类风湿结节，内有肺气宣降不畅而喘咳憋闷。清除痰瘀等病理产物，要注意通畅气机，即行气，气行通畅则痰浊瘀等邪无处停滞。痰浊瘀互结于肺微膜，肺微膜和肺络均极细微，必须通畅气机使药物直达病所，通畅气机时要兼顾清除痰湿瘀等病理产物。

　　干燥综合征继发间质性肺病（SS-ILD），大多数学者主张将其归属"肺痹""肺痿"范畴。本病病因繁多，病机复杂，随着古今医家对本病不断深入探索，普遍认为本病病位在肺，与脾肾密切相关，邪盛正虚是发病关键，痰浊血瘀燥热是本病的关键病理因素。目前中医治疗 SS-ILD 多采用滋阴润燥、补气健脾、化痰祛瘀通络的方法。

　　有学者认为，特发性肺纤维化因疾病过程中常出现如咳嗽、咳痰、喘气、憋闷等临床表现，一般将其纳入中医学"肺痿""肺痹"疾病的范围。有研究表明，使用具有益气养阴、化痰祛瘀功效的中药治疗特发性肺纤维化，比单用西药治疗获得了更好的临床疗效，中药治疗的疗效主要体现在缓解该病患者的总体症状、改善其肺功能及生活质量等方面。

闭塞性细支气管炎在临床中除病史较长之外，以久咳、反复喘息、有痰不易咳出、活动耐力差为主要表现，严重时可有鼻翼翕动、呼吸困难，运动或哭闹后明显，发病特点与中医学"咳嗽""肺痹""肺胀"相似。牛铁环观察以肺俞穴为主的推拿治疗联合药物治疗对闭塞性细支气管炎患儿肺功能的改善，从总体疗效来看，治疗组总有效率为93.55%，对照组为77.42%，故以肺俞穴为主的推拿治疗儿童闭塞性细支气管炎，临床疗效更加突出。以肺俞穴为主的推拿治疗可调和脏腑、扶正祛邪，且操作简便，安全易行，无不良反应，患儿及家长易于接受，是值得普及和推广的。

第十三节　素问·痿论第四十四

经要·五脏因肺热叶焦，发为痿躄

◎ **原文**

黄帝问曰：五脏使人痿，何也？岐伯对曰：肺主身之皮毛，心主身之血脉，肝主身之筋膜，脾主身之肌肉，肾主身之骨髓，故肺热叶焦，则皮毛虚弱急薄，著则生痿躄也。心气热，则下脉厥而上，上则下脉虚，虚则生脉痿，枢折挈，胫纵而不任地也。肝气热，则胆泄口苦筋膜干，筋膜干则筋急而挛，发为筋痿。脾气热，则胃干而渴，肌肉不仁，发为肉痿。肾气热，则腰脊不举，骨枯而髓减，发为骨痿。

帝曰：何以得之？岐伯曰：肺者，脏之长也，为心之盖也，有所失亡，所求不得，则发肺鸣，鸣则肺热叶焦。故曰：五脏因肺热叶焦，发为痿躄。此之谓也。悲哀太甚，则胞络绝，胞络绝则阳气内动，发则心下崩，数溲血也。故《本病》曰：大经空虚，发为肌痹，传为脉痿。思想无穷，所愿不得，意淫于外，入房太甚，宗筋弛纵，发为筋痿，及为白淫。故《下经》曰：筋痿者，生于肝，使内也。有渐于湿，以水为事，若有所留，居处相湿，肌肉濡渍，痹而不仁，发为肉痿。故《下经》曰：肉痿者，得之湿地也。有所远行劳倦，逢大热而渴，渴则阳气内伐，内伐则热舍于肾，肾者水脏也，今水不胜火，则骨枯而髓虚，故足不任身，发为骨痿。故《下经》曰：骨痿者，生于大热也。

◎ **注疏**

（1）《黄帝内经素问集注》（张志聪）：夫形身之所以能举止动静者，由脏气之拘养于筋脉骨肉也。是以脏病于内，则形痿于外矣。肺属金，肺热则金燥而叶焦矣。肺主皮毛，肺热叶焦则皮毛虚薄矣。夫食饮于胃，其精液乃传之肺，肺朝百脉，输精于皮毛，毛脉合精，行气于脏腑，是五脏所生之精神气血，所主之皮肉筋骨，皆由肺脏输布之精液，以资养皮肤，薄着则精液不能转输，是以五脏皆热而生痿躄矣。《灵枢经》云"皮肤薄著，毛腠天焦"。"著"者，皮毛燥著而无生转之气，故曰，著则生痿躄矣。

（2）《素问悬解》（黄元御）：肺主气而化津，皮毛、血脉、筋膜、肌肉、骨髓分主于五脏，而皆肺气肺津之所充灌也。故肺热叶焦，不能滋润皮毛，则皮毛虚弱急薄，由皮毛而内，推之筋脉骨肉，皆失营养，著于何处，则生痿躄之疾也。

（3）《黄帝内经素问直解》（高士宗）：痿证发于脏，故问五脏使人痿。岐伯对曰：肺主身之皮毛，心主身之血脉，肝主身之筋膜，脾主身之肌肉，肾主身之骨髓。五脏在内，各有所主，皮毛血脉筋膜肌肉骨髓，肺心肝脾肾之所主也。举动自如，皆脏气和于内而主于外，故肺热叶焦，是肺脏病于内矣。病于内，则肺主之皮毛，虚弱急薄应于外，若更留着不行，则生痿躄。躄，两足废弛也。

（4）《黄帝内经素问吴注》（吴崑）：痿，与委同，弱而不用之意。所主不同，故痿亦异。著，着同。躄，必亦切。著，留而不去也。躄，足不用也。肺主气，气病则不能充周于身，故令手痿足躄。

（5）《黄帝内经素问注证发微》（马莳）：此言五脏各有所合，故五脏热则其所合者有皮毛焦而为痿躄，有脉痿，有筋痿，有骨痿也。正以五脏皆有合，肺主身之皮毛，心主身之血脉，肝主身之筋膜，脾主身之肌肉，肾主身之骨髓，然五脏之痿皆始于肺，而后四脏之痿所由成。试以肺痿言之，肺痿者，皮毛痿也。正以肺气热，则肺本属金，而火来乘之，肺叶皆焦，凡皮毛皆虚弱急薄矣。著而不去，则肺为母，肾为子，肾受热气，足挛而不得伸，致成痿楚之证矣。

（6）《类经》（张景岳）：五脏所主不同，故痿生亦异。肺痿者，皮毛痿也。盖热乘肺金，在内则为叶焦，在外则皮毛虚弱而为急薄。若热气留著不去，而及于筋脉骨肉，则病生痿躄。躄者，足弱不能行也。躄音璧。

◎ 述评

本节明确提出了痿证的五脏病因观，进而对其病理机制的形成做了系统详尽的分析与解释。肺、脾、心、肝、肾五脏气热而引发皮肉筋脉骨的五体之痿，"是以脏病于内，则形痿于外矣"，究其根源与"肺热叶焦"关系密切，这在一定程度上深化了对"诸痿喘呕，皆属于上"（《素问·至真要大论》）的认识。"肺热叶焦"不仅是肺生痿躄的源头，也是五脏令人痿的根源。概因"肺者，脏之长也，为心之盖也"，张志聪云："肺属金，肺热则金燥而叶焦矣。肺主皮毛，肺热叶焦则皮毛虚薄矣。夫食饮于胃，其精液乃传之肺，肺朝百脉，输精于皮毛，毛脉合精，行气于脏腑，是五脏所生之精神气血，所主之皮肉筋骨，皆由肺脏输布之精液，以资养皮肤，薄着则精液不能转输，是以五脏皆热而生痿躄矣。"

考"痿"之义，《洪武正韵》言其"两足不能相及也"。《说文解字注》曰："病两足不能相过曰痿。"《医宗必读》云："手足痿软而无力，百节缓纵而不收，证名曰痿。"

明代医家吴崐释"痿"为"委"，意指形体枯萎。而关于"躄"字，《经典释文》谓："躄，足不能行也。"痿躄者，多指肢体痿弱不用，足不能举步。而肺热导致痿躄之由，有如马莳所言："肺痿者，皮毛痿也。正以肺气热，则肺本属金，而火来乘之，肺叶皆焦，凡皮毛皆虚弱急薄矣。着而不去，则肺为母，肾为子，肾受热气，足挛而不得伸，致成痿楚之证矣。"但现代学者提出了不同释义，在《〈素问〉辨析二则》中作者提出痿躄应为"痿辟"，"辟"既是以皱褶指代皮肤，又是用皱褶来反映皮肤的功能。"痿辟"是皮肤紧绷，没有皱褶的一种表现，同时丧失皮肤功能，可以理解为"皮痿"，这样与上句"肺热叶焦，则皮毛虚弱急薄著"上下连贯，医理顺畅。此说亦有道理，关键在于对"薄著"的理解。此处断句多有分歧，"薄著"作为双音词曾出现在《灵枢·根结》篇之"皮肤薄著，毛腠夭膲"，其意相当于"附着"，按此解释此句话则为"肺热叶焦，使皮肤虚弱，拘急（失去弹性），紧贴附着在筋肉上，成为痿辟"。这样"痿躄"作为五体痿中的一种表现，与"肺主身之皮毛"相呼应，不再令人费解。

第十四节　素问·至真要大论第七十四

经要·金燥受邪，肺病生焉

◎ **原文**

热气大来，火之胜也，金燥受邪，肺病生焉。

◎ **注疏**

（1）《黄帝内经素问集注》（张志聪）：风寒热湿燥，在天四时之五气，木火土金水，在地四时之五行，五气之胜五行，五行而病五脏，是五脏之外合五行，而五行之上呈五气也。

（2）《素问悬解》（黄元御）：六气之胜，候之有法，乘其至也。是何气之来，则知何气之胜，其所受克之脏必病，所谓感于六气之淫邪而生病也。遇岁运不及，是乘年之虚，则邪甚也；值客主不谐，是失时之和，亦邪甚也；当晦朔之际，是遇月之空，亦邪甚也。此谓三虚，于此三虚被感之后，又复重感于邪，则病危矣。六气相胜之病如此。有胜之气，则必有复之气，候复气之法，可类推也。

（3）《黄帝内经素问吴注》（吴崐）：六气失常，淫胜，则为邪胜。人在气交之中，感其邪气，则病生焉。

（4）《黄帝内经素问注证发微》（马莳）：此言六气之胜，气有可候，而脉有可诊也。热气大来，可以候火之胜，乃少阴少阳所司也。故火来胜金，则金燥受邪，肺病乃生。

（5）《类经》（张景岳）：火气克金，故肺金受邪，肺病则并及于大肠。

经要·诸气膹郁，皆属于肺

◎ **原文**

诸风掉眩，皆属于肝。诸寒收引，皆属于肾。诸气膹郁，皆属于肺。诸湿肿满，皆属于脾。诸热瞀瘛，皆属于火。诸痛痒疮，皆属于心。诸厥固泄，皆属于下。诸痿喘呕，皆属于上。诸禁鼓栗，如丧神守，皆属于火。诸痉项强，皆属于湿。诸逆冲上，皆属于火。诸胀腹大，皆属于热。诸躁狂越，皆属于火。诸暴强直，皆属于风。诸病有声，鼓之如鼓，皆属于热。诸病胕肿，疼酸惊骇，皆属于火。诸转反戾，水液浑浊，皆属于热。诸病水液，澄澈清冷，皆属于寒。诸呕吐酸，暴注下迫，皆属于热。

◎ **注疏**

（1）《黄帝内经素问集注》（张志聪）：五脏内合五行，五行内生六气，是以五脏之气病于内，而六气之证见于外也。诸厥固泄，皆属于下者，从上而下也。诸痿喘呕，皆属于上者，从下而上也。夫在上之阳气下逆，则为厥冷，在下之阴气上乘，则为痿痹；在上之水液下行，则为固泄，在下之水液上行，则为喘呕。亦犹天地阴阳之气，上下相乘，而水随气之上下也。此五脏之气，而发见于形气也。

（2）《素问悬解》（黄元御）：大肠为燥金，肺与大肠表里，其主气，故诸气愤郁，皆属于肺……肺随胃土下降，肺逆则喘，胃逆则呕，诸痿废喘呕，皆属于上，上者，肺胃之症也；脾主四肢，大肠主收敛魄门，诸四肢厥冷，癥块坚固，而生溏泄，皆属于下，下者，脾与大肠之症也，是皆阳明燥金之病也。

（3）《黄帝内经素问直解》（高士宗）：心，旧本讹火，今改。有病无形之气，而内属于形脏者。有病有形之体，而内属于气化者、皆病机也。如诸风而头目掉眩，病皆属于肝，风气通于肝也。诸寒而经脉收引，病皆属于肾，寒气通于肾也。诸气而胸膈膹郁，病皆属于肺，诸气通于肺也。

（4）《黄帝内经素问吴注》（吴崑）：膹，闷满也。郁，怫郁不畅也。乃燥金坚成之象，肺为金，故属焉。

（5）《黄帝内经素问注证发微》（马莳）：气膹郁，皆属于肺。《医学纲目》云：诸气膹郁，皆属于肺也。燥金甚则肺太过，而病化膹郁，如岁金太过，甚则咳喘之类。东垣谓之寒喘，治以热剂是也。火热胜则肺为邪攻，而病亦化膹郁，如岁火太过，病咳喘之类，东垣谓之热喘，治以寒剂是也。刘河间曰：膹，谓膹满也。郁，谓奔迫也。痿，谓手足痿弱，无力以运动也。大抵肺主气，气为阳，阳主轻清而升，故肺居上部，病则真气䐜满奔迫，不能上升，至于手足痿弱不能收持，由肺金本燥，燥之为病，血液衰少，不能荣养百骸故也。经曰：指得血而能摄，掌得血而能握，足得血而能步。故秋金旺则露气蒙郁，而草木萎落，病之象也。萎，犹痿也。

（6）《类经》（张景岳）：䐜，喘急也。郁，否闷也，肺属金，其化燥，燥金盛则清邪在肺而肺病有余，如岁金太过，甚则喘咳逆气之类是也。金气衰则火邪胜之而肺病不足，如从革之纪其发喘咳之类是也。肺主气，故诸气䐜郁者，其虚其实，皆属肺。䐜音愤。

◎ 述评

"诸气䐜郁，皆属于肺"出自《素问·至真要大论》，为病机十九条之一。历代医家多从胸中满闷咳喘之证多属肺病解释。如"䐜"字据王冰注当读"愤"，《说文解字·心部》记载："愤，懑也。"由此王冰注解为"䐜，谓䐜满"，形容烦满郁闷。张景岳解释"䐜，喘急也。郁，痞闷也"，指出䐜为喘逆急迫。查《说文解字》"䐜"指"月䍃也"，月䍃为肉羹，郁为"木聚生"，指茂盛之态，两者呈现聚的状态，未特指胸中所发或呼吸状态。沈秀伟认为不能只将䐜郁作为气满胸中、呼吸急迫的一类病证，诸气在人体呈现聚集的状态，皆与肺相关。王建康认为，此条病机理论具有病机指向多元性，泛指全身气机病变与肺气郁滞相关，呈现多种临床病证。临床上某些脏腑气机郁滞之证，若疏肝理气不效，可求助于宣通肺气。吴巧敏则认为"肺"与"诸气"存在动态平衡关系，"诸气"包括六气及人身之气，其变化可因肺功能异常而诱发，也可作为致病因素损伤肺叶及影响肺的正常功能，因而对于该病机的应用不应局限于呼吸困难等。在历代医家认识的基础上，吴巧敏从"诸气"失衡致肺病、"肺"失调节牵引"诸气"变动、"气"的循环失衡致内伤外感之变及其临床应用等方面，深入探讨和发掘"诸气䐜郁，皆属于肺"病机之用。

在"诸气䐜郁，皆属于肺"的临床应用方面，吴巧敏认为"肺"与"诸气"的运动失衡将引起诸多疾病，由此治疗气机阻滞、郁滞的相关疾病时，应时时兼顾"肺"与"诸气"的动态平衡。六气亢盛，犯于卫表，可宣肺、透表、调肺、养肺、通肺以祛邪，如使用麻黄汤、银翘散、三仁汤、清燥救肺汤等；人身之气失调引起的诸疾，佐用肺药可加强疗效。气的动态失衡会导致疾病，用药时也要注意调整气的运动变化。在运用补气之品时，应防止气盛太过导致气滞或气郁化火，需注意使用剂量或酌情加入调畅气机之品，如陈皮、桔梗、厚朴等，当患者体质易化火或正感热病时，为防肺津不足而致内伤，可酌情加入清肺火、养阴润燥之品如知母、黄芩、麦冬、桑叶等，防肺津受损。

刘超等人从"肺肝关系"研究从肺论治郁证的必要性，从肺的生理功能论郁证的病机，认为肺主气机宣降，肺郁则气滞血瘀津停。《医学实在易》言："气通于肺脏，凡脏腑经络之气，皆肺气之所宣。"肺为气之大主，肺气宣发肃降的正常运行是气的生成和气机调畅的根本条件，所以"诸气膹郁，皆属于肺"，即指郁证的形成以肺为中心，患者受不良情绪侵害，肺的宣发肃降功能失常，则出现胸闷气短、咳嗽喘息等肺郁症状。且肺朝百脉，助心行血，若肺气郁则血运不利，日久心血运行不畅，出现心悸胸闷、口唇发绀等症。另外，肺主通调水道亦依赖肺气的宣肃，推动全身水液的输布与排泄。当肺气郁闭之时，通调水道功能下降，水液聚为痰饮水湿停聚于肺，出现胸膺满闷、咳嗽吐痰、咽喉壅塞之症。肺气郁闭除影响本脏及所主经络外，亦影响与之相表里的大肠。肺气肃降有利于大肠传导，排泄糟粕，若肺气壅塞、失于肃降则引起腑气的不通，进而导致肠燥便秘。

肺在志为悲，精神刺激诱发肺气郁闭肺气虚弱之人易受不良情绪的侵扰。如《备急千金要方》中记载："肺气不足，惕然自惊，或笑或歌或怒无常。"临床多表现为多疑易惊、悲忧易哭的心境障碍，以及由于气虚推动无力，气机升降失常，清气下陷引发的头目眩晕、胸闷气短、语声低微、倦怠懒言等躯体症状。肺气不虚之人，过度的不良情绪刺激亦可导致肺气郁闭、气机升降失常。李梴在《医学入门·杂病提纲》中记述："忧伤肺，其气聚，过则喘促。"沈郎仲在《病机汇论》中云："若暴怒所加，上焦郁闭，则呼吸奔迫而为喘。"由上可知，惊恐、忧思、暴怒等情志刺激均可直接犯肺，引起肺气郁闭。胸为清旷之区，情志郁结、气机壅塞于胸阳，则致胸闷胸痛、喘息咳嗽、悲忧恼怒等症。

李晨浩等阐释了开宣肺痹法在咳嗽中的应用规律，认为咳嗽为病，"五脏六腑皆令人咳"，其病机核心为"诸气膹郁，皆属于肺"，一味降气止咳难有显效，须开宣肺痹。因此，掌握开宣肺痹法的应用规律，有助于咳嗽的诊治，提高临床疗效。吴芹萍等受《黄帝内经》"诸气膹郁，皆属于肺"理论启发，认为可从肺对功能性腹胀进行论治。"审察病机，无失气宜"，通过治肺来畅调全身气机，恢复肠道功能，体现了中医治病求本的观念；同时功能性腹胀的主要病位在大肠，基于肺与大肠相表里的理念，从肺治肠，亦是中医整体观的体现。

王新苗基于"诸气膹郁，皆属于肺"探讨了"肿瘤相关抑郁"病因与肺之相关性，认为肺主一身之气的调节，生理状态下，肺气宣发以升清，肃降以降浊，清浊升降有序，气机畅达流通。若肺之宣降功能失节，清气不升，浊气不降，清浊混杂一处，则可致上下不交而郁。正如《丹溪心法·郁症》所云："郁者，结聚不得发越也，当升不得升，当降不得降，当变化不得变化。"故传化失常而郁病作矣。肿瘤相关抑郁不同于一般抑郁，本病与肿瘤疾病自身及化疗药不良反应密切相关，因此，审其病因可将其大致分为因病而郁、因药而郁两类。在肿瘤相关性抑郁的治疗中，注重肺之宣降功能发挥的调节作用，旨在拓宽肿瘤相关抑郁的诊疗思路。肿瘤相关抑郁虽与肺密切相关，但气的运行离不开各脏腑的协调配合，如肝升肺降、脾升胃降，故不可单纯从某脏考虑，须调节各脏腑的协调平衡才能达到良好疗效。

第十五节　素问·示从容论第七十六

经要·若夫以为伤肺者，由失以狂也

◎ 原文

雷公曰：于此有人，四肢解堕，喘咳血泄，而愚诊之，以为伤肺，切脉浮大而紧，愚不敢治，粗工下砭石，病愈多出血，血止身轻，此何物也？

帝曰：子所能治，知亦众多，与此病失矣。譬以鸿飞，亦冲于天。夫圣人之治病，循法守度，援物比类，化之冥冥，循上及下，何必守经。今夫脉浮大虚者，是脾气之外绝，去胃外归阳明也。夫二火不胜三水，是以脉乱而无常也。四肢解堕，此脾精之不行也。喘咳者，是水气并阳明也。血泄者，脉急血无所行也。若夫以为伤肺者，由失以狂也。

◎ 注疏

（1）《黄帝内经素问集注》（张志聪）：夫肌肉腠理主气分，经脉之中主血分，脾土之气，通会于肌腠，阳明之气，循行于脉中，脾气外绝者，不行于肌腠也。脾与胃以膜相连，雌雄相合，去胃外归阳明者，去中胃而外归阳明之经也。二火者，心之君火，心主包络之相火。三水者，太阴所至为湿生，终为注雨，是地之水湿也；太阳之上，寒水主之，通天之寒水也；肾为水脏，天一之癸水也。夫三水太盛，则火不能胜之，是以脉乱无常，盖心主血，心主包络主脉，水并于脉中，而君相之阳不能胜，故脉乱而血妄行也，故四肢解堕者，脾土之精气，不行于肌腠也。喘咳者，是下焦之水气，并于阳明之经也。血泄者，水气并于脉中，则脉急而无所循行，故血妄行而下泄也。若夫以为伤肺者，由失其比类之义，而以狂论也，不援物比类，是以知之不明也。盖言肾精之上交于肺者，必由中土而上也，今反乘于脉中，故君相之火伤也，上章论三阳并至而精水绝，此言三水盛而火不能胜，天地水火阴阳之气，宜和平而不宜偏胜者也。

（2）《素问悬解》（黄元御）：子所能知，治亦众多，独与此病失矣，譬以鸿飞，亦冲于天，何其远也，是缘守经而不化耳。夫圣人之治病，循法守度，援物比类，虽顺其常，不遗其变，及其化之冥冥，则循上及下，因时制宜，何必守经，拘而不化也，今夫脉浮大而虚者，是脾气之外绝，去离胃腑而外归阳明之经也。盖阳衰湿旺，脾气不能上达，去胃腑而病下陷，故外绝本经，而现虚象。脾陷则胃逆，阳明之经不降，故现浮大。其浮大而上逆者，太阴之湿归于阳明也。阳明上道，则君相二火不归，以其三水在里也。水起于肾，泛于胃，溢于肺，是谓三水。夫二火不胜三水，则阳不根阴，而浮荡无归，是以脉乱而无常也。四肢秉气脾胃，四肢懈惰，此水泛土湿，脾精之不行也。肺随胃土右降，喘咳者，是水气并于阳明，胃土上逆，而肺无降路也。心主脉，脉藏血，血泄者，是心火上炎，经脉紧而血无所行也。（火炎脉紧，血不得从容流布，故从便泄。以水寒土湿，风木郁陷故也。）若夫以为伤肺者，由失以狂惑也。不引比类以考证之，是知不精明也。

（3）《黄帝内经素问直解》（高士宗）：喘咳者，是膀胱之水气，上并于阳明，土虚水汛而喘咳也。血泄者，心包主脉，脉急则血无所行而下泄也。凡此皆非肺病。若夫以为伤肺者，由于审证未确，忽略从事，失以狂也。失以狂，则不能引申比类，是知子之不明也。

（4）《黄帝内经素问注证发微》（马莳）：喘咳则血泄者，正以咳则气急，则血不行于经而泄于外也。此本伤脾，而子以为伤肺，由其失于狂见而不引比类，知之不明故耳。

经要·伤肺之变

◎　**原文**

夫伤肺者，脾气不守，胃气不清，经气不为使，真脏坏决，经脉傍绝，五脏漏泄，不衄则呕，此二者不相类也。

◎　**注疏**

（1）《黄帝内经素问集注》（张志聪）：此申明水邪之直伤于肺者，由土崩而水泛也。脾气不守，土坏而不能制其水矣。胃气不清，水邪之入于胃矣，胃矣，胃气伤故经气不为使。真脏者，脾肾之脏真也。坏决者，土坏而水决也。胃主经脉，水入于胃，是以经脉傍绝，五脏主藏精者也。土分王于四脏，土气不守，是以五脏之津液，皆为之漏泄，与《伤寒论》之所谓脾气孤弱，五液注下之义相同。水在胃则呕，在肺则衄，此水邪直伤于胃肺，与鸿渐之循序而冲天者，不相类也。**按：下焦之精水，上通于肺者，失渗入于脾土，土之湿气，上蒸而为云，肺之天气，下降而为雨，乃地天之交泰也。上节论脾气归于阳明，以致水随气而亦走经脉，此言脾气不守，真脏坏决，以致水邪直上，二者皆失天地自然之道。**

（2）《素问悬解》（黄元御）：夫伤肺者，脾气陷而不守，胃气逆而不清，脏腑倒置，则经气不为所使，正脏坏决于内，经脉傍绝于外，五脏漏泄，不衄则呕，由肺金失敛，是以上溢，此二者一为上逆，一为下陷，不相类也。天有文，地有理，以不类为类，曾如上穷九天，以至无形，下穷九地，以至无理。幽明异象，白与黑相去远矣。

（3）《黄帝内经素问直解》（高士宗）：伤肺者，气不荣经，必经气不为使。经气不为使，则真脏坏绝矣。经气不便，必至经脉旁绝。脾气不守，必至五脏漏泄。经脉旁绝，五脏漏泄，其病不衄则呕。由此言之，则绝脾伤肺，二者不相类也。不相类而妄类之，譬如天之无形而求以形，地之无里而求以里。无形求形，无里求里，不相类而妄类之，是白与黑，相去远矣。相去既远，非子之过，是失吾过矣，以子知化之冥冥，循上及下之道，故不告子，明乎引申比类从容，则神化无方，不拘于诊，是以名曰诊轻，犹言从容中道：至于神化，则诊可轻，必如是，始谓从容之至道也。

（4）《黄帝内经素问吴注》（吴崑）：此明伤肺之候。肺主气，卫捍于外，脾主血，营守于中，故肺有乾象，脾有坤象。若肺气有伤，则皮毛疏泄，脾气居中，亦何以自守。肺主治节，布清肃之令，行营卫，通阴阳，肺伤则失其令，故胃气不清，亡其治节，故经气不为使。真脏之气坏决，则经脉傍绝。一有傍绝坏决，则五脏真元由之漏泄，越于上窍，不衄血于鼻则呕血于口。二指脾肺二端而言，言脾与肺各显其候，不相类也。

（5）《黄帝内经素问注证发微》（马莳）：试以伤肺言之。肺金受伤，土气被窃，故脾不能守而胃不能清，肺经经脉之气不为所使，其真脏已坏，经脉傍绝，肺为脏长，五脏气泄，不为衄而出于鼻，则为呕而出于口，比之伤脾大不同也。

（6）《类经》（张景岳）：此明伤肺之候也。肺金受伤，窃其母气，故脾不能守。人受气于谷，谷入于胃，以传于肺，肺病则谷气无以行，故胃不能清。肺者所以行营卫、通阴阳，肺伤则营卫俱病，故经气不为使。真脏，言肺脏也。肺脏损坏，则治节不通，以致经脉有所偏绝，而五脏之气皆失其守，因为漏泄，故不衄血于鼻，则呕血于口。此其在脾在肺，所本不同，故二者不相类也。**愚按：人有五脏，曰心肺肝脾肾，皆为阴也。本篇发明三阴为病之义，独不及心肝二脏者，盖心为君主，邪不可伤，伤则死矣，不待言也。肝为将军之官，木气多强，故于篇首但言脾肝肾相似之脉，土木水参居之理，亦不详言其病也。舍此二者，则肾为脏精之本，肺为脏气之本，脾为水谷之本。水病则及肺，金病则及脾，盗母气也；土病则败及诸脏，失化生之原也。凡犯三阴亏损者，皆在此三脏耳，三脏俱伤，鲜能免矣。故圣帝特言于此，学者当深察其义。**

第十六节　素问·方盛衰论第八十

经要·肺气虚则使人梦见白物

◎ **原文**

三阳绝，三阴微，是为少气。是以肺气虚，则使人梦见白物，见人斩血藉藉，得其时则梦见兵战。

◎ **注疏**

（1）《黄帝内经素问集注》（张志聪）：绝者，阳不与阴合也。五脏之阴气，不得阳气以和之，则三阴微，而五脏之气少矣。白物，金之象也。斩血，刑伤也。藉藉，狼藉也。得其时，谓得其秋令之时。则梦见兵战，盖得时气之助，而金气盛也，此先言秋冬而后言春夏，意谓天地之气，寒来则暑往，暑往则寒来，日月运行。

（2）《素问悬解》（黄元御）：夫求阳不得，是三阳绝也；求阴不审，是三阴微也。阳绝阴微，是为少气，何谓有余耶？少气者，阴阳俱亏，二气不交，最易发展。少气之厥，微者神魂飞荡，令人妄梦，其极则阴阳逆乱，至于昏迷。厥逆无知者，气乱而神迷也。

盖精魄阴也，其性敛藏；神魂阳也，其性发越。神魂发越则人寤，精魄敛藏则人寐。平人寐后，神魂敛藏于精魄之中，动变为静，是以梦少；少气之家，阴虚不能抱阳，阳弱不能根阴，身虽卧寐而神魂失藏，浮荡无归，是以多梦。人之阴阳水火，虽虚实不同，而醒时不觉，气血动而精神扰也。寐后血气宁静，独能觉之，于是心随气变，想逐心移，境自心生，形从想化，随其脏腑虚实，结为梦幻。喜怒悲惧，生杀予夺，飞沉荣悴，声色饮食，万状纷纭，不可殚述，皆其脏气使之也。

人身有寐，人心常醒，醒则思，思则梦，梦者，身寐而心不寐也。思有繁简，梦有少多，虽缘心君之静躁不一，而实关中气。中气者，阴阳升降之原，精神交济之枢也。中气虚败，水火失交，土郁思动（脾主思），多梦所由来也。此皆五脏气虚，阳气有余，阴气不足之故。

五脏气虚者，水虚则不上济，火虚则不下根，金虚则不左交，木虚则不右并，土虚则不能媒合四象，攒聚五行也。阳气有余者，阳泄而不归也，阴气不足者，阴驰而不守也。阳有余于上，而下则不足；阴不足于上，而下则有余。总之，阴阳离决，均是虚也。

（3）《黄帝内经素问直解》（高士宗）：是以少气之，犹之令人妄梦，推其极而至于昏迷，此三阳之气，不能下交，是三阳绝也。三阴之气，不能环复，是三阴微也。阳绝阴微，是为少气之厥，非有余之谓也。

藉，音习。承上文安梦至迷之意，伸言五脏气虚，则有五脏之梦也。梦见白物，斩血藉藉，肺气虚矣。得其时者，气将复也。兵战，则肺气将伸矣。

（4）《黄帝内经素问吴注》（吴崑）：少阴之气，少有厥逆，则令妄梦，若厥气极盛，则令人迷乱昏昧。绝，谓绝阳无阴也。微，谓微茫无阳也。阴阳不相流贯，是为少气不足以息。金色白，故梦白物，金主杀伐，故梦斩血兵战。藉藉，积尸状。时，秋时也。

（5）《黄帝内经素问注证发微》（马莳）：此言少阴之厥，乃阴气不足，当为热厥。惟有阴气之虚，令人妄梦昏迷，盖以三阳之气阻绝，三阴之气甚微故也。是故五脏者阴也，阴气虚则妄梦，形如肺气虚，则肺属金，梦见白物者，金之色也。见人斩血藉藉者，金之用也。藉藉，众多也。若得秋之时，而金旺助肺，则衰犹未甚，梦见以兵相战，其脏气实不安也。

（6）《类经》（张景岳）：三阳隔绝则阴亏于上，三阴微弱则阳亏于下，阴阳不相生化，故少气不足以息。此下言五脏阴虚之梦兆也。肺虚者梦白物，金色白也。斩者，金之用也。虚者必怯，故凶人斩血藉藉，多惊惕也。得金王之时也。

第十七节　灵枢·经脉第十

经要·手太阴气绝则皮毛焦

◎ **原文**

手太阴气绝则皮毛焦，太阴者，行气温于皮毛者也，故气不荣则皮毛焦，皮毛焦则津液去皮节，津液去皮节者，则爪枯毛折，毛折者则毛先死，丙笃丁死，火胜金也。

◎ **注疏**

（1）《黄帝内经灵枢集注》（张志聪）：皮脉肉筋骨，脏腑之外应也。脏腑者，雌雄之内合也。阴阳六气，本于脏腑之五行所生，气先死于外，而后脏腑绝于内也。手太阴之气，主于皮毛，是以太阴气绝则皮毛焦。手太阴主气，气主熏肤泽毛。故太阴者，行气温于皮毛者也，是以气不营则皮毛焦。津液者，随三焦出气，以温肌肉，淖泽于骨节，润泽于皮肤，气不营则津液去皮节矣，津液去皮节，则爪枯毛折矣。"毛先死"者，手太阴之气，先绝于外也。"丙笃丁死"，肺脏之气死于内也。

（2）《灵枢悬解》（黄元御）：肺主皮毛，肺气绝则毛先死。皮节，《难经》作皮节伤。肺藏气，气化津，津枯皮槁，故焦卷如竹节也。

（3）《黄帝内经灵枢注证发微》（马莳）：此言肺绝之证候死期也。肺经之荣在毛，合在皮，正以肺主气，行气以温于皮毛，惟气绝而不荣，则皮毛焦者宜也，是皮焦之津液亦去，而爪枯毛折，不特皮毛之焦而已。故病至毛折，其毛已死。火日克金，死可必矣。

（4）《类经》（张景岳）：手太阴者，肺也。肺主皮毛，故其气绝，则津液去于皮节而证在爪枯毛折也。肺金畏火，故危于丙丁。

◎ **述评**

"肺主皮毛"理论在众多经典医籍中有记载。如《素问·痿论》提出"肺主身之皮毛"，《素问·五脏生成》中有"肺之合皮也，其荣毛也"，《素问·经脉别论》有"食气入胃，浊气归心，淫精于脉，脉气流经，经气归于肺，肺朝百脉，输精于皮毛"的记载。中医学认为肺与皮毛关系密切。"肺主皮毛"的本质是肺能够散布精气至腠理，使肌肤柔润，毛发光泽，同时还能宣散卫气抵御外邪，调控腠理的开阖。皮毛为身之表，是皮肤、黏膜及附属器官（汗腺、毛发）的统称，是人体保卫肌体、抵御外邪的屏障，也是协同肺进行呼吸、排汗的重要器官组织。《医经精义》有"皮毛属肺，肺多孔窍以行气，而皮毛尽是孔窍，所以宣肺气，使出于皮毛以卫外也"，反映了肺与皮毛在生理上相辅相成，在病理上相互影响。

现代科学也已从胚胎学角度证实肺和皮毛都起源于外胚层，二者的生理病理变化具有相通性。穴位敷贴治疗哮喘为"肺主皮毛"理论应用的一个重要体现。《理瀹骈文》云："外治之理即内治之理，外治之药，亦即内治之药，所异者，法耳……皮肤隔而毛窍通，不见脏腑恰直达脏腑也。"鲁宗民等通过观察穴位敷贴对哮喘小鼠皮肤及肺组织的瞬时受体电位香草酸亚型1（TRPV1）表达的影响，探讨穴位敷贴治疗哮喘潜在的作用机制，研究发现，穴位敷贴可能是通过刺激皮肤组织中TRPV1的表达来抑制肺组织内TRPV1的水平，进而降低肺内炎性反应，改善气道重塑，减小气道阻力以治疗哮喘。而"肺主皮毛"理论的物质基础可能与TRPV1具有相关性。

《金匮翼·咳嗽统论》记载："风寒诸气，先自皮毛而入，皮毛者，肺之合也，皮毛受邪，内从其所合则咳者，自外而入者也。"指出皮毛与肺相合，外邪易引起机体内伤的机制。同样，若皮毛发生过敏性疾病，也易累及肺。有研究显示，1岁时患特应性皮炎（atopic dermatitis，AD）的儿童，3岁时发生过敏性哮喘的概率增加7倍以上。对352篇文献（其中144篇为动物实验）进行的系统综述也证明了皮肤暴露会促进过敏性哮喘的发生。

肺者，应天之脏，皮毛者，与天地之气相接，肺与皮毛二者在形体上一脉相承，可谓肺是内延的皮肤，皮肤是外展的肺。周光将皮肤的生理状态及功能表现，高度概括为疏泄与润泽两大方面。皮毛与肺相连，并受肺的主宰，故皮毛的疏泄与润泽与肺紧密相连，皮毛的疏泄包含皮肤的通透和开阖的生理状态与功能表现，主要受肺气或肺的宣发的调控。皮毛的润泽包含气、血、津、液敷布及濡润的生理状态，主要受肺朝百脉、主治节或肺气调节营卫的影响。肺在生理上参与皮毛的调节，营卫和脉络是肺调节皮毛生理状态和功能表现的关键环节，其中"营卫"由脏腑所化生，参与调节和维护皮毛生理状态和功能表现，肺调节"营卫"的运行。肺朝百脉，脉络是肺敷布营卫气血津液，濡润与调节皮毛的主要通道。《素问·气穴论》云："孙络三百六十五穴会……以通荣卫。"提到脉络是贯通营卫的通道。吴以岭"脉络论"理论体系的创立对阐明脉络对皮毛的疏泄与润泽作用奠定了理论基础。"肺-皮毛"功能轴对皮毛调节起关键作用，"肺-皮毛"功能轴失调是皮毛疏泄、润泽功能障碍的一个主要原因，如临床一些皮肤病患者常伴有肺系症状。"肺-皮毛"功能轴是以营卫作为物质基础，以脉络作为调节路径，以宣肺、通络、润肤作为治法的完整性理论架构，其理论内涵丰富，是周光对古典文献的挖掘及既往学者研究的概括，理论阐释清晰，层次分明，对临床皮肤病的治疗具有指导性，为当前中医外科学皮肤病的辨证及治疗提供理论基础。

现代学者对肺与皮毛的生理、病理关系亦有研究。肺与皮毛都参与呼吸运动，共同调节体温及免疫功能。从参与呼吸运动的角度来说，肺与皮毛同源同功，欧阳兵认为，肺是进化过程中适应内呼吸运动而产生的"皮毛"，肺与皮毛共同主持呼吸功能，完成呼吸运动。陈震霖从动物进化发展的不同阶段反映肺与皮毛的密切关系，指出在没有肺的生命物质中，身体皮肤表层是实现气体交换的主要场所；在有肺的低等动物和高等哺乳动物中，肺与皮肤共同完成人体的呼吸运动及散热功能。西医学研究认为，呼吸黏膜和皮肤均具有免疫屏障的共性。皮肤具有多种免疫相关细胞，分泌多种免疫因子，参与机体的各种免疫反应，作为重要的免疫器官，发挥免疫监视及机械屏障的作用。肺及气道的免疫防御机制与皮肤组织的免疫作用都属于免疫系统，在机体抵御病原的过程中，两者起到至关重要的作用。李浩认为"皮毛"不特指皮肤毛发，在用于抵抗外邪侵袭时与肺及气道黏膜相似，相当于呼吸道的免疫防御机制。皮毛和肺两者任何一方的病变都可影响另一方，例如湿疹性皮炎，患者在发病前常有肺疾患；间质性肺疾病易合并多发性肌炎或皮肌炎等。故肺系疾病可反映皮肤的病变，同样，皮肤疾病可导致肺部疾病。因此，根据肺与皮毛之间的作用关系，可以使用治未病手段防治肺系疾病。

魏攀从以下四个方面来探讨和论述肺与皮肤的内在联系：①肺在体温调节中与皮肤的协同关系，肺与皮肤是调节体温的重要器官。②在气体代谢中肺与皮肤的协同关系。③肺在血液循环调节中与皮肤的协同作用。④肺在机体防御系统中与皮肤的协同作用。肺和皮肤都具有同外界直接接触的广阔表面积，经常遭受外环境各种因素（物理的、化学的、生物的因子）的侵袭，故皮肤、呼吸道和消化道被称为人体第一道防线。现代组织生理学指出，肺与皮肤具有较强的防御免疫作用。总之，无论是从现代生理、生化及病理生理方面，还是从中医理论方面，均认为肺与皮毛在生理上有着密切的联系，而且在病理上也相互影响。

第十八节　灵枢·五乱第三十四

经要·气乱于肺，则俯仰喘喝，接手以呼

◎ **原文**

黄帝曰：何谓逆而乱？岐伯曰：清气在阴，浊气在阳，营气顺脉，卫气逆行，清浊相干，乱于胸中，是谓大悗。故气乱于心，则烦心密嘿，俯首静伏；乱于肺，则俯仰喘喝，接手以呼；乱于肠胃，是为霍乱；乱于臂胫，则为四厥；乱于头，则为厥逆，

头重眩仆。

◎ **注疏**

（1）《黄帝内经灵枢集注》（张志聪）：夫循脉之营卫宗气，从胸而上出于心肺，顺脉而行，以营四末，内注五脏六腑，以应刻数。其营卫相随，昼行阳而夜行阴者，与脉逆行，从头注于臂胻，以行三阳之分，夜则内行脏腑之阴，与营行脉中，卫行脉外之气不相干也。所谓"清浊相干"者，循脉之营卫，与行阴行阳之营卫相干，是以乱于胸，乱于心肺，及乱于肠、胃、臂、胻、头也。**眉批：若卫气并脉循行，则为肤胀矣。胸与心肺、臂胻，乃经脉外内之营卫所行之处。**

（2）《灵枢悬解》（黄元御）："清气在阴"，陷而不升也。"浊气在阳"，逆而不降也。闷者，气乱而不清也。"接手以呼"，以手扪心也。"四厥"，四肢厥逆也。（四肢寒冷，谓之厥逆。）厥逆头重眩仆，浊气逆升而不降也。

（3）《黄帝内经灵枢注证发微》（马莳）：此言人有五乱，而诸证各有所见也。夫脉与四时而相合，夫是之为顺也。惟清气宜升，当于阳，反于阴；浊气宜降，当在于阴，而反在于阳。营气阴性精专，固顺宗气以行于经隧之中；卫生阳性剽悍滑利，宜行于分肉之间。今昼未必行于阳经，夜未必行于阴经，其气逆行，乃清浊相干，乱在胸中，是之谓大闷也。故气乱于心，或乱于肺，或乱于肠胃，或乱于臂胻，或乱于头，各有其证候者如此。

（4）《类经》（张景岳）：清气属阳而升，在阴则乱。浊气属阴而降，在阳则乱。营气阴性精专，行常顺脉。卫气阳性剽悍，昼当行阳，夜当行阴。若卫气逆行，则阴阳相犯，表里相干，乱于胸中而为悗闷，总由卫气之为乱耳。悗，母本切。气乱于内者，上则在心肺，下则在肠胃也。嘿，默同。俛，俯同，又音免。气乱于外者，下在于四肢，上在于头也。

第十九节　灵枢·病传第四十二

经要·病先发于肺之传

◎ **原文**

黄帝曰：大气入脏奈何？岐伯曰：病先发于心，一日而之肺，三日而之肝，五日而之脾，三日不已，死，冬夜半，夏日中。

病先发于肺，三日而之肝，一日而之脾，五日而之胃，十日不已，死，冬日入，夏日出。

诸病以次相传，如是者，皆有死期，不可刺也；间一脏及二三四脏者，乃可刺也。

◎ 注疏

（1）《黄帝内经灵枢集注》（张志聪）：此论大邪入脏，传于其所不胜而死。盖五脏秉五方五行之气而生，故生于相生，而死于相胜也。病先发于心，一日而传之肺，三日而传之肝，五日而传之脾，皆逆传其所不胜，再至三日不已而死。夫心为火脏，冬主水，夏主火，冬夜半者，水胜而火灭也。夏日中者，亢极而自焚也。

杨元如曰：按《素问·玉机真脏论》病入于五脏，逆传于所胜，尚可按、可浴、可药、可灸以救之，故曰三日不已死，谓邪入于脏，犹有可已之生机。故首言导引、行气、跷摩、灸熨、刺焫、饮药，末言诸病以次相传者，皆有死期，不可刺也。盖邪在于形层者宜刺，入于脏者，只可按摩、饮药以救之。圣人救民之心，无所不用其极。

杨元如曰：肺主气，日出而气始隆，日入而气收引。冬日入者，气入而绝于内也；夏日出者，气出而绝于外也。**按：只言冬夏而不言春秋者，四时之气，总属寒暑之往来，夜半日中，阴阳之分于子午也；日出日入，阴阳之离于卯酉也。病传之一、三、五日者，乃天之奇数，盖五脏生于地之五行，而本于天干之所化。**

《玉机真脏论》曰：五脏相通，移皆有次，五脏有病，则各传其所胜。病之且死，必先传行，至其所不胜病乃死。故如是者，乃逆传其所胜，皆有死期，不可刺也。如间一脏者，乃心传之肝，肺传之脾，子行乘母也；间二脏者，心传之脾，肺传之肾，乃母行乘子，子母之气互相资生者也。间三脏者，心传之肾，肺传之心，从所不胜来者，为微邪也。

（2）《灵枢悬解》（黄元御）："冬夜半"，水旺火败也。"夏日中"，火胜无制也。"冬日入"，金旺水生也。"夏日出"，木旺生火也。此与《素问·标本病传论》大略相同。

（3）《黄帝内经灵枢注证发微》（马莳）：大气入脏者，即《素问·标本病传论》之所谓病传也。（《标本病传论》云：肺病喘咳，三日而胁支满痛；一日身重体痛；五日而胀；十日不已死。冬日入，夏日出。）此言邪气入肺，而有相传之死期也。病先发于肺，其证当为喘为咳。过三日，则金来乘木，传之于肝，其证当胁支满痛。又一日，则四日矣，木来乘土，传之于脾，其证当身重体痛。又五日，则九日矣，脾邪乘胃，其证当为胀。又十日，则十九日矣，其病不已则死。但冬之日入在申，时虽属金，金衰不能扶也，故冬死于日入。夏之日出在寅，木旺火生，肺气已绝，非火盛而死，故夏死于日出也。

（4）《类经》（张景岳）：病发于心而传于肺，火乘金也。三日而金复乘木，故传之肝也。五日而木复乘土，故传之脾也。再三日而邪气不退，其甚则死。冬月夜半，水王之极也。夏月日中，火王之极也。心火畏水，故冬则死于夜半。阳邪亢极，故夏则死于日中，盖衰极亦死，盛极亦死，有所偏胜，则有所偏绝也。五行之气，无不皆然，下文之义皆仿此。

自肺而肝，自肝而脾，皆传所胜也。自脾而胃，表里相传也。肺邪王于申酉，故冬则死于日入。金气绝于寅卯，故夏则死于日出。

第二十节　灵枢·本脏第四十七

经要·肺与大肠之变应者

◎ **原文**

　　肺小则少饮，不病喘喝；肺大则多饮，善病胸痹喉痹逆气。肺高则上气，肩息咳；肺下则居贲迫肺，善胁下痛。肺坚则不病咳上气；肺脆则苦病消瘅易伤。肺端正则和利难伤；肺偏倾则胸偏痛也。

　　凡此二十五变者，人之所苦常病。

　　白色小理者，肺小；粗理者，肺大。巨肩反膺陷喉者肺高，合腋张胁者肺下。好肩背厚者肺坚，肩背薄者肺脆。背膺厚者肺端正，胁偏疏者肺偏倾也。

　　黄帝曰：愿闻六腑之应。岐伯答曰：肺合大肠，大肠者，皮其应。心合小肠，小肠者，脉其应。肝合胆，胆者，筋其应。脾合胃，胃者，肉其应。肾合三焦膀胱，三焦膀胱者，腠理毫毛其应。

　　黄帝曰：应之奈何？岐伯曰：肺应皮。皮厚者大肠厚，皮薄者大肠薄。皮缓腹里大者大肠大而长，皮急者大肠急而短。皮滑者大肠直，皮肉不相离者大肠结。

　　黄帝曰：厚薄美恶皆有形，愿闻其所病。岐伯答曰：视其外应，以知其内脏，则知所病矣。

◎ **注疏**

　　（1）《黄帝内经灵枢集注》（张志聪）：按《邪气脏腑病形》篇"五脏脉，微小为消瘅"。盖五脏主藏精者也，五脏脆弱，则津液微薄，故皆成消瘅……肺主通调水道，故小则少饮，大则多饮。肺居胸中，开窍于喉，以司呼吸，故小则不病喘喝，大则善病胸痹、喉痹。肺主气，故高则上气息肩而咳也。贲乃胃脘之贲门，在胃之上口，下则肺居贲间而胃脘迫肺，血脉不通，故胁下痛，胁下乃肺脉所出之云门中府处也。肺坚则气不上逆而咳。肺脆则苦病消瘅，而肺易伤也。肺藏气，气舍魄，肺端正则神志和利，邪不能伤。肺偏倾则胸偏痛也。肺居肩膺之内，胁腋之上，故视其肩背膺腋，即知肺之高下，坚脆，偏倾。

　　倪冲之曰：肺属天而华盖于上，背为阳而形身之上也，故肺俞出于肩背。

　　朱永年曰：《脉要精微论》云：尺内两旁则季胁也，尺外以候肾，尺里以候腹中。推而外之，内而不外，有心腹积也。推而内之，外而不内，身有热也。盖形身之上下，即脏腑所居之外候也。

倪氏曰：五脏为阴，六腑为阳，脏腑雌雄相合，五脏内合六腑，六腑外应于形身，阴内而阳外也。故视其外合之皮脉肉筋骨，则知六腑之厚薄长短矣。肾将两脏，一合三焦，一合膀胱。五脏内合六腑，外应于皮脉肉筋骨，是以肺应皮，而皮厚者大肠厚，皮薄者大肠薄，脏腑之形气，外内交相输应者也。六腑内合五脏，外应于皮肉筋骨，故视其外应，以知其内脏，则知其所病矣。盖六腑之厚薄缓急大小而为病者，与五脏之相同也。

（2）《灵枢悬解》（黄元御）："悗"，闷也。"居贲迫肺"，谓居处逼窄，不能顺降，宗气贲逆，迫于肺脏也。"巨肩反膺陷喉"，肩大胸高而喉缩也。"合腋张胁"腋合而胁张也。六腑合于五脏，其应亦同也。"肺应皮"，皮即大肠之应也。外有何应，则病在何脏也。

（3）《黄帝内经灵枢注证发微》（马莳）：肺有善恶吉凶也。肺之高者，则病上气，竦肩而息，及为咳嗽。消瘅者，消渴而瘅热也。欲知肺之善恶吉凶，当验之色理、肩背、膺胁、喉胁之类也。此言视其外之所应，而可以知其内之所病也。

（4）《类经》（张景岳）：喘喝，气喘声急也。肩息咳，耸肩喘息而咳也。居当作苦，肺下则气道不利，故苦于贲迫而胁下痛也。胸前两旁为膺，胸突而向外者是为反膺。肩高胸突，其喉必缩，是为陷喉。合腋张胁者，腋敛胁开也。胁偏疏者，胁骨欹斜而不密也。肺本合皮，而大肠亦应之，心本合脉，而小肠亦应之，胆胃皆然，故表里之气相同也。惟是肾本合骨，而此云三焦膀胱者腠理毫毛其应何也？如《五癃津液别》篇曰：三焦出气以温肌肉、充皮毛，此其所以应腠理毫毛也。肾合三焦膀胱义，见《本类》前三。

此下皆言六腑之应。肺与大肠为表里，肺应皮，故大肠府状，亦可因皮而知也。不相离者，坚实之谓。外形既明，内藏可察，病亦因而可知矣。所谓病者，如上文二十五变之类皆是也。

第二十一节　灵枢·禁服第四十八

经要·寸口大人迎三倍而躁，在手太阴

◎ **原文**

雷公曰：愿闻为工。黄帝曰：寸口主中，人迎主外，两者相应，俱往俱来，若引绳大小齐等。春夏人迎微大，秋冬寸口微大，如是者名曰平人。

寸口大于人迎一倍，病在足厥阴，一倍而躁，在手心主。寸口二倍，病在足少阴，二倍而躁，在手少阴。寸口三倍，病在足太阴，三倍而躁，在手太阴。盛则胀满寒中

食不化，虚则热中出糜少气，溺色变。紧则痛痹，代则乍痛乍止。盛则泻之，虚则补之，紧则先刺而后灸之，代则取血络而后调之，陷下则徒灸之，陷下者，脉血结于中，中有著血，血寒，故宜灸之，不盛不虚，以经取之。寸口四倍者，名曰内关，内关者，且大且数，死不治。必审察其本末之寒温，以验其脏腑之病。

◎ 注疏

（1）《黄帝内经灵枢集注》（张志聪）："愿闻为工"者，愿闻血气之相应，而后明合一之大道。是由工而上，上而神，神而明也。寸口主阴，故主中；人迎主阳，故主外。阴阳中外之气，左右往来，若引绳上下齐等。如脉大者，人迎气口俱大；脉小者，人迎气口俱小。春夏阳气盛，而人迎微大，秋冬阴气盛，而寸口微大。如是者阴阳相应，是谓平人。若不应天之四时，而更偏大于数倍，是为溢阴溢阳之关格矣。此论三阴三阳之气，而应于人迎气口之两脉也。

高子曰：人迎气口，谓左右两寸口，所以分候阴阳之气，非寸关尺三部也。若以三部论之，则左有阴阳，而右有阳阳矣。

夫在天苍、黅、丹、素、玄之气，经于十干之分，化生地之五行。地之五行，上呈天之六气，六气合六经，五行生五脏，是六气本于五脏之所生。故阴气太盛，则胀满寒中；虚，则热中，出糜，尿色变。气从内而外，由阴而阳也。是以候人迎气口，则知阴阳六气之盛虚，内可以验其脏腑之病，阴阳外内之相通也。夫痛痹在于分腠之气，分腠者，皮肤脏腑之肉理。故病在阳者，取之分肉；病在阴者，先刺而后灸之。

眉批： 陷于脏腑募原之肉里者，宜灸。盖灸者，所以启在内在下之气也。代则气分之邪，交于脉络，故先取血络，而后饮药以调之。"陷下则徒灸之"，盖言气陷下者宜灸，今入于脉中，又当取之于经矣。如陷于脉而宜灸者，乃脉受络之留血而陷于中，中有著血，血寒，故宜灸。若气并于血，又非灸之所宜也。

此盖因气之盛虚，病之外内，以证明血气之有分、有合、有邪病、有和调，反复辨论，皆所以明约束之道。所谓邪病者，中有着血，犹囊满而弗约，则输泄矣。和调者，气并于血，神与气俱，浑束为一，阴阳已和，则欲安静，毋用力烦劳，不可灸也。

朱永年曰：本经中论人迎寸口大一二三倍之文凡四见，其中章旨不同，学者各宜体会。若仅以三阴三阳论之，去经义远矣。马氏以六气增注脏腑，更为蛇足。

（2）《灵枢悬解》（黄元御）："溢阴为内关"，阳盛于内，阴气绝根而关闭于外也，故死不治。"以经取之"，以经常之法取之，谓之经治。

（3）《黄帝内经灵枢注证发微》（马莳）：此言寸口、人迎之脉各有所主，而合四时者为无病也。寸口者，居右手寸部，即太渊穴，去鱼际一寸，故曰寸口；以其为脉气之所会，故又曰脉口，又曰气口。寸口主中，乃足手六阴经脉所见也。人迎者，居左手寸部。盖人迎乃足阳明胃经之穴名，而其脉则见于此，故即以人迎称之，以胃为六腑之先也。人迎主外，故左关为东、为春，左寸为南、为夏，所以谓左寸为外，凡足手六阳经之脉必见于此。右寸为秋、为西，右关为中央、为长夏，其两尺则为北、为冬，所以谓右寸为内，凡足手六阴经之脉必见于此。然寸口之脉在内而出于外，人迎之脉在外而入于内，即如人迎一动为足少阳胆经，寸口一动为足厥阴肝经，则肝与胆相为表里，而一出一入，两经本相应也。（余经表里，可以类推，见下文。）故俱往俱来，若引绳齐等，而春夏之时则人迎比寸口之脉为微大，秋冬之时则寸口比人迎之脉为微大，乃为平和无病之人也。盖日微大，则是平和之脉耳。

此言口大于人迎之脉，可以验足手六阴经之病，而有治之之法也。寸口较人迎之脉大者一倍，则病在足厥阴肝经；若一倍而躁，乃手厥阴心包络经有病也。较人迎之脉大者二倍，则病在足少阴肾经；若二倍而躁，乃手少阴心经有病也。较人迎之脉大者三倍，则病在足太阴脾经；若三倍而躁，乃手太阴肺经有病也。其各阴经之脉，盛则为胀满，其胃中必寒，而食亦不化；虚则其中必热，而所出之糜亦不化，且气亦少，溺色亦必变也。脉紧则为痛痹，脉代则为乍痛乍止。然所以治之者，盛则分经以泻之；虚则分经以补之；紧则取其痛痹之分肉在于何经，先刺而后灸之；代则取其血络，使之出血，及饮药以调之；脉陷下者，则徒灸之。（徒，但也。）脉既陷下，则血结于中，中有着血，血结，故宜灸之。若不盛不虚，则以本经取之，或用药，或用针，或用灸，名之曰经刺也。（义见上节。）夫治法固已如此。及夫寸口之脉大于人迎者四倍，且大且数，则阴经甚盛，名曰内关。内关者，闭六阳在外，而使之不得以入于内也，其证当为死不可治。凡此者，必宜审按其本末，及察其寒热，以验其脏腑之病可也。

（4）《类经》（张景岳）：人迎寸口，相为表里，故上文云人迎一倍，病在足少阳，此云寸口一倍，病在足厥阴，胆与肝为表里也。一倍而躁，人迎在手少阳，寸口在手心主，三焦包络为表里也。凡后二倍三倍表里皆然。

此言寸口脉也。盛则外实中虚，故为胀满、寒中、食不化。虚则真阴不足，故为热中、出糜、少气、溺色变。糜，谓泄泻糜烂之物。紧则为寒，故宜先刺后灸，欲其经易通，寒易去也。脉陷下者，以寒著于血，而血结为滞，故宜灸之也。代则取血络及不盛不虚义见上文。

第二十二节　灵枢·行针第六十七

经要·重阳之人，心肺之脏气有余也

◎ **原文**

岐伯曰：重阳之人，其神易动，其气易往也。黄帝曰：何谓重阳之人？

岐伯曰：重阳之人，熇熇高高，言语善疾，举足善高，心肺之脏气有余，阳气滑盛而扬，故神动而气先行。

◎ **注疏**

（1）《黄帝内经灵枢集注》（张志聪）：此言重阳之人，神气之易行也。夫五脏内合五行，外合五音，三阴之所主也。心肺居上为阳，肝肾脾居下为阴，阴中之有阳也。重阳之人者，手足左右太少之三阳，及心肺之脏气有余者也。熇熇高高，手三阳之在上也。"言语善疾"，阴中之阳在中也。**眉批："言语"，五脏之所发也。**"举足善高"，足三阳之在下也。心藏神，肺主气，心肺之脏气有余，阳气滑盛而扬，故神动而气先行也。**眉批："滑"字，含易散意。**

（2）《灵枢悬解》（黄元御）："熇熇高高"，气高而扬也。

（3）《黄帝内经灵枢注证发微》（马莳）：此承上文，而言神动而气先针以行者，必其为重阳之人也。夫重阳之人，神易动而气易往者何哉？正以熇熇而有上炎之势，高高而无卑屈之心，以言语则善急，以举足凡甚高，其心肺在上之脏气更为有余，而阳气者卫气也，滑盛而扬，故用针之际，其神易动，而气先针而行。然有重阳之人而神不先行者，阳中颇有阴也。凡多阳之人必多喜，多阴之人必多怒，惟此重阳之人而怒亦数有，但比重阴之人则易解耳，故曰颇有阴也。盖以阳中有阴，则阳为阴滞，初虽针人而与阳合，又因阴滞而复相离，其神气不能易动而先针以行也以此。

（4）《类经》（张景岳）：重阳之人，阳胜者也。熇熇，明盛貌。高高，不屈之谓。心肺为二阳之脏，阳气滑盛而扬，故神易于动，气先针而行也。熇，郝、楞二音，又呼木切。

第二十三节　灵枢·邪客第七十一

经要·肺心有邪，其气留于两肘

◎ **原文**

黄帝问于岐伯曰：人有八虚，各何以候？岐伯答曰：以候五脏。黄帝曰：候之奈何？岐伯曰：肺心有邪，其气留于两肘；肝有邪，其气流于两腋；脾有邪，其气留于两髀；肾有邪，其气留于两腘。凡此八虚者，皆机关之室，真气之所过，血络之所游。邪气恶血，固不得住留。住留则伤筋络骨节机关，不得屈伸，故痀挛也。

◎ **注疏**

（1）《黄帝内经灵枢集注》（张志聪）：此言五脏之血气，从机关之虚，出于肤表，与营卫宗气之相合也。《九针》章曰：节之交，神气之所游行出人。两肘、两腋、两髀、两腘，乃关节交会之处，心脏之神气，从此而出，如五脏有邪，则气留于此，而不得布散矣。"正气之所过"，谓五脏之经脉，各从此而经过。**眉批：五脏之血气，各从本经而出**。"邪气住留，则伤经络"，谓邪在于皮肤，留而不去，则伤经络矣。此言机关之室，在于骨节之交，五脏之血气，从此而出于分肉皮肤，不涉于血脉也。故五脏有邪，则气留于此。如外感于邪气恶血，留滞于此，则骨节机关，不得屈伸而病挛也。**眉批：节之交，三百六十五会，络脉之渗灌于诸节者也。言神气从血脉而游于机关之室。**

（2）《灵枢悬解》（黄元御）：八虚皆身之大关节，邪气伏留之所也。

（3）《黄帝内经灵枢注证发微》（马莳）：此明言八虚之可以候五脏也。八虚者，即下两肘、两腋、两髀、两腘之间，由五脏内虚，以致虚邪客之而为病也。肺之经脉，自胸之中府，以人两肘之侠白等穴；心之经脉，自肘上极泉，以行于少海等穴，故肺心有邪，其邪气当流于两肘也。肝之经脉，自足大指之大敦，以行于腋下之期门等穴，故肝有邪，其邪气当流于两腋也。脾之经脉，自足大指之隐白，以行于髀之血海等穴，故脾有邪，其邪气当流于两髀也。肾之经脉，自足心涌泉，以行于腘之阴谷等穴，故肾有邪，其邪气当流于两腘也。凡此八者，皆机关之室，真气之所过，血脉之所游，非邪气恶血可以住留之所，若住留之则经络伤，而骨节机关不得屈伸，其病当为拘挛矣。其始也，由五脏虚而邪气流于八所；其既也，即八所而可以候五脏，故曰八虚可以候五脏也。

（4）《类经》（张景岳）：八虚，即《五脏生成》篇所谓八溪也，是皆筋骨之隙，气血之所流注者，故曰八虚。谓可因八虚以察五脏之病。人之五脏，惟肺与心居于膈上，其经属手，脾肝肾俱在膈下，其经属足，故肺心有邪，乘虚而聚，其气必留于两肘，在肺则尺泽，在心则少海之次。

第二十四节　灵枢·九针论第七十八

经要·精气并肺则悲

◎ 原文

五并：精气并肝则忧，并心则喜，并肺则悲，并肾则恐，并脾则畏，是谓五精之气并于脏也。

◎ 注疏

（1）《黄帝内经灵枢集注》（张志聪）：王子律曰：肺在志为忧，精气并于肝则忧者，所胜之气乘之也。多阳者多喜，心为阳脏，精气并之故喜。经云：神有余则笑不休。精气并于肺，则肺举而液上溢，液上溢则泣出而悲。肾在志为恐，五精气并之，其间有所胜之气乘之，所不胜侮之故恐。土气灌于四脏，而四脏之精气反并于脾故畏，此因脏气虚而余脏之精气并之，皆为病也。《阴阳应象论》曰：心在志为喜，喜伤心；

肾在志为恐，恐伤肾。乃有余而为病，过犹不及也。"

（2）《灵枢悬解》（黄元御）：五精各有所并之脏，乘其虚而相并者也。

（3）《黄帝内经灵枢注证发微》（马莳）：此与《宣明五气》篇亦同，但彼末有云：虚而相并者也。

此言五脏之精气并于所虚之脏也。《阴阳应象大论》曰：肝在志为怒，心在志为喜，肾在志为恐。今肝虚而余脏精气得以并之，则为忧。夫在志为怒，而此曰忧者，以肺气得以乘之也。心虚而余脏精气得以并之，则为喜，盖喜者固其所志，而太过于喜则为病也。肺虚而余脏精气得以并之，则为悲。夫在志为忧，而此曰悲者，忧甚则悲也。肾虚而余脏精气得以并之，则为恐。脾虚而余脏精气得以并之，则为畏，夫在志为思，而此曰畏，以过思则畏胜也。此乃五脏之气虚而相并者也。

《类经》（张景岳）：并，聚也，精气五脏各有所藏也。并于心者，火之气也。气并于心则神有余，故其志为喜。然《本神》篇曰：肺喜乐无极则伤魄，正以心火实而乘肺金也。气并于肺则乘肝而为悲，肝之虚也。脏气有不足，则胜气得相并也。《九针论》曰：五精之气并于脏也。

经要·五劳所伤，久卧伤气

◎ **原文**

五劳：久视伤血，久卧伤气，久坐伤肉，久立伤骨，久行伤筋，此五久劳所病也。

◎ **注疏**

（1）《黄帝内经灵枢集注》（张志聪）：劳，谓太过也。夫四体不劳，则血气不行而为病，是以上古之民，形劳而不倦，盖不可久而太过也。久视损神，故伤血；久卧则气不行，故伤气；脾喜运动，故久坐伤肉；久立则伤腰、肾、胫、膝，故伤骨；行走疲极则伤筋，是五劳而伤五脏所主之形也。

（2）《灵枢悬解》（黄元御）：五劳各有所伤之体。

（3）《黄帝内经灵枢注证发微》（马莳）：此与《宣明五气》篇同。此言五脏久劳各有所伤也。久视者必劳心，故伤血。久卧者必劳肺，故伤气。久坐者必劳脾，故伤肉。久立者必劳肾，故伤骨。久行者必劳肝，故伤筋。

（4）《类经》（张景岳）：久视则劳神，故伤血。《营卫生会》篇曰：血者神气也。久卧则阳气不伸，故伤气。久坐则血脉滞于四体，故伤肉。立者之劳在骨也。行者之劳在筋也。

◎ **述评**

"视""卧""坐""立""行"作为人的基本行为方式，首次在《黄帝内经》中以

"五劳"的形式集体出现，《黄帝内经》早在两千多年前就已经意识到不当的行为方式，会损伤五脏的精气，从而影响人的健康。《素问·宣明五气》中有"久视伤血，久卧伤气……是谓五劳所伤"，第一次提出卧床伤"气"的理论。认为患者久卧伤气，气伤则虚，气血运行受阻，经脉难以疏通，肢体肌肉官窍日趋衰弱，最终导致痰瘀互结，脏腑虚弱。长期卧床，新陈代谢降低，容易造成精神不振，身倦无力，动则气喘的气虚证。中医学认为，阳化气，阴成形；动则生阳，静则生阴。倘若久卧不动，体内阳气生化不足，人就会容易感到疲惫，这便是"久卧伤气"。

1."久卧伤气"文献溯源及病机分析

"卧"字始见于战国，其字形由"臣""人"所构，属于会意字。"臣"在甲骨文中是眼球突出竖目的象形，代表了被征服者趴在地上注视征服者，引申为俯首臣服之意。"卧"中"臣"取其"伏"意，"人"特指人的行为。《说文解字》言："卧，休也，从人臣，取其伏也。"这里指出了"卧"的本意为伏着休息。基于其本意，后世从"伏"与"休息"两个方面出发，各自又衍生出3个含义。从"伏"出发，衍生出代表倒下、平放状态的一系列引申义，例如躺卧；趴伏；放着，平放。从"休息"出发，衍生出代表静止状态的一系列引申义，例如睡眠；寝室；退隐。在"卧"的六个引申义中"躺卧"与"睡眠"是后世典籍中使用最多的两个含义。"久卧"，顾名思义即长时间保持卧床休息的状态。从《黄帝内经》中可以看出"伤气"是"久卧"的直接危害。"久卧"中何为"久"尚未有定论，普遍认为"久卧"泛指长期卧床或不能离床，但详细推敲原文，《素问·宣明五气》承接《素问·脏气法时论》，专篇阐述五脏生理病理变化规律。"久卧伤气"源于五劳所伤范畴，与"卧"相对应的是视、坐、立、行，根据词文平行对仗关系，"久"不能理解为持续或长期，而应指代所有违反人自然生理规律的行为。明代医家李梴在《医学入门》中提道："人徒知久行久立之伤人，而不知久卧久坐尤伤人也。"从文中"久行久立"与"久卧久坐"对应亦可知，"久"非指持续不断，一切违背天人自然的躺卧均可视为"久卧"。

中医学认为，气是人体之根本，气旺则身强寿长。久卧伤气，所伤之气可以大致分为两个层面。一为一身之气；二为脏腑之气，主要涉及肺脾两脏。久卧所伤一身之气，常常会表现出全身性的不适，主要表现为神疲乏力。从中医学角度来看，气为一身之本，健康的身体有赖于气机的调畅，久卧不动，就会使气的正常运行受到影响，气滞不利，造成气耗，而肺主一身之气，日久必累积伤肺，影响肺失宣发肃降的功能，肺气不宣，则无法按时正常地将精微物质布散全身，就会出现神疲乏力的现象。从西医学角度讲，人在睡眠状态时，大脑的睡眠中枢处于兴奋状态，而其他的处于抑制状态，如果睡眠时间过长，睡眠中枢就会产生疲意，而其他中枢又抑制太长时间，恢复较慢，所以人会昏昏沉沉，神疲乏力。

久卧所伤脏腑之气，对肺气的损伤体现在气喘、咳嗽无力等。明代医家吴正伦所著《养生类要》曰："久视伤心损血，久坐伤脾损肉，久卧伤肺损气……"肺气已损就会宣发肃降失司，引起气喘咳嗽等症状。《寿世传真》中记载："久卧伤气，卧时张口散气，合口壅气，故伤气……觉多则魂强，寐久则魄，魂强者生之人，魄壮者死之徒也。"中医学讲五脏藏五志，肝藏魂，肺藏魄，由此可知，久卧甚者，可失命也，可见久卧对人身体的损伤之大。唐代医家王焘《外台秘要》曰："久行伤筋，久视伤心，久坐伤肉，久卧伤皮，久立伤骨。"五脏各有所主，肺在表主皮毛，故久卧伤肺，即伤皮。中医学讲"子盗母气"，肺为金，脾为土，土生金，肺气日久牵连脾气，造成脾气的虚弱，主要表现为久卧泄泻。关于泄泻，明代医家张景岳在《景岳全书·泄泻》中曰："泄泻之本，无不由于脾胃。"久卧泄泻多由久卧导致气机运行失常，影响津液的代谢，而脾主运化水液，使脾气在一定程度上造成损伤，久卧伤及肺气，子盗母气，故进一步加重了脾虚的症状，最终使脾运化失司，引起久卧泄泻。

2. 基于"久卧伤气"理论的相关疾病研究

"久卧伤气"与慢性阻塞性肺疾病（COPD）患者并发坠积性肺炎的关系：①久卧伤气，气伤则虚。经曰"精气夺则虚"，COPD长期卧床患者脏腑功能虚衰，虚则易受邪气侵袭，肺、脾、肾三脏虚衰为COPD患者并发坠积性肺炎的首要条件。②久卧伤气，气伤痰阻。《医宗必读》指出："脾为生痰之源，肺为贮痰之器。"王节斋云："痰之本，肾也。"《黄帝内经素问》曰："诸湿肿满，皆属于脾。"故可知津液的输布及痰饮的生成与肺、脾、肾三脏密不可分，三脏任何一脏功能出现异常，都可出现津液代谢的障碍，导致痰饮的产生。COPD患者自身多脏腑功能虚衰，常有痰饮内伏，平素可无咳痰症状，但若久卧于床，脏腑之气虚衰益甚，则加重津液输布障碍，引动伏痰，加重病情。所以，COPD并发坠积性肺炎患者可见咳痰症状。③久卧伤气，气伤血瘀。心气若不足，则无力推动血液的正常循环，血行缓慢可渐为瘀阻；肺气助心行血，肺气亏虚则血液循行无力；脾气亏虚故统摄无权可导致血液停积体内；肾乃人之先天之本，脾乃人之后天之本，脾肾阳亏，不能温煦经脉或鼓动血脉，则血行易滞。血行不畅，失于温煦，则血脉凝滞，形成瘀血，临床表现为血瘀之象。长期卧床会导致COPD患者血液循环功能减退，故COPD并发坠积性肺炎患者临床可见唇甲青紫、胁下痞块、舌质瘀暗等。④久卧伤气，痰瘀互结。巢元方提出："诸痰者，皆有血脉壅塞，饮水积聚而不消除，故成痰也。"血瘀这一病理产物的出现也会引起痰的生成。瘀血停滞，络脉被阻，则肺气郁闭，从而使肺失宣发、肃降，亦可导致津液失于输布，津液不化，停滞为痰。故COPD并发坠积性肺炎患者临床可见痰瘀互结之症状。

在临床治疗上，苏惠萍等观察COPD患者35例，发现口服益气活血化痰中药制剂可改善COPD患者症状。丁琪等通过治疗观察42例老年COPD患者，发现益气活血可消炎、降黏、扩管，同时可以有效改善患者缺氧及微循环。陈家平以祛痰止咳、润肺滋阴之清肺饮治疗53例坠积性肺炎患者，治愈率91%。张伟等自拟清肺调血汤，清热、豁痰、化瘀相互兼顾，治疗COPD疗效显著。

"久卧伤气"是急重症患者恢复速度慢、预后较差的重要因素之一。翁春球等人基于中医"久卧伤气"理念研究急重症患者的临床管理策略。将 2017 年 1 月—2020 年 5 月医院收治的 220 位急重症疾病患者纳入研究，按照随机数字表法分为观察组和对照组，每组 110 例。所有研究对象均根据临床管理路径进行相应的单病种管理，关注安全管理、风险管理等。观察组基于中医病因学说中的"久卧伤气"理念，为急重症患者制定适当的管理方案，早期调理气机并协助患者进行被动或主动活动。比较两组非计划中断率、不良反应发生率、患者满意度、基础功能恢复时间。分别从多学科合作、部门间有效沟通、工作实效、医务人员满意度方面评价两组管理方案的管理效果。研究者发现，利用中医药管理理念，健运脾胃、化痰祛瘀、补气理气、调畅气机，能够通过辨证论治和整体观，实现机体平衡阴阳、恢复脏腑功能的作用。

此外，急性胃肠功能障碍是急重症患者并发症，59% ～ 62% 的危重症患者会出现至少一种急性胃肠功能障碍的症状，严重影响患者原发病的转归及整体预后。从"久卧伤气"理论可知，急重症患者因被动卧床必会"伤气"，继而发生一系列病变，临床尤以急性胃肠功能障碍发生为主。中医治疗时可从"气"论治。因气无形，故常伴精、血同行，在急剧亡血失精的同时常常发生气随精伤、气随血脱之象。"气机"即气的运动，是保证气行使推动、温养、固摄、气化作用的前提，有升降出入 4 种形式。急性胃肠功能障碍多突然起病，病程较短，联系前文"久卧"非久的概念，"久卧伤气"可认为损伤的主要是"气机"。气机不畅，气的推动功能受损，脾胃运化失常，气血生化无源，久则气血两亏；气失温煦，水液代谢失常聚饮成痰；气失固摄，血溢脉外，阻塞脉络产生瘀血；气化不利，水饮泛溢上逆，最终气机逆乱影响肺脾肾诸脏的生理功能，产生瘀血、痰饮等病理产物。急性胃肠功能障碍中医治疗的过程中应以调畅气机为根本，兼顾活血化瘀、助阳化气、温阳化饮。根据病程长短及患者生理基础，在从"气机"论治急性胃肠功能障碍的过程中要注意辨虚实、定虚滞。张艳虹等人发现，穴位敷贴能够干预卧床患者早期急性胃肠功能障碍，降低其向严重胃肠功能障碍发展的概率并改善其预后，按照治未病思想，当患者需要"久卧"并因此可能出现气机逆乱时，尽早给予相应穴位敷贴能够预防急性胃肠功能障碍的发生。

经要·五邪

◎ 原文

五邪：邪入于阳，则为狂；邪入于阴，则为血痹；邪入于阳，转则为癫疾；邪入于阴，转则为喑；阳入之于阴，病静；阴出之于阳，病喜怒。

◎ 注疏

（1）《黄帝内经灵枢集注》（张志聪）：邪入于阳，则阳盛，阴不胜其阳，则脉流迫疾，并乃狂。又，四肢为诸阳之本，阳盛则四肢实，实则能登高也。热盛于身，则弃衣欲走也。阳盛则使人骂，言不避亲疏也。痹者，闭也，痛也。邪入于阴，闭而不行，则留着而为痹痛矣。夫在外者皮肤为阳，筋骨为阴，故曰病在阳者名曰风，在阴者名曰痹，癫乃重阴，邪入于阳，转入于阴，则为癫疾矣。夫心主言，由肾间之动气而后发，邪入于肾脏之阴，转入于心脏之阳，则为喑矣。阳分之邪而入于阴，则病者静；阴分之邪而出于阳，则善怒。

上节论五脏之气自伤，此论五脏为邪所病。

（2）《灵枢悬解》（黄元御）：五邪各有所乱之部，邪入于阳分则狂，扰其神也；邪入于阴分则痹，阻其血也；邪抟阳经则为颠疾，手足六阳皆会于头也；邪转阴经则为喑哑，手足六阴皆连于舌也；阳邪入之阴经则静，脏气得政也；阴邪出之阳经则怒，长气不遂也。是谓五邪所乱。

（3）《黄帝内经灵枢注证发微》（马莳）：癫，当作颠。喜，当作善。此与《宣明五气》篇同。此言五邪之为病也。邪气不入于阴而入于阳，则阳邪有余而为狂。《生气通天论》曰：阴不胜其阳，则脉流薄疾，并乃狂。邪气不入于阳而入于阴，则阴邪有余而为血痹。《生气通天论》曰：阳不胜其阴，则五脏气争，九窍不通。而按此曰阴阳，乃营气卫气，然阴阳诸经为表为里，其义亦该之矣。《宣明五气》篇曰：抟阳则为颠疾。而此曰邪入于阳转则为癫疾。则癫当为颠，正以阳气上升，故顶颠有疾，如头痛眩晕等证也。《宣明五气》篇曰：抟阴则为疮。而此曰：邪入于阴转则为疮。正以阴为邪伤，则营气不足而为潜也。此曰阴阳者，亦营卫二气也。阳气之邪入之于阴，则其病也能静。阴气之邪出之于阳，则其病也多怒。是乃五邪为病也。

（4）《类经》（张景岳）：邪入阳分，则为阳邪，邪热炽盛，故病为狂。《生气通天论》曰：阴不胜其阳，则脉流薄疾，并乃狂。邪入阴分，则为阴邪，阴盛则血脉凝涩不通，故病为痹。《寿夭刚柔》篇曰：病在阴命曰痹。《九针论》曰：邪入于阴，则为血痹。颠，癫也。邪抟于阳，则阳气受伤，故为癫疾。上文言邪入于阳则狂者，邪助其阳，阳之实也。此言抟阳则为颠疾者，邪伐其阳，阳之虚也。故有为狂为颠之异。《九针论》曰：邪入于阳，转则为癫疾，言转入阴分，故为癫也。邪抟于阴，则阴气受伤，故声为喑哑。阴者，五脏之阴也。盖心主舌，而手少阴心脉上走喉咙系舌本；手太阴肺脉循喉咙，足太阴脾脉上行结于咽，连舌本，散舌下；足厥阴肝脉循喉咙之后上入颃颡，而筋脉络于舌本；足少阴肾脉循喉咙系舌本，故皆主病喑也。《九针论》曰：邪入于阴，转则为喑。言转入阳分则气病，故为喑也……《难经》曰：重阳者狂，重阴者癫。巢元方曰：邪入于阴则为癫。王叔和云：阴附阳则狂，阳附阴则癫。孙思邈曰：邪入于阳则为狂，邪入于阴则为血痹。邪入于阳，传则为癫痓；邪入于阴，传则为痛喑。此诸家之说虽若不同，而意不相远，皆可参会其义。阳敛则藏，故静。阴发则躁，故怒。

第二十五节　灵枢·大惑论第八十

经要·卫气留久于阴而不行，故卒然多卧

◎ **原文**

黄帝曰：其非常经也，卒然多卧者，何气使然？岐伯曰：邪气留于上焦，上焦闭而不通，已食若饮汤，卫气留久于阴而不行，故卒然多卧焉。

◎ **注疏**

（1）《黄帝内经灵枢集注》（张志聪）：此言卫气留于上，而不行于上，则猝然多卧。盖身半以上为阳，身半以下为阴也。"非常经"者，非日行于阳，夜行于阴之经常出入。此因邪气留于上焦，则上焦闭而不通，饮食于胃，则中焦满实，以致卫气久留于下之阴，而不能上行于阳，故猝然多卧也。

（2）《灵枢悬解》（黄元御）："非常经"者，平常不然也。邪留上焦，上焦闭塞，益以食饮，中气愈阻，故卫气久留阴分而不上行，故猝然多卧。

（3）《黄帝内经灵枢注证发微》（马莳）：此言人之所以猝然多卧也。十二经为常经，而阴阳二跷为非常经，故帝云然。然有等猝然多卧者，必有出于二跷之外。伯言上焦者，乃宗气之所积，惟邪气客于上焦，闭而不通，及已食与饮之后，则愈闭矣。其卫气久留于下焦，而不得上升以出，故卫气不出则不精明，而猝然多卧也。

（4）《类经》（张景岳）：非常经者，言其变也，盖以明邪气之所致然者。邪气居于上焦而加之食饮，则卫气留闭于中，不能外达阳分，故猝然多卧。然有因病而不能瞑者，盖以邪于脏，则格拒卫气，不得内归阴分耳。

◎ **参考文献**

[1] 李飞.《金匮要略》咳嗽上气病方证探析［J］. 江苏中医药，2016，48（10）：77-79.

[2] 王新波，王健，张衍鲁，等."上气"临床表现探析［J］. 中国中医基础医学杂志，2019，25（12）：1644-1645.

[3] 关子赫，刘建秋，李敬孝.《金匮要略》"上气"与"肺胀"的相关性探析［J］. 辽宁中医杂志，2018，45（7）：1387-1388.

[4] 张舒雯，贺娟."心肺有病，鼻为之不利"含义解析与临床意义［J］. 现代中医临床，2020，27（6）：42-45.

[5] 朱锦祥，周敏，王睿智，等.中医古籍中治疗嗅觉障碍的用药规律分析［J］. 山东大学耳鼻喉眼学报，2023，37（4）：86-95.

[6] 程康明.心肺同治疗鼻病 [J].中医杂志, 2000, 41 (1): 19–20.

[7] 张晓晶, 王仁忠.浅析"心肺有病, 鼻为之不利"理论的临床意义 [J].亚太传统医药, 2018, 14 (1): 113–115.

[8] 郭萄, 贾国兵, 谢慧, 等.熊大经从"玄府郁闭, 心神不达"论治嗅觉障碍经验 [J].中医杂志, 2023, 64 (2): 124–126.

[9] 王光明, 王志高, 涂成文.鉴古《内经》论咳嗽之病机及证治思想之体会 [J].辽宁中医药大学学报, 2009, 11 (8): 44.

[10] 蒋建云, 王东梅.《内经》咳嗽病因病机探讨 [J].四川中医, 2002, 12 (20): 13–14.

[11] 郭霭春.黄帝内经素问校注语译 [M].天津: 天津科学技术出版社, 1999.

[12] 姜海丽, 范欣生, 陈菲.肺痹病因病机探析 [J].中华中医药杂志, 2017, 32 (11): 4842–4845.

[13] 崔云, 王书臣, 苗青.特发性肺间质纤维化的病因病机思路与探讨 [J].北京中医药, 2012, 31 (2): 112–113.

[14] 李瑞, 张晓梅, 李梦乾, 等.基于三焦"四通膜性管道"探讨类风湿关节炎继发肺间质纤维化治疗 [J].北京中医药大学学报, 2023, 46 (6): 848–852.

[15] 李粟玉.干燥综合征合并肺间质病变的临床特点与中医证型研究 [D].济南: 山东中医药大学, 2023.

[16] 寇蕾雅.益气养阴化痰祛瘀法治疗特发性肺纤维化的 Meta 分析 [D].武汉: 湖北中医药大学, 2023.

[17] 牛铁环.以肺俞穴为主的推拿治疗对改善闭塞性细支气管炎患儿肺功能的临床研究 [D].济南: 山东中医药大学, 2021.

[18] 王桂彬, 普振清, 庞博.析论《黄帝内经》之"痿" [J].北京中医药大学学报, 2023, 46 (5): 634–639.

[19] 樊永平.痿症理论的源流梳理 [J].北京中医药大学学报, 2011, 34 (1): 12–18.

[20] 张致远, 仲云.《素问》辨析二则 [J].黑龙江中医药, 2015, 31 (4): 4–5.

[21] 王尽欢, 刘军彤, 石岩, 等.痿证中医病因病机理论框架结构研究 [J].辽宁中医药大学学报, 2023, 25 (12): 162–165.

[22] 沈秀伟, 王建康, 王杨帆, 等.从"诸气膹郁, 皆属于肺"论治杂病浅析 [J].浙江中医杂志, 2018, 53 (3): 230–231.

[23] 吴巧敏, 王琦, 吴海斌, 等.从"诸气膹郁, 皆属于肺"解读"肺"与"诸气"的动态平衡关系 [J].北京中医药, 2019, 38 (5): 453–455.

[24] 刘超, 董宁, 刘江, 等.从肺论治郁证经验探析 [J].中国中医基础医学杂志, 2021, 27 (6): 1026–1029.

[25] 李晨浩, 靳鑫, 姚睿祺, 等.开宣肺痹法在咳嗽中的应用探析 [J].中华中医药

杂志，2023，38（4）：1481–1484.

［26］吴芹萍，陈静，谢欣，等.从"诸气膹郁，皆属于肺"探讨功能性腹胀从肺论治［J］.亚太传统医药，2021，17（10）：99–101.

［27］王新苗，李杰，朱广辉，等.基于"诸气膹郁，皆属于肺"探讨肿瘤相关抑郁从肺辨治［J］.中医杂志，2021，62（15）：1316–1319.

［28］鲁宗民，秦珊，冯鑫鑫，等.基于"肺主皮毛"理论观察穴位贴敷对哮喘小鼠皮肤及肺中 TRPV1 表达的影响［J］.中国中医基础医学杂志，2023，29（7）：1108–1113.

［29］魏芬，陈宏翔，张颂.用基础研究解释中医"肺主皮毛"理论——对特应性皮炎和过敏性哮喘的新认识［J］.中国皮肤性病学杂志，2022，36（2）：235–238+243.

［30］周光，陈露.中医皮肤"疏泄"与"润泽"理论构架概述［J］.中国中医基础医学杂志，2012，18（3）：259－260.

［31］武亦阁，周光."肺－皮毛"功能轴的理论基础和临床价值刍议［J］.中医药学报，2023，51（6）：55–58.

［32］郑钰，吕晓东，庞立健，等.基于"肺主皮毛"理论的"治未病"思想运用［J］.中华中医药学刊，2018，36（9）：2160–2162.

［33］赵强，李忱，徐伊晗.基于"肺主皮毛"理论的肺系疾病易感体质浅析［J］.中医杂志，2015，56（16）：1362–1365.

［34］王颖晓.肺主皮毛理论的研究进展［J］.上海中医药杂志，2006，40（1）：62–64.

［35］刘晓莹，王英，张伟.从"肺主皮毛"论间质性肺疾病合并多发性肌炎/皮肌炎［J］.长春中医药大学学报，2017，33（2）：176–178.

［36］马焰瑾.基于"五劳"文献的健康生活方式研究［D］.北京：北京中医药大学，2021.

［37］朱高尚，张伟.从"久卧伤气"探讨慢性阻塞性肺疾病合并坠积性肺炎发病机制［J］.湖南中医药大学学报，2017，37（8）：845–847.

［38］关秋红，武维屏，田秀英，等.益气活血化痰贴防治慢性阻塞性肺疾病临床观察［J］.中国中医药信息杂志，2009，16（11）：60–61.

［39］翁春球，魏魏魏，孙泽桑.基于中医"久卧伤气"理念的急重症患者管理策略研究［J］.中医药管理杂志，2021，29（17）：136–137.

［40］张艳虹，朱浩宁，黄烨，等.基于"久卧伤气"探讨从气机防治急重症患者胃肠功能障碍［J］.中国中医急症，2020，29（4）：672–674.

第七章　病证

第一节　素问·金匮真言论第四

经要·四季之善病

◎ **原文**

故春善病鼽衄，仲夏善病胸胁，长夏善病洞泄寒中，秋善病风疟，冬善病痹厥。

◎ **注疏**

（1）《素问悬解》（黄元御）：秋病在肩背，以肺俞在肩背……秋风敛束，闭其经脉，寒邪则病风为疟。（义详《疟论》）

（2）《黄帝内经素问集注》（张志聪）：所谓善病者，言五脏之经俞在外，风伤肌腠，则易入于经也……秋时阳气内收，阴气外出。《疟论》云：风气留其处，疟气随经络。风入于经，即欲内薄，经脉之阴气外出，邪正相持，故成风疟也。此言经络受邪，在外则为鼽衄痹厥，在内则为洞泄寒中，在外内之间，邪正相搏，则为风疟也。

（3）《黄帝内经素问直解》（高士宗）：秋病肩背，俞在肩背，故秋善病风疟。风疟者，寒栗而肩背振动也。

（4）《黄帝内经素问注证发微》（马莳）：秋善病风疟，以凉气折暑，故病如是也。《生气通天论》曰：魄汗未尽，形弱而气烁，穴俞以闭发为风疟。《礼记·月令》曰：孟秋行夏令，民多疟疾。

（5）《类经》（张景岳）：风邪在头也。鼽音求。衄，女六切。（暑汗不出，风寒袭于肤腠也。）

◎ 述评

1. 春善病鼽衄

"鼽"首见于西周《礼记月令》，书云："季秋行夏令则其国大水，冬藏殃败，民多鼽嚏。"由此可以看出，"鼽"与季节密切相关，而节气正是揭示天时季节、气候变化规律的朴素认识。根据彭子益"二十四节气圆运动"理论，与春季相关的立春、雨水、惊蛰、春分、清明、谷雨等节气中，阴阳的变化是："冬寒之后，春气转温。温者，冬时封藏于地下水中的阳热，升出地面，火从水出，其气温和也。此时阳根动摇，小儿即多虚病。春分节后，地面上阳热多，地面下阳热少，故春分后的时令病，多是下虚。阳热初升地面，阳气弥漫，阳热升出地面者多，雨水亦多，好种谷也。阳热升出于地面者多，地下阳根少矣，所以此时外感发热食凉药多坏。"历代医家均认为"鼽"的病因病机为体虚卫表不固，风寒乘虚而入，犯及鼻窍，邪正相搏，肺气不得通调，津液停聚，鼻窍壅塞，遂致喷嚏流清涕。"鼽"因肺、脾、肾三脏虚损正气不足，外感风寒异气而致，与春之节气变化的"阳气升出地面者多，地下阳根者少"对应。"衄"见于《灵枢·百病始生》，书云："阳络伤则血外溢，血溢则衄血。"可知阳热出的春季节气变化可诱发"衄"的发生。历代医家从节气的角度加深了对"春善病鼽衄"病机的理解，而不仅仅停留在发病季节的表面。

2. 长夏善病洞泄寒中

古人发现长夏民众容易罹患洞泄之症。《灵枢·邪气脏腑病形》云："洞者，食不化，下嗌还出。""洞泄"之"洞"字作"疾速"解，其主症为食物下咽后未及消化而旋即泻出。笔者认为此病可理解为西医学的急性腹泻。故充分理解长夏洞泄，利于指导夏季腹泻的防治。

"长夏"首见于《黄帝内经》，《素问·脏气法时论》曰："脾主长夏，足太阴阳明主治。"此为后世医家所认同。而对"长夏为何"则众说纷纭，大致有五种认识：一是属于十月历系统，认为一年三百六十天分五季，为春、夏、长夏、秋、冬，每季七十二天；二是长夏分主四季的最后十八日；三是农历六月为长夏；四是长夏无实际日数，有名无实；五是认为长夏为夏至到处暑的时间。现代亦有人认为长夏应有广义和狭义之分。狭义长夏即农历六月，广义长夏指一年中的三月、六月、九月、十二月，分别称为"长春""长夏""长秋""长冬"，简称"四长"。这四个时期均逢季节交替，雨水较多，为每季中湿气最盛之时，而农历六月湿气又尤重，与脾土性质相合。

也有人认为，对长夏不同的认识源于五行学说。中医学将五脏归属为五行：肝、心、脾、肺、肾，应春、夏、长夏、秋、冬，用于解释天人象，同时指导疾病的治疗。而五行学说有两种结构模式：一是五行对等的相生相克模式，简称"生克五行"，此模式认为长夏是与春夏秋冬四季等同的季节。二是以土为中心的土控四行的模式，简称"中土五行"。《素问·太阴阳明论》云："脾者土也，治中央，常以四时长四脏，各十八日寄治，不得独主于时也。""中土五行"模式认为长夏分于四季之中。

《素问·金匮真言论》云："故春善病鼽衄，仲夏善病胸胁，长夏善病洞泄寒中，秋善病风疟，冬善病痹厥。"将仲夏、长夏并论，"仲"即古人的孟、仲、季称谓次序。《灵枢·五音五味》云："足太阴，脏脾，色黄，味甘，时季夏。"按此次序，季夏为夏季的最后一个月，即农历六月，其义同长夏。《素问·五常政大论》云："备化之纪，其藏脾，其应长夏。"唐代王冰在《重广补注黄帝内经素问》曰："长夏，谓六月也，夏为土母，土长于中，以长而治，故云长夏，盖以脾主中央，六月是十二月之中，一年之半，故脾主六月也。"故笔者认为"长夏善病洞泄寒中"的长夏应指农历六月，位于夏秋之交。

第二节　素问·五脏生成第十

经要·肺痹

◎ **原文**

白脉之至也，喘而浮，上虚下实，惊，有积气在胸中，喘而虚，名曰肺痹，寒热，得之醉而使内也。

◎ **注疏**

（1）《素问悬解》（黄元御）：肺属金，其色白，白脉之至，喘而浮，是肺气之结滞也。诊曰有积气在胸中，下虚而上实（肺气不降，痞塞胸中故也），喘促而虚乏，心胆惊怯（肺病不能收敛君相二火故也），皮毛寒热（肺主皮毛，皮毛失敛，感冒风寒，故生寒热），名曰肺痹。得之醉后入房，纵欲伤精，肺气不得归宿也。（肺金生水，而水中之气，秉之于肺，是为母隐子胎，纵欲伤精，亡泄水中阳气，肺气无根，故逆而上结。）

（2）《黄帝内经素问集注》（张志聪）：呼吸者，脉之头也。盖呼吸急则脉亦急，故以呼吸之喘急，以形容脉之急疾也。肺寒暑主气而虚，故脉浮。病气而不病血，病上而不病走病下，故脉上虚而下实也。阳气虚，则善为惊骇矣。胸中为气之海，上注于肺，以司呼吸，邪积于上，则膻中之正气反虚，故为虚喘也。脏真高于肺，主行荣卫阴阳，阴阳虚乘，则为往来之寒热矣。酒者，熟谷之液，其气慓悍，入于胃中则胃胀，气上逆则满于胸中，醉而使内则气上逆，故有积气在胸中也。入房太过则伤肾。肾为本，肺为末，本伤故肺虚也。

（3）《黄帝内经素问直解》（高士宗）：白，肺色也，白脉，合色脉以为诊也。喘而浮，脉体急疾而上浮也。上虚下实，言脉喘而浮，则有上虚下实之病。惊，上虚病也。

有积气在胸中，下实病也。又曰喘而虚者，言脉喘而浮，则喘而虚也。此病名曰肺痹，而有皮毛之寒热。盖惊积，非肺藏之本病，故得之醉，而使邪气之内人也。

（4）《黄帝内经素问注证发微》（马莳）：《素问》有《痹论》，而此亦曰痹，今据此考彼，病全不合，当如王注所谓：脏气不行也。又，王注曰：脏居高，病则脉如喘状，故于心肺二脏独言之。此最得"喘"字之义。诊人之色已白矣，及其脉之至也，涌盛如喘之状，而举指则甚浮，肺居上，故曰上虚；病不在下，故曰下实，且有惊。当诊之日，有积气在胸中，其脉喘，当为虚，名曰肺痹，而外有寒热。

（5）《类经》（张景岳）：白者，肺色见也。脉喘而浮者，火乘金而病在肺也。喘为气不足，浮为肺阴虚。肺虚于上，则气不行而积于下，故上虚则为惊，下实则为积。气在胸中，喘而且虚，病为肺痹者，肺气不行而失其治节也。寒热者，金火相争，金胜则寒，火胜则热也。其因醉以入房，则火必更炽，水必更亏，肾虚盗及母气，故肺病若是矣。

◎ 述评

病名"肺痹"二字滥觞于《黄帝内经》，书云："弗治，患者舍于肺，名曰肺痹，发咳上气。"《素问·五脏生成》云："喘而浮，上虚下实……喘而虚，名曰肺痹。"《素问·痹论》曰："肺痹者，烦满喘而呕。"以上均强调了肺痹"喘"的特征。《素问·四时刺逆从论》曰："少阴有余，病皮痹瘾疹；不足病肺痹。"则提到了肺痹与皮痹的关系。宋代《圣济总录》首次单列"肺痹"并明确强调："皮痹不已，复感于邪，内舍于肺，是为肺痹。"《济生方》描述肺痹云："皮肤无所知觉，气奔喘满。"清代，对肺痹之论述颇多，但基本不出《黄帝内经》所述，叶天士所著的《临证指南医案》中，将肺痹作为疾病名单独列为一门，对其发病及证治均有较为完善的论述。

第三节　素问·脉要精微论第十七

经要·肺气盛梦哭

◎ 原文

肝气盛则梦怒，肺气盛则梦哭；短虫多则梦聚众，长虫多则梦相击毁伤。

肺脉搏坚而长，当病唾血；其软而散者，当病灌汗，至令不复散发也。

◎ 注疏

（1）《素问悬解》（黄元御）：肺脉搏坚而长，是肺气之上逆也，当病唾血；其软而散者，则肺气发达，泄于皮毛，当病灌汗（汗如浇灌），至令不复发散而愈也。

（2）《黄帝内经素问集注》（张志聪）：气并于肝则怒，并于肺则悲，故与梦相合。此言腑气实而征之于梦也。长虫短虫、肠胃之所生也。**眉批：张兆璜曰：先心而肺，肺而肝，盖亦逆传之为病也，故曰消环自已，与上篇之间者环也。尽气、闭环同义。按：《甲乙经》环作渴。**《灵枢经》云：肺脉微急为唾血，盖肺主气而主行营卫，阴阳气盛太过，则血随而上逆矣。其不及，当病灌汗。灌者，脾土灌溉之汗。盖脾气散津，上归于肺，肺气通调，而后水津四布，今肺气虚，而不能输布水液，脾气自灌于肌腠皮肤，至令肺气不复通调而散发也。

（3）《黄帝内经素问直解》（高士宗）：人身动静，皆有阴阳。是故声合五音，声有阴阳也；色合五行，色有阴阳也；脉合阴阳，脉有阴阳也。得其相合之义，不但日之声色，合于阴阳，即夜之梦象，亦合阴阳……肺气盛则梦哭，哭则气下也……此五脏阴阳而形诸梦，亦声合五音，色合五行，脉合阴阳之义。

（4）《黄帝内经素问注证发微》（马莳）：肝在志为怒，故肝气盛则梦怒；肺在志为哭，故肺气盛则梦哭……此言肺脉有刚柔，而病亦以异也。肺脉搏击于手，而至坚且长，乃肺气火盛，当病唾血；若脉渐软而散，则病非唾血之甚也，特以汗出之际，寒水灌洗，至使不复发散。一发散之，而病可已矣。

（5）《类经》（张景岳）：肺脉搏坚而长，邪乘肺也，肺系连喉，故为唾血。若而散，则肺虚不敛，汗出如水，故云灌汗，汗多亡阳，故不可更为发散也。

◎ 述评

梦哭症治验：尧某，女，22岁，于1995年5月12日就诊。患者近半年来精神不振，失眠多梦，寐时多呓语，近2个月来发展到梦中大声哭啼，喊之不应，推之不醒，每次发作10～20分钟，每晚发作2～4次，醒后不曾自知。晨起头昏乏力，记忆力明显减退，伴饮食减少。曾多次在本地医院治疗，未见效果，并逐渐加重。诊见：发育正常，精神萎靡，性情孤僻，舌偏红，苔薄白，脉弦细。证属阴血亏虚，痰火扰心，蒙蔽清窍，治宜养血安神，豁痰醒神。处方：甘草10g，小麦30g，大枣10g，百合30g，生地黄15g，胆南星10g，天竺黄10g，石菖蒲10g，郁金10g，柏子仁20g，酸枣仁15g，鸡内金10g。6剂后，患者梦哭次数明显减少，发作时间也缩短。再服10剂，诸症消失，精神好转睡眠安稳，饮食增加。随访1年，未再复发。

梦哭症类似中医脏躁症。《金匮要略》曰："妇人脏躁，喜悲伤，欲哭，象如神灵所作，数欠伸，甘麦大枣汤主之。"本病多由忧伤过度而心阴耗伤，脏阴不足，神不守舍引起。心火内灼，日久炼津成痰，痰火内扰，蒙蔽心窍。故予甘麦大枣汤（甘草、小麦、大枣）调养心阴而安心神；百合配生地黄清肺泻火养阴，主治心阴不足所致神志恍惚自言自语的百合病；胆南星、天竺黄、石菖蒲、郁金花开窍醒神；柏子仁、酸枣仁加强养血安神作用；鸡内金消食化滞，胃和则卧安。

第四节　素问·玉机真脏论第十九

经要·病气之传变

◎ **原文**

　　肝受气于心，传之于脾，气舍于肾，至肺而死。心受气于脾，传之于肺，气舍于肝，至肾而死。脾受气于肺，传之于肾，气舍于心，至肝而死。肺受气于肾，传之于肝，气舍于脾，至心而死。肾受气于肝，传之于心，气舍于肺，至脾而死。此皆逆死也。

◎ **注疏**

　　（1）《重广补注黄帝内经素问》（王冰）：肝死于肺，位秋庚辛，余四皆此。然朝主甲乙，书主丙丁，四季上主戊己，晡主庚辛，夜主壬癸，由此则死生之早暮可知也。

　　（2）《黄帝内经素问集注》（张志聪）：此复申明五脏之气逆传，至其所不胜而死。昧旦主甲乙，昼主丙丁，日昃主戊己，暮主庚辛，夜主壬癸，一日一夜而五分之。如真脏脉见，至肺而死，死于薄暮，至肾而死，死于中夜……夫逆传至死，有三岁，有六岁，有三月，有六月，有三日，有六日，当知日之早暮，亦有三时有六时也。

　　（3）《黄帝内经素问直解》（高士宗）：此承上文而申言之。五脏受气于其所生者，如肝受气于心，是受气于我生之子也。传之于其所胜者，肝传之于脾，是传于己所胜之土也。气舍于其所生者，肝气舍于肾，舍于生我之母也。死于其所不胜者，肝至肺而死，死于己所受克之脏也。心受气于脾，受气于我生之子也。心传之于肺，传之于其所胜也。心气舍于肝，舍于生我之母也。心至肾而死，死于其所不胜也。脾受气于肺，受气于所生之子也。传之于肾，传之于其所胜也。气舍于心，舍于所生之母也。至肝而死，死于其所不胜也。肺受气于肾，受气于所生之子也。传之于肝，传之于其所胜也。气舍于脾，舍于所生之母也。至心而死，死于其所不胜也。肾受气于肝，受气于所生之子也。传之于心，传之于其所胜也。气舍于肺，舍于所生之母也。至脾而死，死于其所不胜也。上文云，此言气之逆行也，故死。故曰：此皆逆死也。一日一夜，气合四时，以五行而五分之，可以占死生之早暮也。五分者，寅卯主木，巳午主火，申酉主金，亥子主水，辰戌丑未主土。肝至肺而死，死于申酉；心至肾而死，死于亥子；脾至肝而死，死于寅卯；肺至心而死，死于巳午；肾至脾而死，死于辰戌丑未也。

　　（4）《黄帝内经素问注证发微》（马莳）：即肝受气于其心之类，自此而病气渐盛，辗转相克，传之于其所胜，乃我之所克者也，即肝来克脾之类。所传者又转之于所胜，则不胜者乃生我者也。病气从兹而益盛，已舍于此脏矣……心又克肺，则肺为六脏受伤矣……心火克金，则又传之于肺，故曰至肺而死。盖以肝克于肺也。由此推之，则肝之受气在心，心之受气在脾，脾之受气在肺，肺之受气在肾，肾之受气在肝，皆以母而受之于所生之子也。肝之所传在脾，心之所传在肺，脾之所传在肾，肺之所传在肝，肾之所传在心，皆传于己之所胜者也。肝之所舍在肾，心之所舍在肝，脾之所舍在心，肺之所舍在脾，肾之所舍在肺，皆舍于生己者也。肝之所死在肺……此皆气逆而克，必至于死。

（5）《类经》（张景岳）：肝受气于心，心者肝之子，受气于其所生也。脾者肝之克，传其所胜也。肾者肝之母，气舍所生也。肺者肝之畏，死所不胜也。

◎ 述评

1.“肺受气于肾”体现了治未病思想

“肺受气于肾”这段文字论述了肺脏疾病的传变规律。明代马莳注：“受气者，受病气也。”其含义为肺脏遭受病气于其所生之脏，子病传母，肾病逆行传变至肺。“肺受气于肾”等五脏疾病的传变规律体现了中医学“未病先防，既病防变，愈后防复”的治未病思想。现代医学模式逐渐从生物医学模式向社会－心理－生物医学模式转变，医学发展由以“病”为中心向以“人”为中心转变，由“治病”向“防病”转变，而中医学自古以来就认识到治未病的重要性。《金匮要略》云：“夫治未病者，见肝之病，知肝传脾，当先实脾。”即言对病之传变的预见性，这也是《素问·玉机真脏论》“五脏有病，则各传其所胜”理论的传承。“肺受气于肾”为从肾治肺提供了理论依据，从肾论治肺系疾病，提前了辨治疾病的环节，对疾病的预防、治疗及提高患者的生存质量均有重要意义。

2.“肺受气于肾”体现了中医学整体观念

中医学整体观念包括人体自身的整体性和人与自然、社会环境的统一性。“肺受气于肾”主要体现了前者，即人体在疾病发生、发展时病机变化的整体性。“肺受气于肾”前文言：“五脏受气于其所生，传之于其所胜，气舍于其所生，死于其所不胜。”此言五脏之病气，有所受，有所传，有所舍，有所死，始于我所生，而终于克我者也。由此可见，五脏不是独立存在的，而是密切联系的，各脏腑在病理上相互影响，在生理上协同作用，共同组成了一个有机整体。肺系疾病病位虽在肺，但病机演变与其所生、所胜、所不胜之脏皆紧密联系，诚如《素问·脏气法时论》云：“邪气之客于身也，以胜相加，至其所生而愈，至其所不胜而甚，至于所生而持，自得其位而起。”各脏腑既分工又合作，共同协调人体复杂的生理活动，方可使机体达到阴平阳秘的状态。咳、喘是肺病的常见症状，《黄帝内经素问》记载“五脏六腑，皆令人咳，非独肺也”“有所坠恐，喘出于肝”，张锡纯云：“喉为气管，内通于肺，而吸入之气，实不仅入肺，并能入心、入肝、入冲任，以及于肾等。”可见咳喘不仅与肺相关，也与心、肝、肾等其他脏腑关系密切，这也是中医学整体观念的具体体现。

3."肺受气于肾"体现了治病必求于本

"治病必求于本"出自《素问·阴阳应象大论》，指在临床治疗疾病时必须追究疾病的根本原因，从复杂的疾病矛盾中找出和处理其主要矛盾或矛盾的主要方面，从根本上治疗疾病。在辨治特发性肺纤维化中治肾，体现了治病求本。其理论包括两个方面，一是"肺受气于肾"，金水相生，肺为肾母，子病及母。《仁斋直指方》言："肺为气之主，肾乃气之根，凡咳嗽暴重，引动百骸，气从脐下奔逆而上者，此肾虚不能纳气归原。"此时，因肾病导致肺病咳喘，治肾则为治病求本。二是久病及肾，特发性肺纤维化患者日久常致肾虚。匡调元在谈及辨证与脏腑、体质的关系时提出，久病及肾是中医病机演变的普遍规律之一。《景岳全书·虚损》曰："故凡病于上者，必其竭甚于下者也，余故曰虚邪之至，害必归阴，五脏之伤，穷必及肾。"指出肺虚日久可累及于肾。在特发性肺纤维化患者中，尤其是年老病久者，肾的气血阴阳失调常为主要病机，即疾病之本。反之，素体肾虚，根本不固者，更易受邪而发病，补肾即为先安未受邪之地，可预防发病或预防病情急性加重。

经要·病之次

◎ 原文

肾因传之心，心即复反传而行之肺，发寒热，法当三岁死，此病之次也。

◎ 注疏

（1）《重广补注黄帝内经素问》（王冰）：因肾传心，心不受病，即而复反传于肺金，肺已再伤，故寒热也。三岁者，肺至肾一岁，肾至肝一岁，肝至心一岁，火又乘肺，故云三岁死。

（2）《黄帝内经素问集注》（张志聪）：心主神明，而多不受邪，如肾传之心，心不受邪，则反传之肺，是从肺而再传矣。邪复出于皮肤络脉之间，阴阳气血相乘，是以发往来之寒热，法当至三岁而死。盖心不受邪而复传，故又有三年之久，此邪病复传之次第也。夫瘕痹之病，不即传行，而亦不即速死，是初传而死者，法当三岁，如心不受邪而复再传者，是又当三岁矣。所谓若三岁若六岁也，夫病发于五脏之阴者，若三月若六月，若三日若六日，病发于五脏之阳者，若三岁若六岁。所谓其生五，其数三，是五脏之气，生于五行，而终于三数，三而两之，则又为六数矣。莫子晋曰：此注与《诊要经终》之义，大略相同。

（3）《黄帝内经素问直解》（高士宗）：心主神明多不受邪，故肾传之心，心即复反传而行之肺，肺病故发寒热。病从内发，故法当三岁死。三岁死者，此病传所胜之次也。肾因传心，水胜火也；心复传肺，火胜金也。一岁则金胜木，二岁则木胜土，三岁则土胜水，传五脏而当死。上文五脏相通，移皆有次者，相生之次也。此病之次，乃相胜之次也。

（4）《黄帝内经素问注证发微》（马莳）：若肾传于心之时，其心不受病，即复反传而行之于肺，则病不在心，不必以十日为期也。但肺金再伤，宜发寒热，法当延至三岁而死，曰三岁者，肺至肾一岁，肾至肝一岁肝至心一岁，火又乘肺，故云三岁死也。由第七节至此观之，则病传之次有三，一则如肝受气于心，心传之于脾，病气舍于其肾，传至于肺而死，谓之逆传之次也；一则三月若六月，三日若六日，由三阳以至一阴，自外而内，谓之顺传之次也；一则如此节，始感于风，成为肺痹，而五脏相克，渐至于死，亦谓之逆传之次也。特死期有不同耳。

（5）《类经》（张景岳）：若肾传于心，未至即死而邪未尽者，当复传于肺，而金火交争，金胜则寒，火胜则热，故发寒热。三岁死者，凡风邪传遍五脏，本当即死；其不死者，以元气未败，势犹在缓。故肺复受邪，再一岁则肺病及肝，二岁则肝病及脾，三岁则脾病及肾，三阴俱败，故当死也。

经要·悲则肺气乘

◎ **原文**

因而喜大虚则肾气乘矣，怒则肝气乘矣，悲则肺气乘矣，恐则脾气乘矣，忧则心气乘矣，此其道也。

◎ **注疏**

（1）《重广补注黄帝内经素问》（王冰）：悲则肺气移于肝，肝气受邪，故肺气乘矣。《宣明五气》篇曰：精气并于肺则悲。

（2）《黄帝内经素问集注》（张志聪）：肝当作肺，肺当作肝，悲当作思。喜为心志，喜大则伤心，如外因于邪，始伤皮毛内舍于肺，肺因传之肝，肝传之脾，脾传之肾，其间因而喜大，则心气虚，而肾气乘于心矣。怒则肝气伤而肺气乘于肝矣，思则脾气伤而肝气乘于脾矣，恐则肾气伤而脾气乘于肾矣。忧则肺气伤，而心气乘于肺矣。如一脏虚而受乘，即相传之五脏，故病有五，五脏有五变，及其传化，则五五有二十五变矣。如喜大而肾气乘心，心即传之肺，肺传之肝，肝传之脾，脾传之肾，是五脏传化，亦各乘其所胜，故曰：传者，乘之名也。

（3）《黄帝内经素问直解》（高士宗）：心气内虚，则肾气乘心矣。或因而怒大，肝气内逆，则肝气乘脾矣。或因而悲大，肺气内郁，则肺气乘肝矣。或因而恐大，肾气内虚，则脾气乘肾矣。或因而忧大，肺气内虚，则心气乘肺矣。此五志内动，传化之道也。五志属五脏，故病有五，一脏有五脏之传，故五五二十五变，及其传化。所谓传者，即肾气乘，肝气乘，肺气乘，脾气乘，心气乘，故曰传，乘之名也。

（4）《黄帝内经素问注证发微》（马莳）：悲者，肺之志也，惟肝气大虚则肺气乘之，肝之所以大病也；恐者肾之志也，惟肾气大虚，则脾气乘之，肾之所以大病也。忧与悲同（《金匮真言论》云：怒伤肝，悲胜怒，则忧与悲同），亦肺之志也，惟肺气大虚则心气乘之，肺之所以大病也。或以有余而乘彼，或以不足而受乘，皆乘所不胜，此其不以次而入之道也。

（5）《类经》（张景岳）：喜则气下，故伤心。心伤而大虚，则肾气乘之，水胜火也……悲则气并于肺而乘于肝，金胜木也。恐伤肾而肾气虚，则脾气乘之，土胜水也。忧伤肺则心气乘之，火胜金也。或以有余而乘彼，或以不足而被乘，皆乘所不胜，此不次之道也。

经要·肺痹之发

◎ **原文**

是故风者百病之长也，今风寒客于人，使人毫毛毕直，皮肤闭而为热，当是之时，可汗而发也；或痹不仁肿痛，当是之时，可汤熨及火灸刺而去之。弗治，病入舍于肺，名曰肺痹，发咳上气。

◎ **注疏**

（1）《重广补注黄帝内经素问》（王冰）：言先百病而有之。客，谓客止于人形也。风击皮肤，寒胜腠理，故毫毛笔直，玄府闭密而热生也。邪在皮毛，故可汗泻也。《阴阳应象大论》曰：善治者治皮毛。此之谓也。病生而变，故如是也。热中血气，则疲瘇不仁，寒气伤形，故为肿痛。《阴阳应象大论》云：寒伤形，热伤气，气伤痛，形伤肿。皆谓释散寒邪，宣扬正气。邪入诸阴，则病而为瘇，故入于肺，名曰痹焉。《宣明五气论》曰：邪入于阳则狂，邪入于阴则瘇。肺在变动为咳，故咳则气上，故上气也。肺金伐木，气不入肝，故曰：弗治行之肝也。肝气通胆，胆气为怒，怒则气逆，故一名厥也……脾太阴脉，入腹属脾络胃，上膈挟咽，连舌本，散舌下，其支别者，复从胃别上膈，注心中，故腹中热而烦心，出黄色于便泻之所以。

（2）《黄帝内经素问集注》（张志聪）：此复言外因之邪，亦逆传于所胜而死。"是故"者，承上文之别于阳者而言也……气主皮毛，风寒之邪，始伤阳气，故使人毫毛毕直，太阳之气主表而主开，病则反闭而为热矣，言风寒之邪，始伤表阳之时，可发汗而愈也。气伤痛，形伤肿，痹不仁而肿痛者，气伤而病及于形也，如在皮腠气分者，可用汤熨，在经络血分者，可灸刺而去之。皮毛者，肺之合，邪在皮毛，弗以汗解，则邪气乃从其合矣。夫皮肤气分为阳，五脏为阴，病在阳者名曰风，病在阴者名曰痹，病舍于肺，名肺痹也。痹者，闭也。邪闭于肺，故咳而上气。失而弗治，肺即传其所胜而行之肝，病名曰肝痹。

杨元如曰：肺痹肝痹者，非病在肝肺，在肝肺之分耳。

（3）《黄帝内经素问直解》（高士宗）：病腑弗治，则入于脏，故病入舍于肺，名曰肺痹。言邪入于肺，而为痹也。肺痹，则发咳上气。

（4）《黄帝内经素问注证发微》（马莳）：《阴阳应象大论》曰：寒伤形，形伤肿，热伤气，气伤痛。当是之时，可用汤熨灸刺等法以去之，即上文可汗而发也。乃弗从而治之，则为肺痹之证。盖邪入于阴，则病必为痹，而肺主皮毛，故为肺痹也。（《宣明五气论》云：邪入于阳则狂，邪入于阴则痹。）然肺在变动为咳，乃发咳而气上耳。又弗治之，则金来克木，乃传之肝，名曰肝痹，一名曰厥，胁痛。盖肝之经络皆在胁也，食入即出，木来侮土之渐也……病传之次有三，一则如肝受气于心，心传之于脾，病气舍于其肾，传至于肺而死，谓之逆传之次也；一则三月若六月，三日若六日，由三阳以至一阴，自外而内，谓之顺传之次也。

（5）《类经》（张景岳）：邪在皮毛，不亟去之，则入于经络，故或为诸痹，或为不仁，或为肿痛，故当用汤熨灸刺之法，以去经络之病。风寒自表入脏，必先于肺，盖肺合皮毛，为脏之长也。《宣明五气》篇曰：邪入于阴则痹。故肺受风寒则病为肺痹。而其变动为咳，咳则喘急，故为上气。

第五节　素问·宣明五气第二十三

经要·肺为咳，大肠为泄

◎ **原文**

五气所病：心为噫，肺为咳，肝为语，脾为吞，肾为欠为嚏，胃为气逆为哕为恐，大肠小肠为泄，下焦溢为水，膀胱不利为癃，不约为遗溺，胆为怒，是谓五病。

◎ **注疏**

（1）《素问悬解》（黄元御）：五气各有所现之病。

（2）《黄帝内经素问集注》（张志聪）：五气所病，《阴阳应象大论》曰：肺在变动为咳。大肠小肠，受盛水谷，变化糟粕，病则不能化物而为泄矣。

（3）《黄帝内经素问直解》（高士宗）：五气所病者、五脏本气为病也……病气在肺、则为咳。咳，气上逆也……大肠小肠病，则为泄。泄，水谷下注也。此五气为病，及于六腑，凡此是谓五病。

（4）《黄帝内经素问吴注》（吴崑）：肺为咳，邪击于肺，故为咳，象金坚劲，叩之有声也。大肠小肠为泄，大肠小肠为变化出物之官，中和则治，偏于寒固泄，偏于热亦令泄也。

（5）《黄帝内经素问注证发微》（马莳）：此言五脏邪气各有所病也。肺为咳，盖肺本属金，扣之当有声，故邪击于肺则为咳也。按：《咳论》一篇论咳甚详，其曰：五脏六腑皆令人咳，非独肺也。又曰：皮毛者，肺之合也。皮毛先受邪气，邪气以从其合也。此外感之邪也。又曰：其寒，饮食入胃，从肺脉上至于肺，则其时受病，如下文乘秋则肺先受邪，乘春则肝先受之，乘夏则心先受之，乘至阴则脾先受之，乘冬则肾先受之之谓也。非其时则皆是肺咳为始，而传以与之，又末云：此皆聚于胃，关于肺。可知五脏六腑俱能为咳，而终不离乎肺也。故此篇曰：肺为咳。学者当与《咳论》考之。大肠小肠为泄，盖大肠为传道之腑，小肠为受盛之腑，今受盛之气既虚，传道之司不禁，故为泄利之证也。

（6）《类经》（张景岳）：肺主气，其属金，邪挟金声，故病为咳。咳，康益切。大肠为传道之腑，小肠为受盛之腑，小肠之清浊不分，则大肠之传道不固，故为泄利。

◎ 述评

肺为咳案：王某，女，35岁，2006年3月2日诊。平素极易感冒，适逢春令，气候多变，前日起居不慎又致鼻塞，流涕，咽痛，随即咳嗽，少痰，短气，动则汗出，无发热，无胸痛。诊见：面色苍白，手心湿冷，舌苔薄黄，脉细浮。证属风热犯肺，肺失宣肃。治宜疏风清热，宣肺止咳。予小青龙汤加味：麻黄12g，桂枝12g，细辛10g，干姜12g，五味子12g，半夏12g，白芍12g，杏仁12g，黄芩12g，板蓝根15g，大青叶15g，鱼腥草20g，炙甘草10g。取3剂，水煎服1剂/天。二诊5剂而愈。

《黄帝内经》多处论述咳嗽，其《素问·咳论》已将"咳"之机制尽述。如从整体观念出发提出"五脏六腑皆令人咳，非独肺也"，此论后人多有发挥。

邓沂认为，《素问·宣明五气》以"肺为咳"言其常，如《素问·咳论》言："皮毛者肺之合也。皮毛先受邪气，邪气以从其合也。其寒饮食入胃，从肺脉上至于肺，则肺寒。肺寒则外内合，邪因而客之，则为肺咳。"又如"肺咳之状，咳而喘息有音，甚则唾血"。邓沂一再告诫，临证需要抓主症，方能正确把握病机。

第六节　素问·刺热第三十二

经要·肺热病之证治

◎ 原文

肺热病者，先淅然厥，起毫毛，恶风寒，舌上黄身热。热争则喘咳，痛走胸膺背，不得大息，头痛不堪，汗出而寒，丙丁甚，庚辛大汗，气逆则丙丁死，刺手太阴阳明，出血如大豆，立已。

◎ 注疏

（1）《素问悬解》（黄元御）：肺主皮毛，肺热病者，皮毛乍敛，故先渐然厥起毫毛而恶风寒；心窍于舌，心火刑金，肺从己土化湿，湿热淫蒸，故舌上发黄而身热；热燔肺津，正与邪争，则喘促咳嗽；肺气上逆，故痛走胸膺脊背，不得太息；肺气逆冲，故头痛不堪；热蒸窍泄，故汗出而寒。丙丁甚，火克金也；庚辛大汗，金旺而邪退也；气逆则丙丁死，金败而火贼也。刺手太阴阳明，以泻其热，则病立已也。

（2）《黄帝内经素问集注》（张志聪）：皮毛者，肺之合。脏气热于内，故渐然寒栗于外而恶风寒，盖热盛则寒也。肺上连于喉嗌，故舌黄。脏真高于肺，主行荣卫阴阳，故身热也。热干肺脏，故喘咳不得太息。肺主胸中之气，气伤，故痛走胸背也。五脏之应天者肺，而手阳明之脉，上循于头，故头痛不堪。热争于内，故汗出而生寒也。王冰曰：肺之络脉，上会于耳中，故头痛不堪。倪冲之曰：肺脏居于胸中，而俞在肩背。肺病者，加于丙丁，丙丁不死，起于庚辛。如气逆，则遇胜克之日即死矣。此言六经之刺，皆宜泻而不宜补者也。肺乃五脏之长，故举肺以申明之。

（3）《黄帝内经素问直解》（高士宗）：恶，去声，渐然，如水洒身之意。厥，寒厥也。

肺主皮毛，故肺热病者，先渐然寒厥。从毫毛而起。厥起毫毛，故恶风寒。舌上黄，内热也。身热，外热也。邪正相持而热争，则喘咳。肺主膺胸，其俞在背，故痛走胸膺背。既喘既咳，则不得太息。气上不下，则头痛不堪。皮毛开发，肌表不和，故汗出而寒。丙丁甚，火克金也。庚辛大汗，自得其位而起也。肺气自逆，则丙丁死，当急刺手太阴阳明以救其逆。

（4）《黄帝内经素问注证发微》（马莳）：此以肺热病者言之也。肺热病者，其始先渐然而厥，毫毛皆起，恶风与寒，舌上先黄。盖肺主皮毛，故热中之则先渐然恶风，起毫毛也。肺之脉起于中焦，下络大肠，还循胃口。今肺热入胃，胃热上升，故舌上黄也，然后身乃发热。及其邪与正争，则喘咳交作，痛走胸膺背，不得太息，头痛不堪，汗出而寒，盖肺居隔上，气主胸膺，在变动为咳。背为胸中之府，故喘咳而痛走胸背，不得太息也。肺之络脉上会耳中，今热气上熏，故头痛不堪，汗出而寒也。然以丙丁日而甚，火克金也。以庚辛日而大汗，以本经气王之日也。必以丙丁日而死，以其气甚逆也。惟肺与大肠为表里，故刺二经出血，如大豆状，其病当立已也。

（5）《类经》（张景岳）：肺主皮毛，热则畏寒，故先渐然恶风寒，起毫毛也。肺脉起于中焦，循胃口，肺热入胃，则胃热上升，故舌上黄而身热。热争于肺，其变动则为喘为咳。肺者胸中之脏，背者胸中之府，故痛走胸膺及背，且不得太息也。喘逆在肺，气不下行，则三阳俱壅于上，故头痛不堪。热邪在肺，则皮毛不敛，故汗出而寒。丙丁属火，克肺者也。庚辛属金，肺所王也。

经要·肺热病者右颊先赤

◎ **原文**

肝热病者左颊先赤，心热病者颜先赤，脾热病者鼻先赤，肺热病者右颊先赤，肾热病者颐先赤，病虽未发，见赤色者刺之，名曰治未病。

◎ **注疏**

（1）《素问悬解》（黄元御）：五脏现于面部……肺在右颊……热病欲发，赤色先现。病虽未发，现赤色者刺之，名曰治未病。

（2）《黄帝内经素问集注》（张志聪）：此言内因五志之热病者，必先见于色也，五色之见，各有其部，肝属木而位居东方，故左颊先赤。夫精明五色者，气之华也，忧恐忿怒伤气，气伤脏，乃病脏，今始见于色者，尚在气也，故曰治未病，未病者，病未及于脏也。《五色》篇曰：肺属金而位居西方，故右颊先赤……脏气热于内，必先见于色，病虽未发者，谓虽病而未与外热交争也。见其色而即刺之，名曰刺未病，言脏气病而形未应者，当先刺之，勿使荣交而为难治也。

（3）《黄帝内经素问直解》（高士宗）：上文五脏热病，在于经脉，此言五脏热病，见于气色也。热，火病也。赤，火色也……肺金居右，故肺热病者，右颊先赤……五脏病虽未发，先见赤色于面部者，当即刺之，勿使其病，此名曰治未病也。

（4）《黄帝内经素问注证发微》（马莳）：肺属金，主西方，右颊应之，故右颊先赤。

（5）《温病条辨》（吴瑭）：此节言五脏欲病之先，必各现端绪于其部分，示人早治，以免热争则病重也。

第七节　素问·评热病论第三十三

经要·劳风之病

◎ **原文**

劳风法在肺下，其为病也，使人强上冥视，唾出若涕，恶风而振寒，此为劳风之病。

◎ **注疏**

（1）《素问悬解》（黄元御）："劳风"者，劳伤而感风邪者也。"劳风法在肺下"，肺主皮毛，感则皮毛闭束，郁其肺气，肺气壅阻，故生嚏喷嗽喘之症，而劳风之原，则法在肺下，肺下者，胃也。缘劳伤中气，胃土上逆，肺无降路，而再感风邪，闭其皮毛，又复不得外泄，郁遏冲逆，是以病也。其为病也，使人项背强上，双目冥视，唾出于口，胶黏若涕，恶风而振寒，此为劳风之病。

（2）《黄帝内经素问集注》（张志聪）：伯言风动寒水之气，法当在肺下。《水热穴论》曰：肺者太阴也，少阴者冬脉也。故其本在肾，其末在肺，皆积水也。强上者，头项强也。阳气张而重感于风，则使人强于上，阴精竭而更受其伤，故目盲不可以视也。肾之水液，入肺为涕，自入为水，风动肾水，注在肺下，故唾出若涕。肺主皮毛，肺受风寒，故恶风而振寒。此为勇而劳甚，则肾汗出，肾汗出而逢于风也。

（3）《黄帝内经素问直解》（高士宗）：强、恶俱去声。肺下，心也。烦劳则伤心，故劳风之病，法在肺下，心脉从心系上挟咽，系目系，病则不能挟咽系目，故其为病也，使人强上冥视。火气内炎，故唾出若涕。风淫经脉，故恶风而振寒。凡此皆为劳风之病。

（4）《黄帝内经素问注证发微》（马莳）：此言劳风之证当有治之之法也。劳，肾劳也。从劳风生，故曰劳风。肾脉从肾上贯肝膈，入肺中，故肾劳风生，其治法在于肺下，不但当治肾而已。且其为病也，正以膀胱之脉起于目内眦，上额，交颠，上入络脑，还出别下项，循肩膊内，挟脊，抵腰中，入循，络胃。今肾精不足，外被风薄，劳气上熏，故令唾出若鼻涕状，肾气不足，阳气内攻。

（5）《类经》（张景岳）：劳风者，因劳伤风也。肺下者，在内则胸膈之间，在外则四椎五椎之间也。风受于外则病应于内，凡人之因于劳者必气喘，此劳能动肺可知……劳，谓肾劳也。肾脉从肾上贯肝膈入肺中，故肾劳风生，上居肺下也。此固一说，第劳之为病，所涉者多，恐不止于肾经耳。邪在肺下，则为喘逆，故令人强上不能俯首，风热上壅畏风羞明，故令人冥目而视。唾出若涕，恶风而振寒，此为劳风之病。风热伤阴，则津液稠浊，故唾出若涕。肺主皮毛，卫气受伤，故恶风振寒。

经要·劳风病之预后

◎ **原文**

以救俯仰。巨阳引精者三日，中年者五日，不精者七日，咳出青黄涕，其状如脓，大如弹丸，从口中若鼻中出，不出则伤肺，伤肺则死也。

◎ **注疏**

（1）《素问悬解》（黄元御）：治法以救其俯仰为主，以其气逆而不降，则其身仰而莫俯，调其气道，升降复旧，则俯仰如常矣。盖肺金清降，雾气化水，注于膀胱；水道通利，则肺气不郁，法在膀胱通利，巨阳引精而已。而巨阳引精之权，全在阳明胃土下行，肺有降路，则气化水生，下注水府，而川渎流通，肺郁清彻矣。阳明右降，巨阳引精者，三日而病已，中年胃弱，降令稍迟者五日，末年胃衰，降令再退者七日，肺郁悉下，气道清通，咳出青黄浊涕，其状如脓大如弹丸，从口中若鼻中出，则升降复而俯仰平，其病全瘳。不出则肺郁不下，痞塞蒸腐，而伤肺脏，肺伤则死也。（化生肺痈之类）

（2）《黄帝内经素问集注》（张志聪）:《金匮·水气》篇曰：气强则为水，难以俯仰。此水寒之气厥逆于上，则有形之水，将欲随之，故当急救其水邪，勿使其上溢，以致不能俯仰也。救俯仰之法，当从小便而出也。巨阳引精者，谓太阳膀胱之府，津液藏焉，气化则出，巨阳气盛，能引肾精之邪水，从小便而出者，三日而愈。中年精气虚者五日，老年精气衰者七日，三五七者，阳之数也，谓得阳气之化，而阴水自出矣。水寒之邪，逆于肺下者，又当从上窍以出之，此上下分消之法也。夫肾为水脏，受五脏之精而藏之，今肾脏之水气，反逆于上，则四脏之津，皆为之凝聚而不下矣。青黄涕者，肝脾之津也。脓乃赤白之间色，如脓状者，心肺之津也。四脏之津，不下归于肾，反凝聚于肺下，故当咳而出之，肺之下，脾之上也。或从脾而出之口，或从肺而出之鼻，皆涕唾所出之外窍也。肺主气而至清虚，故邪浊伤之则死。

（3）《黄帝内经素问直解》（高士宗）：治之之法，当调和经脉以救俛仰，经脉调和，则俛仰自如，强上可愈。巨阳之脉，起于目内眦，上额交颠，从颠络脑，救其俛仰，不使强上，斯时巨阳能引精上行者，三日而冥视愈。中年精气稍虚者，五日而冥视愈。老年不足于精者，七日而冥视愈。始则唾出若涕，至此复咳出青黄涕，其状如脓，大如弹丸，从口中若鼻中出，则病当愈。若不能出，则火热伤肺。伤肺则死。此言劳风为病，火气盛而肺金伤，则死也。

（4）《黄帝内经素问注证发微》（马莳）：今肾精不足，外被风薄，劳气上熏，故令唾出若鼻涕状，肾气不足，阳气内攻，可使咳出青黄涕，其状如脓，大如弹丸，从口中或鼻中出，不出则伤肺，伤肺则死也。所以必救其俯仰，而使之出耳。

（5）《类经》（张景岳）：风之微甚，证在俯仰之间也，故当先救之。然救此者必先温肺，温肺则风散，风散则俯仰安矣。若温散不愈，郁久成热，然后可以清解。温清失宜，病必延甚。风邪之病肺者，必由足太阳膀胱经风门、肺俞等穴，内入于脏。太阳者水之府，三阳之表也，故当引精上行，则风从咳散。若巨阳气盛，引精速者，应在三日。中年精衰者，应在五日。衰年不精者，应在七日。咳涕不出者，即今人所谓干咳嗽也，甚至金水亏竭，虚劳之候，故死。王氏曰：平调咳者，从咽而上出于口。暴卒咳者，气冲突于蓄门而出于鼻。夫如是者，皆肾气劳竭，肺气内虚，阳气奔迫之所为，故不出则伤肺而死也。

◎ **述评**

《素问·评热病论》劳风条阐述了有关疾病的病因、发病部位、证候、治疗、转归、预后等方面的问题。

1. 关于校勘

（1）劳风法在肺下：郭霭春云："法"当作"发"。"法""发"声误。《医垒元戎》引作"发"。明确了劳风发生的部位。

（2）强上冥视：其下《太素》有一"晚"字。"晚""悗"形近，疑"晚"为"悗"字之误。悗，胸闷，与下文俛仰体征相合。

（3）中年者：《太素》无"年"字。"年"与"精"含义不同，没有内在联系，不能作以比较，故当从《太素》。

（4）以救俛仰，巨阳引精者三日：《内经新识》在"精"前断。如此，上下文清楚地表明了目的、治法、效果三个层次。笔者个人认为，"巨阳引"三字当移至"以"字前，并作句读，构成"巨阳引，以救俛仰"。完整的句子应是"巨阳引，以之救俛仰"，这种形式是"以"字介宾结构中介词宾语从前省，属宾语提前，用来强调宾语。如此调整经文符合"治之奈何"的发问而突出回答治疗，即"巨阳引"。

（5）其状如脓：《太素》"脓"前有一"稠"字。多一"稠"字，对青黄涕的描述更加具体、形象，故当从《太素》。自认，校勘后的经文当是：劳风为病何如？岐伯曰：劳风发在肺下。其为病也，使人强上冥视，悗，唾出若涕，恶风而振寒。此为劳风之病。帝曰：治之奈何？岐伯曰：巨阳引，以救俛仰。精者三日、中者五日、不精者七日咳出青黄涕，其状如稠脓，大如弹丸，从口中若鼻中出。不出则伤肺，伤肺则死也。

2. 关于劳风条经义

劳风与劳风之病：正确理解劳风与劳风之病是掌握劳风条经义的关键。本篇条文重点阐述外感病的变证，如病温转为阴阳交，风转为风厥，肾风转为风水。文中原发病均属略谈或从帝问中而出，而变证则是重点阐述的内容。统观全篇，劳风条当是阐述由劳风病进一步引起的变证，经文称"劳风之病"。因而劳风与劳风之病是两个病，二者是密切相关的，劳风病是初发疾病，劳风之病是劳风病的变证，它是在劳风病基础上发生的疾病。据此，劳风之病可包括劳风病的证候，而劳风病则不能具备劳风之病的证候。

劳风病、劳风之病的病证与病位："劳风法（发）在肺下"，下，属也，"强将之下无弱兵"。皮毛为肺之合，为肺所主，则皮毛为肺之属，称为肺下，故劳风病病位在皮毛，在表。劳风病病证，经文未言，张志聪曰："劳风者，因劳伤风。"杨上善云："劳中得风为病，名曰劳中，亦曰劳风。"既然是风邪发病，病位在皮毛，其证当有汗出、身热、毛发立、恶寒等证。《素问·热论》云："汗出身热者风也。"《灵枢·百病始生》云："虚邪之中人也，始于皮肤……则毛发立，毛发立则淅然。"

劳风之病的病证，即经文所言诸证，劳风之病的病位，则需根据证候及证候发生的机制加以判断。恶风而振寒，是邪客皮肤所见证候。《灵枢·口问》云："寒气客于皮肤，阴气盛，阳气虚，故为振寒寒栗。"据此认为，其病位当在皮肤。

（1）强上：指腰部强向上连及项背。《素问·脉解》云："所谓强上引背者，阳气大上而争，故强上也。"强上是太阳经、督脉受邪所发，《素问·热论》云："伤寒一日，巨阳受之，故头项痛，腰脊强。"《灵枢·经脉》云："督脉之别……夹脊上项，散头上，下当肩胛左右别走太阳入贯脊，实则脊强。"

（2）冥视：视物昏暗。眼系与太阳经相连，《灵枢·寒热病》云："足太阳有通项入脑者，正属目本，名曰眼系。"邪客太阳，阻遏太阳经气或邪从太阳入眼系，邪伤精气目失养而致目冥。强上冥视的机制，说明病位在经脉。

（3）悗：俛仰，邪在皮毛，闭塞腠理，肺气不宣或者邪气入肺、肺气逆均可引起胸闷。俛仰是呼吸不利所表现的强迫体态。俛同俯，《素问·阴阳应象大论》云："阳盛则身热，腠理闭，喘粗为之俯仰。"《灵枢·五乱》云："卫气逆行，清浊相干……乱于肺则俯仰、喘喝、接手以呼。"悗、俛仰之证的病机表明，劳风之病的病位在皮毛或者在肺。

排泄物咳出、唾出，从鼻中出，说明排泄物是痰和涕。涕出于脑，《素问·气厥论》云："胆移热于脑，则辛頞鼻渊，鼻渊者，浊涕下不止也。"痰则出于肺，因而劳风之病的部位亦有在肺、在脑之异。综上所述，劳风之病病在表里。

第八节　素问·刺疟第三十六

经要·肺疟之证及刺治

◎ **原文**

肺疟者，令人心寒，寒甚热，热间善惊，如有所见者，刺手太阴、阳明。

◎ **注疏**

（1）《素问悬解》（黄元御）：肺金不生肾水，寒来水旺，直凌心火，故令人心寒。寒甚则火复而热作。肺病不能收敛胆火下归癸水，胆木拔根，故上热稍间，善生惊怯，神魂失敛，故如有所见。"刺手太阴"，列缺也。

（2）《黄帝内经素问集注》（张志聪）：肺者心之盖，故令人心寒热，心气虚则善惊，如有所见。经云：心者，神之舍也。神精乱而不转，卒然见非常物，宜刺手太阴之列缺，手阳明之合谷。列缺在手腕后寸半，刺入三分，留三呼。合谷在手大指次指歧骨间，刺入三分，留六呼。卢之颐曰：邪不干脏，列脏证者，非真脏之脏，乃脏募之气化证也。莫仲超曰：邪入于五脏六腑募原之间，不干脏腑之气，则为间日之疟，干脏腑之气，则为五脏六腑之疟，涉于三阴三阳，则为六经之疟，故曰疟者，风寒之气不常也。

（3）《黄帝内经素问直解》（高士宗）：间，去声，下间日之间同肺，天也。心，日也。肺疟者，令人心寒，天日虚寒也。天日为阳，故寒已而甚热。热间则气血皆虚，故善惊。其惊也，如有所见者当刺手太阳，兼及手阳明，而治其肺疟焉。

（4）《黄帝内经素问注证发微》（马莳）：上文言足之六经已尽矣，而此下五节又以肺心肝脾肾言之。其肝、脾、肾已为上文足三阴之疟，而后又重言其详耳。此节言肺疟之证，而有治之之法也。肺疟令人心寒者，邪盛乘所不胜也。寒甚则热，热间善惊，如有所见者，心气不足，肺邪有余所致也。当刺手太阴肺经与手阳明大肠经耳。（王注以肺经之列缺、大肠经之合谷主之。列缺在腕侧上一寸半，针二分，留三呼，泻五吸，灸三壮。合谷在手大指次指歧骨间陷中。针三分，留七呼，灸三壮。）

（5）《类经》（张景岳）：此下言五脏疟刺而并及于胃也。肺者心之盖也，以寒邪而乘所不胜，故肺疟者令人心寒。寒甚复热而心气受伤，故善惊如有所见。当刺其表里二经，以泻阳明之实，补太阴之虚也，王氏云手太阴之络列缺，阳明之原合谷主之。

◎ 迂评

肺疟一症，病起突然，畏寒、发烧、咳嗽、口渴，或头重、大小便不利，有时还会出现心下胀痛、腰痛恶风、两脚疼软、足冷、发斑等症状。

治法以清金肃肺为主，清降肺热，宣窍散饮，以通脾肺本经。方取麻杏石甘汤与白虎汤加减（麻黄、石膏、桑白皮、知母、黄芩、甘草、生姜）。

仲景用麻杏石甘汤，治汗出而喘，身无大热，因里热气逆，故需杏仁降而定喘。用人参白虎汤，治大汗出后大烦渴。则因大汗劫液，需参米益胃以防虚。今病肺疟，里热虽甚未至于喘，故无须杏仁；邪实于上，宜以桑白皮泻肺除热，清上焦而理胸中。病热不虚，无需参、米。嗽有微饮，宜以麻、姜宣窍散饮，理脾肺。方中重用石膏，以石膏大寒泻火护金。少用麻、姜以宣散，非欲其助阳以驱表。加入黄芩，则表里并治，协知母清肺滋肾。诸药辛苦大寒，得甘草和中安胃，且于土中泻火，共成清金肃肺之功。挟湿者加苍术，挟痰者加半夏，至于栀子、竹茹、枳实、槟榔、瓜蒌、黄柏、夏枯草，俱可因症加入。

第九节 素问·气厥论第三十七

经要·心移寒于肺，肺消；肺移寒于肾，为涌水

◎ 原文

黄帝问曰：五脏六腑，寒热相移者何？

岐伯曰：肾移寒于肝（脾），痈肿少气。脾移寒于肝，痈肿筋挛。肝移寒于心，狂，隔中。心移寒于肺，肺消，肺消者饮一溲二，死不治。肺移寒于肾，为涌水，涌水者，按腹不坚，水气客于大肠，疾行则鸣濯濯如囊裹浆，水之病也。

◎ 注疏

（1）《素问悬解》（黄元御）：心移寒于肺，火不温金，则为肺消。肺消者，收敛失政，精尿溢泄，饮一溲二，死不可治也。肺移寒于肾，金冷水聚，则为涌水。涌水者，按其腹不坚硬，水气客于大肠（大肠与肺表里），疾行则其鸣濯濯，如囊裹浆水之状，动即有声也。

（2）《黄帝内经素问集注》（张志聪）：肺受心邪，则不能通调水液，而惟下泄矣。肺为金水之原，寒随心火消烁肺精，是以饮一溲二者，肺液并消，故为不治之死证。夫在地为水，在天为寒，肾为水脏，肺主生原，是以肺之寒邪，下移于肾，而肾之水气，反上涌于肺矣。大肠乃肺之腑，肺居膈上，故水气客于大肠，疾行则鸣，濯濯有声，如以囊裹浆者，水不沾流，走于肠间也。（倪冲之曰：肺移于肾，肝移于心，传其我所生也。肾移于脾，脾移于肝，侮其所不胜也。心移于肺，乘其己所胜也。）

（3）《黄帝内经素问直解》（高士宗）：心脏受寒，转移于肺，则为肺消。申明肺消者，消渴欲饮，饮一溲二也。水精不布，下而不上，故死不治。肺脏受寒，转移于肾，则为涌水。申明涌水者，土虚水泛，土虚则按腹不坚，水泛则水气客于大肠，疾行则肠鸣而濯濯有声，如囊之裹浆，此为涌水之病也。

（4）《黄帝内经素问吴注》（吴崑）：寒非外感之寒，乃心藏之阴气也。心既属火，则其阴气亦是火矣。火能克金，故金肺消。肺消者，善饮水，且饮一溲二，不能消其来饮耳。火金相刑，故不治。此肺之阴气降下，肾受其移并之气则实，实则不能通调，故为涌水之证。涌水，积水也。濯濯，水声也，水客大肠不输膀胱故耳。

（5）《黄帝内经素问注证发微》（马莳）："肾移寒于肝"，"肝"字应作"脾"，故下文即云脾移肝，肝移心，心移肺，肺移肾。文义为顺，《甲乙经》、全元起皆作脾。王氏误注为肝，未详下文大义也。其下文移热亦是肾移脾，脾移肝，肝移心，心移肺，肺移肾，不言肾移肝也。

此因帝以脏腑寒热相移为问，而先即五脏之移寒者告之也。肾伤于寒，而传之脾，传其所胜己者，其寒盛矣。惟脾主肉，肉得寒则为坚，坚久则化为热，故轻则为肿，重则为痈也。脾病不能运化，故元气亦衰少矣。又脾移寒于肝，亦传其所胜己者，其寒盛矣。肉寒而卫气结聚，故为痈肿。肝脏主筋，肉寒而筋脉拘急，故为筋挛也。又肝移寒于心，传其我所生者，则心为阳脏，神处其中，今寒薄之而神气乱离，故为狂。且心脉起于心，出属心系，下膈，故为隔塞不通也。又心移寒于肺，传其所不胜者，则金被火刑，肺精燥烁，故为肺消者，饮虽止于一分，而溲则倍之，入少出多，精气耗散，主死不治。又肺移寒于肾，传其我所生者，则肺寒入肾，肾邪干母，上奔于肺，故为涌水。大肠为肺之府，今肺肾俱为寒薄，上下皆无所之，其水气当客于大肠也。方其疾行，则肠中似鸣，濯濯有声，如以囊裹浆，此乃水之病耳。

（6）《类经》（张景岳）：心与肺，二阳脏也。心移寒于肺者，君火之衰耳。心火不足则不能温养肺金，肺气不温则不能行化津液，故饮虽一而溲则倍之。夫肺者水之母也，水去多则肺气从而索矣，故曰肺消。门户失守，本元日竭，故死不能治。按王氏注曰：心受诸寒，寒气不消，乃移于肺，寒随心火，内烁金精，金受火邪，故中消也。愚谓火烁于内者，又安得饮一而溲二？此注似为未妥。涌水者，水自下而上，如泉之涌也。水者阴气也，其本在肾，其末在肺。肺移寒于肾，则阳气不化于下，阳气不化，则水泛为邪而客于大肠，以大肠为肺之合也。但按腹不坚，而肠中濯濯有声者，即是其候。涌，涌同。

◎ **述评**

《素问·气厥论》中所论脏腑间寒热相移的次序，既有顺从五行相生者，如肝移于心、肺移于肾等；也有顺从五行相克者，如心移于肺、小肠移于大肠等；又有顺从反侮方向者，如肾移于脾、脾移于肝等。其中规律，历代注家均不得其解。唐代王冰注《黄帝内经素问》，"肾移寒于脾"误作"肾移寒于肝"，可见未读懂此文。博学如张景岳，所著《类经》对此篇的解释，也只是随文简单概述而已，如注"肾移寒于脾"为"反传所胜"，注"肝移寒于心"为"传其所生"等。顾植山曾撰文指出：《素问·气厥论》中的脏腑寒热相移，严格遵循了八卦先后天方位的规律，但因各文皆随手举例，语焉未详，故时有同道前来询问商榷，兹将其间关系再作专门论述。

易学中八卦有先后天方位之说，先天方位称"伏羲八卦"，后天方位称"文王八卦"。除首句"胞移热于膀胱"和末句"胆移热于脑"，因"胞"和"脑"的卦属方位文献无载而暂无法论证外，其余均与八卦先后天方位的变化规律一一相应。需要说明的是，"胃移热于胆"句，按东北先天震卦之后天位移于东方，本应移热于肝，因这里论述的是腑与腑之间的移热，腑不能移热于脏，故改移于紧连东方而又与肝相配属的东南方胆；同理，"膀胱移热于小肠"句，因西南坤脾属五脏而不能移热于脾，移热于小肠是因为小肠的方位正好也在西南。位于西南的丙火小肠与位于东北的壬水膀胱，因无专门的八卦相配，故分别寄卦于南方心和北方肾。因为有这么多曲折关系，故一般读者读这段经文就不易明了。

依据八卦先后天方位的变化规律来讨论脏腑间相互关系，在《黄帝内经》中并非只有《素问·气厥论》一处，例如《素问·经脉别论》中的一段文字："是以夜行则喘出于肾，淫气病肺；有所堕恐，喘出于肝，淫气害脾；有所惊恐，喘出于肺，淫气伤心。"这里讲的肾淫气病肺、肝淫气害脾、肺淫气伤心的传变，同样难以按五行生克去理解，其实是遵循了八卦先后天方位的变化规律，只是传变方向与《素问·气厥论》刚好相反。《素问·气厥论》的传变称"得之气厥也"，而《素问·经脉别论》的传变未称"气"，这对《黄帝内经》"气"概念的研究是个重要的素材。

脏腑间的疾病传变是否与八卦方位有内在的联系？这是可以商榷的问题。但《黄帝内经》作者的这一学术思想似乎一直未被人发现，湮没了两千余年。在对作者的原意未能读懂前，是难以对前人的学说得出全面正确的总结评价的。

经要·心移热于肺，传为膈消；肺移热于肾，传为柔痉

◎ 原文

脾移热于肝，则为惊衄。肝移热于心，则死。心移热于肺，传为膈消。肺移热于肾，传为柔痉。肾移热于脾，传为虚，肠澼死，不可治。

◎ 注疏

（1）《素问悬解》（黄元御）：心移热于肺，君火刑金，传为膈消。膈消者，膈上燥热，水至膈间，而已消也。肺移热于肾，金燥水枯，传为柔痉。柔痉者，筋骨痿软而蜷缩也。

（2）《黄帝内经素问集注》（张志聪）：心肺居于膈上，火热淫于肺金，则金水之液涸矣。膈消者，膈上之津液耗竭而为消渴也。肾者，水也而生骨，肾脏燥热，则髓精不生，是以筋骨痿弱而为柔痉。

（3）《黄帝内经素问直解》（高士宗）：心脏受热，转移于肺，膈之上，心肺也，故传为膈消。消，消渴也。肺脏受热，转移于肾，肾主骨，骨属屈伸，故传为柔痉。

（4）《黄帝内经素问吴注》（吴崑）：肺属金，其化本燥，心又以热移之，则传为膈消。膈消者，膈上焦烦，饮水多而善消也。痉，音炽。柔，多汗也。痉，强劲也。气骨皆热，则阴日消，故令多汗强劲，谓之柔痉也。此与《伤寒论》汗多痉同。《伤案》注痉字乃痓字之误也。

（5）《黄帝内经素问注证发微》（马莳）：此又即五脏之移热者告之也……人有膈膜，前齐鸠尾，后齐十一椎，居心肺之下而有斜膜，上与心肺相连。故心移热于肺，传其我所胜者，则上文心移寒于肺，寒蒸为热而成肺消，今则膈亦被热而成膈消，由此推之，则消难免矣。上文曰死不治，而此亦非易治之证也。（一说膈证、肺消，当为二病。）肺主气，肾主骨，肺热有余，传之于肾，传其我所生者，则气与骨而皆热，其骨成痿而难举，柔则痿弱无力也。

（6）《类经》（张景岳）：肺属金，其化本燥，心复以热移之，则燥愈甚而传为膈消。膈消者，膈上焦烦，饮水多而善消也。**按：上文言肺消者因于寒，此言膈消者因于热，可见消有阴阳二证；不可不辨。肺主气，肾主骨，肺肾皆热，则真阴日消，故传为柔痉。按《伤寒论》曰：太阳病发热无汗，反恶寒者，名曰刚痉；太阳病发热汗出，不恶寒者，名曰柔痉。此又以无汗有汗分刚柔，但皆兼强直为言也。痉音翅。**

经要·小肠移热于大肠，为虑瘕；大肠移热于胃，为食亦

◎ 原文

胞移热于膀胱，则癃溺血。膀胱移热于小肠，膈肠不便，上为口糜。小肠移热于大肠，为虑瘕，为沉。大肠移热于胃，善食而瘦入，谓之食亦。胃移热于胆，亦曰食亦。胆移热于脑，则辛頞鼻渊，鼻渊者，浊涕下不止也，传为衄蔑瞑目，故得之气厥也。

◎ 注疏

（1）《素问悬解》（黄元御）：小肠移热于大肠，以丙火而刑庚金，大肠下陷，为伏结而生瘕聚，为沉瘀而生痔疮也。

大肠移热于胃，以庚金而传戊土，湿化为燥，善食而瘦，水谷消磨，而肌肉不生，此燥气大令，胃以戊土而化气于燥金，故大肠移热，善食而瘦也。

（2）《黄帝内经素问集注》（张志聪）：虑音伏，与伏同。瘕者，假也，假津血而为聚汁也。盖小肠主液，大肠主津，小肠移热于大肠，则津液留聚而为伏瘕矣。沉，痔也。小肠主火，大肠主金，火热淫金，则为肠痔。《邪气脏腑》篇曰：肾脉微涩为沉痔。曰沉者，抑上古之省文，或简脱耶？朱圣公曰：诸家注释皆以沉为伏瘕沉滞。按经文用二为字，是系二证不可并作一证论，当以师注为是。

胃主受纳水谷，大肠为传导之官，大肠热邪反逆乘于胃，是以胃热则消谷善食，阳明燥热，则荣卫津液不生，故虽能食而瘦。亦，解体也，谓虽能食而身体懈惰，故又谓之食㑊。

（3）《黄帝内经素问直解》（高士宗）：虑，音伏，义同痔字，简脱今补。小肠清浊，兼收小肠受热，移于大肠，则精汁凝聚，而为伏瘕。火热下行，而为沉痔。

亦，作㑊，下同。大肠与胃，皆属阳明燥气，大肠移热于胃，上热而燥，故善食而瘦。㑊者，懈㑊。土气不濡，灌溉不力，善食而瘦，又谓之食㑊。

（4）《黄帝内经素问吴注》（吴崑）：虑，伏同。小肠之热移于大肠，丙火刑其庚金，则为隐伏秘匿之瘕，极其痛苦，奔注如火之灼，痛止则如不病之平人，为患深沉不易求也。

大肠移热于胃，胃土燥，故善消水谷。阳明主肌肉，阳明燥而病，故瘦。谓之食亦者，虽食而亦瘦也。

（5）《黄帝内经素问注证发微》（马莳）：此以六腑之移热者告之也……小肠移热于大肠，是传其所胜也。两热相搏则血积而为伏，其伏则沉于其中也。胃为水谷之海，其气外养肌肉，今大肠之热移之，是传其生我者也，则胃火愈盛食已如饥故虽多食而肌肉瘦消，又谓之食易。其亦当作易，盖饮食移易而过，不生肌肤也……凡此五脏六

腑寒热相移者如此。皆得之气逆所致也。医者能随各经之气以预治之，则寒热可以不至于相移矣。

第十节　素问·咳论第三十八

经要·肺咳之状

◎ **原文**

肺咳之状，咳而喘息有音，甚则唾血。

◎ **注疏**

（1）《重广补注黄帝内经素问》（王冰）：肺脏气而应息，故咳则喘息而喉中有声，甚则肺络逆，故唾血也。

（2）《黄帝内经素问集注》（张志聪）：状，形状也。肺司呼吸，故咳则喘息有音。肺主气，甚则随气上逆而唾血也。

（3）《黄帝内经素问直解》（高士宗）：肺出音声，以司呼吸。故肺咳之状，咳而喘息有音，甚则喘久而唾血。

（4）《黄帝内经素问注证发微》（马莳）：肺主气，又主息。今肺受邪，则发而为喘息有音，以肺属金，金必有声也。甚则血随出，肺气受伤也，肺咳之状如此。手少阴心经之脉起于心中，出属心系。其支别者，从心系上循咽喉。手厥阴心主之脉起于胸中，出属心包络。

（5）《类经》（张景岳）：肺主气而司呼吸，故喘息有音。唾血者，随咳而出，其病在肺，与呕血者不同。

经要·大肠咳状，咳而遗失

◎ **原文**

肺咳不已，则大肠受之，大肠咳状，咳而遗失。心咳不已，则小肠受之，小肠咳状，咳而失气，气与咳俱失。肾咳不已，则膀胱受之，膀胱咳状，咳而遗溺。

◎ **注疏**

（1）《素问悬解》（黄元御）：肺咳之状，咳而喘息有音，肺气上逆也。甚则唾血，肺金失敛也。

（2）《黄帝内经素问集注》（张志聪）：大肠者，肺之府，为传道之官，是以上逆则咳，下逆则遗。"失"当作"矢"。《廉颇传》曰：坐顷三遗矢。矢气，后气也。夫厥气上逆则咳，下逆则为失为遗，气与咳俱失者，厥逆从上下散也。张兆璜曰：阴阳气厥，则为寒热相移，邪气上逆则为咳，下逆则为失为遗，寒热之气，客于形身则为痛，当知百病皆生于气也。肾合膀胱，膀胱者，津液之府，水道出焉，故咳而遗溺。《灵枢经》曰：少阳属肾，肾上连肺，故将两脏。

（3）《黄帝内经素问直解》（高士宗）：矢屎通，旧本误失，今改。大肠者肺之腑，故肺咳不已则大肠受之。咳而遗矢，大肠失职也。

（4）《黄帝内经素问注证发微》（马莳）：肺之脉属肺络大肠，大肠之脉属大肠络肺，相为表里，故肺咳不已则大肠受之。大肠之脉入缺盆，络肺下膈，为传导之府，故咳遗失秽物也。大肠咳状如此。

（5）《类经》（张景岳）：遗失，《甲乙经》作遗矢，大肠病也。矢，屎同。小肠之下，则大肠也。大肠之气，由于小肠之化，故小肠受邪而咳，则下奔失气也。

第十一节　素问·风论第四十二

经要·肺风之状

◎ **原文**

肺风之状，多汗恶风，色皏然白，时咳短气，昼日则差，暮则甚，诊在眉上，其色白。

◎ **注疏**

（1）《素问悬解》（黄元御）：肝以风木而主疏泄，故多汗恶风。肺主悲，木病而金刑之，肺气旺，故善悲。"苍"，木色也。肝脉循喉咙，入颃颡，风动津耗，故嗌干。肝气不舒则善怒。

（2）《黄帝内经素问集注》（张志聪）："皏"，普梗切。差，瘥同，风为阳邪，开发腠理，故多汗。风气伤阳，邪正不合，故恶风也。"皏然"，浅白貌。肺属金，其色白，肺主气，在变动为咳，风邪迫之，故时咳短气也。昼则阳气盛，而能胜邪，故瘥；暮则气衰，故病甚也。"眉上"，乃阙庭之间，肺之候也。张兆璜问曰：五脏之色，如肺始言皏然白，而复曰诊在眉上，其色白，有似乎重见矣？曰：所谓"皏然白"者，谓肺气受风，而脏气之见于色也。所谓"诊在眉上，其色白"者，谓五脏之病，色见于面也。《灵枢·五色》曰：五色各有脏部，有外部，有内部也。色从外部走内部者，其病从外走内；其色从内走外部者，其病从内走外。

（3）《黄帝内经素问直解》（高士宗）：恶，去声，下同。皏，音骈。差，瘥同。

状，形状也。风性鼓动，开发毛窍，故多汗。正邪不合，故恶风。不特肺风为然，下文心风肝风脾风肾风胃风皆多汗恶风，血不充于皮毛，故色皏然白。肺受风邪，故时咳。肺气不足，故短气。昼则阳气盛，故昼日则差；暮则阳气衰，故暮夜则甚。此肺风之形状病能，其诊视之部，在眉上阙庭之间，其色然白者是也。

（4）《黄帝内经素问注证发微》（马莳）：故五脏之感风，无不多汗而恶风也。肺风之状，多汗恶风，惟肺脏感风，则色皏然而白，以肺属金之色也，在变动为咳，主藏气，风内迫之，故时作咳，其气短少也。昼则卫气在表，故风病在表者觉差；夜则卫气行阴，故风病在内者觉甚。眉上乃阙庭之部，所以外司肺候。（《灵枢·五色》篇以为阙中者，肺也。）其色白者，肺风之色也。

（5）《类经》（张景岳）：多汗者，阳受风气，开泄腠理也。恶风者，伤风恶风也。下文诸脏皆同。皏然，浅白貌，金色白也。肺主气，在变动为咳，风邪迫之，故时咳短气也。昼则卫气在表，风亦随之，故觉其瘥。暮则卫气入阴，邪应于内，故为甚也。眉上乃阙庭之间，肺之候也，故肺病则白色见于此。

第十二节　素问·痹论第四十三

经要·肺痹之状

◎ **原文**

凡痹之客五脏者，肺痹者，烦满喘而呕。

◎ **注疏**

（1）《素问悬解》（黄元御）：肺主宗气，而性降敛，胃逆肺阻，故胸膈烦满，喘促而呕吐也。

（2）《黄帝内经素问集注》（张志聪）：此论五脏之气受邪，而形诸于病也。肺主气而司呼吸，其脉起于中焦，还循胃口，上膈属肺，故痹则烦喘而呕。张兆璜曰：脏气受邪，则病在五脏，五脏受病，腹转及于经脉形层。

（3）《黄帝内经素问直解》（高士宗）：重感于邪，则入于脏，故申言凡痹之客五脏者，肺脉起于中焦，为心之盖，故肺痹者，烦满，肺主呼吸。脉循胃口，肺痹故喘而呕。

（4）《黄帝内经素问注证发微》（马莳）：此承上文而遂言五脏之痹各有其证也。夫以五痹重感于三气，故五脏各成其痹矣。试以肺痹言之，彼肺脉起于中焦，下络大肠，还循胃口，上膈，属肺，又主息，故其为痹也，烦满，喘息而呕；又以心痹言之，彼心合脉，今受邪则脉不通，邪气内扰，故为烦。

（5）《类经》（张景岳）：肺在上焦，其脉循胃口，故为烦满喘而呕。又五脉五脏之痹，见《脉色类》三十四。

第十三节　素问·痿论第四十四

经要·肺热者色白而毛败

◎ **原文**

肺热者色白而毛败，心热者色赤而络脉溢，肝热者色苍而爪枯，脾热者色黄而肉蠕动，肾热者色黑而齿槁。

◎ **注疏**

（1）《素问悬解》（黄元御）：肺主皮毛，其色白，肺热者，色白而毛败。

（2）《黄帝内经素问集注》（张志聪）：痿病之因，皆缘五脏热而精液竭，不能营养于筋脉骨肉。是以有因肺热叶焦，致五脏热而成痿者；有因悲思内伤，劳倦外热，致精血竭而脏气热者，皆当诊之于形色也。爪者，筋之应；齿者，骨之余。

（3）《黄帝内经素问直解》（高士宗）：谷别其外，当验其色，故肺热者，面色白而毛败。白者肺之色，皮毛者，肺之合也。

（4）《黄帝内经素问注证发微》（马莳）：此言别五脏之痿，当验五色、五合之证也。

（5）《医经宗旨》（薛雪）：此下言治痿之法也。以阳明为五脏六腑之海，主润宗筋，宗筋主束骨而利机关也。阳明，胃脉也，主纳水谷，化气血，以资养表里，故为五脏六腑之海而下润宗筋。宗筋者，前阴所聚之筋也，为诸筋之会，凡腰脊溪谷之筋皆属于此，故主束骨而利机关也。

第十四节　素问·大奇论第四十八

经要·肺之雍，喘而两胠满

◎ **原文**

肝满肾满肺满皆实，即为肿。肺之雍，喘而两胠满。

◎ **注疏**

（1）《黄帝内经素问集注》（张志聪）：满谓脏气充满也。夫五脏者，藏精气而不泻，故满而不实，如满而皆实，是为太过，当即为肿。然此论脏气实而为肿，与气伤痛，形伤肿之因证不同也。雍者，谓脏气满而外壅于经络也。盖满在气，则肿在肌肉，雍在经，则随经络所循之处而为病也。肺主呼吸，其脉从肺系横出腋下，故喘而胠满。

（2）《素问悬解》（黄元御）："满"，胀满也。肝满、肾满、肺满皆实，即为肿胀。实者，脏气郁塞而不通也。肿者，经气阻梗而不行也。肺雍则喘而两胠满，肺位于右而脉行两胁也。

（3）《黄帝内经素问直解》（高士宗）：雍，壅通，下同。壅，塞滞也。以明即为肿者，壅滞之意也。肺主呼吸，其脉横出腋下，肺之壅，则呼吸不利。其脉不能出腋，故喘而两胠满。

（4）《黄帝内经素问注证发微》（马莳）：此言肝肾肺经之满者其脉必实，其证必肿也。满，胀满也。肿，浮肿也。其皮部当为肿也。此承上文而言肺肝肾气之雍者，又必各有其证也。人之脉气壅滞者，以肺藏气而主息，其脉支别者，从肺而横出腋下，故既发喘而两胠亦必满也。

（5）《类经》（张景岳）：满，邪气壅滞而为胀满也。此言肝肾肺经，皆能为满，若其脉实，当为浮肿，而辨如下文也。肺居膈上，其系横出腋下，故肺雍则喘而两胠满。雍，壅同。胠音区，腋下胁也。

第十五节　素问·水热穴论第六十一

经要·水病之标在肺，上为喘呼

◎ **原文**

故水病下为胕肿大腹，上为喘呼，不得卧者，标本俱病，故肺为喘呼，肾为水肿，肺为逆不得卧，分为相输，俱受者水气之所留也。

◎ **注疏**

（1）《黄帝内经素问集注》（张志聪）：此言水随经而上下也。肾者，至阴也。穴者，气之所聚。故肾五十七穴，积阴之所聚也，水随此经俞而外内出入者也。尻，臀也。尻上五行，中行乃督脉之所循，旁四行乃太阳之经脉。盖督脉起于至阴，循阴器，绕纂后，别绕臀，合少阴太阳，贯脊入肾，太阳为少阴之寒府，是此五行乃水阴之所注，故皆为肾俞。是以病水，则下为胕肿大腹，上则为喘呼。不得卧者，此标本俱病，盖肾为本，肺为标，在肺则为喘呼，在肾则为水肿，肺为气逆，故不得卧也。此水分为相输而上下俱受病者，盖肾俞之循尻而下，复循腹而上贯肺中，水气之留于经俞故也，夫有形之血，行于脉中，无形之气，行于脉外，是以有形之水，行于无形之气分，无形之水气，行于有形之脉中，水随经而行于上下，而水气亦随经而留于脉中也，故胕肿大腹者，水所从出入于外内，喘呼不得卧者，水气上逆于脉中。

（2）《素问悬解》（黄元御）：肾水泛滥，则下为浮肿大腹，肺气冲逆，则上为喘呼不得仰卧，是标本俱病也。喘呼气逆不得卧者，肺之所为也，水肿者，肾之所为也，分为彼此相输而上下俱受者，总皆水气之所留蓄也。

（3）《黄帝内经素问直解》（高士宗）：行，音杭，下仿此。尻上，尻尾上也。五行行五，中行有悬枢、命门、阳关、腰俞、长强五穴；次两行有大肠俞、小肠俞、膀胱俞、中膂内俞、白环俞，左右十穴；外两行有胃仓、肓门、志室、胞育、秩边，左右十穴。凡二十五穴，在肾俞之左右上下，故曰此肾俞也。肾俞即水俞，故水病于下，则为胕肿大腹，水病于上，则为喘呼不得卧。所以然者，肾为本，肺为标，标本俱病，病标故肺为喘呼；病本故肾为水肿。肺喘呼为逆，故不得卧也。分为相输，谓肾气上升，肺气下降，上下分行，相为输布。今俱受病者，乃水气之所留聚也。水气留聚，则不输布，致有水肿喘逆之病矣。

（4）《黄帝内经素问注证发微》（马莳）：故水病者，下为肿腹大之证，上为喘呼不得卧之证。下病为本，上病为标，是乃标本俱病也，故在肺则为喘呼，在肾则为水肿，肺为逆，所以不得卧也。此二经之分，本相输相应，俱受其病者，以水气之所留也。

（5）《类经》（张景岳）：肺主气，水在上则气不化，故肺为喘呼。肾主水，水在下则湿不分，故肾为水肿。然病水者必自下而升，上及于肺，其病剧矣，故肺为逆不得卧也。言水能分行诸气，相为输应而俱受病者，正以水气同类，水病则气应，气病则水应，留而不行，俱为病也。

第十六节　灵枢·邪气脏腑病形第四

经要·肺之脉证病形

◎ **原文**

肺脉急甚为癫疾；微急为肺寒热，怠惰，咳唾血，引腰背胸，若鼻息肉不通。缓甚为多汗；微缓为痿瘘，偏风，头以下汗出不可止。大甚为胫肿；微大为肺痹引胸背，起恶日光。小甚为泄；微小为消瘅。滑甚为息贲上气，微滑为上下出血。涩甚为呕血；微涩为鼠瘘，在颈支腋之间，下不胜其上，其应善酸矣。

◎ **注疏**

（1）《灵枢悬解》（黄元御）："鼠瘘"，在颈支腋之间，在颈上，而连腋下也。鼠瘘，胆木上逆之病，胆木逆则肝木必陷，下陷不胜其上逆，故其应善酸，酸者，木郁之所生也。

（2）《黄帝内经灵枢集注》（张志聪）：肺主清金而畏寒，寒甚则为癫疾，所谓重阴则癫也。肺寒热者，皮寒热也。寒在皮毛，故微急也。肺主气，急惊咳唾血引腰背胸，鼻若有息肉而气不通，皆肺气虚寒之所致。缓则热甚，故多汗。肺热叶焦，则为痿也。鼠瘘，寒热病也，其本在脏，其末在脉。肺主百脉，是以微缓之有热，微涩之有寒，皆为鼠瘘在颈腋之间。本经曰：偏枯，身偏不用，病在分腠之间。盖病在皮肤为肺寒热，病在血脉为寒热鼠瘘，在分腠则为偏风。肺主周身之气而朝百脉也。腠理开，故头以下汗出不可止。头以下者，颈项胸背之间，肺之外部也。大主多气少血，气盛于下，则为胫肿。微盛于上，则为肺痹引胸背，盖气从下而上也。日光，太阳之火，阴血少，故恶日光，金畏火也。小则气血皆虚而为泄，肺与大肠为表里也。微小则为消瘅肺主津水之生原也。滑主阳气盛，故为息贲上气，微则上下出血，血随气行者也。涩主多血少气，血多气少，则血留不行，故为呕血。酸者，阴寒而酸削不能行，肺主气而发原在下，少气有寒，则下不胜其上矣。**眉批：肾为本，肺为末。**

（3）《黄帝内经灵枢注证发微》（马莳）：此言肺经之脉异病变也。急为肝脉，肺得急脉而甚，则木邪反乘所不胜，故为癫疾。若得急脉而微，则肺为寒热，为急惊，为咳，为唾血，其咳引腰背与胸，又中有息肉不通皆肺气不足，风邪有余所致也。但甚则邪发于骤而为咳，微则邪积于素而为诸病耳。缓为脾脉，肺得缓脉而甚，则血不养脾，脾虚不能生金，当为虚汗甚多也。若得缓脉而微，则为痿证，为鼠瘘，为偏风，为头以下汗出不可止。盖甚则病发于骤，虚汗甚多。而微则病成有日，故诸证悉见也。大为心脉，肺得大脉而甚，则金为火烁，肾水随涸，胫发为肿。若得脉大而微，则肺痹引于胸背，见火知畏，虽日光亦所恶也，盖甚则心肺肾之交病，病为胫肿，内外俱形也。微则肺经之为病，成于内也。小脉为大之反，肺得小脉而甚，则中气大衰，病当为泄。若得小脉而微，则为消瘅也。正以甚则虚甚，土金皆衰而成泄。小则病微，其消瘅之病止在于肺也。滑为涩脉之反，肺得滑脉而甚，则火盛病炽，当为息贲之积，而其气上逆也。若得滑脉而微，则火逼肺与大肠，当为上下出血也。盖滑主气为病，气上而不下。微则主血为病，血乃上下俱行也。涩为肺脉，肺得涩脉而甚，则肺邪有余，血溢而呕。若得涩脉而微，则为鼠瘘，在颈与支腋之间。身为上，足为下，下体不胜其上，故足软无力，其应善酸矣。正以甚则血为有伤，微则病积于素，所以有不同耳。

（4）《类经》（张景岳）：肺脉急甚，风邪胜也，木反乘金，故主癫疾。若其微急，亦以风寒有余，因而致热，故为寒热急惊等病。肺脉缓甚者，皮毛不固，故表虚而多汗。若其微缓，而为痿偏风，头下汗出，亦以阳邪在阴也。肺脉大甚者，心火烁肺，真阴必涸，故为胫肿。若其微大，亦由肺热，故为肺痹引胸背。肺痹者，烦满喘而呕也。起畏日光，以气分火盛而阴精衰也。肺脉小甚，则阳气虚而腠不固，病当为泄。若其微小，亦以金衰，金衰则水弱，故为消瘅。肺脉滑甚者，气血皆实热，故为息贲上气。息贲，喘急也。若其微滑，亦为上下出血。上言口鼻，下言二阴也。贲音奔。涩脉因于伤血，肺在上焦，故涩甚当为呕血。若其微涩，气当有滞，故为鼠瘘在颈腋间。气滞则阳病，血伤则阴虚，故下不胜其上，而足膝当软也。

（5）《灵素节注类编》（章楠）：肺主一身之气，其本脉轻按浮短涩，名毛者，阳气初降之象也，重按则柔和。若浮沉皆急甚者，而无柔和之气，肝邪极盛，侮其所不胜，肺失清肃之权，风痰鼓激于内，为癫疾，阴病为癫，阳病为狂，皆心神昏乱也；微急者，气伤而营卫不和，则发寒热，急惰无力，气逆血不循经，则咳而唾血，气脉不通，咳则牵引腰背胸，而鼻生息肉也；缓甚者，气泄卫疏，故多汗；微缓，则亦气伤而肢痿，生鼠瘘，经脉郁结，故为偏风、半身不遂等病，头以下汗出不可止，皆气散也；大甚者，肺火盛于经络，肺主表，上病极而下，故为胻肿，俗名流火也；微大者，热伤津液，肺气痹而引，胸背皆不舒，《痹论》曰：肺痹者，烦满喘而呕也，起恶日光，亦火郁之故也；小甚者，肺气下陷而为泄泻，以大肠为肺之腑也。微小者，津亦耗矣，故为消瘅。滑甚者，热盛气腾，故为息贲上气。微滑者，气热动血而妄行，上为鼻衄，下为便血。涩甚者，气伤血瘀，瘀积于胃而呕血也。微涩者，气血两伤而两滞，故成鼠瘘，如瘰疬之类，上既郁结，气血不得下输，故下不胜上，而足膝软无力也。《痿论》曰：肺热叶焦，发为痿躄，上虚而下病，酸软，酸乃痿之兆也。

经要·大肠病者，肠中切痛而鸣

◎ 原文

黄帝曰：愿闻六腑之病。岐伯答曰：面热者足阳明病，鱼络血者手阳明病，两跗之上脉坚陷者足阳明病，此胃脉也。

大肠病者，肠中切痛而鸣濯濯，冬日重感于寒即泄，当脐而痛，不能久立，与胃同候，取巨虚上廉。

◎ 注疏

（1）《黄帝内经灵枢集注》（张志聪）：此复申明脉外之气血，从手足阳明之所出也。卫气者，乃阳明之悍气，上冲于头，循目眦耳前，散行于三阳，复循颊车合阳明，并下人迎，合于颔脉，注足阳明，以下行至跗上，故曰：面热者，足阳明病。盖以证卫气之悍热太过，而上行于面也。两跗之上，脉坚陷者，足阳明病，盖以证阳明之气，合于颔脉，以下行至跗上也。阳明之气，下合于胃脉，故曰：此胃脉也。

夫五脏六腑之经脉，外合于六气，则为阳明、为太阳、为太阴；内合于脏腑，则为胃脉、为心脉、肾脉也。盖脏腑之气，内合五行，五行外合于六气者也。胃腑所出之血气，别走于脉外者，注脏腑之大络，从大络而外渗于孙络皮肤，循手阳明之经，大会于尺肤以上鱼，犹脉内之血气，大会于手太阴之尺寸也。故曰：鱼络血者，手阳明病。盖以证脉外之气血，大会于手阳明也。是以帝问六腑之病，而伯先答手足之阳明，然后论及六腑，盖以申明脉外之气血，出于手足之阳明也，本经多因病借针，以明阴阳血气之生始出人，脏腑经脉之外内贯通。学者识之无忽。**眉批：阳明之气，乃阳明之悍气，卫气也。**

大肠者，传导之官，故病则肠中切痛而鸣濯濯。阳明秉清金之气，故冬日重感于寒即泻，当脐而痛。大肠主津液，津液者，淖泽注于骨，故病而不能久立也。大肠属胃，故与胃同候，取胃经之巨虚上廉。

（2）《灵枢悬解》（黄元御）：阳明行身之前，下于面而行足跗，故面热及跗上脉陷为足阳明病，此胃之脉也。鱼络，鱼际之络，手阳明脉，起大指旁鱼际也。

（3）《黄帝内经灵枢注证发微》（马莳）：手阳明者，大肠也。鱼络在鱼际之下阳溪、列缺之间，大肠之脉行于此，故鱼络有血者，手阳明病……且大肠经有病者，肠中切痛而鸣濯濯。切痛者，痛之紧也。濯濯者，肠中有水，而往来气冲则有声也。若冬日重感于寒则即泄矣。其当脐而痛不能久立，以大肠正在脐也。彼胃有巨虚上廉，为大肠之合，故曰与胃同候，取之巨虚上廉也。后胀论有大肠胀者，证与此同。又胃经有病者，腹必膜胀，其胃脘当心而痛，上支两胁，膈咽等处气不能通，食饮不下，当取本经三里穴也。

（4）《类经》（张景岳）：足阳明之脉行于面，故为面热。手阳明之脉行于手鱼之表，故为鱼络血。足面为跗，两跗之上脉，即冲阳也。竖者坚而实，陷者弱而虚，皆足阳明胃脉之病。观下文云大肠病者与胃同候，则此胃脉也，盖兼手阳明而言。日当作月。大肠属胃，故与胃同候。巨虚上廉，大肠合也，故当取之。

（5）《素问灵枢类纂约注》（汪昂）：肠中水火相激。《四时气》篇曰腹中肠鸣。气上冲胸喘，邪在大肠，胃脉入膝膑下足跗，故不能久立。大肠胃同属阳明燥金。

第十七节　灵枢·终始第九

经要·脉口三盛而躁，在手太阴

◎ **原文**

脉口一盛，病在足厥阴，厥阴一盛而躁，在手心主。脉口二盛，病在足少阴，二盛而躁，在手少阴。脉口三盛，病在足太阴，三盛而躁，在手太阴。脉口四盛，且大且数者，名曰溢阴，溢阴为内关，内关不通死不治。人迎与太阴脉口俱盛四倍以上，命曰关格，关格者与之短期。

◎ 注疏

（1）《黄帝内经灵枢集注》（张志聪）：左为人迎，右为气口，以候三阴三阳之气。圣人南面而立，前曰广明，后曰太冲，左东而右西，天道右旋，地道左迁，故以左候阳而右候阴也。"躁"者，阴中之动象，盖六气皆由阴而生，从地而出，故只合足之六经。其有躁者在手，以合六脏六腑，十二经脉，盖十二经脉，以应三阴三阳之气，非六气之分手与足也。"外格"者，谓阳盛于外，而无阴气之和。"内关"者，阴盛于内，而无阳气之和。"关格"者，阴关于内，阳格于外也。**眉批：太阴为之行气于三阴。阳明者，表也，亦为之行气于三阳。**

开之曰：脉口，太阴也。人迎，阳明也。盖脏气者，不能自至于手太阴，必因于胃气，乃至于手太阴，是左右皆属太阴，而皆有阳明之胃气，以阳气从左而右，阴气从右而左，故以左候三阳，右候三阴，非左主阳而右主阴也，阴中有阳，阳中有阴，是为平人。若左独主阳，右独主阴，是为关阴格阳之死候矣。

（2）《灵枢悬解》（黄元御）："内关"，阳盛而关阴，阴盛于外而绝于内也，必死不治也。

（3）《黄帝内经灵枢注证发微》（马莳）：脉口三盛，病在足太阴脾经，若三盛而躁，则在手太阴肺经矣。盖脉口主内，右手寸尺为西北，为秋冬。故足手六阴经之病验于此也。其脉口甚至四盛，且大且数，是六阴泛溢关闭于内，而在外六阳经之脉，不得运之以入于内矣，夫是之谓内关也。内关不通，当死不治。且人迎、脉口之脉俱盛而四倍以上是谓关格兼见也，皆与之以短期而已。后世医籍皆以饮食不下为关格，视此节大义可深惭云。

（4）《类经》（张景岳）：脉口，手太阴脉也。太阴主里而行气于三阴，故脉口一盛，病在足经之厥阴。若加以躁，则为阴中之阳而上在手厥阴心主矣。凡二盛三盛皆在足，而躁则皆在手也。脉口四盛且大且数者，乃六阴偏盛，盈溢于脏，表里隔绝，是为内关，主死不治。人迎主阳，脉口主阴，若俱至四倍以上，则各盛其盛，阴阳不交，故曰关格，可与言死期也。

（5）《素问灵枢类纂约注》（汪昂）：王冰素问注。言足经而不及手经。仲景、东垣、丹溪，皆以关格为病症。马玄台非之，而以关格为脉体。昂谓若以为病症，当不止于膈食便闭二症。若以为脉体，则《内经脉经》及诸家经论，并无所根据。

经要·太阴终者，腹胀闭不得息

◎ 原文

刺诸痛者，其脉皆实。故曰：从腰以上者，手太阴阳明皆主之；从腰以下者，足太阴阳明皆主之。

太阴终者，腹胀闭不得息，善噫善呕，呕则逆，逆则面赤，不逆则上下不通，上下不通则面黑皮毛焦而终矣。

◎ 注疏

（1）《黄帝内经灵枢集注》（张志聪）：手太阴阳明主天，足太阴阳明主地，身半以上为天，身半以下为地。"故"者，承上文而言。言人之形气，生于六合之内，应天地之上下四旁，故曰天地为生化之宇。**眉批：上节论四方，此论上下。**

此归结终始之道，始于五行，而终于六气也……太阴之脉，上阴股，入腹上膈，挟咽连舌本，散舌下，复从胃注心中，太阴之脉绝不通，是以腹胀不得息，太阴之气，上走心为噫，气噫善呕，呕则逆，逆则面赤者，从胃而心，心而外脱也。夫上逆于心，则现此症，如不逆，则手足二经皆绝，而上下不通矣。上下不通，则土败而水气乘之，而色黑矣。手太阴之气绝，而皮毛夭焦矣。**眉批：手太阴主天，足太阴主地。故独太阴有上下，手足之分也。**

此六气终而经脉绝也。盖气终则脉终，脉绝则气绝，譬如人之兄弟，生则俱生，急则俱死矣。夫经脉本于脏腑五行之所生，而外合阴阳之六气，故首言终始之道，五脏为纪，末结六经之终，谓生于五行而终于六气也。

张开之曰：神在天为风，风生木，木生肝，是天之六气，化生地之五行，五行生五脏，五脏生六经，六经合六气，盖原本于天之六气所生，故终于六经，而复归于天也。

（2）《灵枢悬解》（黄元御）："痛"者，气阻而不行也，故深在阴分。"痹"者，气行而不畅也，故浅在阳分。

太阴湿土，其位在腹，经气绝则湿土郁满，故腹胀气闭。胃逆肺壅，不得喘息。浊气填塞，胃脘莫容，故善噫善呕。呕则气愈冲逆，逆则收敛失政，二火上炎，故面赤。不逆则中气胀满，上下不通，不通则水侮金败。"面黑"者，水侮土也。"皮毛焦"者，肺气败也。《难经》：终始者，脉之纪也。寸口人迎，阴阳之气，通于朝使，如环无端，故曰始也；终者，三阴三阳之脉绝，绝则死，死各有形，故曰终也。

（3）《黄帝内经灵枢注证发微》（马莳）：此言病有所主之经，见治之者，当分经也。《素问·六微旨大论》曰：天枢之上，天气主之；天枢之下，地气主之。天枢，脐旁二寸。本经《阴阳系日月》篇曰：腰以上为天，腰以下为地。故曰从腰以上，手太阴肺经、手阳明大肠经主之。盖肺经自胸行手，大肠经自手行头也。

（4）《类经》（张景岳）：《灵枢·终始》篇。此言痛而可刺者，脉必皆实者也。然则脉虚者，其不宜刺可知矣。此近取之法也。腰以上者，天之气也，故当取肺与大肠二经，盖肺经自胸行手，大肠经自手上头也。腰以下者，地之气也，故当取脾胃二经，盖脾经自足入腹，胃经自头下足也。病之在阴在阳，各察其所主而刺之。足太阴脉入腹属脾，故为腹胀闭。手太阴脉上膈属肺而主呼吸，故为不得息。胀闭则升降难，不得息则气道滞，故为噫为呕。呕则气逆于上，故为面赤。不逆则痞塞于中，故为上下不通。脾气败则无以制水，故黑色见于面。肺气败则治节不行，故皮毛焦而终矣。

（5）《素问灵枢类纂约注》（汪昂）：足太阴脾，主行气于三阴。手太阴肺，主治节而降下。二经病则升降之令不行，故胀闭。升降难，故不得息，而噫呕以通之。若不呕逆，则上下不通。土实克木，故面黑。肺主皮毛，故焦。

第十八节　灵枢·五邪第二十

经要·邪在肺则病

◎ **原文**

邪在肺，则病皮肤痛，寒热，上气喘，汗出，咳动肩背。取之膺中外俞，背三节五脏之旁，以手疾按之，快然乃刺之，取之缺盆中以越之。

◎ **注疏**

（1）《黄帝内经灵枢集注》（张志聪）：此承上章复论邪在五脏而病于外也。夫六腑之应于皮肉筋骨者，脏腑雌雄之相合也。五脏之外应者，阴阳之气，皆有出有入也。肺主皮毛，故邪在肺则病皮肤痛。**眉批：下经曰：肺应皮，心应脉，脾应肉，肝应爪，肾应骨。**"寒热"者，皮寒热也。盖脏为阴，皮肤为阳，表里之气，外内相乘，故为寒为热也。"上气喘"者，肺气逆也。"汗出"者，毛腠疏也。"咳动肩背"者，咳急息肩，肺俞之在肩背也。"膺中外俞"，肺脉所出之中府、云门处。"背三节五脏之旁"，乃肺俞旁之魄户也。"缺盆中"者，手阳明经之扶突，盖从腑以越阴脏之邪。

（2）《灵枢悬解》（黄元御）：肺藏气而主皮毛，故邪在肺，则皮肤痛，寒热汗出，上气喘咳。"膺中外俞"，手太阴之云门、中府也；背三节之旁，肺俞也；五节之旁，心俞也。（皆足太阳经穴。）按之快然，即是其穴，乃刺之。"缺盆"，足阳明经穴，《经脉》：肺手太阴之脉，是动则病肺胀满膨膨而喘咳，缺盆中痛。故取之缺盆中以越之。"越"，散也。

（3）《黄帝内经灵枢注证发微》（马莳）：此言肺邪诸病而有刺之之法也。凡邪在于肺，皮为肺之合，故皮肤痛，发为寒热，气上而喘。汗出者，以腠理疏也。咳动肩背者，以肺为五脏华盖，而肩乃肺经脉气所行也。当取膺中外输云门、中府等穴以刺之。（云门，巨骨下，侠气户旁二寸陷中，去任脉两旁相去各六寸。中府，云门下一寸，乳上三肋间，去中行亦六寸。各灸五壮，针三分。）又取背三节旁之肺俞，及取五椎旁之心俞穴。（俱系足太阳膀胱经穴，去脊中各开一寸五分。针三分，留七呼。但心俞禁针。然先以手速按其处，自觉快爽，乃刺之耳，又必取缺盆穴，使邪气从此而上越也。）系足阳明胃经六，肩下横骨陷中。针二分，留七呼，不宜太深，深则使人逆息。

（4）《类经》（张景岳）：皮肤痛而寒热者，皮毛为肺之合也。气喘汗出者，肺主气而腠理疏也。肺为脏腑之华盖，居于膈上，故咳则动及肩背。膺中之外，云门、中府也，手太阴本经穴。但云门忌深，能令人逆息。三椎之旁，肺也。五椎之旁，心也。皆足太阳经穴。以手疾按其处，觉快爽者，即其真穴，乃可刺之。缺盆，足阳明经穴也。手太阴之脉上出于此，故当取之以散越肺邪。但忌太深，令人逆息。

（5）《灵素节注类编》（章楠）：肺合于皮毛而主卫气，故邪在肺，则皮肤痛；营卫不和，则发寒热；以其上气，喘而汗出，咳动肩臂，皆肺病之现证，故寒热亦属肺邪。若邪在经而发寒热，必有头痛，肺病发寒热，则无头痛也。

第十九节　灵枢·寒热病第二十一

经要·寒热病

◎ **原文**

皮寒热者，不可附席，毛发焦，鼻槁腊，不得汗。取三阳之络，以补手太阴。肌寒热者，肌痛，毛发焦而唇槁腊，不得汗。取三阳于下以去其血者，补足太阴以出其汗。

颈侧之动脉人迎。人迎，足阳明也，在婴筋之前。婴筋之后，手阳明也，名曰扶突。次脉，足少阳脉也，名曰天牖。次脉，足太阳也，名曰天柱。腋下动脉，臂太阴也，名曰天府。

阳迎头痛，胸满不得息，取之人迎。暴喑气硬，取扶突与舌本出血。暴聋气蒙，耳目不明，取天牖。暴挛痫眩，足不任身，取天柱。暴瘅内逆，肝肺相搏，血溢鼻口，取天府。此为天牖五部。

病始手臂者，先取手阳明、太阴而汗出；病始头首者，先取项太阳而汗出；病始足胫者，先取足阳明而汗出。臂太阴可汗出，足阳明可汗出。故取阴而汗出甚者，止之于阳；取阳而汗出甚者，止之于阴。

◎ **注疏**

（1）《黄帝内经灵枢集注》（张志聪）：此章论病三阴三阳之经气，而为寒为热也。病在皮，故不可附席。皮肤之血气以滋毛发，皮气伤故毛发焦也。"腊"，干也。肺主皮毛，开窍在鼻，故鼻为之干槁，此邪在表，而病太阴太阳之气。当从汗解，如不得汗，宜取太阳之络以发汗，补手太阴以资其津液焉。**按：此章通论阴阳之经气为病，故篇名《寒热》。寒热者，阴阳之气也。脉外之血气，充肤热肉，生毫毛，故病在肌，**

则肌肉痛而毛发焦也。

"次脉"者，从喉旁而次序于项后，即《本输》篇之所谓一次脉二次脉也。盖三阳之经气，皆循颈项而上充于头面也。"腋下动脉"，手太阴也。"太阴"，统主阴阳之气者也。此下五节，承上文而分论厥逆之气，各有所现之症，各随所逆之经以取之阳明头痛，阳明之气厥逆于腹，不得循人迎而上充于头，是以头痛。逆于中焦，故胸满不得息，当取之人迎以通其气。夫金主声，心主言，手阳明主气而主金，故阳明气逆于下，则暴喑而气梗矣。

沈亮宸曰：人迎、扶突、天牖、天柱，头气之街也。腋下动脉，胸气之街也。莫云从问曰：《本输》篇论次脉乃手足三阳之六经，此节只言手阳明、少阳，足阳明、太阳为大牖，何也？曰：太阳之气，生于膀胱水中；少阳之气，本于命门相火；阳明之气生于中焦胃腑。在经脉有手足之六经，在二气只论三阴三阳也。其手阳明与太阴为表里，主行周身之气，故合为五大牖焉。

此分别形身上下，各有所主之阴阳也。夫身半以上，手太阴阳明皆主之，故病始于臂者，先取手阳明太阴而汗出。

（2）《灵枢悬解》（黄元御）：肺主皮，皮寒热者，肺病也。

（3）《黄帝内经灵枢注证发微》（马莳）：此言寒热不同，而刺之亦异也。邪之在人，其始寒热在于皮，正以肺主皮毛，开窍于鼻，故皮痛而不可近席，毛发焦燥，鼻孔枯腊。腊者，干也。如不得汗，当取足太阳膀胱经之络穴飞扬以泻之，盖太阳为三阳也。又当取手太阴肺经之络穴列缺以补之，正以太阳主表，故宜泻其邪。而肺主皮毛，必宜补之于既泻之后也。

此言厥痹者，而有刺之之法也。痹病在内，厥气上逆，以及于腹，当取阴经之络，即下文手太阴肺经之天府是也。刺阳经之络，即下文足阳明胃经之人迎、手阳明大肠经之扶突、手少阳三焦经之天牖、足太阳膀胱经之天柱是也。于阳经则泻之，于阴经则补之。但人迎之穴，乃颈侧之动脉，在婴筋之前。婴筋者，颈之竖筋也。（颈大脉动应手，挟结喉两旁一寸五分，以候五脏气，一云禁针，又云针四分，过则杀人）扶突之穴在婴筋之后。（气舍后一寸半，在颈当曲颊下一寸，仰而取之。针三分，灸二壮。）天牖之六，其脉次于扶突之后。（天牖，本手少阳三焦经之穴，而此以为足少阳者，误以手为足。颈大筋外，缺盆上，天容后，天柱前，完骨下，发际上。针五分，得气即泻，泻尽更留三呼，泻三吸，不宜补。）天柱之穴，其脉次于天牖之后。（挟项后发际大筋外廉陷中。针二分，留三呼。灸不及针。）天府之穴，乃腋下之动脉，其脉行于臂，故不称曰手太阴，而曰臂太阴也。（腋下三寸，臂臑内廉动脉陷中，以鼻取之。）针四分，留七呼，禁灸。

上节五穴，总治厥痹之证，而此下五节则分言五穴可以治诸证。此节则以人迎所治之病而言之也。阳明胃经邪盛，头痛、胸满不得息，当取上文人迎穴耳。

此节以天府所治之病言之也。暴时大热，而在内气逆，乃肝肺两经之火邪相为搏去，以致血溢于鼻口，当取上文天府穴耳。

此承上文而言病始手臂者，而有先刺之法也。手臂乃手阳明大肠经、手太阴肺经脉气所行，故病始手臂者先取此二经刺之以出汗则其邪可去矣。

（4）《类经》（张景岳）：肺主皮毛，开窍于鼻，皮寒热者邪在外，故畏于近席而毛发焦、鼻槁腊也。如不得汗，当泻足太阳之络穴飞阳，补手太阴之鱼际、太渊。盖太阳即三阳，主在表之热，而臂之太阴可以取汗也。腊音昔，干也。脾主肌肉，其荣在唇。肌寒热者邪在脾，故当肌痛、毛发焦而唇槁腊也。取三阳法如上文。补足太阴之大都、太白，可以出汗。

《灵枢·寒热病》篇颈前中行，任脉也。二行动脉，即足阳明之人迎穴。《说文》曰：婴，颈也。故颈侧之筋曰婴筋。

迎，逆也。阳邪逆于阳经而为头痛胸满者，当取之人迎也。喑，声哑不能言也。气硬，喉舌强硬也。当取手阳明之扶突穴，及出其舌本之血。凡言暴者，皆一时之气逆，非宿病也，故宜取此诸穴以治其标。

刺痛疽者法当取汗，则邪从汗散而痛自愈；然必察其始病之经，而刺有先后也。臂太阴，肺经也。足阳明，胃经也。按《热病》篇曰：脉顺可汗者，取之鱼际、太渊、大都、太白，泻之则热去，补之则汗出。按以上四穴，皆手足太阴经之荥、输也。此言臂太阴者，即鱼际、太渊二穴。然则足阳明者，亦当取之荥、输，则内庭、陷谷是也。

（5）《灵素节注类编》（章楠）：络浅在皮，皮寒热者，邪闭皮肤而痛，故不可附席；皮毛肺之合也，肺开窍于鼻，以邪外闭，阳郁化热，故毛发焦而鼻槁腊，腊者，焦燥也。此肺液已伤，久则必成肺痿，故当急取三阳经之络，以泄皮肤之邪，补手太阴经，以救肺也。

第二十节　灵枢·杂病第二十六

经要·杂病之证治

◎ **原文**

喉痹不能言，取足阳明；能言，取手阳明。

疟不渴，间日而作，取足阳明；渴而日作，取手阳明。

齿痛，不恶清饮，取足阳明；恶清饮，取手阳明。

聋而不痛者，取足少阳；聋而痛者，取手阳明。

心痛，但短气不足以息，刺手太阴。

◎ 注疏

（1）《黄帝内经灵枢集注》（张志聪）："喉痹"者，邪闭于喉而肿痛也……手阳明之脉，在喉旁之次，故能言者，取手阳明。

疟气随经络，沉以内泊，间日而作者，其气舍深内泊于阴而不得出……手阳明之脉，属大肠络肺，应天气之在上，其道近，故日作。天为阳，故渴也。

沈亮宸曰：按《素问·疟论》云：其间日者，邪气与卫气客于六腑，而有时相失，不能相得，故休数日乃作。夫手阳明者肺之腑，手太阳者心之腑，手少阳者心主包络之腑，此三腑者，主气主火而应于上，故渴而日作。足阳明者脾之腑，足太阳者肾之腑，足少阳者肝之腑，此三腑者，主血主水而在下，故不渴而间日作。独取手足阳明者，身半以上，手阳明皆主之；身半以下，足阳明皆主之。

手足阳明之脉，遍络于上下之齿……手阳明主清秋之气，故恶寒饮。莫云从曰：齿痛，病在手足阳明之脉，恶清饮不恶清饮，手足阳明之气也。此因脉以论气，因气以取脉，脉气离合之论，盖可忽乎哉？

手足少阳之脉，皆络于耳之前后，入耳中，手少阳秉三焦之相火，故聋而痛。

肺主气而司呼吸，心系上连于肺，心痛但短气不足以息者。但逆在肺而为心痛也，当刺手太阴以通肺气之逆。沈亮宸曰：足太阴、少阴、厥阴而为心痛者，脏气上逆而为痛也。肺乃心之盖，故但短气不足以息，此病在本脏而应于心也。四脏皆然，故无真心痛之死症。

（2）《灵枢悬解》（黄元御）："清饮"，冷饮也。

（3）《黄帝内经灵枢注证发微》（马莳）：此言喉痹者当审其能言不能言，而分经以刺之也。**按：此与下共三节，皆取之手、足阳明二经。**

此言疟证者，当审其渴不渴，间作日作而分经以刺之也。

此言齿痛者，当审其恶冷饮不恶冷饮，而分经以刺之也。胃经恶热不恶寒，大肠恶寒不恶热，故刺之者如此。

此言耳聋者，当审其痛与不痛，而分经以刺之也。

有心痛者，其痛引至小腹而满，或上或下，痛无定处，大小便皆难，当取足厥阴肝经以刺之，有心痛者，短气不足以息，当取手太阴肺经以刺之。

（4）《类经》（张景岳）：手足阳明之脉，皆循喉咙。能言者轻，但取之上；不能言者重，当泻其下也。不渴者，内无邪，邪在表耳，故当刺足太阳。（渴则邪在表里之间，故当刺足少阳。《杂病》篇曰：疟不渴，间日而作，取足阳明。渴而日作，取手阳明。与此不同，见《针刺类》五十三。）

手足阳明之脉皆入齿中，然胃经多实热，故不畏寒饮者，当泻足阳明；大肠经多虚寒，故畏寒饮者，当补手阳明也。此与上文臂阳明节义有所关，当互求之。清，音倩。足少阳之脉下耳后，支耳中，出耳前，手阳明之别者入耳，故当分痛与不痛而补泻之。肺主气，故短气者当刺手太阴。

（5）《针灸逢源》（李学川）：重者，当泻其下，刺三里、下廉、丰隆、内庭、厉兑。轻者，但刺之上如合谷、阳溪、偏历、温溜、扶突、禾髎等穴。疟不渴，间日而作，取足阳明。可刺陷谷、内庭、厉兑。《刺疟论》曰：刺足太阳，渴而日作，取手阳明。可刺商阳、三间、合谷、大迎等穴。

第二十一节　灵枢·口问第二十八

经要·哕

◎ 原文

黄帝曰：人之哕者，何气使然？岐伯曰：谷入于胃，胃气上注于肺。今有故寒气与新谷气，俱还入于胃，新故相乱，真邪相攻，气并相逆，复出于胃，故为哕。补手太阴，泻足少阴。

◎ 注疏

（1）《黄帝内经灵枢集注》（张志聪）：此言人之所受谷气，由胃气之布散于天下者也。**眉批：《玉板》章曰：海之所行云气者，天下也。**胃为水谷之海，肺属天而外主皮毛，谷入于胃，乃传之肺，肺朝百脉，输精于皮毛，毛脉合精，行气于腑，五脏六腑，皆以受气，是入胃之水谷，借肺气转输于皮毛，行于脏腑。如肺有故寒气而不能输布，寒气与新谷气俱还入于胃，新故相乱，正邪相攻，气并相逆于胃，而胃腑不受，复出于胃，故呃逆也。夫肾者，至阴也，至阴者，盛水也。肺者，太阴也。少阴者，冬脉也。故其本在肾，其末在肺，皆积水也。是在下之寒水，上通于天者也。故当补手太阴以助天之阳气，泻足少阴以下肺之寒邪。肺之寒者，乃肾水之寒气也。此篇论人身之应天地阴阳，奇邪之走孔窍，非外因之形寒，亦非饮冷之寒气也。

姚士因曰：按《金柜玉函》云：哕逆者，橘皮竹茹汤主之。盖橘之色黄嗅香，味甘而辛，乃中土之品也。辛兼走肺，皮性走皮，是助胃气走肺，而外出于皮毛者也。竹性寒而凌冬不凋，得冬令寒水之气。用茹者，助水气之运行于肤表，不凝聚于肺中，配人参、甘草、生姜、大枣，以助中土之气。先圣立方之法，咸从经义得之，学者引而伸之，天下之能事毕矣。

（2）《灵枢悬解》（黄元御）：故寒新谷，入于胃中，新故相乱，正邪相攻，气并相逆，复出于胃，故为哕也。补手太阴，泻足少阴，肺气下行，则哕止矣。（水泻土燥，胃降则肺收矣。）

（3）《黄帝内经灵枢注证发微》（马莳）：此言人之所以哕，而有刺之之法也。人之谷气入于胃，胃得谷气而化之，遂成精微之气，以上注于肺，而行之五脏六腑。（如《经脉》篇之次。）今有寒气之故者在于胃中，而又有谷气之新者以入于胃，则新故相乱，真气与邪气相攻。（真气即胃气，邪气即寒气。）彼此之气，并而相逆，所以复出于胃而为哕也。当补手太阴肺经及泻足少阴肾经可也。

（4）《类经》（张景岳）：人之水谷入胃，其精微之气，必上注于肺，而后行于脏腑营卫。若中焦先有寒气，则新入之谷气凝聚而不行，气不行则新故真邪还留于胃，留则逆而上出，故为哕也。哕，于决切，又音诲。

（5）《灵素节注类编》（章楠）：有物无声谓之吐，有声无物谓之哕，有物有声谓之呕吐，此言有声无物者也。凡谷入胃，化精气而上注于肺，因有故寒气在胃，新故相乱，真气邪气相攻相并而上逆，乃为哕也。肺气主降，用针补手太阴经以降逆也；肾为胃关，泻足少阴经以利其关，使胃中邪气下行则愈。后世之呃逆，古亦名哕。

第二十二节　灵枢·胀论第三十五

经要·肺胀者虚满而喘咳，大肠胀者肠鸣而痛

◎ **原文**

黄帝曰：愿闻胀形。岐伯曰：夫心胀者，烦心短气，卧不安。肺胀者，虚满而喘咳。肝胀者，胁下满而痛引小腹。脾胀者，善哕，四肢烦悗，体重不能胜衣，卧不安。肾胀者，腹满引背央央然，腰髀痛。六腑胀：胃胀者，腹满，胃脘痛，鼻闻焦臭，妨于食，大便难。大肠胀者，肠鸣而痛濯濯，冬日重感于寒，则飧泄不化。小肠胀者，少腹䐜胀，引腰而痛。膀胱胀者，少腹满而气癃。三焦胀者，气满于皮肤中，轻轻然而不坚。胆胀者，胁下痛胀，口中苦，善太息。

◎ **注疏**

（1）《黄帝内经灵枢集注》（张志聪）：吴氏曰：此卫气逆于城郭之中，而为脏腑之胀也。愿闻胀形者，问五脏六腑之胀形，始在无形而及于有形也。

（2）《灵枢悬解》（黄元御）："央央"，不快之意。心主五臭，自入为焦臭。（《难经》语。）"鼻闻焦臭"，胃土不降，心火上炎也。"轻轻"，虚浮之意。

（3）《黄帝内经灵枢注证发微》（马莳）：此下二节明上节之病各有形状，而此节以五脏之胀形言之也。此以六腑之胀形言之也。**按：《邪气脏腑病形》篇有大肠者诸证，与此同。**

（4）《类经》（张景岳）：此五脏之胀也。闷乱也。央央然，困苦貌。悗，美本切。此六腑之胀也。濯濯，肠鸣水声也。飧泄不化，完谷而泄也。气癃，膀胱气闭，小水

不通也。飧音孙。膜音嗔。瘭，良中切。

（5）《灵素节注类编》（章楠）：此分五脏之形证也。阳经内通于腑，阴经内通于脏，其由经脉之胀，甚则内逼脏气，故有各脏之病形。或先由脏病而致外胀者，则必先现脏证也。下节六腑之胀亦然。若肤胀，仅在卫分，不涉于经，必无脏腑现证也。

◎ 述评

胀之病名，《黄帝内经》已有明确论断。《灵枢·胀论》云："夫胀者，皆在于脏腑之外，排脏腑而郭胸胁，胀皮肤，故命曰胀。"马莳注曰："夫胀不在于血脉之中，亦不在于脏腑之内，乃在于脏腑之外，胸胁之内，排其脏腑，而以胸胁为郭，其皮肤亦为之胀。"按此推断，所谓胀，即胀闷、胀满、膨胀之意，是一种机体脏腑之外，胸廓皮肤受到压迫而产生的满闷不适或充塞难受的感觉。胀，既是一种症状，也是一种病证。以症状而言，凡机体某一部位出现胀闷不适之感者皆可称之，可伴随其他症状出现在多种疾病之中；以病证而言，胀病是指因脏腑气机运行阻滞或痰饮血水病理产物积聚而引起的，以机体胀闷不适或胀满疼痛为主要表现的一类病证。

《黄帝内经》论胀，也常称满，有时也胀满、满胀合称，或胀与满并论。如《素问·缪刺论》的"恶血留内，腹中满胀"，《灵枢·经脉》的"是动则病肺胀满，膨膨而喘咳……胃中寒则胀满"，以及《素问·厥论》的"太阴之厥，则腹胀䐜满"等。满，有痞满、充满之意，是一种机体满闷不舒的感觉，一般可理解为胀之程度较轻而浅者。临床上凡胀必兼满，所以也称胀满病。

第二十三节　灵枢·五阅五使第三十七

经要·肺病者，喘息鼻胀

◎ 原文

黄帝曰：以官何候？岐伯曰：以候五脏。故肺病者，喘息鼻张；肝病者，眦青；脾病者，唇黄；心病者，舌卷短，颧赤；肾病者，颧与颜黑。

◎ 注疏

（1）《黄帝内经灵枢集注》（张志聪）：莫氏曰：五官者，五脏之阅也。阅其五官之色症，则知五脏之病矣。

（2）《灵枢悬解》（黄元御）：以五官之五色而候五脏也。

（3）《黄帝内经灵枢注证发微》（马莳）：此言五官可以候五脏之病也。鼻为肺之官，故肺病者，当病喘息，其鼻乃张。目为肝之官，故肝病者，其目眦必青。唇为脾之宫，故脾病者，其唇必黄。舌为心之官，故心病者，其舌必卷而短，颧亦必赤。耳为肾之官，故肾病者，颧与颜皆黑也。

（4）《类经》（张景岳）：此虽以五脏之色，见于五脏之官为言；然各部有互见者，又当因其理而变通之。卷，上声。

第二十四节　灵枢·淫邪发梦第四十三

经要·淫邪发梦

◎ **原文**

黄帝曰：有余不足有形乎？岐伯曰：阴气盛则梦涉大水而恐惧，阳气盛则梦大火而燔焫，阴阳俱盛则梦相杀。上盛则梦飞，下盛则梦堕，甚饥则梦取，甚饱则梦予。肝气盛则梦怒，肺气盛则梦恐惧、哭泣、飞扬，心气盛则梦善笑恐畏，脾气盛则梦歌乐、身体重不举，肾气盛则梦腰脊两解不属。凡此十二盛者，至而泻之立已。

厥气客于心，则梦见丘山烟火。客于肺，则梦飞扬，见金铁之奇物……凡此十五不足者，至而补之立已也。

◎ **注疏**

（1）《黄帝内经灵枢集注》（张志聪）：阴阳俱有余，则心气并于肺，肾气并于肝，而梦相杀，相杀者，挺刃交击也，此肝肺之有余也。**眉批：挺刃者，金木交击也。**夫魂游魄降，上盛则梦飞，下盛则梦堕，此魂魄之有余于上下也。"饥则梦取，饱则梦予"，是脾胃之有余不足也。此邪与五脏之神气游行，而形之于梦也。如肝气盛则梦怒，肺气盛则梦悲……此邪干五形脏，而形之于梦也。

厥气客于心，则梦见丘山烟火。客于肺，则梦飞扬，肺主气而肺气虚也，金铁之奇物，金气虚而见异象也……客于大肠，则梦田野，田野者，水谷之所生也，大肠为传导之官，主受水谷之余，济泌别汁，止梦见田野者，大肠之气虚也。

（2）《灵枢悬解》（黄元御）：本气盛，则自能为梦，本气虚，则厥气客之，而后为梦，总由外邪之内袭也。

（3）《黄帝内经灵枢注证发微》（马莳）：气者俱行，而与魂魄飞扬，使人卧不得安，而多发为梦。此邪淫之于腑，则腑主外，其外为有余，而内则不足；此邪淫之于脏，则脏主内，其内当有余，而外则不足。试以有余者观之，阴气者，营气也。营气盛则梦涉大水，而有恐惧之状，盖大水属阴故也。阳气者，卫气也。卫气盛则梦见大火，而有燔焫之势，盖大火属阳故也。若阴阳俱盛，则营卫二气皆盛也内外有余，阴阳相争，其梦主于相杀。有手部属阳，故上部邪盛，则梦飞扬；足部属阴，故下部邪盛则梦堕坠。如饥至太甚，则梦有所取；如饱至太甚，梦有所与……肺之邪盛，则梦恐惧、哭泣而飞扬，以肺之声为哭也。

凡此十二盛者，在腑则有余于外，在脏则有余于内。凡有梦至时，即知其邪之在何脏腑，遂用针以泻之，其邪可立已矣。盖腑梦泻脏，脏梦泻脏也。

（4）《类经》（张景岳）：以阴胜阳，故梦多阴象。以阳胜阴，故梦多阳象。炳，如瑞切。俱盛则争，故梦相杀。阳胜者亲乎上也，阴胜者亲乎下也。因不足也，因有余也。

肺在志为忧，故梦恐惧哭泣。肺主气，故梦飞扬。

阳盛则有余于腑，阴盛则有余于脏，但察其邪之所在，而以针泻之则已。肺属金也。

大肠为传导之官，其曲折纳污，类田野也。

（5）《灵素节注类编》（章楠）：以邪淫之处为有余，无邪之处为不足，脏为阴为内，腑为阳为外，邪或在阴在阳，则使阴阳偏亢不和，而心神亦必不宁。盖神无形而气有形，神者气之体，气者神之用，故气和则神定而安，神动则气乱不顺，是以邪扰其气，则神变幻而成梦，情欲动神，则气耗伤而致病，以神气本为一物，而分体用者也。

◎ 述评

此处运用脏象理论分析归纳五脏气盛的梦象。肝在志为怒，《灵枢·本神》云："肝气虚则恐，实则怒。"故邪气盛于肝，梦中见怒。肺本志虽为忧，但肺气盛金乘肝木，则肝气虚而梦恐惧。"肺在声为哭"，梦中哭泣，肺为华盖，其位居上主肃降，肺气壅盛不得宣降，故"上盛则梦飞"。心在志为喜，在声为笑，《灵枢·本神》亦说："心气虚则悲，实则笑不休。"故邪气盛于心，梦中也善笑。其"恐畏"者，因心火炽盛，"有胜则复"而肾水复之，故梦中肾志之恐不仅见于肺气盛，亦可见于心气盛。脾在声为歌，故邪气盛于脾则梦中歌乐；脾主运化，主四肢肌肉，脾气壅塞，水湿不运则肢体重滞，故梦中身重四肢沉滞不利。腰为肾之府，足少阴肾经贯脊属肾，邪气犯肾，经脉不利，则梦中可感腰脊两下分离不相连属。"凡此十二盛者，至而泻之，立已"，"十二盛"，指以上十二种邪气盛所产生的梦象。因为这些梦象的产生是邪气盛扰机体所致的，所以辨清邪气所扰的部位，本着"实则泻之"的治疗原则，祛除邪气即可治愈。

梦象的形成是有一定生理病理基础的，与脏腑功能、阴阳之气盛衰及邪气所犯的部位有密切关系，尤其是梦象与脏象的关系。五脏气盛之于梦，由于其脏象不同，故其梦象也不同。梦象取决于脏象，脏象是梦象产生的基础。正邪从外袭内扰及五脏，"其中人也微"，因而脏象的轻微变化在清醒状态下不易察觉，但在睡眠状态下，由于心神内收而非意识的魂魄释放，弱刺激所产生的变化，便可随之以相应的脏象形式显现在梦中，为疾病的早期诊断提供了宝贵线索，在临床上具有重要价值。

第二十五节 灵枢·卫气失常第五十九

经要·卫气留于腹中

◎ **原文**

黄帝曰：卫气之留于腹中，蓄积不行，苑蕴不得常所，使人支胁胃中满，喘呼逆息者，何以去之？伯高曰：其气积于胸中者，上取之；积于腹中者，下取之；上下皆满者，旁取之。

◎ **注疏**

（1）《黄帝内经灵枢集注》（张志聪）：此篇论卫气失常，以明卫气所出所主之常所，有浮沉、浅深、太过、不及之别。**眉批：前论有余于内，后论有余于外，皆谓之失常。**按第七十六之《卫气行》章论卫气昼行于阳，夜行于阴，外内出入之循度，此篇论卫气始生始出之道路，主于皮肉筋骨之间，所以温分肉、充皮肤、肥腠理，而司开合者也。

所谓"别出"者，与谷入于胃，乃传之肺，流溢于中，布散于外，精专者行于经隧，常营无已，终而复始之营气，所出之道路各别也；卫气与宗气，所出之道路各别也。

夫精专者行于经隧之营血，始于手太阴肺，终于足厥阴肝，脏腑相通，外内相贯，环转无端，终而复始，与营行脉中一呼一吸，脉行六寸，日行二十五度，夜行二十五度之道路各别也。所谓营行脉中以应呼吸漏下者，乃中焦所生之津液，随三焦出气，外注于皮肤溪谷之气分，渗入于孙脉、络脉，化而为赤者也。**眉批：营卫血气之生始出入，乃本经之宗旨，而营血流行，更有多歧，学者宜细心体析。**

《痈疽》之所谓"中焦出气如露，上注溪谷而渗孙脉，津液和调，变化而赤为血，血和则孙脉先满溢，乃注于络脉，皆盈，乃注于经脉，阴阳已张，因息乃行，行有经纪，周有道理，与天合同，不得休止"，是行于脉中以应呼吸之营气，乃中焦所生之津液，随三焦之出气，注于皮肤分肉之气分，渗于孙络，变化而赤为血，因息乃行，行有经纪。与《营气》篇之始于手太阴肺，终于足厥阴肝之道路各别也。

宗气积于胸中，上出于肺，循喉咽，呼则出，吸则入夫肺主皮毛，人一呼则气出，而八万四千毛窍皆合；一吸则气入，而八万四千毛窍皆开。此宗气之应呼吸，而司开合者也。

（2）《灵枢悬解》（黄元御）：卫气之留于腹者，蓄积不行，郁蕴不得常所，支胁胃满，喘呼逆息，即卫之生病，气痛时来时去，怫忾贲响，风寒客于肠胃之中也，帝复述其义，而词不同耳。

（3）《黄帝内经灵枢注证发微》（马莳）：此言卫气之积于内者，有所当刺之处，及有不可刺之时也。《素问·痹论》有云：卫者，水谷之悍气也，其气剽悍滑利，不能入于脉也，故循皮肤之中，分肉之间，熏于肓膜，散于胸腹。今卫气不能行于皮肤肓膜，而乃留于腹中，蓄积不行，郁蕴不得常所，使人在旁病于肢胁，在中病于胃中，则为胸为腹，在其中矣。其病膜满，发为喘呼逆息者，此皆何以去之，伯高言：凡卫气之积于胸中，当取之于上如足阳明胃经之大迎穴，任脉经之天突、廉泉穴。

（4）《类经》（张景岳）：卫气者，水谷之悍气也。其气循皮肤之中，分肉之间，熏于肓膜，散于胸腹，此卫气之常也。失其常，则随邪内陷，留于腹中，蓄积不行而苑蕴为病，故《禁服》篇曰卫气为百病母也。苑，郁同。积于上者为喘呼逆息，故当泻之于上。人迎，足阳明经穴。天突、喉中，俱任脉穴。喉中，即廉泉也。积于腹中者，当泻其下。三里、气街，俱足阳明经穴。上下皆病，则上下俱当取之，如以上五穴是也。季胁之下一寸，当是足厥阴经章门穴。病之重者仍当鸡足取之，谓攒而刺之也，即《官针》篇合谷刺之谓，详见前六。一本云季胁之下深一寸。

（5）《针灸逢源》（李学川）：卫气者。水谷之悍气也。循皮肤之中。分肉之间熏于肓膜散于胸腹。此卫气之常也。失其常则随邪内陷留于腹中。蓄积不行而菀蕴为病。即廉泉穴积于胸中病喘呼逆息。故常泻之于上。

◎ 述评

卫气同营气一样，也是由水谷精微和自然之气化生的，所以《灵枢·营卫生会》云："人受气于谷，谷入于胃，以传于肺，五脏六腑，皆以受气。其清者为营，浊者为卫。营在脉中，卫在脉外。营周不休，五十而复大会。阴阳相贯，如环无端。"

关于卫气的生成，历代医家认识不一，大体有如下几种观点：

（1）卫气出于上焦：《黄帝内经》认为卫气须通过肺的宣发而发挥其熏肤、充身、泽毛的作用。张志聪在《黄帝内经灵枢集注》中明确提出："卫者，阴阳水谷之悍气，从上焦而出，卫于表阳，故曰卫出上焦。"杨上善的《黄帝内经太素》、孙思邈的《备急千金要方》等，也持此种观点。

（2）卫气出于中焦：营卫均来源于中焦所化生的水谷精微，这种观点首见于《灵枢·营卫生会》。后世学者进一步明确指出"营卫者，皆后天之谷气也"（《医宗金鉴·伤寒论注》）。所以有"胃者，卫之源"（《王九峰医案》）之说。

（3）卫气出于下焦：《灵枢·营卫生会》又有"营出于中焦，卫出于下焦"之说。张景岳、程曦等进一步阐明了"卫出下焦"之理，"卫气者，阳气也……卫气出于下焦，渐升而上……昼自足太阳始，行于六阳经，以下阴合。夜自足太阴始，行六阴经，复注于肾，昼夜各二十五周，不随宗气而自行各经皮肤分肉之间"。

上述三种学术观点，各从不同角度强调了某一方面，似乎是对立的，实际上还是统一的。因为卫气的化生主要与肺、脾两脏密切相关，同时与先天元气有联系，而元气根于肾，所以说卫气本源于下焦，化生于中焦、上焦；其生成、分布和功能均关乎上、中下三焦。

卫气的生理功能是"温分肉，充皮肤，肥腠理，司开阖"，"卫气和则分肉解利，皮肤调柔，腠理致密矣"。提示卫气具有三种功能：①护卫肌表，防御外邪；②温养皮毛、肌肉、脏腑；③调节腠理的开合。外邪入侵，则卫气首当其冲，与之相抗争，或寒或热，或无汗或汗出。卫气虚则腠理疏，外邪乘虚而入，由表入里，衍生出种种病理变化；卫气充实，腠理致密，虽有时邪，仍不得干犯。至于治疗，叶天士有"在卫者，汗之可也"之说；近代姜春华倡"截断"疗法，针对温热之邪入侵卫气之证而设。卫虚不固之证则治疗旨在补气固卫，另有卫弱营强、卫强营弱诸证，又须根据具体情况因证设治，随机变通。

第二十六节　灵枢·刺节真邪第七十五

经要·振埃彻衣之证治刺法

◎ **原文**

黄帝曰：刺节言振埃，夫子乃言刺外经，去阳病，余不知其所谓也，愿卒闻之。岐伯曰：振埃者，阳气大逆，上满于胸中，愤瞋肩息，大气逆上，喘喝坐伏，病恶埃烟，馏不得息，请言振埃，尚疾于振埃。黄帝曰：善。取之何如？岐伯曰：取之天容。黄帝曰：其咳上气，穷诎胸痛者，取之奈何？岐伯曰：取之廉泉。黄帝曰：取之有数乎？岐伯曰：取天容者，无过一里，取廉泉者，血变而止。帝曰：善哉。

黄帝曰：刺节言彻衣，夫子乃言尽刺诸阳之奇输，未有常处也，愿卒闻之。岐伯曰：是阳气有余而阴气不足，阴气不足则内热，阳气有余则外热，两热相抟，热于怀炭，外畏绵帛，衣不可近身，又不可近席，腠理闭塞，则汗不出，舌焦唇槁，腊干嗌燥，饮食不让美恶。黄帝曰：善。取之奈何？岐伯曰：取之于其天府、大杼三痏，又刺中膂以去其热，补足手太阴以去其汗，热去汗稀，疾于彻衣。黄帝曰：善。

用针之类，在于调气，气积于胃，以通营卫，各行其道。宗气留于海，其下者注于气街，其上者走于息道。故厥在于足，宗气不下，脉中之血，凝而留止，弗之火调，弗能取之。

◎ **注疏**

（1）《黄帝内经灵枢集注》（张志聪）：此阳气逆于内，而不能充行于形身也。"阳气"者，阳明水谷所生之气。"大气"，宗气也。阳气大逆，故愤瞋肩息，大气逆上，故喘喝坐伏也。《六元正纪论》曰："阳明所至为埃烟。""病恶埃烟，悯不得息"，阳明之气病也。阳明者，土也。**眉批：两火并合，故曰阳明。埃烟者，火土之余也。**请言振发其阳明之气，疾如振发其尘埃也。"天容"，手太阳小肠之经，刺之以通阳气之逆。"诎"者，语塞也。"其咳上气穷诎胸痛"者，所受于天之气，上逆不得合并而充身也。故取任脉之廉泉，以通肾脏之逆气。"一里"者，如人行一里，其气已通，言其速也。"血变"者，通其血络也。**眉批：二十五家为一里，言五五二十五输皆通也。**

此因津液不外濡于皮毛，以致阳热盛而不可近席，不上济于心脏，以致内热盛而热如怀炭。盖阳气者，火热之气；阴气者，水阴之气也。故曰尽刺诸阳之奇腧。"奇腧"者，六腑之别络也。津液，生于胃腑水谷之精，大肠主津液，小肠主液，胆者中精之腑，膀胱者州都之官，津液藏焉，是六腑之津液，从大络而外濡于皮肤分肉者也。**眉批：津液又随三焦出气，以充皮肤。**心为阳中之太阳，太阳膀胱为水腑，水火上下相济者也。水液不上滋于心，以致心火盛而热于怀炭，舌焦唇槁，腊干嗌燥，心不和，故饮食不知味也。**眉批：上文论肾主藏精，此论膀胱主藏津液。《内经》云：怯然少气者，是水道不行，形气消索也。**"或之于其"者，谓水谷之津液，皆藏于膀胱，水液随太阳之气，运行于肤表，或不必尽刺诸阳之奇腧，取之于其天府、大杼三痏，使膀胱所藏之津，外濡于皮毛，又刺太阳经之中膂，通津液上滋于心脏，以去其热。手太阴乃金水之生源，而外主皮毛；足太阴主脾，而外主肌肉，脾主为胃行其津液者也。故当补足手太阴以出其汗，热去汗稀，疾于彻衣之去热也。

此言后天饮食之谷气，乃营卫宗气各走其道，充于形身之上下者也。

厥在足者，少阴之气厥也。寒气厥逆于下，是以宗气不能不行。"脉中之血，凝而留止，弗之火调，弗能通之"，谓下焦之精气，乃阴阳水火，得火热而后能温其水寒。夫所受于天者，少阴肾脏之精气也。冲脉与少阴之大络，起于肾，出于气街，循阴股内廉，斜入腘中。"厥在于足而宗气不下"者，谓宗气下行，而与少阴之气相合也。

夫所谓合并而充身者，下焦先天之气，上与阳明之谷气相合，而出入于关节肌腠之间，然而后天气生之宗气，亦下行而与少阴之精气相合，注于气街，入于腘中，并行于经脉皮肤之外内者也。

（2）《灵枢悬解》（黄元御）："愤瞋肩息"，胸满气阻，喘气肩摇也。"病恶埃烟"，恶见烟尘也。"悯不得息"，咽喉噎塞，不得布息也。"天容"，手太阳穴。"里"，针刺之数。

"腊干"，胸干之讹。（干肉曰腊，于义无当。）"饮食不让美恶"，不识美恶也。"天府"，手太阴穴。"大杼、中膂"，足太阳也。

"宗气"，肺中之大气，一身诸气之宗也。

（3）《黄帝内经灵枢注证发微》（马莳）：此承上文而详言振埃之义也。刺法用振埃者，以其阳气大逆，上满于胸中，气愤而胀，竦肩而息，大气逆于上，为喘为喝，坐伏不常，病势内烦，甚恶埃烟，馏不得息，乃行振埃之法，效亦甚捷。其法当取之天容，系手太阳小肠经。如有咳而上气，穷屈胸痛，则当取之廉泉，系任脉经穴。但所取之数在天容者，无过人行一里许而止针；在廉泉者，至其血变而即止针耳。

此承上文而详言彻衣之义也。夫彻衣之法，以为尽刺阳经之奇腧者，正以阳气有余而阴气不足。惟阴气不足则内有热，如阳气有余则外有热，其内热甚如怀炭，其外热畏绵帛，而不可近身与席，时则腠理闭塞，汗不得出，其舌焦，其唇槁而腊干，其嗌燥，凡口中无味，美恶莫辨。刺之者，亦惟取其手太阴肺经之天府穴，足太阳膀胱经之大杼穴，各三次。其刺疮有三，故为三痏也。又取足太阳膀胱经之中膂内俞，以去其热；又补足太阴脾经、手太阴肺经，以出其汗。由是热去而汗少，其速如彻衣也。

此承上节用火燹调之义而推明之也。凡用针之类，在于调病人之气。其气由胃中而生，故气积于胃也。然由中焦之气降于下焦，而生此营气；由下焦之气升于中焦，以升上焦，而生此卫气。《营卫生会》篇所谓：营气出于中焦，卫气出于下焦。又曰：清者为营，浊者为卫是也。皆由胃中所积之气，通此营卫之气，以各行其道。营气则随宗气以行于经隧之中，卫气则行于各经皮肤分肉之间。且所谓宗气者，则流于膻中，为气之海者是也。其下而为中下二焦者，则注于气街，即足阳明胃经之气冲穴也。故在上之宗气出喉咙，司呼吸，以行息道。凡气自足而上厥，则上之宗气不降，脉中之血凝而留止，斯时也，若弗用火以燹而调之，乌能取四肢气血逆之而解其结哉！

（4）《类经》（张景岳）：阳邪在上，故满于胸中，为愤瞋肩息、气逆喘喝、如埃如烟、馏不得息等证。治在上者，尚疾于振埃，谓其疾如拂尘也。瞋，昌真切。馏，古噎字，食不下也。

天容，手太阳经穴。无过一里，如人行一里许也。血变，血色变也。

耳无所闻、目无所见者，刺腑输可愈，故曰发蒙。疾于发蒙，取效之速也。日中，阳王气行之时也。听宫，手太阳腑腧也。其脉与目相通，故能中其眸子。刺之而声应于耳，乃其穴也。

此验声之法也。刺其穴，以手坚按鼻孔而疾为偃卧，其声则应于针也。谓病无形见，有不必相见而取者，真有神明相得之妙也。

腰脊所以立身，故为身之大关节。肢胫所以趋翔，故为人之管。管，键也。茎垂者，前阴宗筋也。命门元气盛衰，具见于此，故为身中之机。精由此泄，故可以候阴精而为津液之道。

饮食不节，病在太阴、阳明。喜怒不时，病在少阴、厥阴。故其津液内溢则下留于睾，为日大不休、不可蔽匿等证，盖即癫疝之类，治之者当察在何经，以取其关节肢络，故命曰去爪者，犹去其赘疣也。睾音高，阴丸也。跛音披，义见前。

阳气有余，阴气不足，阳邪盛而真阴衰也。热于怀炭，热之甚也。外畏绵帛近，不欲衣也。不可近身，畏人气也。不可近席，憎寒也。腊干，肌肉干燥也。饮食不让美恶，滋味不能辨也。

天府，手太阴经穴。大杼、中膂俞，俱足太阳经穴。刺此皆可以去热。又补足太阴脾经、手太阴肺经以出其汗，热去汗止而病除，其速有如彻衣，此盖伤寒邪热之类也。

风邪在身，血脉必虚，正不胜邪，故为轻重倾侧等病。以其颠倒无常，故曰甚于迷惑，此即中风之类。

凡用针者，必在调气，人受气于谷，故气积于胃。然气义有三：曰营气，曰卫气，曰宗气。清者为营，营在脉中，浊者为卫，卫在脉外，故各行其道也。宗气，大气也。大气者，留止于上下之气海。其下者蓄于丹田，注足阳明之气街而下行于足；其上者积于胸中，出于息道而为呼吸。凡此三者，皆所谓气，当各求其属而调之者也。按：气街义，如《卫气篇》曰：知六腑之气街者，能知解结契绍于门户。当与此参阅。

第二十七节　灵枢·痈疽第八十一

经要·天疽

◎ 原文

发于颈，名曰天疽，其痈大以赤黑，不急治，则热气下入渊腋，前伤任脉，内熏肝肺，熏肝肺十余日而死矣。

◎ 注疏

（1）《黄帝内经灵枢集注》（张志聪）：颈乃手足少阳、阳明血气循行之分部，故不急治，则热气下入渊液，渊液乃足少阳胆经穴，在腋下三寸，盖从外而将入于内也。**眉批：少阳主枢，阳明主合，故不急治，则从枢而内入矣。**任脉居阳明、少阳四脉之中，故前伤在脉，内熏肝肺，此在外腑经之毒，内熏于脏，故至十余日而死。经云：上工治皮肤，其次治经脉，其次治六腑，其次治五脏，治五脏者，半死半生。为疡医者，不可不知也。

（2）《灵枢悬解》（黄元御）："渊腋"，足少阳穴。

（3）《黄帝内经灵枢注证发微》（马莳）：此言天疽之势急，当急治之，而不治则死也。渊腋，足少阳胆经穴名也。（腋下三寸宛宛中，举臂得之。）

（4）《类经》（张景岳）：颈，前颈也。色赤黑者，其毒必甚。渊腋，足少阳经穴。其发在颈，则连于肺系，下入足少阳，则及乎肝脏矣，故至于死。

（5）《内经知要》（李中梓）：天疽者，在天柱也，俗名对口。赤者，心之色，黑者，热极反兼胜已之化也。急须治之可活，若治之稍迟或治之失宜，则毒流肺肝而死矣。

◎ **述评**

　　古今痈疽命名原则相同，名称一致，但病变部位有异，病证亦不同。

　　天疽，《痈疽》云："发于颈，名曰天疽，其痈大以赤黑，不急治，则热气下入渊腋，前伤任脉，内熏肝肺，熏肝肺十余日而死矣。"颈、项，古时有别，前为颈，后为项。此大痈脓在前颈，且有组织坏死，病势发展迅速，毒气可内熏肝肺而致速死，故称其为"天疽"，既点明病势凶逆易夭折，又明确其属疽证。今《国标》之"天疽"，指"生于耳后高骨处，初起如粟，渐肿如瓜，毒易内陷的有头疽"。古今两者相比较，病位不同，而且前者病变更为迅猛，虽同名，实为二病。

◎ **参考文献**

［1］张珺珺，郭裕，王丽华，等.从中西医不同角度对《素问》"春善病鼽衄"的理解［J］.中国中西医结合耳鼻咽喉科杂志，2014，22（6）：453-463.

［2］朱鹏举.《内经》"洞泄"病钩玄［J］.北京中医药大学学报，2011，34（6）：369-371.

［3］吴文斌，钟彩玲，张北平.基于"长夏善病洞泄寒中"论夏季腹泻防治［J］.新中医，2018，50（10）：232-233.

［4］李婷婷，吕晓东，庞立健，等.基于"肺受气于肾"理论从肾论治特发性肺纤维化［J］.中华中医药学刊，2020，38（9）：68-69.

［5］谢慎，刘雨儿，胡薇，等.《素问·刺热篇第三十二》学术思想探源［J］.湖南中医杂志，2014，30（7）：1-3.

［6］杨旭.《素问·评热病论》劳风条浅识［J］.中医药学报，1985（3）：50-52.

［7］于晓敏，李国华，杨广源.从风论治咳嗽变异性哮喘的研究进展［J］.内蒙古中医药，2021，40（3）：150-152.

［8］周岚.《黄帝内经》理论探析［J］.中国中医药科技，2014，21（6）：658-659.

［9］王云泽.曹颖甫辨治肺系疾病学术思想研究［D］.沈阳：辽宁中医药大学，2021.

［10］张洁.《内经》阳气理论及其对后世的影响研究［D］.武汉：湖北中医药大学，2015.

［11］呼兴华，文雯，杨小梅.邓沂教授运用"五气所病"理论临床举隅［J］.陕西中医学院学报，2009，32（2）：14-15.

［12］张景岳.类经［M］.北京：人民卫生出版社，1965.

［13］顾植山.易学模式对《内经》理论体系形成的影响［J］.南京中医学院学报，1991，7（4）：196-197.

［14］顾植山.中医学的起源与医源于易论［J］.国医论坛，1992，7（2）：8-11.

［15］顾植山.《素问·气厥论》中脏腑寒热相移次序解读［J］.中医文献杂志，2002（4）：34-35.

［16］陈璧琉，郑卓人.灵枢经白话解［M］.北京：人民卫生出版社，1962.

［17］徐艳玲.中医经典肺胃相关证治探析［J］.辽宁中医杂志，2008，35（9）：3.

［18］朱媛.《黄帝内经》咳嗽辨治梳理——《素问·咳论》［J］.实用中医内科学杂志，2015.29（7）：8-9.

［19］邹旭峰，石晓理，郁保生.《灵枢·杂病第二十六》杂病辨治原则初探［J］.山东中医药大学学报，2013，37（6）：507-509.

［20］郑红斌，水楠楠.《内经》胀病理论探讨［J］.浙江中医药大学学报，2014，38（12）：1378.

［21］王克勤，崔志忠.《灵枢经·淫邪发梦》篇解读［J］.世界睡眠医学杂志，2015，2（4）：252-255.

［22］景国际，李桂香，张蕊.振埃刺法合中药治疗哮喘急性发作［J］.北京中医药，2008（2）：142-143.

［23］刘雨儿，葛君芸，谢慎，等.《灵枢·刺节真邪第七十五》学术思想探源［J］.湖南中医杂志，2013，29（4）：1-2.

［24］周国琪，王丽慧.《灵枢·痈疽》病证名与现代病证名的比较［J］.中国中医基础医学杂志，2005，11（3）：166.

第八章　诊法

第一节　素问·五脏生成第十

经要·五脏所生之外荣

◎ **原文**

生于心，如以缟裹朱；生于肺，如以缟裹红；生于肝，如以缟裹绀；生于脾，如以缟裹栝蒌实；生于肾，如以缟裹紫，此五脏所生之外荣也。

◎ **注疏**

（1）《重广补注黄帝内经素问》（王冰）：生于心，如以缟裹朱；生于肺，如以缟裹红；生于肝，如以缟裹绀；生于脾，如以缟裹栝蒌实；生于肾，如以缟裹紫，此五脏所生之外荣也。

（2）《黄帝内经素问集注》（张志聪）：此言五脏所生之荣色，见于外也。上节言五脏之气，见五色于外，此复言脏真之荣，隐见于皮肤之间，有若缟裹者也。缟，素白也。朱，红之深也。红，淡白红也。绀，青扬赤也。栝蒌实，红黄色也。紫，赤黑之间色也。此五行之色，而俱兼红者也。盖气主白而荣主红，如以缟裹者，五脏之气包于外也。五色之俱兼红者，五脏之荣隐见于内也。上节言五脏之气色，此论五脏之血色。王子方问曰：气色有死生，血气无死生耶？曰：外因之病，由气而经，经而脏。内因之病，由脏而经，经而气。内外二因，俱伤五脏之气而后死，是以五色之见死者，五脏之气绝也。

（3）《黄帝内经素问直解》（高士宗）：生于心，如以缟裹朱。生于肺，如以缟裹红。生于肝，如以缟裹绀。生于脾，如以缟裹栝蒌实。生于肾，如以缟裹紫。此五脏所生之外荣也。

（4）《黄帝内经素问吴注》（吴崑）：生于心，如以缟裹朱；生于肺，如以缟裹红；生于肝，如以缟裹绢；生于脾，如以缟裹栝楼实；生于肾，如以缟裹紫，此五脏所生之外荣也。楼，蒌同。缟，素帛也。绀，青而赤色也。色生而外荣，谓有华采外见，不徒生而已。

（5）《黄帝内经素问注证发微》（马莳）：此举五脏所生之正色，而指其为外荣也。缟，素练也。彼色之生于心者，如以缟裹朱，此赤之明润者也；生于肺者，如以缟裹红，白中有血色，此白之明润者也；生于肝者，如以缟裹绀，绀者深青扬赤色，此青之明润者也；生于脾者，如以缟裹栝楼实，此黄之明润者也；生于肾者，如以缟裹紫，此黑之明润者也。此乃五脏所生之外荣者如此。（《脉要精微论》曰：赤欲如帛裹朱，不欲如赭；白欲如鹅羽，不欲如盐；青欲如苍璧之泽，不欲如蓝；黄欲如罗裹雄黄，不欲如黄土；黑欲如重漆，不欲如地苍。皆以明润为贵也。）

◎ 述评

色，本为会意字，在甲骨文中像一个人驮另一个人，仰承其脸色，其义为脸色。《说文解字》云："色，颜气也。"色为人体精气、血气的集中直接反应，人体经脉皆上注于面，颜面气色为诊察气血的直接窗口。对于五色的产生在《素问·六节藏象论》中有简单的论述，其首先阐述了自然界五色的产生，即草生五色，又解释了人之五色产生的原理，即人食天之五气，地之五味藏于心与肺，上可使五色修明。

五色诊是我国古代医生常用的望诊方法，起源甚早。中医色诊理论源自《黄帝内经》，尤其注重面部色诊法。周代官方医生中的"疾医"（相当于现在的内科医生）就运用五色诊判断患者之生死。《周礼·天官冢宰》载："（疾医）以五气、五声、五色视其死生。"相传五色诊源自黄帝和扁鹊，《史记·扁鹊仓公列传》中记载淳于意从公乘阳庆处学习黄帝、扁鹊遗书，其中就有五色诊，书云："庆有古先道遗传黄帝、扁鹊之脉书，五色诊病，知人生死，决嫌疑，定可治。"

五色即青、赤、黄、白、黑，古人根据五行学说将五色与五脏联系起来。《黄帝内经》多处描述了五色与五脏的对应关系，如《灵枢·五色》云："以五色命脏，青为肝，赤为心，白为肺，黄为脾，黑为肾。"医家则认为人体以五脏为中心，通过经络系统把六腑、五体、五官、九窍、四肢百骸等联系起来。五脏深居体内，通过经络沟通表里，五脏之气外发，对应的经脉也显现出相应的颜色。《素问·经络论》载："心赤，肺白，肝青，脾黄，肾黑，皆亦应其经脉之色也。"五脏与五体相合，五体也呈现五色。《素问·五脏生成》载："白当皮，赤当脉，青当筋，黄当肉，黑当骨。"在正常情况下，五脏之气外发所表现出的肤色在《素问·五脏生成》中的描述是："生于心，如以缟裹朱；生于肺，如以缟裹红；生于肝，如以缟裹绀；生于脾，如以缟裹栝楼实；生于肾，如以缟裹紫，此五脏所生之外荣也。"五脏之常色如同白绢包裹于五色之外，含蓄且有光泽。当疾病发生时，五脏之气受损，肤色首先有所变化。疾病性质不同，气血变化不同，颜色亦不同。疾病部位不同，脏腑经络气血阴阳不同，颜色不同。五脏气血阴阳属性不同，颜色不同。《灵枢·五色》云："青黑为痛，黄赤为热，白为寒。"《金匮要略·脏腑经络先后病脉证第一》描述了鼻头色青、色微黑、色黄、色白分别对应不同的疾病性质，书云："病人有气色现于面部，愿闻其说？师曰：鼻头色青，腹中痛，苦冷者死。鼻头色微黑者，有水气。色黄者，胸上有寒。色白者，亡血也。设微赤，非时者，死……又色青为痛，色黑为劳，色赤为风，色黄者便难，色鲜明者，有留饮。"《医林改错·卷上·通窍活血汤所治之症目》记载了色红与瘀血的对应关系，"色红是瘀血"。

中医的"色"具有明显的生命特征，反映了生命的结构具有整体性、多样性和恒动性的特点。"色"可准确地反映人体脏腑经络气血的状态，犹枝叶与之根本。"色"和疾病部位、性质息息相关。

第二节　素问·脉要精微论第十七

经要·右外以候肺

◎ **原文**

上附上，右外以候肺，内以候胸中；左外以候心，内以候膻中。

◎ **注疏**

（1）《重广补注黄帝内经素问》（王冰）：上附上，右外以候肺，内以候胸中；左外以候心，内以候膻中。前以候前，后以候后。上竟上者，胸喉中事也；下竟下者，少腹腰股膝胫足中事也。

（2）《黄帝内经素问集注》（张志聪）：上附上右者，从右关而上，右寸口也。心肺居上为阳，故以两寸候气。胸中者，宗气之所居也。经曰：宗气积于胸中，命曰气海。上出于肺，循喉咙，而行呼吸。左外，左寸口也。膻中者，臣使之官，心主之相位也。张兆璜问曰：经言"心肝居左，脾肺居右"，是脏气之出于左右，抑脏体之偏欹？曰：天为阳，地为阴；东南为阳，西北为阴。圣人南面而立，左为阳，右为阴。天一生水，水生木，木生火，是以心肝居左也；地二生火，火生土，土生金，是以脾肺居右也。此先天之五行，本于阴阳水火，分而上生，非脏体之谓也。又心主脉，肝主血，血脉生于水精，是以左手三部俱主血。肺主周身之气，脾主元真之气，气生于火，是以右手三部皆主气。此皆阴阳互换之妙，善诊者不可不知。

（3）《黄帝内经素问直解》（高士宗）：上附上，右外以候肺，内以候胸中；左外以候心，内以候膻中。

上附上者，自左右两关上，而至于寸上也。右外以候肺，内以候胸中者，右手寸外以候肺脉；寸内以候胸中脉也。左外以候心，内以候膻中者，左手寸脉以候心脉；寸内，以候心包之膻中脉也。脉气自中而上，故终论寸部之左右外内也。

（4）《黄帝内经素问吴注》（吴崑）：上附上，右外以候肺，内以候胸中；左外以候心，内以候膻中。上附上，谓寸也。膻中，两乳之间，谓之气海。前以候前，后以候后。前，诊者指前，后，诊者指后。候前，候病人之前，谓胸腹之上也，候后，候病人之后，谓肩背之后也。上竟上者，胸喉中事也；下竟下者，少腹腰股膝胫足中事也。上竟上，寸之尽也。下竟下，尺之尽也。

（5）《黄帝内经素问注证发微》（马莳）：上附上，右外以候肺，内以候胸中；左外以候心，内以候膻中。前以候前，后以候后，上竟上者，胸喉中事也；下竟下者，少腹、腰、股、膝、胫、足中事也。

◎ 述评

脉诊作为中医诊断学的精华之一，在中医"望闻问切"四诊中占有重要地位。中医脉诊经历数千年的发展，建立了一套完整的脉学理论，积累了大量临床经验，是中医诊病不可或缺的一环。

历代医家典籍记述了多种诊脉方法，现在应用最广泛的是寸口诊法。其基本原理就是中医学的基本特点——整体观念。整体观念认为，人体本身是一个以五脏为中心的有机整体，另外人与外界环境之间存在着密切的联系，其中既包括五大系统生理病理的协调统一，又包括机体形神的协调统一，还包括人与自然"天人合一"的整体统一思想。寸口诊法始见于《黄帝内经》，《黄帝内经》初步提出了寸口脉与脏腑相配属的关系，形成了寸口三部划分及配属相应脏腑的雏形，因此诊察寸口三部脉象，可确定病变脏腑，明确诊断病位。寸口诊法详于《难经》，发扬光大于《脉经》，并在以后的时间里一直得到广泛应用。由于其简便、易操作，逐渐取代了其他繁杂的取脉方法并沿用至今。

《难经·一难》提到脉运行和呼吸的关系，认为正常的呼吸才能使脉正常运行。呼吸是气升降出入的体现，也是人体生命活动的重要体征，是五脏功能相互协调的结果，其中肺是主导。肺可以开宣鼻窍，主司呼吸，是气机正常运行的保证，一旦呼吸停止，则气机不通，生命也就停止了。中医学认为，经脉中流动的不仅仅是血液，还有气，且气是推动血液运行的动力。气为阳，血为阴，气为血之帅，血随气行，血脉的运行以气为主导，故脉运行的动力在气，而肺为气之主，所以脉的正常运行有赖于正常的呼吸和气机的运行，而这都是肺的功能主导的，故《难经》独取寸口脉法的诊脉部位在肺经的脉动处。

"寸口"一词最早见于《黄帝内经》，又称为"气口""脉口"。明代张景岳对此命名进行了简明扼要的说明，云："气口之义，其名有三，手太阴肺经脉也，肺主诸气，气之盛衰见于此，故曰气口；肺朝百脉，脉之大会聚于此，故曰脉口；脉出太渊，其长一寸九分，故曰寸口。"《难经·一难》说："寸口者，脉之大会，手太阴之动脉也。"由此，取寸口的原因有二：其一，手太阴肺经起于中焦，与足太阴脾经相通，而中焦脾胃是"水谷之海，六腑之大源"，可反映全身脏腑经脉气血的情况。其二，肺主气，朝百脉，全身经脉会聚于肺，而寸口位于手太阴肺经的原穴部位，是脉之大会。故五脏六腑发病，可影响肺经而反映于寸口。因此，独取寸口可测知脏腑病变。此外，寸口部动脉明显，其下有桡骨衬托，便于切诊，且取之方便，被历代医家普遍采用。《素问·灵兰秘典论》言："肺者，相傅之官，治节出焉。"肺在五脏的结构中位最高，心位于其下，肺对心起着遮盖的作用，有如古代君主外出时车子顶端的华盖，故肺有华盖之称。《素问·痿论》言："肺者脏之长也为心之盖也。"肺可助心行血，辅助心脏治理调节全身气机、血脉、津液及脏腑生理功能，好比君主身边的宰辅，故称肺为"相傅之官"。

第三节　素问·平人气象论第十八

经要·肺病之脉

◎ 原文

秋胃微毛曰平，毛多胃少曰肺病，但毛无胃曰死，毛而有弦曰春病，弦甚曰今病。脏真高于肺，以行荣卫阴阳也。

◎ 注疏

（1）《重广补注黄帝内经素问》（王冰）：秋胃微毛曰平，毛多胃少曰肺病，但毛无胃曰死，毛而有弦曰春病，弦甚曰今病。脏真高于肺，以行荣卫阴阳也。

（2）《黄帝内经素问集注》（张志聪）：毛乃秋金之脉，微则柔和之胃气也。秋得胃气，而脉微毛曰平，毛多而少柔和之气曰肺病，但毛无胃曰死。毛而有弦，是所不胜之木气，反来侮金，则木虚其本位矣。至春当木旺之时，而木气反虚，是以为病，所谓侮反受邪，寡于畏也。弦甚者乘侮太过，而金气当即病矣……《平脉》篇曰：脉有相乘，有纵有横。水行乘火，金行乘木，名曰纵。火行乘水，木行乘金，名曰横。是四时之中，皆有纵有横。纵者，虽得胃气而所不胜乘之，故曰胃而有毛，胃而有石。横者，脏气不足而所胜妄行，故曰毛而有弦，石而有钩，此脏气横行，是以本位虚而反招仇复也。**眉批：按四季长夏之中，文义三换，当知四时之气，皆有纵有横，有客气甚而有本气虚者。脏真高于肺，以行荣卫阴阳也。金脏之元真，高居于肺，而主行荣卫阴阳，肺主周身之气而朝百脉也。**

（3）《黄帝内经素问直解》（高士宗）：秋胃微毛，曰平。毛多胃少，曰肺病。但毛无胃，曰死。毛而有弦，曰春病。弦甚，曰今病。脏真高于肺，以行荣卫阴阳也。

秋得胃脉，其脉微毛，则曰平脉。毛多胃少，则曰肺病。但毛无胃，则曰死脉。毛而有弦者，木气乘金，至春木气内虚，故曰春病。若弦甚，则木气虚而乘侮至，故今病也。夫肺之所以为毛脉者，乃脏真之神气高于肺，肺朝百脉，以行荣卫阴阳也。

（4）《黄帝内经素问吴注》（吴崑）：秋胃微毛曰平，毛，脉来浮涩，类羽毛也。秋脉宜毛，必于冲和胃气之中脉来微毛，是曰平调之脉。毛多胃少曰肺病，毛多胃少，是肺金偏胜而失冲和之气也，是曰肺病。但毛无胃曰死，但有浮毛之脉，更无冲和胃气，是肺之真脏脉见，生道丧矣，故死。胃而有弦曰春病，弦为肝木，春脉也，秋时得之，虽曰我克者为微邪，然肝木实泄其气，至春无以生荣，故曰春病。弦甚曰今病。若脉来弦甚而无胃气，则肝木受病已深，不待移时，今即病矣。脏真高于肺，以行荣卫阴阳也。肺气喜高，秋时肺金用事，故五脏天真之气同高于肺。肺主治节，是行营卫通阴阳，非徒清高而已。

（5）《黄帝内经素问注证发微》（马莳）：秋胃微毛曰平，毛多胃少曰肺病，但毛无肾曰死，毛而有弦曰春病，弦甚曰今病。脏真高于肺，以行营卫阴阳也。

此举肺脉之病言之也。秋时肺脉必主于毛，轻虚似浮，谓之毛也。然秋有胃气则脉斯微毛，夫是之谓曰平。若毛脉甚多，而胃气甚少，则毛而不微，是不和也，肺脏当有病矣。幸而曰少，止谓之病，设止有毛脉而全无胃气，则当谓之死矣。夫曰毛多胃少，曰但毛无胃，皆自脉体之太过者言之也。有等有毛脉而又有弦脉，是肝脉来见也。肝主春，故病当见于春；有等毛少而弦脉甚，则金来克木也，肺主秋，故病当见于今。皆自脉体之不及者言之也。何也？肺脏自有真气，惟秋则高于肺。肺行营卫二气，阴阳诸经，故肺脉衰，而已前诸证因之也。

◎ 述评

秋脉，微毛而有冲和之象的，叫作平脉，如果毛多胃气少，主肺脏有病；假如但见毛脉而无胃气，就会死亡；若毛脉中兼见弦脉，预测等到春至就会生病；倘若脉弦极了，就会立即生病。秋时脏真之气高藏于肺，肺脏是主藏皮毛之气的。正常的肺脉当如秋脉，轻虚以浮，来急去散，微毛而有胃气。《素问·平人气象论》曰："平肺脉来，厌厌聂聂，如落榆荚。"榆荚质轻而薄，由空中下落时姿态轻盈而虚浮，故以此比喻正常的浮脉。若肺脏损伤，邪气入客，则表现出"太过"的脉象。《素问·平人气象论》云："病肺脉来，不上不下，如循鸡羽。"鸡羽质轻虚，但不像榆荚般轻虚而浮，按之中央坚实，两边虚软，虚软中有沉着之象。若肺气不及，脉来则"毛而微"；若肺脏损伤严重，不能发挥其生理功能，或危及生命，则可出现"如物之浮、如风吹毛"的真肺脉。《素问·玉机真脏论》中"真肺脉至，大而虚，如以毛羽中人肤"的描述则更为具体。

古人认为，一年当中由于太阳周期性的运转而有四季。在一月当中，由于月亮周期性的圆缺消长而有晦朔。日月运行对人体的气血影响最为显著，仿若自然界的潮涨潮落。气血流行于经脉，经脉循行于周身，经脉随着季节月令的变动而发生着周期性的变化。通过诊察脉象的波动可知气血的盛衰，从而明白人与天地四时相应的情况。春微弦、夏微钩、秋微毛、冬微石，四季各有其相应的脉象，说明人与天地四时相和谐，谓之"脉从四时"。秋冬两季阳气内藏深入于骨，人体脉象应呈现沉石之象，若反见浮大则为逆。

《素问·四时刺逆从论》言："秋气在皮肤。"诊察秋天的脉象便有"秋日下肤，蛰虫将去"，生理上秋季当表现为轻虚以浮、来急去散的浮脉。《素问·玉机真脏论》言："秋脉者肺也，西方金也，万物之所以收成也。故其气来轻虚以浮，来急去散，故曰浮。反此者病。"《难经·十五难》云："秋脉毛者，肺西方金也。万物之所终，草木华叶，皆秋而落，其枝独在，若毫毛也，故其脉之来，轻虚以浮，故曰毛。"《难经》认为，秋在五行中属金，含肃杀、收敛之意。自然万物的生命此时归于静止，树木花叶均落，独留其枝，仿若毫毛，故脉来如毛。张琦云："金气收降而脉浮者，承六阳盛长之后阳气微下，自皮肤而渐降，所谓秋日下肤，蛰虫将去，与春夏之浮不同也。来急去散，即厌厌聂聂如落榆荚之义，非劲急散乱之谓。"病理上秋季若见浮多胃少的脉象，当是肺脏有病，因为秋气与肺相通，肺行荣卫阴阳，如果肺主荣卫之气的功能不能很好地发挥，那么阴阳二气则不能很好地交合，卫气与荣气不能和谐。卫气性质剽疾滑利，失于荣气的制约则会表现出浮多胃少的病脉。

经要·真脏见皆死

◎ 原文

肝见庚辛死，心见壬癸死，脾见甲乙死，肺见丙丁死，肾见戊己死，是谓真脏见皆死。

◎ 注疏

（1）《重广补注黄帝内经素问》（王冰）：肝见庚辛死，心见壬癸死，脾见甲乙死，肺见丙丁死，肾见戊己死，是谓真脏见皆死。

（2）《黄帝内经素问集注》（张志聪）：此论真脏脉见而死于胜克之时日也。夫五脏之气，地之五行所生，地之五行，天之十干所化，是以生于五行，而死于十干也。**按：此节当在篇末"辟辟如弹石曰肾死"之下，误脱在此者也。杨元如曰：此章引《灵枢·诊尺》之文，以证诊尺之义。而《灵枢经》内，亦无此节文，宜改正为是。**

（3）《黄帝内经素问直解》（高士宗）：肝见庚辛，死。心见壬癸，死。脾见甲乙，死。肺见丙丁，死。肾见戊己，死。是谓真脏见者，死。

死肝脉见，则逢庚辛死，金克木也。死心脉见，则逢壬癸死，水克火也。死脾脉见，则逢甲乙死，木克土也。死肺脉见，则逢丙丁死，火克金也。死肾脉见，则逢戊己死，土克水也。是谓真脏见者死，犹云是即所谓但得真脏，不得胃气者，则死也，且明五见，而属于真脏之见也。

（4）《黄帝内经素问吴注》（吴崑）：肝见庚辛死，肝为木，庚辛为金，金能克木，故死。心见壬癸死，心为火，壬癸为水，水能克火，故死。脾见甲乙死，脾为土，甲乙为木，木能克土，故死。肺见丙丁死，肺为金，丙丁为火，火能克金，故死。肾见戊己死，肾为水，戊己为土，土能克水，故死。

是谓真脏见，皆死。是，指上五句而言。言由其真脏脉见，更无中和胃气，是失生道，故皆死也。

（5）《黄帝内经素问注证发微》（马莳）：肝见庚辛死，心见壬癸死，脾见甲乙死，肺见丙丁死，肾见戊己死。是谓真脏见，皆死。此言真脏脉见者，各有相克之死期也。庚辛者，金日也。肝之真脏脉见，而全无胃气，则至庚辛日而死，以金克木也；壬癸者，水日也。心之真脏脉见，而全无胃气，则至壬癸日而死，以水克火也；甲乙者，木日也。脾之真脏脉见，而全无胃气，则至甲乙日而死，以木克土也；丙丁者，火日也。肺之五脏脉见，而全无胃气，则至丙丁日而死，以火克金也；戊己者，土日也。肾之真脏脉见，而全无胃气，则至戊己日而死，以土克水也。是谓真脏脉见，故皆死也。

◎ **述评**

见到患者之脉为纯弦之象，此为肝绝，因金克木，故患者必于庚辛之金日而死。见到患者之脉为纯弦之心脉，说明其心脏已衰，患者易死于属水之壬癸日。见到患者之脉为纯代之脉，病脾气已绝，患者常于木气最旺之甲乙日死，因木克土也。见到患者之脉为纯毛之肺脉，此肺气已失，患者常于丙丁火气最旺之日死，因火克金也。见到患者之脉为纯石之肾脉，为肾气已绝，患者常于戊己之土日死，因土克水也。举凡见真脏之脉，皆为必死之象，且由脉状可知何日死。

"五行学说"是对中医影响最大的中国古代哲学思想之一。中医五行学说，即将自然界的各种事物与人体的脏腑组织、生理病理现象广泛联系，通过"取象比类""推演络绎"的方法，把它们分别归属于木、火、土、金、水的五行之中，并以五行之间的"相生""相克"规律来认识、解释自然界各种事物或现象之间的联系及平衡，特别是人体脏腑组织在生理病理方面的复杂联系、人体与外环境之间的相互关系，并将其应用于临床疾病的诊断和治疗。

五行学说将人体的内脏分别归属于五行，以五行的特性来说明五脏的生理功能。肝属木，木性可曲可直，条顺畅达，有生发的特性，故肝喜条达而恶抑郁，有疏泄的功能。心属火，火性温热，其性炎上，故心阳有温煦之功。土性敦厚，有生化万物的特性，脾属土，脾有消化水谷，运送精微，营养五脏、六腑、四肢百骸之功，为气血生化之源。金性清肃、收敛，肺属金，故肺具清肃之性，肺气有肃降之能。水性润下，有寒润、下行、闭藏的特性，肾属水，故肾主闭藏，有藏精、主水等功能。若疾病顺着五行（脏）相克次序传变，即任何一行（脏），对其"所胜"行（脏）克制太过者，称为"相乘"。如以肝木和脾土而言，病理上可有肝旺乘脾，多表现为肝气横逆犯脾、犯胃等实性病变，亦可有土虚木乘，多表现为肝脾不和等虚实夹杂的病变。若疾病逆着五行（脏）相克次序传变，即任何一行（脏），对其"所不胜"行（脏）反向克制者，称为"相侮"，如肺金本能克制肝木，但在某些病理情况下如肺虚或肝气、肝火太旺时，肺金不但不能制约肝木，反遭肝气、肝火的反向克制，称为"肝火犯肺"或"木火刑金"。

经要·肺之平、病、死脉

◎ 原文

平肺脉来，厌厌聂聂，如落榆荚，曰肺平，秋以胃气为本。病肺脉来，不上不下，如循鸡羽，曰肺病。死肺脉来，如物之浮，如风吹毛，曰肺死。

◎ 注疏

（1）《重广补注黄帝内经素问》（王冰）：平肺脉来，厌厌聂聂，如落榆荚，曰肺平，秋以胃气为本。病肺脉来，不上不下，如循鸡羽，曰肺病。死肺脉来，如物之浮，如风吹毛，曰肺死。

（2）《黄帝内经素问集注》（张志聪）：厌厌，安静貌。聂聂，轻小也。落，降收也。如榆荚者，轻薄而中不虚，盖肺脉虽主收降轻虚之象，而资生于脾土，是以有如榆荚之轻而中不虚也。不上不下，往来涩滞也。如循鸡羽，较之榆荚，更属轻虚，其中又不得生我之土象，而反有贼我之木体，故主肺病。如物之浮，虚无根也。如风吹毛，散乱剧也。

（3）《黄帝内经素问直解》（高士宗）：厌，平声。厌厌聂聂，安静而轻小也。如落榆荚，轻薄而不虚也。此乃肺之平脉，肺主秋金，故秋以胃气为本。不上不下，似浮非浮，似沉非沉，而非厌厌聂聂也。如循鸡羽，极轻极虚，不若榆荚之落也，故曰肺病。如物之浮，虚而无根也。如风吹毛，散而不收也。脉无胃气，故曰肺死。

（4）《黄帝内经素问吴注》（吴崑）：平肺脉来，厌厌聂聂，如落榆荚，曰肺平，厌厌聂聂，翩翩之状，浮薄而流利也。秋以胃气为本。肺主秋，脉来亦以冲和胃气为本，不得过于浮毛也。病肺脉来，不上不下，如循鸡羽，曰肺病。不上不下，则非厌厌聂聂，翩翩流利之形矣。如循鸡羽，涩而难也。是伤冲和之气，故病。死肺脉来，如物之浮，如风吹毛，曰肺死。浮，毛之极，无复冲和胃气，肺之死也。

（5）《黄帝内经素问注证发微》（马莳）：肺经之平脉、病脉、死脉而喻之也。吾谓秋门微毛曰平，拟而议之，平肺脉来，厌厌聂聂，如落愉英，曰肺平。盖厌厌聂聂者，恬静之意，榆英非甚粗大，而如落榆英则有轻虚以浮之意，所以谓之平也；秋以胃气为本，故取其毛而且和也。吾谓毛多胃少曰肺病，拟而议之，病肺脉来，不上不下，如循鸡羽者，轻虚之物也。不上不下，如循鸡羽，则鸡羽两旁虽虚，而中央颇有坚意，所以谓之病也。吾谓但毛无胃曰死，拟而议之，死肺脉来，如物之浮，如风吹毛，曰肺死。盖如物之浮，而如风吹毛，则全无胃气，所以谓之死也。

◎ 述评

正常肺脉来时，轻浮虚软，像吹榆叶一样，这是平脉，秋季以胃气为本。假如脉来上下，如循鸡的羽毛，毛中含有坚劲之意，就是病脉。假如脉来如草浮在水上，像风吹毛动，就是死脉。秋天气压逐渐升高，气温逐渐降低，汗腺收缩，流向体表的气血不似夏天充盛，故见脉浮。厌厌聂聂，如落榆英，形容脉来轻虚以浮，有恬静之意。马莳在《黄帝内经素问注证发微》云："鸡羽两旁虽虚，而中央颇有坚意。"说明脉来虽浮但不柔和，是少胃气之象，故主肺病。

肺居上焦，主一身之表，主气司呼吸，主行水，朝百脉，主治节，临床肺病多种多样，既有外感六淫之邪犯肺之外感表证、急症，又有饮食、劳倦、情志等内伤因素加之反复外感迁延不愈之内伤疾病、慢病等。浮脉主表证，肺主一身之表，主皮毛，外感表证多可累及于肺，故肺病在表，感邪较浅，临床常表现为浮脉，如《伤寒论》有云："脉浮者，病在表。"《脉诀汇辨》中指出："浮脉为阳，其病在表。"临床根据感邪性质不同，而有浮紧、浮滑、浮数等区别。现代临床中，随着空气污染越来越严重，人们生活饮食结构发生了巨大的变化，慢性肺病越来越多，慢性肺病的诊疗越来越为各家所重视，临床发现，弦脉多见于多种外感内伤因素夹杂为患、病机较为复杂的慢病、重病中。

秋季阳气渐衰，阴气渐长，万物开始萧条，草木逐渐枯萎，动物开始储食以备过冬，河水由春夏的满溢湍急变为浅短缓流，自然界呈现一派萧索肃杀的景象。《素问·阴阳离合论》曰"收因秋"。人与天地相参，秋天阳气逐渐收敛，在人体中亦可见阳气内收的表现，汗孔由开放转为收缩。夏季人体阳气浮于表，达于孙络，秋天一到，阴气渐长而阳气内收，故阳气由体表向里收引，皮肤的变化最为明显，由先前的宽松转为急皱。《素问·四时刺逆从论》言："长夏气在肌肉，秋气在皮肤。"诊察秋天的脉象，有"秋日下肤，蛰虫将去"之趋势。生理上秋季当表现为轻虚以浮，来急去散的浮脉。《素问·玉机真脏论》言："秋脉者肺也西方金也，万物之所以收成也。故其气来轻虚，以浮来急去散故曰浮。"《难经·十五难》云："秋脉毛者肺西方金也，万物之所终草木华叶皆秋，而落其枝独在若毫毛也。故其脉之来轻虚以浮故曰毛。"《难经》认为，秋在五行中属金，含肃杀收敛之意，自然万物的生命在此时归于静止，树木花叶均落，独留其枝，仿若毫毛，故脉来如毛。张琦云："金气收降而脉浮者，承六阳盛长，之后阳气微下，自皮肤而渐降。所谓秋日下肤，蛰虫将去，与春夏之浮不同也。来急去散，即厌厌聂聂，如落榆荚之义，非劲急散乱之谓。"病理上，秋季若见浮多胃少的脉象，病脉所主当属肺脏，因为秋气与肺相通，肺行荣卫阴阳。如果肺主荣卫之气的功能不能很好地发挥，那么阴阳二气不能很好地交合，卫气与荣气无法和谐运行。卫气性质慓疾滑利，失于荣气的制约，则会表现出浮多胃少的病脉。

第四节　素问·玉机真脏论第十九

经要·肺病之脉及象

◎ 原文

秋脉者肺也，西方金也，万物之所以收成也，故其气来，轻虚以浮，来急去散，故曰浮，反此者病。帝曰：何如而反？岐伯曰：其气来，毛而中央坚，两旁虚，此谓太过，病在外；其气来，毛而微，此谓不及，病在中。帝曰：秋脉太过与不及，其病皆何如？岐伯曰：太过则令人逆气而背痛，愠愠然；其不及则令人喘，呼吸少气而咳，上气见血，下闻病音。

◎ 注疏

（1）《重广补注黄帝内经素问》（王冰）：秋脉者肺也，西方金也，万物之所以收成也，故其气来，轻虚以浮，来急去散，故曰浮，反此者病。帝曰：何如而反？岐伯曰：其气来，毛而中央坚，两旁虚，此谓太过，病在外；其气来，毛而微，此谓不及，病在中。帝曰：秋脉太过与不及，其病皆何如？岐伯曰：太过则令人逆气而背痛，愠愠然；其不及则令人喘，呼吸少气而咳，上气见血，下闻病音。

（2）《黄帝内经素问集注》（张志聪）：秋气降收，外虚内实，内实故脉来急，外虚故浮而散也。杨元如曰：诸急为寒，阴气渐来，故脉来急，阳气渐去，故去散也。如榆荚而两旁虚，中央实，此肺之平脉，坚则为太过矣。毛而微，是中央两旁皆虚，此所生之母气不足，而致肺气更衰微也。肺主周身之气，太过则反逆于外，而为背痛，肺之俞在肩背也。愠愠，忧郁不舒之貌。经曰：气并于肺则忧，其不及则令人气虚而喘，呼吸少气而咳，虚气上逆，则血随而上行，虚气下逆，则闻呻吟之病音，盖肺主气而司呼吸开阖，其太过则盛逆于外，其不及则虚逆于内也。

（3）《黄帝内经素问直解》（高士宗）：秋脉者，肺也，西方金也，万物之所以收成也。故其气来轻虚以浮，来急去散，故曰浮，反此者病。轻虚以浮，毛而浮也。来急去散，则从内而毛浮于外，胃而有毛，故名曰浮。若秋时则反此脉者病。帝曰：何如而反？岐伯曰：其气来毛，而中央坚，两旁虚，此谓太过，病在外，其气来毛而微，此谓不及，病在中。毛脉而中央坚，两旁虚，则脉气太过，故病在外；毛脉而复微，此脉气不及，故病在中。帝曰：秋脉太过与不及，其病皆何如？岐伯曰：太过则令人逆气而背痛，愠愠然；其不及，则令人喘，呼吸少气而咳，上气见血，下闻病音。

（4）《黄帝内经素问吴注》（吴崑）：秋脉者肺也，西方金也，万物之所以收成也，故其气来轻虚以浮，来急去散，故曰浮。阳气在于皮毛，未至沉下，故来急。阴气渐升，阳气将散去，故去散也。反此者病。帝曰：何如而反？岐伯曰：其气来毛而中央坚，两旁虚，此谓太过，病在外；其气来毛而微，此谓不及，病在中。中央坚，浮而中坚也。帝曰：秋脉太过与不及，其病皆何如？岐伯曰：太过则令人逆气而背痛，愠愠然；其不及则令人喘，呼吸少气而咳，上气见血，及闻病音。肺为清虚之脏，不得太过，太过则肺中邪实而气逆，肺系于背，故背痛。愠愠，悲伤不乐之貌。其不及则令人气虚而喘，呼吸少气而咳，咳久则气逆面肿，是为上气。气逆则血亦逆，故见血。病音，呻吟喘息之声也。及闻，旧作下闻，僭改此。

（5）《黄帝内经素问注证发微》（马莳）：秋时西方属金，万物收藏，肺亦主金，故脉有收成之义。其脉来轻虚以浮，来虽似急而去则即散，非前来盛去不盛之比也。若与此相反，则其脉气之来如毛，而中央则坚，两旁如虚，此为太过，病当在外，令人逆气而背痛，及愠愠然。盖手太阴之脉起于中焦，下络大肠，还循胃口，上隔，属肺系，横出腋下，故气逆则肩背痛，而愠愠然不舒畅也。其脉气之来如毛，而毛又至微，此谓不及，病当在内，令人作喘，其呼吸之气皆少，而发之为咳，在上则气逆而见血，在下则肺中有喘息之音也。

◎ 述评

愠愠一词，《黄帝内经大词典》解释为"蕴积不通之状"，即气机不畅之状。肺主气司呼吸，《素问·宣明五气》云："肺为咳。"《素问·金匮真言论》云："病在肺，俞在肩背。"所以，肺实则喘咳气逆，肩背痛，愠愠然。气行则血行，故病唾血。肺气上逆则喘喝，呼吸困难，胸满，被迫出现仰首呼吸体位。肺主皮毛，邪盛则心液外泄，故汗出。《灵枢·经脉》云："肾足少阴之脉……邪趋足心，出于然谷之下，循内踝之后，别入跟中，以上踹内，出腘内廉，上股内后廉。"尻，《黄帝内经大词典》解释为"尾骶骨"。根据五行关系，母病及子，肺病及肾，引起足少阴肾经经脉循行所过部位异常，出现尻、阴股、膝、髀、腨、胻、足皆痛。肺在声为哭，母病及子，肾在志为恐，故肺实则梦恐惧、哭泣、飞扬。

少气，指呼吸微弱短促、语言无力，常因脏气虚弱或有水饮内停所致。在《灵枢经》中，"少气"含义丰富，其中与"少"字的基本含义和用法密切相关。"少"在《说文解字》中的解释是"不多也"，其本义有不足、虚、弱等。"秋脉浮毛微涩而散，如衡之象"，说明秋脉具有清虚、浮似毛两个特点，秋脉即肺脉，秋脉出现虚象时，有呼吸少气的症状，这里的少气意味着肺气不足。明代巢元方的《诸病源候论·少气候》云："肺主于气而通呼吸，脏气不足，则呼吸微弱而少气。水饮内停，则胸痛少气。"其中少气的内涵是肺气不足时，有呼吸微弱、气短等症状。《灵枢·邪气脏腑病形》中有记载"脉小者，尺之皮肤亦减而少气。"所以少气既有肺气虚的含义，又有气短的含义，说明少气一词含义是多样的。

王肯堂的《证治准绳》曰："肺虚则少气而喘。"气是维持人体生命活动的基本物质，当气衰少时，气的气化、固摄、防御、推动等功能减退，若出现气短乏力、神疲、脉虚等表现时，则意味着脏腑组织的功能也在减退，这些都是由于气生化不足或耗散太过导致。

慢性阻塞性肺疾病（chronic obstructive pulmonary disease，COPD）是一种呈进行性发展的动态过程的慢性呼吸系统疾病，主要特征表现为气道不完全可逆性气流受限，中医学认为它是一种本虚标实的证候。COPD 为西医病名，中医学将其划分为"内伤咳嗽""肺胀""哮证""喘证"的范畴，认为该疾病处于稳定期时以肺气虚为主。《灵枢·胀论》云："肺胀者，虚满而喘咳。"该书主张肺胀的主要病因是气虚。李梅等对 COPD 治疗过程进行研究，认为芪参补气胶囊和玉屏风散均具有良好的提高免疫的作用。中医学认为，"肺气虚"是 COPD 的致病之本，如果肺气虚则外邪将容易趁虚而入，侵袭肺脏，从而使其他脏腑邪气也传化于肺脏。刘志刚等提出，既往的研究表明，在 COPD 的临床中医分型中，在 COPD 稳定期中肺气虚证为主要证型之一。慢性肺系疾病患者多有迁延失治的特点，痰浊内蕴导致肺气郁阻，日久则气阴耗伤，便产生肺气虚证。作为发病的基础，肺气虚使卫外不固，外邪六淫易反复侵袭，或痰浊上逆，肺气壅滞，使病情日益加重。《诸病源候论·咳逆短气候》曰："嗽则气还于肺间，则肺胀，肺胀则气逆。"脾为肺母，肺病日久，子盗母气，则脾失健运，导致肺脾两虚，脾虚不能散精上归于肺，肺病不能输布水精，则聚为痰饮。

综上所述，肺气虚是 COPD 的致病之本，也是主要的证型之一，通过补气的方法治疗 COPD 有明显效果，而且不论是稳定期、发作期，还是因地域差异导致证型频次不同，肺气虚都是 COPD 的主要病因。

仲景对于少气的论述有以下几种。①气阴两伤型。多为热病后期，热邪侵及肺胃，耗伤气阴所致。如竹叶石膏汤证之"虚羸少气"，为外感解后，余热未尽，气阴两伤，并有身热口渴、舌红少津、脉虚数等阴虚内热症状。《金匮要略·疟病脉证并治第四》云："阴气孤绝，阳气独发，则热而少气烦冤，手足热而欲呕，名曰瘅疟。若但热不寒者，邪气内藏于心，外舍分肉之间，令人消烁肌肉。"此为邪气内舍于心也，外居分肉之间，邪热内斥，煎灼津液，令人肌肉瘦削，治以清热养阴，方用白虎加人参汤、竹叶石膏汤。临证根据正虚多少，邪胜几分分别选用。②脾虚型。脾虚导致运化水液功能失常，水湿困脾，更加重了脾的功能失调，形成恶性循环，精气不升则中气不足，故少气，伴见腹大、身重，或四肢苦重、小便难，治以健脾益气，可选六君子汤。③

邪热内扰型。若热扰胸膈，中气被伤则见少气，伴见心烦懊憹、失眠，治以清宣郁热，益气和中，方选栀子甘草豉汤。④心阳虚型。心阳虚衰，水气上泛凌心，伴见心情烦躁、不得卧、身重，治以温阳利水，方选真武汤等。这类少气是由于脏气不足，或因热病耗伤气阴，或因心脾阳虚水困导致的，病理因素主要为热、虚、饮。

经要·五脏之真脏脉象

◎ 原文

真肝脉至，中外急，如循刀刃责责然，如按琴瑟弦，色青白不泽，毛折，乃死。真心脉至，坚而搏，如循薏苡子累累然，色赤黑不泽，毛折，乃死。真肺脉至，大而虚，如以毛羽中人肤，色白赤不泽，毛折，乃死。真肾脉至，搏而绝，如指弹石辟辟然，色黑黄不泽，毛折，乃死。真脾脉至，弱而乍数乍疏，色黄青不泽，毛折，乃死。

◎ 注疏

（1）《重广补注黄帝内经素问》（王冰）：真肝脉至，中外急，如循刀刃责责然，如按琴瑟弦，色青白不泽，毛折，乃死。真心脉至，坚而搏，如循薏苡子累累然，色赤黑不泽，毛折，乃死。真肺脉至，大而虚，如以毛羽中人肤，色白赤不泽，毛折，乃死。真肾脉至，搏而绝，如指弹石辟辟然，色黑黄不泽，毛折，乃死。真脾脉至，弱而乍数乍疏，色黄青不泽，毛折，乃死。诸真脏脉见者，皆死不治也。

（2）《黄帝内经素问集注》（张志聪）：此审别真脏之脉象，乃可予之期日也。如循刀刃，如按琴瑟弦，肝木之象也。如薏苡子，如弹石，心肾之象也。皆坚劲之极，而无柔和之气也。乍数乍疏，欲灌不能，脾气欲绝之象也。如羽毛中人肤，肺气虚散之象也。盖坚劲虚散，皆不得胃气之中和，人无胃气则死矣。色青白不泽，赤黑不泽，皆兼克贼所胜之色，色生于血脉，气将绝故不泽也。夫脉气流经，经气归于肺，肺朝百脉，输精于皮毛，毛脉合精，而后行气于脏腑，是脏腑之气欲绝，而毛必折焦也。《灵枢经》曰：血独盛则淡渗皮肤，生毫毛。又曰：经脉空虚，血气弱枯，肠胃偪辟，皮肤薄著，毛腠夭焦，予之死期，是皮毛夭折者，血气先绝也。

（3）《黄帝内经素问直解》（高士宗）：所谓真脏脉见者，如真肝脏之脉至，则中外劲急，其劲急也，如循刀刃，责责然。责责，不流通也。如按琴瑟弦，按之一线，不柔和也。有绝脉必有绝色，故色青白不泽，青者肝之色，白者金刑木也。夫脉自内以达外，故真脏脉见，必皆毛折乃死。所以然者，本末皆尽也。如真心脏之脉至，则坚而搏，坚者牢实，搏者搏击。复如循薏苡子，累累然者，坚急而无根也。色赤黑不泽，水刑火也，亦必毛折乃死。如真肺脏之脉至，则大而虚，谓无本也。如以毛羽中人肤，谓无末也。色白赤不泽，火刑金也，亦必毛折乃死。若真肾脏之脉至，则搏而绝，搏者，转索之状，搏而绝者，转索而若断也。如指弹石，辟辟然者，硬而呆实，无胃气也。色黑黄不泽，土刑水也，亦必毛折乃死。如真脾脏之脉至，脏气虚，故脉弱，不能达于四脏，故乍数乍疏。色青黄不泽，木刑土也，亦必毛折乃死。此明真脏之脉象，必本末皆尽而后死，亦补上文未尽之义。

（4）《黄帝内经素问吴注》（吴崑）：真肝脉至，中外急，如循刀刃，责责然，如按琴瑟弦，色青白不泽，毛折乃死。真心脉至，坚而搏，如循薏苡子，累累然，色赤黑不泽，毛折乃死。真肺脉至，大而虚，如以毛羽中人肤，色白赤不泽，毛折乃死。真肾脉至，搏而绝，如指弹石辟辟然，色黑黄不泽，毛折乃死。真脾脉至，弱而乍数乍疏，色黄青不泽，毛折乃死。诸真脏脉见者，皆死不治也。折，音舌。中，去声。辟，音劈。数，音朔。五脏偏胜，无复冲和胃气，各见脏脉，兼胜色，是真脏气衰，贼来乘我也。率以毛折死者，皮毛得卫气而充，毛折则卫气败绝，是为阴阳衰极，故死不治。

（5）《黄帝内经素问注证发微》（马莳）：此即真脏脉而拟之，又当验其气色皮毛，而决其死也。真肝脉至，如循刀刃之形，责责然可畏也。又如琴瑟之弦至急，盖脉不微弦，非脉来软弱，轻虚而滑，端直以长之本体也，乃但弦而无胃者也。色虽见青，而白来克之，不复润泽，金克木也。其毛已折，元气败也，故曰死。真心脉至，至坚而搏，如循薏苡子，殊累累然，是脉不微钩，非来盛去衰之本体也，乃但钩而无胃者也。色虽见赤而黑来克之，不复润泽，水克火也。其毛已折，元气败也，故曰死。真肺脉至，大而虚，过于盛也，如以毛羽中人肤，浮而无着也，盖脉不微浮，非轻虚以浮，来急去散之本体也，乃但浮而无胃者也。色虽见白，而赤来乘之，不复润泽，火克金也。其毛已折，元气败也，故曰死。真肾脉至，搏击而绝，如指弹石，殊辟辟然，是脉不微沉，非沉以搏之本体也。乃但沉而无胃者也，色虽见黑，而黄来克之，不复润泽，土克水也。其毛已折，元气败也，故曰死。真脾脉至，虽云软弱，而乍数乍疏，是如水之流，如鸟之喙，非和柔相离，如鸡践地之本体也，乃但弱而无胃者也，色虽见黄而开来克之，不复润泽，木克土也。其毛已折，元气败也，故曰死。

◎ 述评

真脏脉是在疾病危重期出现的脉象，为病邪深重、元气衰竭、胃气已败的征象，故又称"败脉""绝脉""死脉""怪脉"。《素问·平人气象论》曰："平人之常气禀于胃。胃者，平人之常气也。人无胃气曰逆，逆者死……人以水谷为本，故人绝水谷则死，脉无胃气亦死。所谓无胃气者，但得真脏脉，不得胃气也。"如果脉象呈现但弦、但钩、但代、但毛、但石，而无弱滑和缓之象，则为无胃气之真脏脉。

1. 真脏脉形成的机制

真脏脉的形成，由脉象之少神、无根、缺乏胃气而致。如《脉经·诊五脏六腑气绝证候第三》言："诸浮脉无根者，皆死。以上五脏六腑为根也。"可见脉无根为脉浮而沉按无力。《脉经·两手六脉所主五脏六腑阴阳逆顺第七》曰："肾与命门，俱出尺部，魂魄谷神，皆见寸口……左为人迎，右为气口。神门决断，两在关后。人无二脉，病死不愈。"可见寸口、人迎主魂魄精神，尺部主根蒂，无人迎、寸口，尤其无尺部为死脉。笔者大致将其分为三类，简述如下。

一是无胃之脉：以应指坚搏，无冲和之意为特征，如偃刀脉、转豆脉、弹石脉等。提示邪盛正衰，胃气不能相从，心、肝、肾等脏气独现，病情危重。

二是无神之脉：以脉律无序，脉形散乱为特征，如雀啄脉、屋漏脉、解索脉等。主要由脾（胃）、肾阳气衰败所致，提示神气涣散，生命即将告终。

三是无根之脉：以虚大无根或微弱不应指为特征，如釜沸脉、鱼翔脉、虾游脉等。为三阳热极，阴液枯竭，或三阴寒极，亡阳于外，阴阳离决之危候。

2. 真脏脉的临床意义

古代医家认为，真脏脉是五脏真气败露的脉象，其出现意味着患者濒临死亡。然真脏脉的出现距离死亡仍有时日。《素问·阴阳别论》曰："凡持真脏之脉者，肝至悬绝，十八日死；心至悬绝，九日死；肺至悬绝，十二日死；肾至悬绝，七日死；脾至悬绝，四日死。"唐代医家王冰注道："十八日者，为木金成数之余，金胜木而死也；九日者，为火水生成数之余，水胜也；十二日，为火生成数之余，火胜金也；七日者，为水土生数之余，土胜水也；四日者，为木生数之余，木胜土也。"《难经经释》云："所不胜，克我者也，脏气本已相制，而邪气挟其力而来，残削必甚，故为贼邪。"所以脏脉悬绝，当本脏不及、所不胜之脏太过时，所不胜之脏便会对本脏产生严重的乘克，病情往往较重，预后也较差。

（1）肝脏脏脉悬绝时，在肝阳亢盛的同时严重耗损肝阴，再遇所不胜之脏肺脏太过带来的克制，在一定天数后，导致死亡。

（2）心脏脏脉悬绝时，本脏心脏脏气不足，所不胜之脏肾脏脏气太过，严重克伐本脏，在一定天数后，导致死亡。

（3）肺脏脏脉悬绝时，本脏肺脏脏气不足，所不胜之脏心脏脏气太过，严重克伐本脏，在一定天数后，导致死亡。

（4）肾脏脏脉悬绝时，本脏肾脏脏气衰竭，脾脏脏气同样不及，肾、脾分别为先后天之本，二者同时衰败，在一定天数后，导致死亡。

（5）脾脏脏脉悬绝时，脾土常不足，且悬绝脉中本就有胃气败亡的内涵，与此同时，肝阴不足导致无法涵养肝阳，肝阳从而过亢乘克脾土，在一定天数后，引发死亡。

经要·脉逆四时

◎ **原文**

所谓逆四时者，春得肺脉，夏得肾脉，秋得心脉，冬得脾脉，其至皆悬绝沉涩者，命曰逆四时。

◎ **注疏**

（1）《重广补注黄帝内经素问》（王冰）：所谓逆四时者，春得肺脉，夏得肾脉，秋得心脉，冬得脾脉，其至皆悬绝沉涩者，命曰逆四时。未有脏形，于春夏而脉沉涩，秋冬而脉浮大，名曰逆四时也。病热脉静，泄而脉大，脱血而脉实，病在中脉实坚，病在外脉不实坚者，皆难治。

（2）《黄帝内经素问集注》（张志聪）：春得肺脉，夏得肾脉者，脏精衰而所不胜乘之也，其至皆悬绝沉涩者，无胃气之资生也。

（3）《黄帝内经素问直解》（高士宗）：所谓脉逆四时者，春得肺脉，金刑木也。夏得肾脉，水刑火也。秋得心脉，火刑金也。冬得脾脉，土刑水也。其脉之至，皆悬绝无根，或沉涩不起者，是无胃气，命曰逆四时也。未有脏形者，至春夏而脉未弦钩，至秋冬而脉未浮营也。春生夏长，于春夏而脉沉涩；秋收冬藏，于秋冬而脉浮大，亦名曰逆四时也。

（4）《黄帝内经素问吴注》（吴崑）：所谓逆四时者，春得肺脉，夏得肾脉，秋得心脉，冬得脾脉，其至皆悬绝沉涩，命曰逆四时。悬，脉来悬异也。绝，阴阳偏绝也，无复冲和之气，但见真脏脉来也。沉为绝阳，涩为绝阴。未有脏形，于春夏而脉沉涩，秋冬而脉浮大，名曰逆四时也。

（5）《黄帝内经素问注证发微》（马莳）：所谓脉逆四时者，春得肺脉，金克木也；夏得肾脉，水克火也；秋得心脉，火克金也；冬得脾脉，土克水也。四脉之至，皆悬绝沉涩，是无胃气，命曰逆四时也。此皆析而言之耳。又尝统而言之，大凡春夏阳气渐上，脉宜弦洪，而反沉涩；秋冬阳气渐下，脉宜沉涩，而反浮大，此谓逆四时之也。

◎ **述评**

《黄帝内经》从脉象的浮沉盛衰与四时是否对应来判定逆四时与否，云："春夏而脉瘦，秋冬而脉浮大，命曰逆四时也。"以阴阳分四季，则春夏为阳，秋冬为阴。春夏阳气旺盛，脉本应充实，却见脉瘦，"瘦"即不足；秋冬阳气入里，脉气应随之潜藏，反而浮大，其皆为逆四时之象。

1. 五脏脉与四时不相应而判定"脉逆四"

四时与五脏相应，春本见肝脉，夏本见心脉，秋本见肺脉，冬本见肾脉，其本脏之脉象不见，反见其所不胜之脉，五脏不应时，且其脉皆悬绝无根，或沉涩不起，这就叫作逆四时。《素问·阴阳应象大论》云："观权衡规矩，而知病所主。"因为"四变之动，脉与之上下"，就是说四时是会流转变动的，肝可以有四时之弦、钩、毛、石变动，心可以有四时变动，肺可以有四时变动，肾也可以如此。凡是合春时脉的脏，其脉象都是"其气来软弱，轻虚而滑，端直以长，故曰弦"。如果脉当合四时而不见时脉，则为病，即所谓"当至而不至，不当至而至"，例如肝脉春时，当弦不弦为病出于肝，若非春时，不当弦而弦亦为病出于肝。时上有气，气上有时。有春时即有肝气，有肝气即应春时。如果气与时不相应，即不顺四时为病，此为基于一日四时的四时五脏脉法模型基础，故《素问·六节藏象论》云："求其至也，皆归始春，（气）未至而（时）至，此谓太过，则薄（搏）所不胜（克我），而乘所胜也（我克），命曰气淫。（气）至而（时）不至，此谓不及，则所胜（我克）妄行，而所生受（我生）病，所不胜薄之也，命曰气迫。"又云："所谓求其至者，气至之时也，谨候其时，气可与期，失时反候，五治不分，邪僻内生，工不能禁也。"

2. 五脏脉的临床运用

《五行生克疗法》指出，每个脉象的出现意味着在五脏之间的相生、相克关系当中该脏腑相对虚弱。《五行生克疗法》又说："肺、大肠克肝、胆所引起的脉象就是细长而紧的弦脉。"其他脉象也是如此。按其观点，钩脉的出现是肾、膀胱旺盛而心、小肠相对虚弱的结果（水克火）；缓脉的出现是肝、胆旺盛而脾、胃相对虚弱的结果（木克土）；毛脉的出现是心、小肠旺盛而肺、大肠相对虚弱的结果（火克金）；石脉的出现是脾、胃旺盛而肾、膀胱相对虚弱的结果（土克水）。

《素问·宣明五气论》言："五脉应象：肝脉弦，心脉钩，脾脉代、肺脉毛，肾脉石。是谓五脏之脉。"五脏脉指弦、钩、代、毛、石五脉。《素问·脏气法时论》中也有"春脉如弦""夏脉如钩""秋脉如弦""冬脉如营"的论述，五脏脉依于四时五脏而产生，将五脏、五季相联系，从而使人对人体的整体状态有所把握。

《脉经》记述的五脏脉，根据五脏脉与五季的五行关系，对疾病进行预判。《脉经·肝胆部第一》曰："春肝木王，其脉弦细而长，名曰平脉也；反得浮涩而短者，是肺之乘肝，金之克木，为贼邪大逆，十死不治……反得大而缓者，是脾之乘肝，土之陵木，为微邪，虽病即瘥。"春季应见肝脉，反见肺脉，为贼邪，属"金克木"，预后不良；反见心脉，心脉是肝脉之子，为实邪，疾病可以自愈；反见水脉，水为木之母，为虚邪，疾病易于治疗；反见土脉，为土之凌木，疾病经治疗后可以很快痊愈。因此，五脏脉对判断疾病治疗难度和预后情况有一定指导价值。

这里的肺脉、肾脉、心脉、脾脉实质上就是浮脉、沉脉、洪脉和濡脉。凭四时之脉定预后。《素问·宣明五气》曰："春得秋脉，夏得冬脉，长夏得春脉，秋得夏脉，冬得长夏脉，名曰阴出之阳，病善怒不治。"春弦、夏洪、秋浮、冬沉是脉应四时的基本规律。若脉不应四时，本季之时不见本季相应之脉，反见五行克己之脉，则谓之"阴出之阳"。张志聪注曰："内为阴，外为阳，在内五脏为阴，在外皮肉络脉为阳，在内所伤之脏气而见于脉，故名曰阴出之阳。"如秋见秋脉为平人，春见秋脉为"阴出之阳"，其预后为"病善怒不治"，这是《黄帝内经》依据季节凭脉定预后的例证。

第五节　素问·三部九候论第二十

经要·中部之候

◎ **原文**

天以候肺，地以候胸中之气，人以候心。

◎ **注疏**

（1）《重广补注黄帝内经素问》（王冰）：岐伯曰：亦有天，亦有地，亦有人。天以候肺，地以候胸中之气，人以候心。

（2）《黄帝内经素问集注》（张志聪）：肺属乾金而主气，故天以候肺。心主血脉而居肺之下，故人以候心。胸中，膻中也，宗气之所聚也。宗气者，阳明水谷之所资生，故地以候胸中之气。此以中部之三候，以候膈上之二神脏，中土之二形脏焉。张二中曰：地以候胸中之气者，言中部之候，亦兼候阳明之胃气也，今始知三部之中，而皆有阳明之胃气焉。

（3）《黄帝内经素问注证发微》（马莳）：中部有天有地有人，天者手太阴肺经也，即下文天以候肺之谓，脉在掌后寸口中，是谓经渠，动应千指，即手太阴脉气所行也；地者手阳明大肠经也，即下文地以候胸中之气。

◎ **述评**

古人认为经脉可以反映经络及脏腑的变化，而每一条经脉都有其动脉，测知本经动脉，就可以判断本经所属脏腑的病变。古人在天地人三才思想的指导下将人体分为上中下三部，每部分天地人三候。在每候相对的动脉上按循来诊断与分析局部与全身的疾病。

唐代医家王冰对九候部位进行注疏加以说明，除上部天、人两处外，均用腧穴说明了切脉的部位，为后世医者提供了察穴定位的方法。王冰注云："中部天，手太阴也，谓肺脉也，在掌后寸口中，是谓经渠，动应于手。中部地，手阳明也，谓大肠脉也，在手大指次指歧骨间，合谷之分，动应于手也。中部人，手少阴也，谓心脉也，在掌后锐骨之端，神门之分，动应于手也……中部（手部）天，寸口桡骨动脉经渠、太渊，诊肺病。地，大指次指间桡动脉合谷穴，诊胸中病。人，掌后锐骨尺动脉神门穴，诊心病。"

《素问·三部九候论》曰："形盛脉细，少气不足以息者危。形瘦脉大，胸中多气者死。形气相得者生，参伍不调者病。三部九候皆相失者死。上下左右之脉相应如参春者病甚。上下左右相失不可数者死。中部之候虽独调，与众脏相失者死。中部之候相减者死。"说明上中下三部脉象互相调和则不病，反之，形气相失，参伍不调，上下左右脉不相应，至数错乱则为病甚或死证。也可以说，三部九候诊法通过诊察脉象是否一致来判断病情轻重及预后，若九候脉象不一致则说明病情复杂难治，属预后不良的重症。正如《素问·三部九候论》曰："一候后则病，二候后则病甚，三候后则病危，所谓后者，应不俱也。"王冰注云："俱，犹同也，一也。"后，即不调，为病脉，随着不相应候数的增多，病变随之加重。

三部九候诊法的每候之脉还反映相应部位及经络的病变情况，临证时要根据九候脉象，诊察其是否独大、独小、独疾、独迟、独热、独寒、独陷下。《素问·三部九候论》曰："何以知病之所在？岐伯曰：察九候，独小者病，独大者病，独疾者病，独迟者病，独热者病，独寒者病，独陷下者病……七诊虽见，九候皆从者不死。"文中的独热，即脉独滑；独寒，即脉独紧；独陷下，即脉沉潜不起……皆属病脉，这七种病理脉象即"七诊"。"七诊"的病脉是九候诊中最普遍和简单的诊脉辨病法。若九候中一候独见"七诊"之象，脉失其常，则为病候，根据其出现的部位，可以测知所属的脏腑或经脉发生的相应病变，判断病位、病性及预后。如《素问·三部九候论》曰："七诊虽见，九候皆不从者不死。"

第六节　素问·病能论第四十六

经要·少阴脉贯肾络肺

◎ **原文**

帝曰：人之不得偃卧者何也？岐伯曰：肺者脏之盖也，肺气盛则脉大，脉大则不得偃卧，论在《奇恒阴阳》中。

帝曰：有病厥者，诊右脉沉而紧，左脉浮而迟，不然，病主安在？岐伯曰：冬诊之，右脉固当沉紧，此应四时，左脉浮而迟，此逆四时，在左当主病在肾，颇关在肺，当腰痛也。

帝曰：何以言之？岐伯曰：少阴脉贯肾络肺，今得肺脉，肾为之病，故肾为腰痛之病也。

◎ **注疏**

（1）《类经》（张景岳）：肾脉本络于肺，今以冬月而肺脉见于肾位，乃肾气不足，故脉不能沉而见浮迟，此非肺病，病在肾也。腰为肾之府，故肾气逆者，当病为腰痛。

（2）《黄帝内经素问吴注》（吴崑）：肺居四脏之上，犹华盖也。盛，邪气作实也，故令脉大。偃卧则喘急，故在所不能也。论在《奇恒阴阳》中。篇今亡矣。厥，气逆也。右脉左脉，皆主两尺言。不知，旧作不然，僭改此。皆言两尺之脉也。沉紧，寒水之象，故应冬。浮迟，秋金之象，故应肺。关，关系也。浮，肺脉。肾为之病，之字指肺言，谓肾为肺病也。

（3）《黄帝内经素问注证发微》（马莳）：此言肾有浮迟之脉，当知其有腰痛之病也。据本节大义，所谓右脉沉而紧，左脉浮而迟者，此脉当见于两尺也。春夏脉浮，秋冬脉沉，此四时之脉也。今冬时诊之，右尺之脉沉而带紧，与冬时相应，所谓应四时也。左尺之脉迟而兼浮，与冬时相反，所谓逆四时也。迟为肾脉，浮为肺脉，左尺浮而迟，当主病在肾，颇关在肺，故肾当腰痛，而肺经则无疾也，何也？足少阴肾经之脉，贯肾络肺，今得肺脉者，岂肺脉来见于此哉？以左肾不足而肺不能沉，故得肺脉耳。其实非肺病也，当知其为腰痛之病耳。

（4）《黄帝内经素问集注》（张志聪）：行奇恒之法，以太阴始，五脏相通，移皆有次，是水谷所生之精气，先至于手太阴，太阴肺金，相生而顺传于肾，肾当复传之于肝，今反见浮迟之肺脉，是肾脏有病，而气反还逆之于母脏，故当主肾病之腰痛，而颇关涉之于肺也。

（5）《黄帝内经素问直解》（高士宗）：肺位居高，是肺者脏之盖也。盖者，如天复于上，其气下行。今肺气盛，则气上不下，气上不下则肺部之脉大，脉大则不得偃卧矣。此失阴阳之常度，故论在《奇恒阴阳》中。奇恒阴阳，如下文所云是也。《上经》者，言气之通天也。《下经》者，言病之变化也。《金匮》者，决死生也。《揆度》者，切度之也。《奇恒》者，言奇病也。所谓奇者，使奇病不得以四时死也。恒者，得以四时死也。所谓揆者，方切求之也，言切求其脉理也。度者，得其病处，以四时度之也。旧本在篇末，今列于此。度，入声。处，去声。

《示从容论》云：请诵《脉经》上下篇。《脉经》疑即《灵枢经》。此《上经》《下经》，即《脉经》上下经也。《上经》言气化之道，故《上经》者，言人气之通天也。《下经》言疾病之生，故《下经》者，言民病之变化也。《灵枢》论篇有著之玉版，藏之兰室者，即藏之金匮也。《金匮》者，所以通决死生也。《疏五过论》云：上经下经，揆度阴阳，奇恒五中，决以明堂。故申言揆度者，切其脉而度之也。《奇恒》者，言非常之奇病也。复申言所谓奇者，使奇病不得以四时死也。恒者，得以四时死也。又申言所谓揆者，方切求之，言切求其脉理也。度者，得其病处，而以四时之阴阳度之也。如是则知气之通天，病之变化，可以决人之死生矣。

承上文切求脉理，得其病处之意，而问有病厥者，阳气不上，故诊右脉沉而紧。阴气不下，故左脉浮而迟。病厥，则阴阳之气不相顺接，脉故如是，设病厥而脉不然，则病主安在？切求脉理，得其病处，当以四时阴阳之理度之，春生夏长，秋收冬藏。如冬诊之，右脉固当沉紧，此冬脉之应四时也。今左脉浮而迟，此冬脉之逆四时也。浮迟在左，当主病在肾，所以然者，肾脉居于左尺也。肾上连肺，故颇关在肺，在肾关肺，当腰痛也。

在肾何以关肺，关肺何以腰痛？少阴者肾脉也。少阴之脉，贯肾络肺，故在肾关肺也。浮迟者，肺脉也。今得浮迟之肺脉，而肾为之病，腰者肾之府，故肾为腰痛之病也。

◎ 述评

《黄帝内经素问校释》注："关，《甲乙》卷九第八、《太素》卷十六杂诊均无。"丹波元简从其说，其注云："《甲乙》无'关'字。《奇病论》云'其盛在胃、颇在肺'，句法正同。"关，关系。王冰注曰："以冬左脉浮而迟，浮为肺脉。故言颇关在肺也。"吴崑云："关，关系也。"张景岳言："在左者当主病在肾，此正以尺为言也。然浮者为肺脉，故云颇关在肺。"

颇，程度副词"稍微""略微"之义。如《广雅·释诂》云："颇，少也。"《灵枢·外揣》可为佐证，书云："黄帝曰：余闻九针九篇，余亲受其调，颇得其意。夫九针者，始于一而终于九，然未得其要道也。"依其下文"然未得其道也"，则"颇"当为"少"。"颇关于肺"是承上句"主病"而言，意即多少与肺有些关系。今冬令之脉，无论左右，皆当沉紧，以应其时，现左脉浮迟，非冬日之脉，是反四时之脉也，冬脉不沉故主病在肾，浮为秋肺之脉，秋去冬来，肺之浮脉不去，故言"关于肺"。由于肺肾经脉相通，主病在肾，所以"颇关在肺"，即肾病关联于肺也。

《黄帝内经》记载的诊脉，时常会考虑经络因素、时间因素，并与之结合，共同论述疾病的病机。沉紧属肾脉，冬季右脉沉紧为脉应四时，属于生理现象，浮是肺脉，冬季见左脉浮而迟为脉逆四时，属于病理脉象。《素问·病能论》清楚地解释了为何冬不见肾脉而反见肺脉，并且会有腰痛的症状，这是因为少阴脉贯肾络肺。

《灵枢·本输》云："肾上连肺。"《灵枢·经脉》云："肾足少阴之脉……其直者，从肾上贯肝膈，入肺中，入肺中，循喉咙，挟舌本；其支者，从肺出络心，注胸中。"说明肺肾二脏经络相连，气机相通，关系极为密切。咽喉与肺肾联系密切，咽为肺之门户，为肾所属，肺、咽喉、肾三者通过经络系统直接联系。咽喉是气息水谷出入之要道，外邪从口鼻而入，咽喉为"肺经险要之地"，首当其冲直面外邪；咽喉又是十二经脉循行之要道，"主肾所生病者，口热舌干，咽肿上气，嗌干及痛"，肾病可循经上传，经肺上传咽喉，表现为咽喉部疾病。由于肾脉贯肾络肺，在病理方面亦相互联系。

在疾病方面，肾脏相关的疾病与肺亦相关，如咽喉为肺系，与手太阴肺与足少阴肾经脉循行相关，其为外邪出入之门户，任继学认为，邪毒从口鼻而入，盘踞于咽喉，形成乳蛾，从气血之道侵犯肾，形成伏邪，久而为毒，居于肾官，形成咽喉-肺-肾的恶性循环。"毒邪"沿肾经、肾络传变，肾脏体用俱损，故发为肾脏疾病。他据此提出了 IgA 肾病"毒损肾络"理论，认为其病位在肾，而涉及肺。所以对于 IgA 肾病，要从肺肾相关来论治。

肺肾两脏通过经脉密切联系，因此在临床中，许多疾病都可以从肺肾相关的角度进行论治，一些肾系疾病可以从肺论治，一些肺系疾病也可以从肾论治，能取得很好的效果，如肾系疾病肾炎、肾病综合征等，肺系疾病哮喘、慢性阻塞性肺疾病等，皮肤病痤疮，咽部疾病急慢性咽炎，以及某些癌症等。

第七节　灵枢·五色第四十九

经要·五色命脏

◎ 原文

左为左，右为右，其色有邪，聚散而不端，面色所指者也。

色者，青黑赤白黄，皆端满有别乡。别乡赤者，其色亦大如榆荚，在面王为不日。其色上锐，首空上向，下锐下向，在左右如法。以五色命脏，青为肝，赤为心，白为肺，黄为脾，黑为肾。肝合筋，心合脉，肺合皮，脾合肉，肾合骨也。

◎ 注疏

（1）《黄帝内经灵枢集注》（张志聪）：此言外因之病色，见于腑部者，其病在腑，色虽搏聚，非死征也……盖病聚于内则见聚色于外，形方则色方，形圆则色圆，此病形而不病脏，虽有聚色，非死色也。**眉批：病形者，有形之病在于肠胃之外。**此五脏六腑各有部分，有外内，能明乎部分，知其外内，万举万当矣。

此言色之搏聚而端满者，乃大气入脏，而为卒死矣。青黄赤白黑，五脏五行之色也。别乡者，如小肠之部在面王，而面王者，乃心之别乡也。胆之部在肝左，胆部者，肝之别乡也。大如榆荚者，血分之聚色，即如拇指之状也。不日者，不终日而卒死也。此言五脏之病色，见于本部；五脏之死色，见于别乡。如心受外淫之邪，而卒死者，其色见于面王，心受内因之病，而卒死者，其色出于颧，皆非心脏之本部。但在脏者，其色端满而不斜，在腑者，其色斜而不端，此脏腑死生之有别也。高士宗曰：脏真藏于内，绝则从腑而脱于外，故色见于腑部。

此承上文以申明端邪之色状也。锐，尖也。空，虚也。其色上行者，上锐首虚，浮而上行；其色下行者，下锐首虚，浮而下行。盖病从内而外者，其本在下，其首在上；病从外而内者，其本在上，其首在下。是以本沉实而首虚浮，此端满之色状也。有斜而不端者，其本在左，其首向右行；其本在右，其首向左行。皆如上锐首空、下锐首空之法，此病在腑而搏为聚之聚色也。朱永年曰：榆荚上下皆锐，但虚浮者，其锐形外见，所沉之本，不见其锐形也。故曰：察其浮沉以知浅深。**眉批：上节单论外因，故以高为本下为首，此总论外内二因，故有上下之别。**

此总结五脏各具五色，而各有外内之形层也。上文言赤色出于两颧，黑色出于庭，赤色在面王，此心肾之色也。若以五色命脏，则五脏各有五者之色矣。至于肩臂膺背膝胫手足之部，俱各有五脏所合之皮脉肉筋骨。视其五色，则知病在内之五脏，在外合之形层，此五脏内合五行，外见五色，若外因风寒暑湿之邪而见于色者，六气之应于色也。

倪冲之曰：病五脏于内，则外见五色，邪中外合之皮脉肉筋骨，则内入于五脏，此外内出入之道也。按《病传章》曰：血脉传溜，大邪入脏，可以致死，不可以致生。帝曰：大气入脏奈何？伯曰：病先发于心，一日而之肺，三日而之肝。盖血脉传溜，故先发于心。若邪中皮而内入，则先发于肺矣。夫邪从形层，次第而入于内者，先皮毛而肌腠，腠而络，络而脉，脉而经，经而腑脏，此邪在外之皮脉，即中内合之五脏。故曰人不病而猝死，谓不病在外之形层，而即入于脏也。

（2）《灵枢悬解》（黄元御）：左为左，右为右，其色有邪，聚散而不端，面色所指者也，色之左右所在，即病之左右所在，其色有邪，或聚或散，而不端正，皆随其面色所指之方，左右求之也。本部端满，而必有别走之乡。假如别乡赤者，其色亦大如榆荚，若在面王，则女子为不月。其色上锐，则首空而上向，首空者，乘虚而至也。下锐则首空而下向，在左在右，皆如此法，此即其别走之乡也。

（3）《黄帝内经灵枢注证发微》（马莳）：此又言部分之色当分左右，以知其邪也。凡男女之色见于左者，则病必在左；见于右者，则病必在右。其色有邪气，或聚散而不端正，一如其面色所指，即可以知其病耳。

此又言五色各有别名，其色粗者，其病久也。别者，异也。别乡者，即分部也。所谓色者，即青黑赤白黄之色，皆端正盈满，各有分部。假如心色主赤，小肠亦赤，其色如榆荚之大，在于面王之部，则是小肠有病，非止于一日也。

此又言五色，上锐则上向，下锐则下向，而左右亦然也。色者，即上节五色也。锐，气色端尖锐也。首空者，即上文颜为庭，庭者首面也。今曰首空，犹云脑空也。

此又言五色属于五脏，而五脏各有所合，乃为视色之总诀也。盖青色属肝，而肝合于筋，故见其色之青者，即可以知其为筋之病也。余脏仿此。

（4）《内经知要》（李中梓）：五色皆宜端满。端者，正色也。满者，充润也。别乡犹言他乡，即别部位也。如赤者心色，应见于两目之间，是其本乡，今见于面王，是别乡矣。不日者，不日而愈也。火色见于土位，是其相生之乡也。此举赤色为例，而五色缪见者，皆可类推矣。邪色之见，各有所向。其尖锐之处是乘虚所犯之方，故上锐者以首虚，故上向也。下锐亦然，其在左右者皆同此法。

（5）《类经》（张景岳）：色见左者病在左。色见右者病在右。凡色有邪而聚散不端者，病之所在也。故但察面色所指之处，而病可知矣。色者，言正色也。正色凡五，皆宜端满。端谓无邪，满谓充足。有别乡者，言方位时日各有所主之正向也。别乡赤者，又言正向之外，而有邪色之见也。赤如榆荚见于面王，非其位也。不当见而见者，非其时也。是为不日。不日者，失其常度之谓。此单举赤色为喻，而五色之谬见者，皆可类推矣。乡，向同。凡邪随色见，各有所向，而尖锐之处，即其乘虚所进之方。故上锐者，以首面正气之空虚，而邪则乘之上向也。下锐亦然。其在左在右皆同此法。此总结上文而言五色五脏之配合，如青属肝，肝合筋，凡色青筋病者，即为肝邪，而察其所见之部，以参酌其病情。诸脏之吉凶，可仿此而类推矣。

第八节　灵枢·论疾诊尺第七十四

经要·目色白病在肺

◎ **原文**

目赤色者病在心，白在肺，青在肝，黄在脾，黑在肾。黄色不可名者，病在胸中。

◎ **注疏**

（1）《黄帝内经灵枢集注》（张志聪）：此以目色而候五脏之血气也。五脏之血气，行于脉中，而变见于寸口，五脏之气血，变见于色，而出于目中，盖五脏之精，皆上注于目而为之睛也。前节视目窠以知皮肤之水，此节视目色以知五脏之阴，皆从外以知内也。胸中膈中也。黄色不可名者，色黄而有黑白青赤之间色也。病在胸中者，五脏之气，皆从内膈而出，故所见之色若是。

（2）《黄帝内经灵枢注证发微》（马莳）：此即人之目有五色，而知其病之在何脏也。

（3）《黄帝内经太素》（杨上善）：恶黄之色不可譬喻言之，言之故不可名之也。平按：《甲乙》白青黄黑下均有色者病三字。

（4）《类经》（张景岳）：五脏六腑，目为之候，故目之五色，各以其气而见本脏之病。脾应中州，胸中者，脾肺之部也。

◎ **参考文献**

[1] 廖华君.《黄帝内经》脉象理论研究[D].南京：南京中医药大学，2011.

[2] 马晶晶，任路，尚德阳，等.《黄帝内经》五脏虚实辨证及治疗[J].中国中医基础医学杂志，2023，29（9）：1421-1425.

[3] 刘冰.《灵枢经》之"少气"内涵探析[D].沈阳：辽宁中医药大学，2022.

[4] 张贝.张仲景辨治喘证的规律研究[D].南京：南京中医药大学，2015.

[5] 马贝，王锦峰，宋思敏，等.《素问·阴阳别论》中五脏脉悬绝日探析[J].天津中医药大学学报，2022，41（6）：681-684.

［6］ 郑文龙，祝光礼.《黄帝内经》"真脏脉"理论探讨［J］.北京中医药，2014，33（11）：831-833.

［7］ 桑杲，陈勇毅.真脏脉及其临床意义探析［J］.浙江中医杂志，2014，49（9）：687-688.

［8］ 王洪忠.《脉经》绝脉理论与临床探讨［J］.中医药通报，2014，13（1）：23-25.

［9］ 孟超，吕俊知，肖洪波，等.四时五脏脉法浅析［J］.中国民族民间医药，2022，31（2）：18-21.

［10］田传玺，张洪春，王秋园，等.浅谈五脏脉的临床应用［J］.中华中医药杂志，2021，36（10）：5812-5814.

［11］王梦蕾.《黄帝内经》脉时相关理论与应用［J］.浙江中医药大学学报，2020，44（1）：49-52.

［12］姜瑞雪，马作峰，王平，等.《黄帝内经》脉诊理论中的时间因素辨析［J］.中医杂志，2015，56（6）：455-457.

［13］成振镛.《内经》"四时五脏脉"研究［D］.北京：北京中医药大学，2007.

［14］林铭振.三部九候脉诊法探析及客观化研究［D］.广州：广州中医药大学，2011.

［15］周宁.《黄帝内经》脉学思想及诊脉技术的研究［D］.石家庄：河北医科大学，2009.

［16］曹洪欣.遍诊法探析［J］.中医药信息，1990（4）：7-8.

第九章 论治

第一节 素问·诊要经终论第十六

经要·凡刺胸腹者，必避五脏

◎ **原文**

凡刺胸腹者，必避五脏。中心者环死，中脾者五日死，中肾者七日死，中肺者五日死，中膈者皆为伤中，其病虽愈，不过一岁必死。

◎ **注疏**

（1）《素问悬解》（黄元御）：刺中五脏死期，并见于《刺禁论》《四时刺逆顺论》中。刺避五脏者，知刺法之逆顺也。所谓宜顺而不宜逆者，膈与脾肾之处，膈居上焦，脾居中焦，肾居下焦，是皆五脏之位，不可忽也。不知者反之，则五脏伤矣。而膈居心肺之下，三处之中，尤为至要，中膈者，泻其神气，其病虽愈，不过一岁必死，切宜慎之。

（2）《黄帝内经素问集注》（张志聪）：凡刺胸腹者，必避五脏。此言五脏之神气，从内膈而外达于胸胁，从胸胁而环转于形身，故不可逆刺其膈以伤其脏焉。内膈上连于胸，中连于腹，下连于胁，脏气从此而外出，故曰刺避五脏者，知逆从也。所谓从者，膈与脾肾之处，不知者反之，反之者，逆刺其所出之神气也。中心者环死，环者，一周时也，盖日为阳，心为阳中之太阳，一昼一夜，日环转一周，故至周转而气终也。中脾者五日死。五日者，土数终也。中肾者七日死。天乙生水，地六成之，七日者生成之数终也。中肺者五日死，天数五，地数五，肺属乾金而主天，脾属坤土而主地，故皆死于五日也。止言四脏而不及肝者，或简脱也。杨元如曰：五脏经脉，俱不上循于头，惟厥阴与督脉会于巅。故曰五月六月，人气在头。抑厥阴之气，不从胸胁外出，而直上于头与中膈者皆为伤中，其病虽愈，不过一岁必死。五脏六腑之气，俱从内膈而外出于胸胁，故刺中膈者，皆为伤中，一岁死者，尽五行六气之终而死也。按内膈上连胸之鸠尾，中两分于腹上，下连两旁季胁，后连脊之十一椎，刺中膈者，即不中脏速死，其中脏腑之气，皆为所伤矣。行针者慎诸。莫子晋曰：此复兼六腑之气而言，即阴阳合并之义，盖中脏气者死之速，中腑气者死之迟。

（3）《黄帝内经素问直解》（高士宗）：凡刺胸腹者，必避五脏。春夏秋冬，刺失其分，则伤五脏之气。故凡刺胸腹之皮部者，必避五脏真元之气，当从之使出，不可逆之使入也。中心者，环死。中，去声，下中脾肾肺膈皆同。若逆之使入，中伤心气者，周时环转而死。盖阳中之太阳，心也，如天之日，一日一周，今不能周，故环死。中脾者，五日死。脾者，土也，五乃土之生数，故中伤脾气者五日死。中肾者，七日死。肾者，水也，天一生水，地六成之，合而为七，故中伤肾气者，七日死。中肺者，五日死。肺者，金也，乾为金，为天。《易系》曰：天数五，地数五。故中脾者五日死，此中肺气者，亦五日死。言五脏不及肝者，或简脱也。中膈者，皆为伤中，其病虽愈，不过一岁，必死。五脏之气，皆从胸膈以出入，故中伤膈气者，皆为伤中，其外病虽愈，亦不过一岁必死。一岁，尽四时五行之气也。

（4）《黄帝内经素问注证发微》（马莳）：此言刺不避五脏者各有死期，而遂指刺胸腹者之有法也。五脏者，所以藏精神血气魂魄者也。凡刺胸腹者必当避之，苟不避之，则中心者环死。盖心为君主之官，故其死最速，当周环一日之时而死也。（《刺禁论》云：一日死，其动为噫。《四时刺逆从论》与此同。此篇阙刺中肝死日。《刺禁论》云：中肝，五日死。其动为语。《四时刺逆从论》亦同。）中脾者，五日死，盖以五乃土之生数也。（《刺禁论》云：中脾十日死。盖十为土之成数也。《四时刺逆从论》同。）中肾者，七日死。盖六乃水之成数，成数既毕，当至七日也。（《刺禁论》云：中肾六日死，其动为嚏。《四时刺逆从论》云：中肾六日死，其动为嚏欠。）中肺者，五日死。盖四乃金之生数，生数既毕，当至五日而死也。（《禁刺论》云：中肺三日死，其动为咳。"三"字当作"五"字之讹也。《四时刺逆从论》同。）中膈者，皆为伤中。盖人之有膈，前齐鸠尾，后齐十一椎，所以遮隔浊气，不使上熏心肺也。心肺居于膈上，肾肝居于膈下，而脾则居于膈中，故五脏之气同受膈气。今膈既受伤，则五脏之互相克伐，其病虽暂时得愈，犹误伤其中，不过一岁而死矣。

◎ 述评

"凡刺胸腹，必避五脏"，是临床实践经验的总结。胸腹腔中的脏腑储藏着人的精气血、神魂魄，故在胸、腹及背部取穴时，针刺失误易刺伤体内脏器而造成伤亡事故。经文具体指出了刺中心脏最为危险，易发生猝死，刺中背、胸、肩及其他脏腑亦可导致严重后果，甚至导致死亡。故凡取胸腹及肩背部位腧穴而刺者，务必要谨慎，应明确人体内脏的准确部位，掌握正确的针刺方法，避免因刺伤内脏导致的医疗事故。

第二节　素问·脏气法时论第二十二

经要·肺苦气上逆，急食苦以泄之

◎ 原文

肺主秋，手太阴阳明主治，其日庚辛，肺苦气上逆，急食苦以泄之。

◎ 注疏

（1）《素问悬解》（黄元御）：秋属金，肺金主之，手太阴肺经（辛金）、阳明大肠经（庚金）主治。

（2）《黄帝内经素问集注》（张志聪）：肺主秋，主秋金之令。手太阴、阳明主治，手太阴主辛金，阳明主庚金，二经相为表里，而主治经气。其日庚辛，庚为阳金，辛为阴金，在时主秋，在日主庚辛。肺苦气上逆，急食苦以泄之。肺主收降之令，故苦气上逆，宜食苦以泄下之。

（3）《黄帝内经素问直解》（高士宗）：手太阴，辛金也。手阳明，庚金也。故秋时而手太阴阳明主治，其日庚辛。肺主秋金，有收敛清肃之机，若气上逆，肺所苦也。治之之法，当急食苦味以泄之。苦寒注下，故能泄也。上文言苦燥，此言苦泄，盖禀君火之气而味苦，则燥；禀寒水之气而味苦，则泄。于物性之运气推之，则得矣。

（4）《黄帝内经素问注证发微》（马莳）：秋属金，肺亦属金，故肺主秋，斯时也。手太阴肺者辛金也，手阳明大肠者庚金也，正治其时秋之日有庚辛，乃肺气之尤旺者，然肺苦气上逆，惟性苦者可以泄逆，宜食苦者以泄之。

经要·病在肺，应四时之愈甚

◎ 原文

病在肺，愈在冬，冬不愈，甚于夏，夏不死，持于长夏，起于秋，禁寒饮食寒衣。

◎ 注疏

（1）《素问悬解》（黄元御）：肺为燥金，其性清凉，故禁寒饮食寒衣。肺欲降收，故以酸收之。余义仿首段类推。

（2）《黄帝内经素问集注》（张志聪）：形寒饮冷则伤肺，故皆禁之。

（3）《黄帝内经素问直解》（高士宗）：肺，金也。冬，水也。水为金之子，故病在肺，愈在冬。子气王而病不愈，至夏，则火克金而病甚矣。夏不死，持于长夏，土生金也。至秋而金气复王，故起于秋。饮冷形寒则伤肺，故禁寒饮食、寒衣。此脏气法一岁之四时也。

（4）《黄帝内经素问注证发微》（马莳）：以肺经言之，凡病在肺者，以肺经属金，其病从秋始也。至冬属水，则水能克火，而火不能克金，故肺病当愈于冬。但冬不愈当甚于夏，以火能克金也。若夏不死当持于长夏，以土能生金也。其病之复起，又当在于秋，以金病当起于金候也。且肺恶寒，故衣食之寒者，皆禁用之。此乃以岁而计之者如此。

◎ 述评

此经原文运用五行生克乘侮的关系，分析季节气候、天日时辰对五脏疾病的影响。原文"夫邪气之客于身也，以胜相加，至其所生而愈，至其所不胜而甚，至于所生而持，自得其位而起"，是对这种基本规律的总结。

"禁寒饮食寒衣"，讲肺病的护理，食寒凉的食物及衣着单薄都容易加重肺病病情，故肺病要禁止寒凉饮食，要衣着保暖。《灵枢·邪气脏腑病形》言："形寒寒饮则伤肺，以其两寒相感，中外皆伤，故气逆而上行。"《素问·咳论》言："皮毛者，肺之合也。皮毛先受邪气，邪气以从其合也。其寒饮食入胃……则为肺咳。"强调寒邪、寒饮是肺病发病的根本原因。寒邪具有凝结、收引的特性，易使肺脏宣发功能失常而发病。"寒饮""寒饮食"，指过度食用生冷饮食及长期服用寒凉药物，损伤人体阳气，使阴寒内盛。肺之经脉，"起于中焦……还循胃口，上膈属肺"（《灵枢·经脉》），故寒凉食物入胃，寒邪从肺脉上至肺，使肺气受寒凝滞，从而影响肺气的宣发肃降。

经要·肺病愈甚之时

◎ 原文

肺病者，愈在壬癸，壬癸不愈，加于丙丁，丙丁不死，持于戊己，起于庚辛。

◎ 注疏

（1）《黄帝内经素问集注》（张志聪）：形寒饮冷则伤肺，故皆禁之。始病则以岁月期之，病重则以旬日期之，垂死则以旦暮计之。

（2）《黄帝内经素问直解》（高士宗）：肺病愈在壬癸，即病在肺，愈在冬也。壬癸不愈，加于丙丁，即冬不愈，甚于夏也。丙丁不死，持于戊己，即夏不死，持于长夏也。起于庚辛，即起于秋也。此脏气法十干之四时也。

（3）《黄帝内经素问注证发微》（马莳）：肺病者愈在壬癸日，以水旺则火衰，火衰不能克金也。壬癸不愈加于丙丁，以火旺则金必受克也。丙丁不死，持于戊己，以土旺则金旺也。然肺病必起于庚辛，金病当复于金日也。

◎ **述评**

此经原文运用五行生克乘侮的关系，分析季节气候对肺脏疾病的影响。甲、乙、丙……壬、癸等十天干指十月太阳历中的甲、乙、丙……壬、癸月，对应五季。其中甲乙、丙丁、戊己、庚辛、壬癸分别表示春、夏、长夏、秋、冬五季，如甲月、乙月是肝的旺月，丙月、丁月是心的旺月，戊月、己月是脾的旺月，庚月、辛月是肺的旺月，壬月、癸月是肾的旺月。按五行生克乘侮关系，肺之病，生于其主旺之月，在其所生之月痊愈，在其所不胜之月加重。所以本文讲"肺病者，愈在壬癸……加于丙丁……持于戊己，起于庚辛"。

经要·肺病之慧甚

◎ **原文**

肺病者，下晡慧，日中甚，夜半静。

◎ **注疏**

（1）《黄帝内经素问集注》（张志聪）：一日一夜五分之，而各有生克间甚之时。

（2）《黄帝内经素问直解》（高士宗）：下晡，乃金王之时，故下晡慧，即起于秋，起于庚辛也。日中乃火王之时，火克金，故日中甚，即甚于夏，加于丙丁也。夜半，乃水王之时，金生水，故夜半静，亦子气王而安静也。此脏气法一日之四时也。

（3）《黄帝内经素问注证发微》（马莳）：肺病者下晡慧，以下晡正属庚辛也。日中甚，以日中正属丙丁火也。夜半静，以夜半正属壬癸水也。

◎ **述评**

此经原文运用五行生克乘侮的关系，分析肺脏疾病的日节律变化。

《灵枢·岁露》指出："人与天地相参也，与日月相应也。"人与自然关系密切，四时气候及环境的变化影响着人体内的阴阳平衡。《灵枢·顺气一日分为四时》曰："夫百病者，多以旦慧、昼安、夕加、夜甚。"由于一天中人体阳气的盛衰变化规律，大多数疾病呈现旦慧、昼安、夕加、夜甚的昼夜节律变化。一日中，下晡、日中、夜半分属五行金、火、水，根据五行生克规律，故对肺病而言，表现出"下晡慧，日中甚，夜半静"的特有变化规律。

经要·肺之补泻

◎ **原文**

肺欲收，急食酸以收之，用酸补之，辛泻之。

◎ **注疏**

（1）《素问悬解》（黄元御）：肺欲降收，故以酸味收之。余义仿首段类推。

（2）《黄帝内经素问集注》（张志聪）：肺主秋收之令，病则反其常矣，故急以收之。用酸收以补正，辛散以泻邪。

（3）《黄帝内经素问直解》（高士宗）：肺病则气散，故肺欲收。治之之法，当急食酸味以收之。酸主收也，肺气散而欲收，收之即所以补之，故用酸补之。酸收为补，则辛散为泻，故辛泻之。此脏气法地之五味也。

（4）《黄帝内经素问注证发微》（马莳）：然所以治之者，肺欲收，惟酸为能收，急食酸以收之。唯其所欲在收，此酸之所以为补也。所苦在散，此辛之所以为泻也。

经要·肺病之证治

◎ **原文**

肺病者，喘咳逆气，肩背痛，汗出，尻阴股膝髀腨胻足皆痛，虚则少气不能报息，耳聋嗌干，取其经，太阴足太阳之外厥阴内血者。

◎ **注疏**

（1）《素问悬解》（黄元御）：肺主气，其性降敛，病则降敛失政，故喘咳逆气汗出；前行无路，逆冲肩背，故肩背痛。尻、阴、股、膝、髀、腨、胻、足皆痛者，肝经之病也。厥阴肝脉，起足大趾，循足跗，上腘内，循股阴，过阴器，木被金刑，经脉郁陷，是以痛生。虚则肺气微弱，不能布息。甲木刑之，是以耳聋。（甲木化气相火，脉循耳后下行。）乙木侮之，是以嗌干。（乙木胎生君火，风火皆旺，故病嗌干。《灵枢·经脉》：肝足厥自阴之脉，甚则嗌干。）足太阳经行于骸外，足厥阴经行于骸内，取太阴阳明之经，兼取太阳之外、厥阴之内血者。实则肺金刑木，故补壬水以生肝气；虚则肝木侮金，故泻寒水以弱风木也。

（2）《黄帝内经素问集注》（张志聪）：此言肺肾之经气相通也。夫肺主气而发原于肾，肾为本，肺为末，母子之经气相通，是以足少阴之脉，其直者，从肾上贯膈，入肺中，循喉咙，挟舌本，病则气逆，故喘咳也。肺俞气在肩背，气逆于上则肩背痛而汗出，逆于下则尻阴胻膝皆痛也。按五经之论各有不同，俱当着眼。虚则少气不能报息，耳聋嗌干，肾为生气之原，肺主周身之气以司呼吸，生气衰于下，不能报息于上耳。肾气衰则耳聋，金水之气不足则嗌干也。取其经，太阴足太阳之外，厥阴内血者。太阴，手太阴肺经之本脉也。启元子曰：足太阳之外厥阴内者，正谓腨内侧内踝后之直上则少阴脉也。视左右足脉少阴部分有血满异于常者，即而取之。

（3）《黄帝内经素问直解》（高士宗）：尻，考平声，余篇仿此。肺气不利，则喘咳逆气。肺之经脉不和，则肩背痛、汗出。太阳合肺，行于皮毛，太阳经脉，从腰脊，贯臀入腘，至腨抵足。今太阳之气，不和于肺，故尻阴股膝髀腨胻足皆痛。厥阴之脉，贯膈注肺。今肝气内虚，不能贯膈注肺，故少气不能报息。息，呼吸也。从厥阴而出于肺，故曰报也。肝木之气，不能上升则耳聋嗌干。取其经脉而治之，则在太阴，太阴者肺也。又曰：足太阳之外，厥阴内者，言尻阴股膝髀胻足皆痛，乃病足太阳之经脉于外；少气不能报息，耳聋嗌干，乃病足厥阴之经脉于内。在外者治其外，在内者治其内。血者，通其经脉也。

（4）《黄帝内经素问注证发微》（马莳）：尻，苦刀反。腨，时转反。胻，胡郎反。嗌，音益。

以肺病言之，肺藏气而主喘息，在变动为咳，故病则喘咳逆气，肩近于背，而背为胸中之府，故肩背痛也。肺主皮毛，邪盛则心液外泄，故汗出也。足少阴之脉，从足下上循腨内，出腘内廉，上股内后廉，贯脊，络膀胱。今肺病，则肾为之子，亦必受邪，故尻阴股膝髀腨胻足皆痛，此乃邪气有余之证也。至于正气之虚，则少气不能报息。耳聋嗌干，盖手太阴之络会于耳中，故为耳聋。肾脉从肾上贯肝膈，入肺中，循喉咙，挟舌本。今肺虚，则肾脏不足以上润于嗌，故嗌干。当取手太阴之经穴经渠。（寸口陷中，针二分，留三呼，禁灸。）足太阳之外，足厥阴之内，即足少阴之脉也。亦取其经穴复溜，以出其血焉可也。《三部九候论》曰：必先度其形之肥瘦，以调其气之虚实，实则泻之，虚则补之。必先去其血脉而后调之，无问其病，以平为期。则皆于出血之后，又当用补泻以调之耳。

◎ 述评

此经原文以脏腑功能及所属经脉为依据，运用脏腑和经脉辨证的方法归纳五脏疾病的虚实症候，具体列出了五脏的虚实病证，以虚实理论立论，为后世脏腑辨证指明了方向，是中医脏腑辨证的重要内容之一。原文所述之五脏病证，如肺为华盖，位于胸腔，主气司呼吸、主行水、朝百脉，为娇脏、喜润恶燥，在体合皮、其华在毛。手太阴肺经起于中焦，下络大肠，还循胃口，通过膈肌，属肺，出腋下，过肘窝，入寸口，上鱼际，直出拇指桡侧端。与手阳明大肠经互为表里，为足少阴肾经之母经，故邪实壅肺则咳嗽气喘；肩近于背，而背为胸中之府，故肩背痛；肺主皮毛，邪盛则心液外泄，则见汗出。足少阴肾经从足下上循，贯肝膈，入肺中，循喉咙，挟舌本。肺病而肾受邪，故见尾椎、大腿内侧、膝盖、小腿、足皆痛；肺气虚损，则见耳聋咽干。

后世脏腑辨证一般也分虚实两大类，而虚实两类中又根据具体情况再详分证型。以肺病之辨证为例，肺之虚证有肺气虚、肺阴虚、肺阳虚等，肺之实证有痰湿蕴肺、痰热阻肺、肝火犯肺、风寒犯肺、风热袭肺等。

关于脏腑辨证，《黄帝内经》的其他许多篇章中都有记载，如《素问·玉机真脏论》《素问·平人气象论》《素问·调经论》等，以及《灵枢·经脉》《灵枢·本神》《灵枢·本脏》《灵枢·邪气脏腑病形》等。自《黄帝内经》提出按脏腑进行辨证的理论观点后，后世代有补充、发挥，使脏腑辨证成为系统性的理论。

五脏疾病的针刺治疗，遵循本经取穴和表里两经取穴两大原则。本经取穴，即选取病变所属脏腑经络的腧穴；表里经取穴，即选取与病变脏腑经脉相表里经络的腧穴。如肺脏有病时，取手太阴肺经和手阳明大肠经的穴位。某些复杂的疾病，往往涉及多个脏腑经脉，或与其他经脉脏腑有联系，也可针刺多经的腧穴。

第三节　素问·刺要论第五十

经要·刺毫毛腠理无伤皮

◎ **原文**

是故刺毫毛腠理无伤皮，皮伤则内动肺，肺动则秋病温疟，泝泝然寒栗。

◎ **注疏**

（1）《黄帝内经素问集注》（张志聪）：泝，音素。此以下五节，正陈针刺之要，而此则言刺毫毛腠理者无伤皮也。盖毫毛腠理在外，皮在内，皮伤则皮为肺之合，当内动肺，肺动则肺主秋，当至秋病成温疟，泝泝然寒栗也。

（2）《素问悬解》（黄元御）：肺主脾，皮伤则肺动，肺动则孔窍闭敛，秋病温疟，洒然寒栗。

（3）《黄帝内经素问直解》（高士宗）：泝，音素，余篇仿此。此下申明内动五脏，后生大病之意。毫毛腠理，在皮之外。是故刺毫毛腠理无伤皮，皮伤则内动肺脏之气。肺主秋，动肺则秋病温疟。温疟先热后寒，故泝泝然而寒栗。

◎ **述评**

从体表到体内，进行针刺时针具会经过皮肤腠理、肌肉、血脉、筋骨等结构。刺毫毛腠理等表浅位置时，应注意不要损伤皮肤。肺在体合皮，与秋气相通，因此，若不慎刺伤皮肤则会损伤肺脏功能，在秋季易致温疟，出现畏寒战栗的情况。其他各部位针刺过度时亦会发生不同的不良反应。

此节原文论针刺要领。开篇提到针刺的要点，随即引出针刺深浅禁忌的观点，即"病有浮沉，刺有浅深，各至其理，无过其道"。疾病病情轻重不同，病位不同，针刺的深浅也有差异，针刺深度达到应刺深度后，不可再超过其范围。针刺五体，深浅得当则可疗疾，深浅不当则可招五脏四时之病。五体代表人体五个不同深度的组织结构，为五脏之外应，五体和五脏在生理、病理上有密切的联系。病变所在的部位即当刺的部位，病位有在皮肤毫毛的、有在肌肉层的、有在脉的、有在骨的或者在筋的，不同的病位针刺深度也应不同。针刺过浅则达不到治疗疾病的效果，针刺过深则会伤及内脏，所以深浅适宜才会有效。针刺深度掌握不好，严重的会影响五脏导致病变，使脏腑不能适应四时阴阳的变化，往往不在当时发病，而在各自所主旺的季节发病。后文还记载"过之则内伤，不及则生外壅"，《灵枢·官针》也记载"病浅针深，内伤良肉"。如果针刺深度超过应刺深度有可能导致内伤疾病，但如果针刺深度未达到应刺深度，则易致气血壅滞于表层。所以如果不掌握针刺深浅，会有很多不良后果，即《素问·刺要论》所说的"浅深不得，反为大贼"。

除具体病位外，《黄帝内经》认为针刺深度亦与其他许多因素有关。《灵枢·终始》指出："凡刺之道，气调而止……病痛者阴也，痛而以手按之不得者阴也，深刺之。病在上者阳也，病在下者阴也。痒者阳也，浅刺之。"针刺之时，得气则止，同时根据病性阴阳属性定针刺深浅，又指出："春气在毫毛，夏气在皮肤，秋气在分肉，冬气在筋骨，刺此病者，各以其时为齐。故刺肥人者，以秋冬之齐；刺瘦人者，以春夏之齐。"四时气候不同，经脉气血的位置深浅也有差异，春夏应浅刺，秋冬宜刺深，同时人体肥瘦有别，肥人肌肉、脂肪丰厚，应深刺及留针，瘦人则应刺浅，即《灵枢·逆顺肥瘦》所说的："年质壮大，血气充盈……刺此者，深而留之，此肥人也……瘦人者，皮薄色少……刺此者，浅而疾之。"因此，与针刺深浅有关的因素很多，需因人因病因时而异。

该理论在推拿方面也有重要临床意义。进行推拿时，不同强度的手法产生的作用力能刺激的部位浅深和适用的病证不同。一般来说，对病情重、病变部位肌肉肥厚及病之初起急剧者，手法宜重，刺激宜强，但要注意中病即止。

第四节　素问·刺禁论第五十二

经要·误刺脏腑之候

◎ 原文

刺中心，一日死，其动为噫。刺中肝，五日死，其动为语。刺中肾，六日死，其动为嚏。刺中肺，三日死，其动为咳。刺中脾，十日死，其动为吞。刺中胆，一日半死，其动为呕。

◎ **注疏**

（1）《黄帝内经素问集注》（张志聪）：日为阳，心为阳中之太阳，故环转一周而死。动者，伤其脏真而变动也。心在气为噫，噫则心气绝矣。肝在志为语，语则肝气绝矣，夫声合五音，五日者，五音之数终也。阴终于六，六日者，肾胜之阴气终也。夫肾为本，肺为末，其动为嚏者，肾气从上泄也。脏真高于肺，主行营卫阴阳，刺中肺，故死于天地之生数也。肺在气为咳，咳则肺气绝矣。十日者，阴数之极也。吞，吞咽也。盖脾主涎，脾气绝而不能灌溉于四旁，故变动为吞也。夫心为阳中之太阳，肺为阳中之少阴，肝为阴中之少阳，三者皆为阳脏，故死于一三五之奇。肾为阴中之太阴，脾为阴中之至阴，故死于六十日之偶。夫天为阳，地为阴，天主生，地主成，故阳脏死于生数之始终，阴脏绝于成数之始终也。

（2）《素问悬解》（黄元御）：脾陷则为吞，胃逆则为呕，升降反也。

（3）《黄帝内经素问直解》（高士宗）：中，去声，下同。《诊要经终》论云：中心者，环死。故刺失其宜，中伤心气，周时一日而死。《宣明五气》篇云：心为噫。故其动为噫。噫，心气虚也。三，旧本讹五，今改。刺失其宜，中伤肝气，则三日死。三者，水之生数也。《宣明五气》篇云：肝为语。故其动为语。语，肝气虚也。刺失其宜，中伤肾气，则六日死。六者，水之成数也，《宣明五气》篇云：肾为欠为嚏。嚏，肾气虚也。五，旧本讹三，今改。《诊要经终论》云：中肺者五日死。故刺失其宜，中伤肺气，则五日死。《宣明五气》篇云：肺为咳。故其动为咳。咳，肺气虚也。刺失其宜，中伤脾气，则十日死。十者，土之成数也。《宣明五气》篇云：脾为吞。故其动为吞。吞，脾气虚也。刺失其宜，中伤胆气，则一日半死。《六节藏象大论》云：十一脏取决于胆。胆主生阳上升，今一日之间，生阳不升，复逾半日，生气并绝，故死。《灵枢·邪气脏腑》论云：胆病者呕宿汁。故其动为呕。呕，胆气虚也。

（4）《黄帝内经素问注证发微》（马莳）：此言误刺五脏者有死期与死证也。心为五脏六腑之大主，故刺之中心者，即日死。其动为噫，噫见则死矣。（《宣明五气论》曰：心为噫，肝为语，肾为嚏，肺为咳，脾为吞，是也。）刺之中肾者，六日死，以六乃水之成数也。其动为嚏，嚏见则死矣。刺中肺者，三日死。其"三"疑为"五"，王注疏《诊要经终论》，以为金生数四日毕，当至五日而死者，是也。其动为咳，咳见则死矣。刺中脾者，十日死，以十为土之成数也。其动为吞，吞见则死矣。**按：《诊要经终论》曰：中心者，环死。即此一日之谓也。中脾者五日死，即土成数之半也。中肾者七日死，以生成之数其七也。**刺中胆者，一日半死，以其为生数之半也。其动为呕，呕见则死矣。呕出于胃，而胆症见之，以木为土克也。

◎ **述评**

此节言误刺五脏者之死期与死证。《素问·刺禁论》是最早专述针刺安全的古代文献，讨论了刺中内脏、刺中血脉、刺中五官等误刺造成的各种伤害和后果，提示刺中内脏的后果严重，甚至可以直接危害生命。其中，刺中不同内脏的"死亡"时间还有差别。后世皇甫谧在《针灸甲乙经·卷五·针灸禁忌第一》中把"刺中膈……不过一岁必死"的条文编排入此段，提示古代医家要通过对临床误刺病案的观察，认识到刺中不同内脏的危害是不一样的。此外，还要认识到刺中不同脏器后的临床表现也不一样，"刺中心……其动为噫""刺中肝……其动为语""刺中肾……其动为嚏""刺中肺……其动为噫咳""刺中脾……其动为噫吞""刺中胆……其动为噫呕""刺少腹中膀胱……少腹满"等。这些临床表现，即对应内脏功能异常的表现，皆为古人的经验总结，需要医者引以为戒。《素问·诊要经终论》中也说："凡刺胸腹者，必避五脏。"故对于重要部位，针刺时，必当慎重，不可草率从事，以免引起不必要的伤害。

经要·刺膺中陷中肺之候

◎ **原文**

刺膺中陷中肺，为喘逆仰息。

◎ **注疏**

（1）《黄帝内经素问集注》（张志聪）：胸前之两旁谓之膺，足阳明之俞在膺中，肺经之脉，亦循膺中之云门中府而出，若刺膺中之脉，陷而入深，误中肺脉，则令人喘逆仰息，盖因无故而伤之也。卢良侯曰：此与客主人内陷中脉同义，盖谓经脉所循，有浅深而同道者也。

（2）《黄帝内经素问直解》（高士宗）：膺，胸前，膺窗穴也。刺膺窗之穴，刺之过深，中伤内陷，则中伤肺气。中陷中肺，则膺胸之气，不和于肺，故为喘逆仰息。

（3）《黄帝内经素问注证发微》（马莳）：此言刺膺中而误中其肺者，当为喘逆仰息也。刺膺中之穴，如足阳明胃经气户、库房、屋翳、膺窗，足少阴肾经俞府、或中之类，乃误中肺经云门、中府，则肺气上泄，故为病喘息而逆，仰首而息也。

第五节　素问·水热穴论第六十一

经要·秋者金始治

◎ **原文**

秋者金始治，肺将收杀，金将胜火，阳气在合，阴气初胜，湿气及体，阴气未盛，未能深入，故取俞以泻阴邪，取合以虚阳邪，阳气始衰，故取于合。

◎ 注疏

（1）《黄帝内经素问集注》（张志聪）：夫秋，刑官也，于时为金，其令收降。故肺气将收，而万物当杀，清肃之气，将胜炎热，阳气始降，而在所合之腑，其脏阴之气，始升而初胜也。夫立秋处暑，乃太阴湿土主气，故湿气及体，其阴气未盛，故未能深入而取之，当刺俞上，以泻太阴之湿，取合穴以虚阳腑之邪，以阳气始衰，故取之于合，盖秋时阳气下降，始归于崩，而后归于阴也。

（2）《素问悬解》（黄元御）："秋取经俞"者，以秋者金始治事，肺气收敛肃杀，金将胜火，邪宜深入矣，而阳气在合，温气犹及在体，阴气初盛，未能深入，其伤颇浅，故取俞穴以泻阴邪，取合穴以泻阳邪。阳气始衰，故取于合穴也。

（3）《黄帝内经素问直解》（高士宗）：时之秋者，五行之金气始治五脏之肺气将收杀。收，收敛。杀，肃杀也。夏火气消，故金将胜火阳气内收。故阳气在合。时方清肃，故阴气初胜。白露乃下，故湿气及体。阴气初胜，则阴气未盛，湿气及体，则未能深入，故取俞以泻阴湿之邪。俞，经俞也。所以答帝秋取经俞之问。然秋时亦有阳邪内入之病。若果阳气在合，则取合以虚阳邪。所以然者，秋时阳气始衰，故当更取于合，不但取于经俞也。

（4）《黄帝内经素问注证发微》（马莳）：盖以秋属金，金始治时，肺亦属金，脏气将收将杀，金气旺，反欲胜火，正以金旺火衰故也。然而火气方在阳经之合穴，斯时阴气初胜，湿气及体，阴气未盛，未得深入，故取阴经之俞穴，以泻阴经之火邪；取阳经之合穴，以泻阳经之火邪，则阳气始衰矣。阳气者火气也，所以有取于合穴耳。

第六节　素问·四时刺逆从论第六十四

经要·误刺五脏

◎ 原文

刺五脏，中心一日死，其动为噫。中肝五日死，其动为语。中肺三日死，其动为咳。中肾六日死，其动为嚏欠。中脾十日死，其动为吞。

◎ 注疏

（1）《黄帝内经素问集注》（张志聪）：刺五脏者，谓刺伤其五脏之气也。盖三阴三阳之六气，外合于皮肉筋骨脉，脉肉筋骨内合于五脏，如病肺痹、肺风、脾痹、脾疝，则当取气于皮，取气于肉，不可逆刺以伤其脏真。故曰：刺伤人五脏必死，各依其脏之所变候而知其死期。盖刺五脏则动其脏气，动脏气则变候见于外矣。按五脏外合五时六经，上应六气，《诊要经终》篇以六气应五脏，而终于六经，此篇以六经应四时，而终于五脏。《诊要》篇以经脉之生于五脏，而外合于六经，此篇以经脉之本于六气，而内连于五脏，盖脉气之循于皮肉筋骨，内合五行，外合六气，外内之交，相生始出入者也。是以一篇之章句虽同，而旨意各别，学者宜分析体会，不可以其重而忽之。张兆璜曰：《诊要》篇论逆刺其脏气之所出，而中伤五脏，故曰凡刺胸腹者，必避五脏。此篇论刺六经之内入而中伤五脏，故曰内通五脏，刺五脏中心一日死。谓刺外合之皮肉筋骨脉，而不可中伤其脏也。

（2）《素问悬解》（黄元御）："刺五脏中心"至"其动为吞"一段，与《刺禁论》同。动，即变也，五脏之变动有近远，依其脏之所变而候其动，则知其死期矣。

（3）《黄帝内经素问注证发微》（马莳）：此言误刺五脏之死期，其变动之候随各脏而见之也。凡刺胸腹者必避五脏，中心者一日死其动为噫。《诊要经终论》曰：中心者，环死。《刺禁论》曰：一日死，其动为噫。中肝者五日死，其动为语。《诊要经终论》缺而不论。《刺禁论》曰：中肝五日死，其动为语。中肺者三日死，其动为咳。《诊要经终论》曰：中肺五日死。《刺禁论》曰：中肺三日死，其动为咳。中肾者六日死，其动为嚏欠。《诊要经终论》曰：中肾七日死。《刺禁论》曰：中肾六日死，其动为嚏。中脾者十日死，其动为吞。《诊要经终论》曰：中脾五日死。《刺禁论》曰：中脾十日死，其动为吞。

第七节　素问·刺法论第七十二

经要·人欲实肺者，要在息气

◎ 原文

假令戊申，刚柔失守，戊癸虽火运，阳年不太过也，上失其刚，柔地独主，其气不正，故有邪干，迭移其位，差有浅深，欲至将合，音律先同，如此天运失时，三年之中，火疫至矣，当刺肺之俞。刺毕，静神七日，勿大悲伤也，悲伤即肺动，而真气复散也，人欲实肺者，要在息气也。

◎ 注疏

（1）《黄帝内经素问直解》（高士宗）：假令戊申，干支皆刚。戊与癸合，戊为刚，癸为柔，刚柔失守，戊癸火运，申为阳年，今既失守，不太过也。上司天之阳既失其刚，则在地之柔独主之矣。上失刚地独主，则其气不正，其气不正故有邪干。且叠移其位。邪干移位差有浅深矣。凡上下之气欲至将合，音律先同，今也不然。如此则司天中运失时，三年之中，火疫至矣。三年戊己庚也。庚为金运，故当刺肺金之俞，刺毕，静神七日勿大悲伤也，申明悲伤即肺动，肺动而其气复散也。由是而知人欲实肺者，要在息气也，息犹止也。

（2）《黄帝内经素问注证发微》（马莳）：后《本病》篇云：假令戊申阳年太过，去年丁未天数有余者未得退位，今年虽交戊申，太阴犹尚治天，地已迁正，厥阴在泉，去岁壬戌太阳已退位，作地右间，即天丁未，地癸亥，木上刑土，不奉天化，丁癸相会，火运太虚，反受水胜也，非戊癸相合，故火运不应，夷则之管，上太徵不应，下管癸亥少徵应之，即下见癸亥，主司地，同声不相应，即上下天地不相合德，故不相应。此戊癸失守其会，后三年化为火疫，速至三年庚戌而发，其疫之大小善恶，当推疫至之年，内合司天在泉之数，及太乙出游之宫可也。在泉之失守者何如？

经要·肺三虚之刺法

◎ 原文

人肺病，遇阳明司天失守，感而三虚，又遇金不及，有赤尸鬼干人，令人暴亡，可刺手阳明之所过，复刺肺俞。

◎ 注疏

（1）《黄帝内经素问直解》（高士宗）：火克金，故犯赤尸鬼。

（2）《黄帝内经素问注证发微》（马莳）：后《本病》篇缺肺。《经脉别论》云：无汗出于肺。此篇云：人肺病云云。刺手阳明大肠之原穴合谷。（手大指次指间。用毫针，着人身温暖，以左手按穴咒曰：青气真全，帝符曰元。七魄归右，今复三田。三遍，想白气于穴下，刺三分，留三呼；次进针五分，留三呼；复退一分，留一呼。徐徐出针，以手扪其穴，复活也。）复刺肺俞。（肺俞在背第二椎下两旁，各一寸半。用毫针着体边温暖，先以手按其穴，咒曰：左元真人，六合气宾。天符帝力，来入其司。诵之三遍，针入一寸半，留三呼；次进二分，留一呼，徐徐出针，以手扪其穴也。）

经要·刺肺病取穴

◎ 原文

肺者，相傅之官，治节出焉，可刺手太阴之源。

◎ 注疏

《黄帝内经素问注证发微》（马莳）：刺手太阴肺经之原穴者，太渊也。（掌后大筋一寸半陷中。用长针，口内温之，以左手按穴，刺三分，留三呼，动气至，徐徐出针，以手扪穴。）

第八节　灵枢·官针第七

经要·五刺法之半刺法

◎ 原文

凡刺有五，以应五脏，一曰半刺，半刺者，浅内而疾发针，无针伤肉，如拔毛状，以取皮气，此肺之应也。

◎ 注疏

（1）《黄帝内经灵枢集注》（张志聪）：此言五脏之气，外合于皮脉肉筋骨，五脏主中，故取之外合而应于五脏也。夫血者，神气也。故五脏之神机，运行于血脉，以应五运之化；五脏之气，外合于皮肉筋骨，以应天之四时。

王师曰：九宜九变，应地之九野九州，人之九脏九窍，十二节应十二月，三刺应三阴三阳，五刺应五行五时，针道配天地人，而人合天地者也。

（2）《黄帝内经灵枢注证发微》（马莳）：此言刺有五法，所以应五脏也。一曰半刺，浅纳其针而又速发之，似非全刺，故曰半刺，无深入以伤其肉，如拔毛之状，所以止取皮间之气，盖肺为皮之合，故为肺之应也。

（3）《黄帝内经灵枢校注语译》（郭霭春）：无针伤肉，《素问·刺要论》王注引《针线经》作"令针伤多"。《太素》卷二十二《五刺》作"无令针伤多"。毛，《素问·刺要论》王注引《针经》作"发"。半刺，是言其浅，浅入而迅速发针。似非全刺，故曰半刺。

◎ 述评

五刺法，包括半刺、豹文刺、合谷刺、关刺和输刺，是刺法的一种，是从五脏与五体的对应关系出发而创立的五种刺法，《针灸大成》取五刺法内容单独成节为《针灸大成·五刺应五脏论》。五刺法对相应的五体疾病有良好的治疗效果，其作用机制，一是刺激外在的五体，可以激发相应的脏腑之气，达到调理脏腑的作用，通过调理脏腑帮助外在五体康复，防止五脏产生病变；二是通过局部刺激的作用，使针刺效果及时有效地到达刺激部位，能对相应部位的病变有针对性地产生直接作用。

"半刺者，浅内而疾发针，无针伤肉，如拔毛状"，半刺法是浅刺皮肤表面的刺法，浅刺疾出不留针，如拔毫毛不伤及肌肉，主要作用是宣泄浅表部的邪气。半刺法与肺脏相应，临床上多用于治疗和肺脏相关的疾病及肌表疾病，如感冒咳嗽、皮炎、痤疮、湿疹、面瘫、痛证、痒证等。郭佳土以半刺与肺相应为理论基础，认为外感疾患，表邪可入里，入里之邪又可出表，以半刺法治功能性发热588例，总有效率96.8%。对寻常痤疮的治疗，莫秋红在患者面部皮损局部予半刺法治疗，结果显示半刺法临床疗效高于常规针刺。半刺法可调节肺气，肺与大肠相表里，用半刺法辨证配穴治疗小儿直肠脱垂、小儿腹泻亦有可靠疗效。

第九节　灵枢·四时气第十九

经要·邪在大肠

◎ **原文**

肠中不便，取三里，盛泻之，虚补之。

腹中常鸣，气上冲胸，喘不能久立，邪在大肠，刺肓之原、巨虚上廉、三里。

小腹控睾，引腰脊，上冲心，邪在小肠者，连睾系，属于脊，贯肝肺，络心系。气盛则厥逆，上冲肠胃，熏肝，散于肓，结于脐。故取之肓原以散之，刺太阴以予之，取厥阴以下之，取巨虚下廉以去之，按其所过之经以调之。

◎ **注疏**

（1）《黄帝内经灵枢集注》（张志聪）：肠中不便，取三里，盛泻之，虚补之。沈亮宸曰：此病在三焦而为肠中不便也。三焦之气，蒸化水谷，济泌别汁。水谷者，常并居于胃中，成糟粕而俱下于大肠，是以肠中不便者，三焦之气虚也。三焦之部署，在胃腑上中下之间，故独取足阳明之三里，邪盛者泻之，正虚者补之。"肓"，音荒。**眉批：大肠。**

此邪在大肠而为病也。大肠为传导之官，病则其气反逆。**眉批：大肠为肺之府，并主气。**是以腹中常鸣，气上冲胸，喘不能久立。"膏肓"，即脏腑之募原，膏在上而肓在下，肓之原在脐下一寸五分，名曰脖胦，乃大肠之分，巨虚上廉在三里下三寸，取巨虚三里者，大肠属胃也。

（2）《灵枢悬解》（黄元御）：肠中不便，气不舒也。

大肠与肺为表里，腹中常鸣，大肠陷而肝气郁也。肠陷则肺逆，故气上冲胸，喘不能久立，其根缘邪在大肠也。《九针十二原》："肓之原，出于脖胦"，即任脉之下气海也。巨虚上廉，足阳明穴，《本输》：大肠属上，谓上廉也。若小腹前控睾丸，后引腰脊，上冲于心，是邪在小肠者。其脉连睾系，属于脊，贯肝肺，络心系，其气盛则厥逆而升，上冲肠胃，熏肝肺，下散于肓而结于脐。（小肠病则下陷，其散于肓，结于脐者，小肠之邪，其厥逆而上者，是心肺之邪，以其脉贯肺而络心也。）故取之肓原以散之。（与大肠同法。）刺太阴以予之。（其脉贯肺，故补手太阴。）取厥阴以下之（其脉贯肝，故取足厥阴，以下胆逆。）取巨虚下廉以去之。（《本输》：小肠属下，谓下廉也。）按其所过之经以调之。（谓睪、脊、肝、肺、心系诸处也。）

（3）《黄帝内经灵枢注证发微》（马莳）：此言刺大便不通之法也。肠，大肠也。大肠不通，当取三里穴以刺之。其不便者，由于邪气之盛则泻之，由于正气之虚则补之耳。

此言刺疠风之法也……《素问·风论》云：疠者，有荣卫热胕，其气不清，故使鼻柱坏而色败，皮肤疡溃，风寒客于脉而不去，名曰疠风。《骨空论》《长刺节论》皆谓之大风也。（内有刺法。）当平日刺其肿上，已刺，数以针之锐者，针其患处，仍以手按出其恶毒之气，必肿尽乃止针，不尽不止也。凡食品如常者始食之，若异品他食，宜无食也。

此言刺邪在大肠者之法也。腹中常鸣者，以水与火相激而成声也。气上冲于胸，发而为喘不能久立，乃邪在大肠，故病如是也。当刺肓之原，按本经《九针十二原》篇云肓之原出于脖胦者是也。（一名下气海，一名下肓，脐下一寸半，系任脉经穴，针八分，得气即泻，后宜补。）又取巨虚上廉及三里穴以刺之。（按巨虚上廉，一名上巨虚，在三里下三寸。本经《本输》篇云：胃经膝下三寸，三里为合，复下三里三寸，为巨虚上廉，复下上廉三寸，为巨虚下廉。大肠属上廉，小肠属下廉，故此篇邪在大肠，宜刺巨虚上廉，而下节邪在小肠，宜刺巨虚下廉。）

此言刺邪在小肠者之法也。人有小腹中控其睪丸。（阴丸属肝经。）引腰脊间，上冲于心者，邪在小肠也。盖小肠连睪系，属于脊，贯肝与肺，络心之系。今邪气盛，则厥逆上冲于肠胃，熏于肝，散于任脉经肓之原。（即下气海穴，见上文。）结于脐中之神阙。（亦系任脉经。）故当刺肓之原以散其结，又刺手太阴肺经穴以与其补，又取足厥阴肝经穴以下其邪。（以小肠之邪连睪，属脊，贯肝肺。）又取足阳明胃经下巨虚以去其邪，又按小肠经凡脉所过之经以调其气可也。

（4）《黄帝内经灵枢校注语译》（郭霭春）：肠，《甲乙》卷九第七作"腹"。

盛、虚，《甲乙》卷九第七"盛"下"虚"下并有"则"字。

腹中常鸣，《脉经》卷六第八、《外台》卷十"腹"并作"肠"。《圣济总录》卷一百九十三"中"作"胀"，"常"作"肠"。《甲乙》卷九第七、《千金》卷十八第一"常"并作"爵"。

气上冲胸，《甲乙》卷九第七"上"作"常"。**按：作"上"是。《伤寒论·辨太阳病脉证并治中》有"气上冲胸"，句法与此同。**

喘，《甲乙》卷九第七无"喘"字。**按：据《太素》杨注"邪气在大肠，循手阳呀脉，上冲胸不能久立也"之语核之，似杨所据本无"喘"字，故杨不释。**

肓，《太素》卷二十三《杂刺》作"贲"。杨上善曰："贲，膈也，膈之原出鸠尾也。"

小，《太素》卷二十三《杂刺》、《脉经》卷六第四并作"少"。

皋，《太素》卷二十三《杂刺》作"皋"。**按："睾"本作"皋"。**

上冲心，《甲乙》卷九第八"心"下有"肺"字。**按：《素问·至真要大论》新校正引本文有。**

邪在小肠者，《甲乙》卷九第八"者"作"也"，下有"小肠者"三字。

熏肝，《脉经》卷六第四、《千金》卷十四第一、《圣济总录》卷一百九十并作"动肝肺"。

肓，《甲乙》卷二第八作"胸"。

脐，《脉经》卷六第六作"厌"。**按：作"厌"似是。《经脉》篇："小肠脉，络心，循咽。"**

予，《脉经》卷六第四作"与"。**按：作"与"是。《易·象上传》虞注："与谓举也。"**

刺肓之原，张景岳曰："《九针十二原》'肓之原出于脖胦'，即任脉之气海也。"

巨虚上廉三里，杨上善曰："巨虚上廉与大肠合，以足阳明上连手阳明，故取巨虚上廉并取三里也。"

肓原：杨上善曰："脖胦也，脐上一寸五分。"

第十节　灵枢·五邪第二十

经要·邪在肺，取之膺中外俞

◎ **原文**

邪在肺，则病皮肤痛，寒热，上气喘，汗出，咳动肩背。取之膺中外俞，背三节五脏之旁，以手疾按之，快然乃刺之，取之缺盆中以越之。

◎ **注疏**

（1）《类经》（张景岳）：皮肤痛而寒热者，皮毛为肺之合也。气喘汗出者，肺主气而腠理疏也。肺为脏腑之华盖，居于膈上，故咳则动及肩背。膺中之外，云门、中府也，手太阴本经穴。但云门忌深，能令人逆息。三椎之旁，肺也。五椎之旁，心也。皆足太阳经穴。以手疾按其处，觉快爽者，即其真穴，乃可刺之。缺盆，足阳明经穴也。手太阴之脉上出于此，故当取之以散越肺邪。但忌太深，令人逆息。

（2）《黄帝内经灵枢注证发微》（马莳）：此言肺邪诸病而有刺之之法也。凡邪在于肺，皮为肺之合，故皮肤痛，发为寒热，气上而喘。汗出者，以腠理疏也。咳动肩背者，以肺为五脏华盖，而肩乃肺经脉气所行也。当取膺中外输云门、中府等穴以刺之。（云门，巨骨下，侠气户旁二寸陷中，去任脉两旁相去各六寸。中府，云门下一寸，乳上三肋间，去中行亦六寸。各灸五壮，针三分。）又取背三节旁之肺俞，及取五椎旁之心俞穴。（俱系足太阳膀胱经穴，去脊中各开一寸五分。针三分，留七呼。但心俞禁针。然先以手速按其处，自觉快爽，乃刺之耳，又必取缺盆穴，使邪气从此而上越也。）系足阳明胃经六，肩下横骨陷中。针二分，留七呼，不宜太深，深则使人逆息。

（3）《黄帝内经灵枢集注》（张志聪）：此承上章复论邪在五脏而病于外也。夫六腑之应于皮肉筋骨者，脏腑雌雄之相合也。五脏之外应者，阴阳之气，皆有出有入也。肺主皮毛，故邪在肺则病皮肤痛。**眉批：下经曰：肺应皮，心应脉，脾应肉，肝应爪，肾应骨。**"寒热"者，皮寒热也。盖脏为阴，皮肤为阳，表里之气，外内相乘，故为寒为热也。"上气喘"者，肺气逆也。"汗出"者，毛腠疏也。"咳动肩背"者，咳急息肩，肺俞之在肩背也。"膺中外俞"，肺脉所出之中府、云门处。"背三节五脏之旁"，乃肺俞旁之魄户也。"缺盆中"者，手阳明经之扶突，盖从腑以越阴脏之邪。

（4）《黄帝内经灵枢校注语译》（郭霭春）：上气喘，《脉经》卷六第七、《千金》卷十七第一"气"下并重"气"字。

背三节五脏，日刻本"五脏"作"五节"。《甲乙》卷九第三"节"作"椎"无"五脏"二字。顾氏《校记》云："三节旁乃肺俞，五椎旁则心俞，肺病不当刺心。《甲乙》《脉经》并无'五颇'二字，当删。"

疾，《脉经》卷六第七、《千金》卷十七第一并作"痛"。

快，舒快。《说文·心部》："快，喜也。"张舜徽曰："快，可双声。今语称可人意，犹云快人意也。"

取之缺盆中以越之，"缺盆"锁骨上缘的凹陷处。其中有缺盆穴。属足阳明胃经。"越之"即治之。《广雅·释诂三》："越，治也。"

◎ 述评

此节原文体现了针灸辨证施治的根本规律，记载了症候原因、具体的选穴及针刺方法。张景岳说："膺中之外俞，云门、中府也，手太阴本经穴。但云门忌深，能令人逆息。背三节五节之旁，三椎之旁，肺俞也。"病邪侵袭肺部，出现皮肤痛、恶寒发热、肺气上逆而喘、汗出等症状，肩背因咳嗽牵引而痛。取侧胸部的中府、云门穴，以及背部第三胸椎棘突下旁开三寸的肺俞穴。古人在选穴治病时，十分重视经脉与腧穴的切诊，切有阳性反应，患者会感觉痛或"按之快然"，在该处或针，或灸，或刺血。先用手快速按压疼痛部位，使患者感觉舒适一些，再在该处进行针刺。《黄帝内经》强调了邪在肺导致的痛证的取穴及针刺细节。按循体表反应点以确定刺灸处者，可以根据邻近痛处或所病脏腑的背俞穴，进行按压探查（不限于痛证），而且"膺中外俞"可以作为诊断和治疗疾病的特殊反应点。

中府穴作为手太阴肺经的首穴、募穴，乃是脏腑之气汇聚募结之所，可以调整脏腑功能。云门穴，云为云雾，门为门户，指肺气犹如云雾一般从肺脏流入经络。针刺云门穴可用于治疗喘息胸满等症，并且其作为肺脏经气之门户，对肺经经络之气起到调整布散之作用，可以增强脏腑与经络的沟通。肺俞穴属足太阳膀胱经，其集肺脏精气于背部，有通调肺气、止咳平喘之效。因此，"膺中外俞"与肺俞穴在各种肺系疾病的诊断和治疗中发挥着重要作用。

付勇团队认为，"膺中外俞"符合敏化腧穴的特性（敏化腧穴对外界刺激较为敏感，表现为刺激部位的感觉敏感和刺激效应敏感），并提出"膺中外俞"是对机械力刺激产生特异性效应的疾病反应点。表现为"按之快然"的是力敏腧穴，力敏腧穴不仅对疾病诊断具有重要指导作用，而且有"快然""痛解"的治疗效应。付勇团队通过对支气管哮喘（BA）患者体表力敏腧穴的临床观察，验证与疾病相关腧穴是否存在敏化现象，并对力敏腧穴分布特征及其规律进行初步探索，发现BA患者体表力敏腧穴分布规律与疾病状态密切相关，肺的病变可能通过神经节段与脊柱的联系而在相应的位置上呈现相应反应，与神经节段、经脉循行及传统腧穴有明显的相关性。

第十一节　灵枢·五乱第三十四

经要·五乱，刺之有道

◎ **原文**

黄帝曰：五乱者，刺之有道乎？岐伯曰：有道以来，有道以去，审知其道，是谓身宝。

黄帝曰：善。愿闻其道。岐伯曰：气在于心者，取之手少阴，心主之输。气在于肺者，取之手太阴荥，足少阴输。气在于肠胃者，取之足太阴、阳明，不下者，取之三里。气在于头者，取之天柱、大杼，不知，取足太阳荥输。气在于臂足，取之先去血脉，后取其阳明、少阳之荥输。

◎ **注疏**

（1）《黄帝内经灵枢集注》（张志聪）："道"者，谓各有循行之道路。"有道以来，有道以去"者，言有道以来，而清浊相干，亦当有道以去，而阴阳相和也。故审知逆顺之道，是谓养身之宝。

"取手少阴手太阴之荥输"者，取气，以顺其宗气之上行也。本经云：宗气流于海，其上者走于息道，其下者注于气街。又曰：冲脉者，十二经之海也，与少阴之大络起于肾，下出于气街。取足少阴输者，顺宗气之下行也。取足太阴阳明，而复取之三里者，先取气而后取脉也。取天柱大杼而复之荥输者，先取脉而后取气也。盖清浊相干，乃经脉外内之血气厥逆也。《经脉》篇曰：六经络，手阳明、少阳之大络，起于五指间，上合肘中。逆气在于臂足，取之先去血脉，后取其阳明少阳之荥输者，先去其脉中之逆，使脉外之血气，流注于脉中，而阴阳已和也。

《灵枢悬解》（黄元御）："有道以来"，有由以来也。"有道以去"，有法以去也。手少阴之输，神门也；心主之输，大陵也；手太阴荥，鱼际也；足少阴输，太溪也；足太阴、阳明，太阴之输，太白也；阳明之输，陷谷也；三里，足阳明穴也；天柱，大杼，足太阳穴也；太阳之荥，通谷也；太阳之输，束骨也；手阳明之荥输，二间、三间也；手少阳之荥输，液门、中渚也；足阳明之荥输，内庭、陷谷也；足少阳之荥输，侠溪、临泣也。

（2）《黄帝内经灵枢注证发微》（马莳）：此言治五乱者而各有刺之之穴也。道者，脉路也。邪之来也必有其道，则邪之去也亦必有其道。审知其道而善去之，斯谓养身之宝。（此四语虽为刺病而发，凡医工能熟玩之，则治病必觅标本，用药必觅经络，真邪必审，补泻不妄，乃为医家切要之法也。）故气乱于心者，当取之手少阴心经之输穴神门。（掌后锐骨端陷中。针三分，留七呼，灸七壮。）手心主，即厥阴心包络经之输穴大陵。（掌后骨下，两筋间陷中。针五分，留七呼，灸三壮。）气乱于肺者，取手太阴肺经荥穴鱼际。（大指本节后，内侧陷中。针一分，留三呼，灸三壮。）足少阴肾经之输穴太溪。（足内踝后，跟骨上，动脉陷中。人有脉则生。针三分，留七呼，灸三壮。）气在于肠胃者，取之足太阴脾经之输穴太白。（足大指内侧，内踝前，核骨下。针一分，留三呼，灸三壮。）足阳明胃经之输穴陷谷。（足次指外间，本节后陷中，去内庭二寸。针五分，留七呼，灸三壮。）如刺之而邪气不下，当取足阳明胃经之三里。气在于头者，取之足太阳膀胱经之天柱。（挟项后发际，大筋外廉陷中。针二分，留三呼，泻五吸。灸不及针，日七壮，至百壮。）又取于本经之大杼。如取之而病尚不知，又当取本经之荥穴通谷、输穴束骨。（通谷足小指外侧，本节前陷中。针二分，留五呼，灸三壮。束骨，足小指外侧，本节后，赤白肉际陷中。针三分，留三呼，灸三壮。）气在于臂足者，当先去其臂足之血脉；然后，在臂则取手阳明大肠经之荥穴二间。（食指本节前内侧陷中。针三分，留六呼，灸三壮。）输穴三间。（食指本节后内侧。针三分，留三呼，灸三壮。）手少阳三焦经之荥穴液门。（手四指间陷中，握拳取之。针二分，留三呼，灸三壮。）输穴中渚。（手四指本节后陷中，即液门下一寸。针二分，留三呼，灸三壮。）在足则取足阳明荥穴内庭。（足次指外间内侧陷中。灸三壮，针三分。）输穴陷谷。（足次指本节后陷中，去内庭二寸。针一分，留七呼，灸三壮。）足少阳胆经之荥穴侠溪。（足四指歧骨间，本节前陷中。针三分，留三呼，灸三壮。）输穴临泣。（足四指本节后间陷中，去侠溪一寸半。针二分，留五呼，灸三壮。）

（3）《黄帝内经灵枢校注语译》（郭霭春）：取之足，《甲乙》卷六第四"取之"下有"手"字。

不下者，《太素》卷十二《营卫气行》"下"上无"不"字。"下者"二字，连上"阳明"为句。杨注："阳明之脉是胃本经，胃之上输在背，下输在三里也。"

足太阳，《甲乙》卷六第四"太阳"下有"之"字。校语云："足，《灵枢》作手。"

有道以来，有道以去，马莳曰："道者，脉路也。邪之来也，必有其道；则邪之去地，亦必有其道，审知其道，而善去之，斯谓养身之宝。"

取之手少阴心主之输，手少阴之输，神门。心主之输，大陵。

手太阴荥，足少阴输，手太阴荥，鱼际。足少阴输，太溪。杨上善曰："肾脉上入于肺，上下气通。故上取太阴荥，下取足少阴输。"

取之足太阴，阳明（不）下者，取之阳明，足太阴输，太白。阳明下输三里。杨上善曰："脾胃脏，阴阳气通，故肠胃气乱，取足太阴也。阳明之脉，是胃本经。胃之上输在背，下输在三里也。"

足太阳荥输，指通谷，束骨也。

后取其阳明、少阳之荥输，张景岳曰："在手者取手，在足者取足。手阳明之荥输，二间、三间也。手少阳之荥输，液门、中渚也。足阳明之荥输，内庭、陷谷也。足少阳之荥输，侠溪、临泣也。"

◎ **参考文献**

[1] 张钟，吴佩佩，刘正等.感染后咳嗽证型时间节律（子午流注）系统综述［J］.实用中医内科杂志，2017，31（4）：1-3，65.

[2] 王林群，刘晓鹰.从肝胆论治小儿夜间咳嗽［J］.湖北中医杂志，2013，35（2）：36-37.

[3] 孙国辉.浅谈推拿手法轻重的使用原则［J］.辽宁中医杂志，1999，1（26）：32-33.

[4] 芦芸，薛昊，金传阳.从《刺禁论》到《针灸禁忌》——早期针刺安全规范的形成［J］.中国针灸，2018，12（38）：1353-1356.

[5] 郭佳土.半刺疗法治疗功能性发热［J］.中国针灸，1998，18（10）：631.

[6] 莫秋红.半刺法治疗寻常痤疮的临床疗效观察［D］.广州：南方医科大学，2015.

[7] 阳丹，张雪竹."五刺应五脏"之浅析《灵枢》五刺法的研究进展［J］.甘肃医药，2020，6（39）：488-490.

[8] 曹乾安，章海凤，付勇，等.支气管哮喘患者力敏腧穴分布特征及其规律的临床观察［J］.中国针灸，2020，40（2）：1290-1294.

第十章 养生

素问·四气调神大论第二

经要·秋气容平，养收之道，逆之则伤肺

◎ **原文**

秋三月，此谓容平，天气以急，地气以明，早卧早起，与鸡俱兴，使志安宁，以缓秋刑，收敛神气，使秋气平，无外其志，使肺气清，此秋气之应，养收之道也，逆之则伤肺，冬为飧泄，奉藏者少。

◎ **注疏**

（1）《重广补注黄帝内经素问》（王冰）：万物夏长，华实已成，容状至秋，平而定也。天气以急，风声切也。地气以明，物色变也。惧中寒露，故早卧。欲使安宁，故早起。志气躁则不慎其动，不慎其动则助秋刑急，顺杀伐生。故使志安宁，缓秋刑也。神荡则欲炽，欲炽则伤和气，和气既伤，则秋气不平调也。故收敛神气，使秋气平也。亦顺秋气之收敛也。立秋之节，初五日凉风至，次五日白露降，后五日寒蝉鸣。次处暑气，初五日鹰乃祭鸟，次五日天地始肃，后五日禾乃登。次仲秋白露之节，初五日盲风至，鸿雁来，次五日玄鸟归，后五日群鸟养羞。次秋分气，初五日雷乃收声，次五日蛰虫坏户，景天华，后五日水始涸。次季秋寒露之节，初五日鸿雁来宾，次五日雀入大水为蛤，后五日菊有黄华。次霜降气，初五日豺乃祭兽，次五日草木黄落，后五日蛰虫咸俯。凡此六气一十八候，皆秋气正收敛之令，故养生者必谨奉天时也。新校正云：详"景天华"三字，今《月令》无。逆，谓反行夏令也。肺象金，王于秋，故行夏令则气伤。冬水王而金发，故病发于冬。飧泄者，食不化而泄出也。逆秋伤肺，故少气以奉于冬藏之令也。

（2）《素问悬解》（黄元御）：秋属金而主收，阴气凝肃，此谓容平（言其形容平淡）。天气敛缩，政令不舒；地气消落，以此清明。（燥旺湿收，云消雾散故也。）当早卧早起，鸡鸣而兴；使志安宁，以缓秋刑；收敛神气，使秋气得平；无外其志，使肺气肃清。此秋气之应，养金令收敛之道也。逆之则伤肺金，金病不能敛藏，冬为飧泄。（肺金不敛，则肾水不藏，相火泄露，水寒土湿，饮食不消，肝木冲决，是为飧泄也。）所以奉水令之封藏者少矣。

（3）《黄帝内经素问集注》（张志聪）：秋三月，此为容平，容，盛也，万物皆盛实而平定也。寒气上升故天气以急，阳气下降故地气以明。鸡鸣早而出埘晏，与鸡俱兴，与春夏之早起少迟，所以养秋收之气也。使志安宁，以缓秋刑，阳和日退，阴寒日生，故使神志安宁，以避肃杀之气。收敛神气，使秋气平，无外其志，使肺气清，皆所以顺秋收之气，而使肺金清净也。此秋气之应，养收之道也。凡此应秋气者，所以养收气之道也。逆之则伤肺，冬为飧泄，奉藏者少。飧，音孙。肺属金，王于秋，逆秋收之气则伤肺矣。肺伤，至冬为飧泄之病，因奉藏者少故也。盖秋收而后冬藏，阳藏于阴，而为中焦釜底之燃，以腐化水谷。秋失其收，则奉藏者少，至冬寒水用事，阳气下虚，则水谷不化而为飧泄矣。

（4）《黄帝内经素问直解》（高士宗）：夏时盛极，秋气舒缓，其时则从容而平定也。天气以急，肃杀将至也，地气以明，草木将凋也。飧，音孙，余篇同。藏，如字，下同。人体秋时之气而调神，当早卧以宁，早起以清。与鸡俱兴者，鸡卧则卧，鸡起则起也。早卧早起，所以使肺志安宁，以缓秋时之刑杀也。收敛神气，使秋气平者，言使志安宁，所以收敛神气也。以缓秋刑，所以使秋气平也，是五脏之志，即五脏之神矣。无外其志，使肺气清者，言收敛神气，乃无外其志也。使秋气平实，使肺气清也。是五脏之神，即五脏之志矣。凡此，皆所以遂其秋收之气，故曰此秋气之应，在人为养收之道也。若逆之而不养其收，则伤肺。肺伤，则秋无以收，故冬为飧泄之病，奉冬藏者少。是知调秋收之气，乃为冬藏之基。

（5）《黄帝内经素问吴注》（吴崑）：万物华实已成，容状平定也。天气以急，风声切也。地气以明，物色清也。早卧所以避寒露，早起所以平秋容。志安宁则顺杀伐生，所以缓秋刑也。皆所以顺秋金收敛清肃之令也。秋气收故养收以应之。逆，谓失其养收之令也。肺象金，王于秋，肺气既伤，则冬水为金之子，无以受气，不能闭藏，故病发于冬而飧泄，调食不化而泄出，少气以奉冬藏之令也。

（6）《黄帝内经素问注证发微》（马莳）：以，已同。七、八、九月，秋之三月也。阴气已上，万物之容至此平定，故气象谓之容平。天气以燥而急，地气以燥而明，吾人于此，当有善养之术，其卧则早，较春夏异，惧中寒露也。其起亦早，与鸡俱兴，较春夏尤早也。（《阴阳书》云：七月丑时在五更，八、九月丑时在四更。）使此志安宁而不妄动，使秋刑缓用而不妄役。盖用刑不缓，志仍不宁也，必收敛神气，使秋气之在吾身者和平也。无外驰其志，使肺气之藏吾内者清静也。凡若此者，盖以秋时主收，皆以应夫秋气，而尽养收之道也。否则秋主金，肺亦属金，逆秋气则伤肺金，肺金不能生冬时之肾水，而至冬之时有飧泄之病。正以肺为阳明燥金，脾土恶湿喜燥，肺金既衰，不能生水，肾水又衰，不能摄水，而脾土又不能制水，故脾湿而飧泄自生也，岂不少气以迎肾脏欲藏之气哉?

（7）《黄帝内经太素》（杨上善）：夏气盛长。至秋也，不盛不长，以结其实，故曰容平也。天气急者，风清气凉也。地气明者，山川景净也。

秋之三月，主肺藏，手太阴用事，阳消阴息。故养阴者与鸡俱卧，顺阴息也；与鸡俱起，顺阳消也。春之缓者，缓于紧急，秋之缓者，缓于滋盛，故宁志以缓形。**平按：《素问》形作刑。**夏日之时，神气洪散，故收敛顺秋之气，使之和平也。**平按：注洪衰刻作涣。**摄志存阴，使肺气之无杂，此应秋气，养阴之道也。**平按：《素问》精作清，应下无也字。《巢氏病源》同。**晚卧晚起，志不宁者，秋时以逆太阴气，秋即伤肺，至冬飧泄，奉冬养之道少也。**平按：《素问》奉养作奉藏。《巢氏病源》无则奉养者少句。**

（8）《类经》（张景岳）：阴升阳降，大火西行，秋容平定，故曰容平。风气劲疾曰急。物色清肃曰明。早卧以避初寒，早起以从新爽。阳和日退，阴寒日生，故欲神志安宁，以避肃杀之气。皆所以顺秋气，欲使肺金清净也。凡此应秋气者，正所以养收气也。肺属金，王于秋。秋失所养，故伤肺，肺伤则肾水失其所生，故当冬令而为肾虚飧泄。飧泄者，水谷不分而为寒泄也。秋收既逆，承收气而冬藏者少矣。飧音孙。

（9）《内经知要》（李中梓）：阴升阳降，大火西行，万物之容，至此平定，故曰容平。风气劲疾曰急，物色清肃曰明。早卧以避初寒，早起以从新爽。阳德日减，阴惨日增，故须神志安宁，以缓肃杀之气。曰收敛，曰无外，皆秋气之应、养收之道。肺金主秋，秋失其养，故伤肺，肺伤则肾失其主，故当冬令而为飧泄。飧泄者，水谷不分，肾主二便，失封藏之职故也。

经要·逆秋气，则太阴不收，肺气焦满

◎ 原文

逆春气，则少阳不生，肝气内变。逆夏气，则太阳不长，心气内洞。逆秋气，则太阴不收，肺气焦满。逆冬气，则少阴不藏，肾气独沉。

◎ 注疏

（1）《重广补注黄帝内经素问》（王冰）：生，谓动出也。阳气不出，内郁于肝，则肝气混揉，变而伤矣。长，谓外茂也。洞，谓中空也。阳不外茂，内薄于心，燠热内消，故心中空也。燠，音欲。收，谓收敛。焦，谓上焦也。太阴行气主化上焦，故肺气不收，上焦满也。新校正云：焦满，全元起本作进满，《甲乙》《太素》作焦满。沉，

谓沉伏也。少阴之气内通于肾，故少阴不伏，肾气独沉。新校正云：独沉，《太素》作沉独。

（2）《素问悬解》（黄元御）：春生、夏长、秋收、冬藏，此四时自然之令也。逆春气则少阳不生，肝气内郁而变作，是君火失胎，夏为寒变之由也；逆夏气则太阳不长，心气内虚而空洞，是风寒乘袭，秋为痎疟之由也；逆秋气则太阴不收，肺气枯焦而壅满。（"焦"，即《痿论》"肺热叶焦"之意。）是相火失藏，冬为飧泄之由也；逆冬气则少阴不藏，肾气寒陷而独沉。（相火蛰藏，则肾水温升，而化乙木，少阴不藏，相火外泄，水寒不能生木，故肾水独沉。）是风木伤根，春为痿厥之由也。

《脏气法时论》：肝主春，足厥阴少阳主治；心主夏，手少阴太阳主治；肺主秋，手太阴阳明主治；肾主冬，足少阴太阳主治。肝为足厥阴乙木，胆为足少阳甲木；心为手少阴丁火，小肠为手太阳丙火；肺为手太阴辛金，大肠为手阳明庚金；肾为足少阴癸水，膀胱为足太阳壬水。逆春气，病在肝木，而曰少阳不生；逆夏气，病在心火，而曰太阳不长；逆秋气，病在肺金，而曰太阴不收；逆冬气，病在肾水，而曰少阴不藏者，以春夏为阳，故言少阳太阳，而不言厥阴少阴；秋冬为阴，故言太阴少阴，而不言阳明太阳也。

（3）《黄帝内经素问集注》（张志聪）：此论阴阳之气，随时出入，逆则四时所主之脏，自病于内也。少阳主春生之气，春气逆则少阳不生，致肝气郁而内变矣。太阳主夏长之气，太阳不长，则心气虚而内洞矣。太阴主秋收之气，太阴不收，则肺叶热焦而胀满矣。少阴主冬藏之气，少阴不藏，则肾气虚而独沉矣。首论所奉者少，而所生之脏受病，此论四时之气逆，而四时所主之脏气亦自病焉。济公曰：少阳主厥阴中见之化，故少阳不生而肝气内变。心为阳中之太阳，故太阳不长而心气内虚。

（4）《黄帝素问直解》（高士宗）：凡少阳少阴之少，去气，余篇同。从之则顺，反之则逆。少阳主春生之气，逆春气，则少阳不生，肝木王于春，逆则肝气内变。太阳主夏长之气，逆夏气，则太阳不长。心火王于夏，逆则心气内洞。太阴主秋收之气，逆秋气，则太阴不收。肺金王于秋，逆则肺气焦满。少阴主冬藏之气，逆冬气，则少阴不藏。肾水王于冬，逆则肾气独沉。

（5）《黄帝内经素问吴注》（吴崑）：少阳不得升生之令，则内郁而变病。长，上声。太阳不得养长之令，则心气内虚，而无火之症生矣。太阴失其养收之令，则肺气不清而病焦满，肺胀是也。少阴失其养藏之令，则肾气独沉，令人膝骺重是也。

（6）《黄帝内经素问注证发微》（马莳）：长，上声。此承首四节而言四时之气，不可以有逆者，正以其当时而病，不必奉气而病也。吾谓逆之则伤肝，夏为寒变者，何哉？盖不能尽养生之道，以逆此春气，则少阳不生。

少阳者，足少阳胆经也。胆为甲木，肝为乙木；肝与胆为表里，今少阳不生，则肝气内变，其肝尚不能自免于病矣，复有何气以迎心经欲长之气，而无寒变之病耶？吾谓逆之则伤心，秋为痎疟者何哉？盖不能尽养长之道，以逆此夏气，则太阳不长。

太阳者，手太阳小肠经也。小肠属丙火，心属丁火，心与小肠为表里，今太阳不长，则心气内洞。内洞者，空而无气也。（《灵枢·五味论》有：辛走气，多食之令人洞心。正与内洞之义相似。）其心尚不能自免于病矣，复有何气以迎肺金欲收之气，而无痎疟之病耶？吾谓逆之则伤肺，冬为飧泄者，何哉？盖不能尽养收之道，以逆此秋气，则肺属手太阴经者也，太阴不能收，而肺气枯焦胀满，尚不能自免于病矣，复有何气以迎肾经欲藏之气，而无飧泄之病耶？吾谓逆之则伤肾，春为痿厥者何哉？盖不能尽养藏之道，以逆此冬气，则肾属足少阴经者也，少阴不能藏，而肾气已独沉，尚不能自免于病矣，复有何气以迎肝经欲生之气，而无痿厥之病耶？然春夏以表言，秋冬以里言，以春夏属阳，秋冬属阴也。

（7）《黄帝内经太素》（杨上善）：少阳，足少阳胆腑脉，为外也。肝脏为阴，在内也。故腑气不生，脏气变也。太阳，手太阳小肠腑脉，在外也。心脏为阴，居内也。故腑气不生，脏气内洞。洞，疾流泄也。太阴，手太阴肺之脉也。腠理毫毛受邪，入于经络，则脉不收聚，深入至脏，故肺气焦漏。焦，热也。漏，泄也。**平按：焦漏，《素问》作焦满。新校正云：焦满，全元起本作进满，《甲乙经》《太素》作焦满。焦，热也。漏，泄也。若作满，于泄字义不合，仍从原钞本作焦漏为是。**少阴，足少阴肾之脉也。少阴受邪，不藏能静，深入至脏，故肾气浊沈，不能营也。**平按：浊沈，《素问》作独沈。新校正云：独沈，《太素》作沈浊，与此亦异。《甲乙经》作浊沈，同此。**

（8）《类经》（张景岳）：一岁之气，春夏为阳，秋冬为阴；春夏主生长，秋冬主收藏。春令属木，肝胆应之，《脏气法时论》曰：肝主春，足厥阴少阳主治。故逆春气，则少阳之令不能生发，肝气被郁，内变为病。此不言胆而止言肝者，以藏气为主也。后仿此。逆夏气，则太阳不长，心气内洞。夏令属火，心与小肠应之。《脏气法时论》曰：心主夏，手少阴太阳主治。故逆夏气，则太阳之令不长，而心虚内洞，诸阳之病生矣。秋令属金，肺与大肠应之。《脏气法时论》曰：肺主秋，手太阴阳明主治。故逆秋气，则太阴之令不收，而肺热叶焦，为胀满也。逆冬气，则少阴不藏，肾气独沉。冬令属水，肾与膀胱应之。《脏气法时论》曰：肾主冬，足少阴太阳主治。故逆冬气，则少阴之令不藏，而肾气独沉。藏者藏于中，沉者沉于下。肾气不蓄藏，则注泄沉寒等病生矣。

经要·春夏养阳，秋冬养阴

◎　原文

夫四时阴阳者，万物之根本也，所以圣人春夏养阳，秋冬养阴，以从其根，故与万物沉浮于生长之门。逆其根，则伐其本，坏其真矣。故阴阳四时者，万物之终始也，死生之本也，逆之则灾害生，从之则苛疾不起，是谓得道。

◎ 注疏

（1）《重广补注黄帝内经素问》（王冰）：时序运行，阴阳变化，天地合气，生育万物，故万物之根悉归于此。阳气根于阴，阴气根于阳。无阴则阳无以生，无阳则阴无以化，全阴则阳气不极，全阳则阴气不穷。春食凉，夏食寒，以养于阳；秋食温，冬食热，以养于阴。滋苗者必固其根，伐下者必枯其上，故以斯调节，从顺其根。二气常存，盖由根固，百刻晓暮，食亦宜然。圣人所以身无奇病，生气不竭者，以顺其根也。是则失四时阴阳之道也。谓得养生之道。苛者，重也。

（2）《素问悬解》（黄元御）：万物发荣于春夏，枯悴于秋冬，是阴阳四时者，万物之终始，死生之根本也。若违阴阳之宜，而逆其根，则伐其本源，坏其天真，出生而入死矣。所以圣人于春夏阳盛之时，而养其阳根，阳根在阴；秋冬阴盛之时，而养其阴根，阴根在阳。盖春夏阳旺于外，而根则内虚；秋冬阴旺于外，而根则里弱。养阴阳以顺其根者，恐其标盛而本衰也。根本既壮，故与万物沉浮于生长之门。生长者，天地之大德，秋冬之收藏，所以培春夏生长之原也。

（3）《黄帝内经素问集注》（张志聪）：四时阴阳之气，生长收藏，化育万物，故为万物之根本。春夏之时，阳盛于外而虚于内，秋冬之时，阴盛于外而虚于内。故圣人春夏养阳，秋冬养阴，以从其根而培养也。杨君举问曰：上节言秋冬之时阴主收藏，此复言秋冬之时阴盛于外，阴阳之道有二义与？曰天为阳，地为阴，天包乎地之外，地居于天之中，阴阳二气，皆从地而出，复收藏于地中，故曰：未出地者，名曰阴中之阴，已出地者，名曰阴中之阳，所谓阴主收藏者，收藏所出之阳气也。故与万物沉浮于生长之门。万物有此根而后能生长，圣人知培养其根本，故能与万物同归于生长之门。济公曰：阴阳出入故谓之门。逆其根，则伐其本，坏其真矣。根者，如树之有根。本者，如树之有干。真者，如草木之有性命也。逆春气则少阳不生，逆夏气则太阳不长，所谓逆其根矣。逆春气则奉长者少，逆夏气则奉收者少，所谓逆其根则伐其本矣。逆之则灾害生，逆之则死，是谓坏其真矣。故阴阳四时者，万物之终始也，死生之本也。逆之则灾害生，从之则苛疾不起，是谓得道。道者，圣人行之，愚者佩之。言天地之阴阳四时，化生万物，有始有终，有生有死，如逆之则灾害生，从之则苛疾不起，是谓得阴阳顺逆之道矣。然不能出于死生之数，惟圣人能修行其道，积精全神而使寿敝天地，无有终时。愚者止于佩服而不能修为，是知而不能行者，不可谓得道之圣贤也。

（4）《黄帝素问直解》（高士宗）：夫四时之太少阴阳者，乃万物之根本也。所以圣人春夏养阳，使少阳之气生，太阳之气长；秋冬养阴，使太阴之气收，少阴之气藏。养阳养阴以从其根，故与万物浮沉于生长不息之门。若不能养而逆其根，则伐其本，且坏其真矣。逆根伐本坏真，不能浮沉于生长不息之门。四时之气，不外阴阳。阴阳之气，征于四时。故阴阳四时者，乃万物之终而复始也。终矣而始，是死而复生之本也。若逆之则灾害生，从之则苛疾不起，从而不逆，是谓得道之圣人。

（5）《黄帝内经素问吴注》（吴崑）：时序运行生育万物，万物各因其时受气以生，是四时阴阳为万物根本也。因四时之序以调神，是为春夏养阳秋冬养阴，木火受气于春夏，金水受气于秋冬，是谓从其根以养之也。从，顺也。从其根，谓不伐其生生之机也。万物生于春，长于夏，圣人应时以养生养长，是谓与万物浮沉于生长之门也。谓失四时阴阳之道。苛，病同。得道，得养生之道。

（6）《黄帝内经素问注证发微》（马莳）：此承第五节而申言圣人尽善养之道，彼不善养者，失之也。夫万物生于春，长于夏，收于秋，藏于冬，则此四时阴阳者，万物之根本也。所以圣人于春夏而有养生养长之道者，养阳气也。（上节言少阳、太阳，则人身之阳气正合天地之阳气。）秋冬而有养收养藏之道者，养阴气也。（上节言少阴、太阴，则人身之阴气正合天地之阴气。）正以顺其根耳，故与万物浮沉于生长之门。（言生长则概收藏。）若逆其根，则伐本坏真矣。故知阴阳四时者，既为万物之根本。则是万物之所成始成终，为死为生之根本。逆之则灾害自生，如上文寒变、痎疟、飧泄、痿厥、内变、内洞、焦满、独沉之类，顺之则苛重之疾不起，如无上文寒变、痎疟等病，是谓得养生之道者矣。

（7）《黄帝内经太素》（杨上善）：圣人与万物俱浮，即春夏养阳也；与万物俱沉，即秋冬养阴也。与万物沉浮以为养者，志在生长之门也。**平按：顺《素问》作从，下同。**逆四时之根者，则伐阴阳之本也，坏至真之道也。阴为万物终始之本也，阳为万物始生之源也。逆之则灾害生，入于死地也，顺之则奇疾除，得长生之道也。**平按：《甲乙经》无四时二字。《素问》奇疾作苛疾。**

（8）《类经》（张景岳）：夫阴根于阳，阳根于阴，阴以阳生，阳以阴长。所以圣人春夏则养阳，以为秋冬之地，秋冬则养阴，以为春夏之地，皆所以从其根也。今人有春夏不能养阳者，每因风凉生冷，伤此阳气，以致秋冬，多患痎泻，此阴胜之为病也。有秋冬不能养阴者，每因纵欲过热，伤此阴气，以致春夏，多患火证，此阳胜之为病也。善养生者，宜切佩之！故与万物沉浮于生长之门，逆其根则伐其本，坏其真矣。能顺阴阳之性，则能沉浮于生长之门矣。万物有所生，而独知守其根，百事有所出，而独知守其门，则圣人之能事也。故阴阳四时者，万物之终始也，死生之本也，阴阳之理，阳为始，阴为终。四时之序，春为始，冬为终。死生之道，分言之，则得其阳者生，得其阴者死；合言之，则阴阳和者生，阴阳离者死。故为万物之始终，死生之本也。逆之则灾害生，从之则苛疾不起，是谓得道。苛音呵，残虐也。

◎ 述评

养生即保养生命，护佑健康。在善待生命、防病治病相关的思想理念、指导原则、手段方法方面，《黄帝内经》为我们保留了非常翔实精致的养生之道。《黄帝内经》中富含的养生理论始终强调人与天地阴阳、自然环境的协调统一，如《灵枢·本神》云：

"故智者之养生也，必顺四时而适寒暑，和喜怒而安居处，节阴阳而调刚柔，如是则僻邪不至，长生久视。"还有《素问·上古天真论》中提到的"其知道者，法于阴阳，合于术数""虚邪贼风，避之有时"等。人是天地的产物，生命之气通于天，只有保持人体与外环境、人体自身脏腑经络气血与精神活动两个方面的和谐统一，生命的状态才称得上是健康的。所以，中医养生非常重视两个方面：一个是养形，一个是养神。而"形与神俱"是形神健康、身心统一的最佳状态，也是养生追求的生命健康的理想状态。

对比东西方不同文化背景下的养生方法也能发现，中国传统养生更注重养神，而西方的保养方式更注重健体。《素问·四气调神大论》是继《素问·上古天真论》之后的又一篇养生之论，探讨了四季养生的道理和原则，介绍了根据四时之气来调摄起居精神从而达到内外和谐、身心统一的方法，虽然内容从文字数量上看，偏于论述调形体，但从篇名"调神"上却反映出重视精神调养的主旨，贯彻了"形与神俱"的阴阳协调统一的整体观、动态观思想。

1. 春夏养阳，秋冬养阴

基于农耕文明的生存实践，人们将大自然四时的更替与生命生长收藏的节律紧密结合起来，如《灵枢·顺气一日分为四时》云："春生，夏长，秋收，冬藏，是气之常也。"随着历史的发展，古人逐渐从"阴阳"的高度来把握四时更替，认识与之相应的生命节律。《白虎通义》云："春夏秋冬，时者，期也，阴阳消息之期也。"《管子·形势解》云："春者，阳气始上，故万物生。夏者，阳气毕上，故万物长。秋者，阴气始下，故万物收。冬者，阴气毕下，故万物藏。故春夏生长，秋冬收藏，四时之节也。"可见自然界万物的生长化收藏随着时间、季节节律的变化而变化，并以四时阴阳为根本，人的活动亦不例外。故本节原文强调"故阴阳四时者，万物之终始也，死生之本也，逆之则灾害生，从之则苛疾不起。"

"春夏养阳，秋冬养阴"历来被视为中医四季养生防病的圭臬，在医疗实践中发挥着积极的指导作用。历代医家和现代学者对其中的内涵都有不同角度的阐释。从王冰的"以制为养"到马莳和高士宗的"以顺为养"，由张景岳的"以不伤为养"到张志聪的"以助为养"，可以发现，马莳之后的医家的主张是更贴合现代生活条件、自然气候变化特点的养生指导，在实践中依此而行能够避免人为导致的"春夏之时，阳盛于外而虚于内；秋冬之时，阴盛于外而虚于内"的病理状态。"春夏养阳，秋冬养阴"的核心就是调节机体五脏系统来顺应自然阴阳的变化，从而达到天人相应的协调状态。

2. "容平"的释词考义

"秋三月，此为容平"，生命从"春三月"的发陈，经历"夏三月"的蕃秀，来到"天气以急，地气以明"的秋凉之季。此处对"容平"的解读，历代一直存在含糊其辞的情况，医家之说多有争议。经现代学者析词考义，目前简要梳理如下。

（1）"容平"的注解：历代注家观点有四，一为容状平定；二为盛实而平定，"盛"

读音同"胜"；三为容受而平定；四为成熟的同义词。

（2）"容平"的语词结构：学者王鹏等从"容平"与"发陈""蕃秀""闭藏"在篇章结构中的并列关系，结合"容平"与后三者作为联合式结构的通行释义方式相对等，认为其依照联合式结构解释为"容而平"较为允当。

（3）"容平"的词义取舍：学者王氏基于历代医家对于"容"的四种解释（容貌、容受、盛实、成熟），"平"的两种解释（平定、成熟），运用训诂方法并结合文本语境、文化背景等对"容平"进行综合分析，认为"容平"之"容"，以"容受"之义最为恰当，因为其可以反映秋时"阳消阴长"的规律及秋气"收敛肃降"的特点。"平"则以"平定"为佳，因为"平定"中既有秋气肃杀之势，又有万物平调安定之态。"容平"分别对应秋时抽象的气象和具体的物象，即秋气"容"而物象"平"。笔者认为，"秋三月，此为容平"是本段的概说之句，从四时秋天之气与自然物候的特点依次论说起居、情志养生的相应之法，很好地承接了顺"四气"而"调神"。学者李氏则应用传统小学方法，从文字之音、形、义解析切入，引用《黄帝内经》及与其时代相近的经籍相关例句作为旁证，在秋时天地大象基础上，将本文中包括"容平"在内的诸多词语进行了意义上的疏通。李氏联系春之发陈、夏之蕃秀与冬之封藏，认为"容平"肯定是动词或者是作谓语的形容词，而非是名词"容貌"。此种观点似与王氏一致。"容平"表达因收敛而充实，因充实而安定，因安定而平舒的动态过程，笔者认为如此释义既符合"容"与"平"之间的逻辑演进关系，也更贴合本段原文的主旨。

3. 肺应秋，顺之则养，逆之则伤

自然界有春生、夏长、秋收、冬藏这样的节律变化，人体的脏腑功能也随春、夏、秋、冬的变化而变化。正如《素问·诊要经络论》所云："正月二月，天气始方，地气始发，人气在肝。三月四月，天气正方，地气始发，人气在脾……七月、八月，阴气始杀，人气在肺。"人生活在这个自然规律之中，应谨奉天时，与自然保持统一，在形、神两个方面都顺应天地间阴阳二气生长收藏的规律。秋三月，在起居上应做到"早卧早起，与鸡俱兴"，在精神上要保持"使志安宁，以缓秋刑，收敛神气，使秋气平，无外其志，使肺气清"，从而使人身之阴阳敛固，顺应秋季"养收"的规律。因此秋季不能像春季那样"发陈"而升腾展放，要收敛自己的神气，不要使心神外驰，借以缓和秋天肃杀之气对人体的不利影响，否则就会"逆之则伤肺，冬为飧泄，奉藏者少"。

秋三月，阳气渐收，气候干燥，容易出现口干、大便干、皮肤干、眼干等情况。《素问·脏气法时论》曰："肺主秋……急食酸以收之，用酸补之，辛泻之。"《饮膳正要》说："秋气燥，宜食麻以润其燥，禁寒饮。"肺属秋金，秋以收降为用，在饮食上宜增酸省辛，尽量少吃葱、姜、蒜、韭、椒等辛辣之品，使津精收敛，充养内脏。故本节原文强调"逆秋气，则太阴不收，肺气焦满"。肺应燥，秋季肺气当令，主司收敛清肃之职，处于相对的主导地位。同时秋季气候起伏多变，夏秋之交和秋冬之交对肺的调节功能有比较大的考验，因此当肺气的护卫肌表和调节津气的能力下降时，容易引起鼻炎、气管炎、支气管哮喘、肺气肿等肺系疾病的发生，老年人甚至会引发心绞痛等心脏疾病。可见秋季养生，应顺收敛之势，逐渐闭藏，为春夏阳气的释放蓄积能量，收藏足够多的阳气，人体才能抵御外邪，预防疾病的发生。

◎ 参考文献

［1］ 王赛，王鹏，周亚东.《素问·四气调神大论篇》之"容平"词义考［J］. 中国中医基础医学杂志，2023，29（10）：2987-2990.

［2］ 李强，李贺，张志斌，等.观小学之窥见大象之妙，探形音之赜索悬隐医理［J］. 中国中医基础医学杂志，2015，21（6）：631-633.

［3］ 任启瑞，张崇善.《素问·四气调神大论》要义品味［J］.河南中医，1988（1）： 5-6.

［4］ 冯婷，李梦，彭家玺，等.读经典"天人合一"话秋三月［J］.亚太传统医药， 2016，12（13）：6-7.

［5］ 黄海波，黄临峰.《内经》"秋气容平"意象发微.［J］.中医药文化，2017，21 （6）：54-58.